用名医金方

……最具有影响力的医药学巨著

吕璐 刘玲 编著

中华实用方剂大典丛书

中医学源远流长，绵延数千载，是世界科学史上具有独特理论体系和卓越临床疗效的一门自然科学，它曾为中华民族的繁衍昌盛和人类的文明做出了巨大贡献

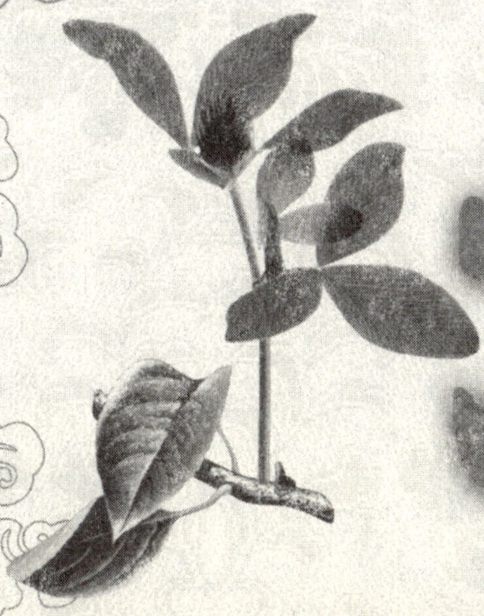

中医是一个伟大的宝库，是千百年来我国人民与疾病作斗争的经验总结，对中华民族的繁衍昌盛和人民的健康做出不可磨灭的贡献。方剂作为治疗疾病的最重要而直接手段和方法，是中医宝库中最耀眼的明珠。

中医古籍出版社

图书在版编目(CIP)数据
实用名医金方/吕璐,刘玲 编著. -北京:中医古籍出版社,2007
(中华实用方剂大典/刘昭强,王圣贵主编)
ISBN 978-7-80174-578-1

Ⅰ.实… Ⅱ.①吕…②刘… Ⅲ.验方-汇编
Ⅳ.R289.5
中国版本图书馆 CIP 数据核字(2007)第 202704 号

中华实用方剂大典

责任编辑:王梅　刘娟
出版发行:中医古籍出版社
印　　刷:北京奥达福利装印厂
开　　本:710×1000mm　1/16
字　　数:2800 千字
印　　张:250
印　　数:3000 套
版　　次:2008 年 4 月第 1 版
印　　次:2008 年 4 月第 1 次印刷
书　　号:ISBN 978-7-80174-578-1
定　　价:398.00 元(全十册)

传承中医国粹、传播优秀文化、共享健康和谐
——《中华实用方剂大典丛书》序言

中国医药学是一个伟大的宝库，具有悠久的历史、科学的理论、独特的方法、良好的疗效，为中华民族的繁衍昌盛做出了巨大的贡献。中国医药学在经受了现代文明的强烈冲击之后，非但没有消亡，反而卓然挺立，并越来越引起世界医学界的重视，形成学习和研究中医药学的热潮，这不仅表明中医药学无以取代的历史价值，同时更证明了她无以取代的现实价值。当前，医学界面临着诸多难题，气候变迁、大气污染、社会竞争日趋激烈等等，使人类疾病谱发生了重大变化：新发传染病不断出现，恶性肿瘤发病率急剧上升，心脑血管疾病死亡率居高不下……面对这一系列的问题，现代医学理论、医学模式、医学体制发生着深刻的变化。2003年中医药在防治非典型肺炎方面表现出的优势，使得古老的中华瑰宝在新世纪显示出勃勃生机。为了使更多的读者能够学习中医药学的基本知识，感悟中医药学的博大精深，体验中医药学的神奇疗效，山东中医药学会组织有关专家学者编著了这套《中华实用方剂大典丛书》。该丛书分为12分册，各分册既是丛书的组成部分，又各有特色。该套丛书有如下特点。

权威性。该丛书由作者阵容强大，各分册的主要作者都是在该领域有较深造诣的专家教授；编写体例、章节安排经过严格论证；各种治法、方剂来自中医历代文献，均注明来源出处。该丛书的权威性由此可见一斑。

科学性。中医药学是科学，这是不争的事实。否认中医的科学性，是对中医的无知，对科学的无知。“科学是人类智慧的最高贵的成果”，“科学是在社会实践基础上历史地形成的和不断发展的关于自然、社会和思维及其发展规律的知识体系”，“科学是对现实世界规律的不断深入的认识过程”……从各种对于“科学”概念的不同表述中，我们可以从中找出基本的、共同的东西，那就是：科学是一种理论知识体系，它是人类对于客观世界的正确反映，是人类认识世界和改

造世界的社会实践经验的概括和总结，同时，科学又是为社会实践服务的。中医学在漫长的发展过程中形成的系统的理论、发挥的强大的社会服务功能，就是中医科学性的最好证明。综观本书所列方药，即符合中医理论，又有现代药理研究资料，同时，还有作者应用方药的经验体会。我个人认为，这是本书科学性的体现。

普及性。本套丛书的作者不是高谈阔论空洞的理论，而是试图用通俗的语言把科学的中医防病治病知识送到千家万户，这也决定了本套丛书还有普及性的特点。读者面广，发挥的社会效益就大。本套丛书既适合广大基层中医、中西医结合工作者阅读，也可供社会各阶层人士学习防病治病知识之用。

实用性。本书所论诊法，通俗易懂，所列方药，简便廉效，所载治法，方便易行。实为广大人民群众的“家庭医生”。

近期，由国家中医药管理局联合十六部委局共同主办的“中医中药中国行”大型科普宣传活动正式启动，这项活动的主题是：“传承中医国粹、传播优秀文化、共享健康和谐”，愿本丛书的出版发行能为这次大型科普宣传活动增添新的内容，在普及中医知识、促进人类健康方面发挥重要作用。是为序。

丛书主编：刘昭强　王圣贵　2007年6月

《中华实用方剂大典丛书》编委会

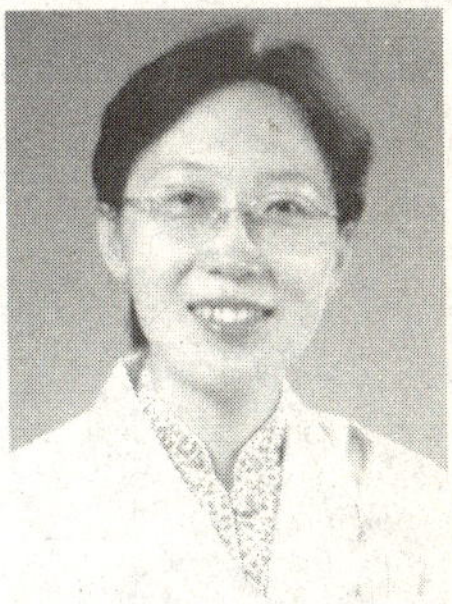

主编简介

吕璐,女,毕业于山东中医药大学,医学硕士,从事中医眼科临床、教学与科研工作20年,现任山东中医药大学附属医院主任医师,硕士研究生导师。

擅长中西医结合治疗病毒性角膜炎、葡萄膜炎、斜视、弱视、各种眼底疾病。在中西医结合治疗病毒性角膜炎、慢性葡萄膜炎,减少和预防其复发方面有独到的研究。

近年来,在省级以上学术刊物发表论文十余篇,主编、参编《今日中医眼科》等著作三部,课题"抗炎明目袋泡剂治疗慢性葡萄膜炎临床及实验研究"获2001年山东省科技进步二等奖。

《实用名医金方》作者名单

主　　编　吕　璐　刘　玲

副 主 编　徐怀安　郭承伟

作　　者　(以下按姓氏笔画排序)

吕　璐　刘　玲　刘建伟

徐怀安　黄延芹　韩秀丽

序 言

中医学源远流长，绵延数千载，是世界科学史上具有独特理论体系和卓越临床疗效的一门自然科学，它曾为中华民族的繁衍昌盛和人类的文明做出了巨大贡献。时至今日，中医界同道在“继承不离古，发扬不离宗”精神指导下，面对新世纪的机遇和挑战，注重传承，勇于创新，涌现出一大批医德高尚，成绩卓著的名医名家。他们经过几十年的苦心研读和潜心实践，积累了大量的临床经验，并著书立说，留下宝贵的文献资料。这些文献既有丰富的中医理论，也有屡试屡爽的治病良方，为归纳整理这些珍贵文献，也为方便广大患者，我们组织人员编写了这本《名医验方》，以求实现求全致用，造福人民的目的。

本书以科为纲，以症状和疾病为目，以方为主，精选了近现代名老中医经方、验方两千余条，内容涉及内科、外科、妇科、儿科、眼科、耳鼻喉科临床病科，既有常见病、多发病，又有疑难重病。所选内容为中医名家几十年临床实践的经验总结，疗效确切可靠，针对性强，所有方剂均经名家本人分析归纳，在公丌发行的杂志或书籍刊登过，有较高使用价值及可信度。

本书对每一科的各种病症都做了简明的概述，让读者对本病的病因病机、临床症状等基本情况有一了解，然后对各种病症配有若十条验方，每一条验方针对不同的证型病人，内容包括“组成”、“治则”、“证候”、“按语”、“文献出处”、“名人简介”几部分。条目清晰有序，资料翔实齐全，语言‘通俗易懂，力求达到医学知识多寡不同层次读者能读懂会用。由于方中剂量是针对一般患者，对一些特殊体质患者，不可“按图索骥”，草率行事，应根据具体病情和体质差异，在医生指导下正确使用。

在本书编写过程中，参考和引用了一些国内公开发行中医药学术期刊杂志的部分资料，由于时间紧迫，条件有限，未能与作者一一联系，在此我们深表歉意，同时送上我们深深的感谢！编写内容难免有疏漏之处，希望读者提出宝贵意见。

编者

目　录

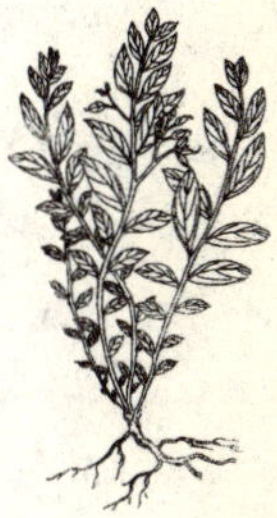

第一章 内 科

一、症状

(一)咳嗽

咳嗽是中医学中的一个独立的疾病,又是肺系疾病的一个常见、多发症状。内伤咳嗽可由七情、食积、瘀血、及五脏偏盛偏衰等多因素引起。

【方一】 加味三拗汤《太平惠民和剂局方》

【组成】 麻黄6克,杏仁9克,牛蒡子9克,桔梗12克,射干10克,瓜蒌壳10克,甘草5克。

【治则】 解表宣肺,利咽止咳。

【证候】 肺气失宣。

病位以咽部为主,常见咳嗽、无痰或少痰或咳痰不利,有明显的咽痒咽痛或咽部不适,或伴恶寒与气紧,舌边尖红,苔薄黄,脉浮。查体见咽部充血或扁桃体肿大或有淋巴滤泡增生等。

【按语】 麻黄解表宣肺,杏仁降肺止咳,桔梗宣肺利咽祛痰,一宣一降,恢复肺之宣降;瓜蒌壳清热化痰;牛蒡子、射干、甘草重在利咽止咳。舌苔白腻加苍术、藿香解表除湿;舌红苔黄加金银花、连翘解表清热。

【方二】 加减止嗽散《医学心悟》

【组成】 紫苑10克,麻黄10克,杏仁10克,桑白皮10克,百部10克,陈皮10克,荆芥10克,前胡10克,紫苏子10克,葶苈子10克,桔梗10克,蝉蜕10克,地龙10克,僵蚕10克,甘草5克。

【治则】 祛风止咳,化痰宣肺。

【证候】 肺气失宣。

咳嗽、痰多或少痰而粘或咳痰不利,咽痒咽痛或咽部不适,或气紧胸闷不适,苔薄黄,脉浮或数。

【按语】 加减止嗽散具有解痉,抗炎,抗过敏,抗变态反应及改善肺功能作用,能改善患者咳嗽,咯痰,咽痒等临床症状及缓解病程进展,提高生活质量。止嗽散解表宣肺,化痰止咳;加祛风药如蝉蜕、僵蚕、地龙等加强解痉止咳效果。麻黄宣肺降气,葶苈子疏肺下气,以启气闭,消除伏饮。

【方三】 小青龙汤《金匮要略》

【组成】 麻黄10克，干姜10克，细辛10克，芍药10克，五味子10克，甘草3克。

【治则】 辛温解表，宣肺止咳。

【证候】 肺气失宣。

【主证】 咳嗽声重，痰清稀，量多色白，可伴鼻塞，流清涕，恶寒怕冷，舌淡苔白，脉浮紧。

【按语】 咳嗽是急、慢性支气管炎必见的症状，咳嗽之症能否消除常常是急、慢性支气管炎疾病转归的一个重要指标。病因病机咳嗽是肺系的主症。桂枝、麻黄、干姜、细辛辛热散寒，发汗解表；芍药、五味子、甘草酸甘化阴，防汗多伤阴。痰多湿重加苍术、厚朴、茯苓、半夏。

【方四】 桑菊饮《金匮要略》

【组成】 桂枝6克，麻黄3克，干姜3片，细辛2克，芍药15克，五味子6克，甘草5克。

【治则】 辛凉透表，宣肺止咳。

【证候】 肺气失宣。

咳嗽频剧，咽喉痒痛，咯痰不爽，痰粘稠，色黄，可伴身热恶风，流黄涕，口渴，头痛，舌红苔薄黄，脉浮小数。

【按语】 因燥邪易伤阴，故可加麦冬、沙参、生地滋阴降火。

【方五】 张秋才柴胡二丁汤加减

【组成】 柴胡10克，蒲公英10克，紫花地丁10克。

【治则】 清热宣肺，消食利咽。

【证候】 肺热失宣。

【主证】 病位以肺部为主，常见咳嗽或伴喘息、气紧、胸闷，或胸痛，痰白质粘，咳痰不爽等，而咽部症状往往不明显。

【按语】 本方张老师用于咳嗽伴有咽痛、咽痒者，加山豆根、金灯笼、射干，清热利咽。干咳少痰，舌红少苔，阴津亏者，加沙参、麦冬。舌红苔黄厚，肺热者加芦根、栝楼、桔梗。痰盛者用苇茎汤加鱼腥草、败酱草、桔梗。咳嗽痰中带血加藕节、小蓟、白茅根、茜草。对过敏或有明显过敏体质者加蝉蜕、白僵蚕。对咳嗽由鼻窍不通，鼻涕倒流者可用鼻炎方（辛夷、白芷、薄荷、桔梗、杏仁、甘草）加减。

【方六】 加减泻白散合六郁汤《千金》

【组成】 桑白皮15克，地骨皮15克，黄芩15克，郁金15克，栀子15克，枇杷叶15克，香附20克，瓜蒌仁20克，石膏30克。

【治则】 清肺平肝，解郁降火。

【证候】 肝火犯肺。

生气后出现咳嗽、少痰，夜间咳嗽明显，伴右胁下疼痛，胃脘胀痛，口干苦，嗳气。

舌质红，苔薄白，脉弦细数。

【按语】 桑白皮、地骨皮、黄芩清热泻火，桔梗、青皮化痰顺气，再随证选用香附、川芎、苍术、郁金、莱菔子、连翘等药以解气、血、痰、湿、热、食之郁，郁解而肺气宣肃复常，咳嗽自解。

（二）心悸

心悸是一个常见症状。患者自觉心跳或心慌，伴有心前区不适感，当心率缓慢常感到心脏搏动强烈，心率加快时可感到心脏跳动，甚至可感到心前区振动。心悸与患者的精神因素有关。

【方一】 生脉散加减《内外伤辨惑论》

【组成】 当归 8 克，川芎 8 克，太子参 20 克，麦门冬 15 克，五味子 12 克。

【治则】 益气养阴宁心。

【证候】 气阴两虚型。

心悸，精神疲乏，气短胸闷，心烦少寐，口干咽燥，盗汗，舌红而少津，脉细数。辨证气阴两虚。

【按语】 本例处方由生脉散改党参为太子参，加当归、川芎而成。生脉散原为心肺气虚、阴不足之候而设，以治气阴两虚之心悸；配当归、川芎两味，因“气为血帅，气行则血行，气虚则血瘀，血瘀则气滞”，故取当归入心经，用其补血活血之功，其性温而润，善行于走，既能助太子参补气，又可合理气药治气滞，改善气短、胸闷等症；川芎活血行气，为血中气药，补血而不滞，具有显著扩张冠状动脉，降低血脂作用，故对冠状动脉粥样硬化性心脏病引起的胸闷、心悸作用显著。但当归、川芎终究为温药，故宜小于常用剂量。

【方二】 六君子汤加减《妇人良方》

【组成】 炙黄芪 30 克，太子参 20 克，五味子 10 克，麦冬 15 克，陈皮 15 克，法半夏 15 克，苦参 10 克，丹参 15 克，赤芍药 15 克，瓜蒌壳 10 克。

【治则】 益气养阴，温阳复脉。

【证候】 气阴两虚，心血瘀阻。

心悸，乏力，小便量少，口干，纳差，肢肿。舌质暗红，苔白，脉结代。心电图示：“快速心房纤颤”。确诊为“高血压病Ⅲ级，高血压性心脏病，慢性心功能不全，心功能Ⅱ级。

【按语】 倪师通补兼施，益气养阴之中，加入理气化痰，活血通络之品，以黄芪大补元气，太子参、麦冬、五味子益气养阴，丹参、赤芍药养血活血，陈皮、苦参、半夏燥湿化痰。

【方三】 王翘楚治疗心悸方

【组成】 软柴胡 10 克，煅龙牡 30 克（先煎），明天麻 10 克，双钩藤 15 克（后下)，广郁金15克，石菖蒲10克，粉葛根15克，抚川芎15克，赤白芍15克，紫丹参30克，麦冬15克。

【治则】 平肝解郁，理气活血，和胃安神。

【证候】 肝郁气滞，瘀阻心脉，胃失和降。

失眠、胸闷心慌，早搏频作，心烦不安，急躁易怒，脱发，胃脘不适、泛酸、嗳气频作，面色无华，眼眶黛黑，苔燥少津，舌暗红，脉细微弦伴结代。

【按语】 从'肝'论治为法，并统顾五脏实体病症，分清主次、标本先后兼治，方能奏效。

【方四】 逍遥散加减《太平惠民和剂局方》

【组成】 当归10克，白芍10克，北柴胡5克，太子参15克，茯苓12克，白术10克，炙甘草6克，陈皮10克，半夏曲6克，炒谷芽15克，薄荷后下5克，干姜2克，熟地12克，大枣4枚。

【治则】 疏肝理气，滋补培中。

【证候】 肝郁气滞，瘀阻心脉，胃失和降。

失眠、胸闷心慌，早搏频作，心烦不安，急躁易怒，脱发，胃脘不适、泛酸、嗳气频作，面色无华，眼眶黧黑，苔燥少津，舌暗红，脉细微弦伴结代。

【按语】 肝气郁滞，乘克脾土，中洲健运失司，生化乏源，则心失所养，神失所藏而致心悸不宁。故用逍遥散加减理气滋补培中。临床若兼见痰湿阻滞者，加入瓜蒌、竹茹、焦神曲，血瘀表现明显者加丹参、石菖蒲，肝气郁滞较重者加苏梗、香附，若病久及肾，肝肾两亏者加枸杞子、石斛等。逍遥散，功用疏肝理气，畅达气机，健运脾土，使得气血化源充足。心气得补，心神得养。虽是调肝之方，实则有补益心脾之功。

【方五】 远昭治心悸方

【组成】 熟地15克，枣仁15克，山药30，丹参30，紫石英30克，萸肉10克，泽泻10克，丹皮10克，附子10克，郁金10克，云苓12克，菖蒲12克，五味子6克。

【治则】 益肾柔肝，调阴阳。

【证候】 肝肾不足，阴阳失调。

心悸发作呈规律性，发作时胸闷气短憋气，肢体麻木，头晕疲乏，夜寐艰难，饮食二便均正常。经心电图动态检查无异常。脉细弦缓，舌红。

【按语】 心悸多与心气虚心血虚有关，然本病屡用调理气血，养心安神药无效。远老曰：久病则动摇其本，久虚必求于阴阳，病在上须求于下，肾为阴阳之根，肾阳不足，虚阳上越，引动肝阳扰及心神，故见心悸。方取六味地黄汤滋肾阴，加五味子敛肾气，枣仁、麦冬养肝宁心。妙在加附子一味，引上越之浮阳归宅，两者一散一收，一升一降，加用于补肾药有加强调理阴阳之妙。又加紫石英之重镇，制肝而摄肾，使阴阳相安其位。

【方六】 麻黄汤合四物汤加减《伤寒论》、《和济局方》

【组成】 麻黄6克,桂枝15克,当归15克,赤芍药15克,川芎12克,桃仁12克,甘草6克。

【治则】 温经通脉,振奋心阳。

【证候】 心肾阳气不足,兼夹痰瘀。

心悸,背冷痛,胸闷,腰膝酸软,口干,多汗,手足凉,舌质淡,苔白腻,舌边有瘀点,脉细结弦。

【按语】 此常见于老年体虚或器质性心脏病,随着年龄的增长或久病迁延不愈,肾气日亏,肾虚则心失温煦,而致心脉失养,心阳受损,推动无力。尹老心得,麻黄、桂枝二味,取麻黄善走气分,温而宣通能鼓动心气,振奋心阳,推动血运;桂枝入血分,温经通脉,脉为人体气血通行之主干,其支又有络脉、孙脉,用桂枝以枝走支,无支不入,可通达络孙之脉,与通脉四逆汤中用葱管之义相似;甘草补益心气;改杏仁为桃仁,既可活血,又可润滑血脉;合四物汤中当归、赤芍药、川芎,均属血中动药。综观全方,旨在'动'字,一借麻黄推气,二用四物汤活血,三取桂枝通脉,以气推血。血行脉通,相互贯通,周流不息,每能提高心率。

【方七】 瓜蒌桂枝汤合温胆汤加减《金匮要略》、《三因极一病证方论》

【组成】 瓜蒌12克,丹参15克,枳实10克,竹茹10克,桂枝10克,远志10克,茯苓15克,陈皮10克,红花10克,炙甘草6克。

【组成】 通阳化痰,祛瘀通络

【证候】 脾虚痰阻,火扰心神。

心悸时发时止,或饱餐后易发心悸,伴胸脘痞满,或胸闷窒塞,脘腹胀满,纳呆,烦躁,失眠、多梦,口干苦,大便秘结,或呃逆,泛酸。舌苔黄腻或白厚腻,脉弦滑者。

【按语】 瓜蒌桂枝汤,方中桂枝、瓜蒌等温通心阳,化痰宣痹;半夏、茯苓、远志、竹茹祛痰除湿,茯苓又有助桂枝温阳利湿的功效;丹参、红花活血化瘀通络;枳实、陈皮行气舒脾;炙甘草既可补益心脾,又能调和诸药。如有舌苔黄腻等化热之象可加胆南星、黄连清热化痰;若心神不宁,心中大悸者可加磁石、龙骨。对气虚伴有乏力心慌,动则气短者加黄芪、太子参、茶树根;若口唇紫暗,舌有瘀斑者重用丹参30克,并加川芎、赤芍;心律不齐,脉结代加苦参、灯心;大便稀薄用瓜蒌皮,大便干结或解而不爽加熟大黄、川厚朴;失眠或寐而不安,惊惕易醒加生龙齿、柏子仁。

(三)胃痛

胃痛又称胃脘痛,是以上腹部近心窝处经常发生的疼痛为主证,并伴有嗳气、呕吐等症状。因胃脘部位接近心窝,所以历代中医文献中所谓的"心痛"、"心下痞痛",多指胃痛而言。胃痛是临床常见的一个症状,多见于西医之急性胃炎、胃及十二指肠溃疡、胃神经官能症及胃粘膜下垂、胃下垂、胰腺炎、胆囊炎、胆石症、胃癌等疾患。

【方一】 朱伟光畅胃疏肝汤加减

【组成】 川楝子9,蒲公英15克,瓜蒌15克,台乌5克,蒲黄10克,枳壳12克,黄芩9克,芍药15克,甘草5克。

【治则】 疏肝和胃。

【证候】 肝气犯胃。

多见胃脘胀痛,旁及两胁,胸闷不适,暖气稍舒,每因烦恼郁怒而痛作,若气郁日久,蕴热酿痰,常见胃脘部疼痛牵引两胁,脘中嘈杂,胸痞心烦,大便不畅,舌红苔腻。

【按语】 朱老把胃痛概括为"寒、郁、瘀、虚",认为胃气阻滞,胃失和降,气机壅滞不通而发胃痛。治疗侧重疏肝和胃健脾。寒湿凝滞去蒲黄、黄芩加吴茱萸、良姜、三七粉。

【方二】 越鞠丸合金铃子散加减《丹溪心法》、《素问病机气宜保命集》

【组成】 枳壳10克,苍术、黑栀子、川芎、郁金、金铃子、延胡索各12克,竹茹、茯苓、香附、神曲各15克。

【治则】 疏肝和胃,清热化痰。

【证候】 肝热犯胃,气郁痰阻。

胃脘胀痛延及两肋,闷胀灼热,嘈杂暖气,呕恶吐法涎,食不下,口干苦,腹胀失气,大便溏滞不爽,尿短黄。舌质红,苔白黄粘腻,脉细数涩。

【按语】 病现于斯,纯以辛香疏肝,必然助热生焰,单用清热则气机更加凝滞。先生宗丹溪"六郁"之论,选越鞠丸加紫苏、黄连、郁金、竹茹、枳壳之类,每获神功。

【方三】 盛循卿胃脘痛方

【组成】 柴胡、枳壳、苏梗、郁金各9克,白芍、川楝子各12克,蒲公英、无花果各15克,甘草、鸡金、青皮、陈皮各6克。

【治则】 疏肝和胃,理气定痛。

【证候】 肝气犯胃。

多见胃脘胀痛,旁及两胁,胸闷不适,嗳气稍舒,每因烦恼郁怒而痛作,若气郁日久,蕴热酿痰,常见胃脘部疼痛牵引两胁,脘中嘈杂,胸痞心烦,大便不畅,舌红苔腻。

【按语】 盛老认为"治胃必先调肝".故以四逆散为主,疏肝理郁,和胃调气,缓急止痛,合郁金、香附、苏梗、陈皮疏木和中,加川楝子、青皮行气解郁,安胃定痛,无花果、蒲公英清热护胃,鸡金助运醒中,以助后天。主治木郁气滞,累及脾胃所致肝胃不和,肝脾失调,胃气上逆等。

【方四】 二陈汤加减《太平惠民和剂局方》

【组成】 杏仁、桔梗、前胡、半夏、枳壳各10克,炙枇杷、陈皮各6克。

【治则】 开肺降胃,化痰理气。

【证候】 肺气郁闭,胃失和降。

胃痛发作于胃脘肋间,绵绵不休于悲痛之后,且伴胸脘闷塞作胀感,大便不畅,舌红苔腻。

【按语】 章文赓老中医诊治胃痛，对情志所碍者，常用调肝肺佐化凝痰法，祥问情志变化所在，辨有脏腑所在，悲与怒不可相混，即疏肝和理肺法度分明。

【方五】 莫矜耀疏肝和胃汤

【组成】 柴胡10克，杭芍12克，川楝子6克，延胡索10克，佛手9克，厚朴10克，苏梗10克，玉竹15克，白术10克，甘草6克。

【治则】 疏理肝气，调畅气机，缓解疼痛。

【证候】 肝气犯胃。

多见胃脘胀痛，牵引两肋，游走窜痛，随情绪佛郁而波动，伴嗳气、呃逆、泛酸、食后胀甚，饮食减少，苔白，脉弦。

【按语】 方中以杭芍和甘草酸甘化阴、缓急止痛，川楝子和延胡索行气止痛，柴胡疏肝解郁，佛手、厚朴调理气机，消除胀满，苏梗和胃理气止呕，白术健脾胃以防木旺克土，“理气慎防伤阴”胃为阳土，喜润恶燥，用玉竹滋阴益胃。

【方六】 实脾饮加苍术、紫苏组方《济生方》

【组成】 熟附片(先煎)、茯苓、木瓜、槟榔、白术、干姜、厚朴、木香、草果、苍术，紫苏各10克，生姜3片，大枣3枚。

【治则】 燥湿温脾和胃。

【证候】 寒湿犯胃。

胃脘疼痛难忍，尤以进食后明显，遇冷加剧，有时胃脘胀满，大便正常，口不渴。杳体胃脘部有压痛感，舌淡、苔白，脉沉。

【按语】 本证为湿滞寒凝，阻碍气机运行，久则伤及中焦阳气，中焦脾胃升降失和。

【方七】 莫矜耀健脾化湿汤

【组成】 党参10克，白术10克，茯苓10克，灌苡仁10克，山药10克，霍香10克，厚朴10克，川楝子10克，延胡索10克，甘草10克。

【治则】 温中健脾。

【证候】 脾虚湿阻。

胃脘痞闷疼痛，空腹加重，得食则减，纳呆呕恶，肢体困重乏力，舌淡苔腻，脉细缓或细滑。

【按语】 本方用《和剂局方》之四君子汤益气健脾为基础，山药、薏苡仁健脾利湿，补而不腻以杜绝内湿生成，灌香芳香解表，化湿悦脾，温而不燥，以祛内外之湿，厚朴理气和胃，化湿醒脾，金铃子散行气止痛。全方攻补兼施，性质平和，补气不碍邪，祛邪不伤正。

【方八】 四君子汤《太平惠民和剂局方》

【组成】 太子参30克，茯苓12克，白术15克，炙甘草6克，乌梅、白芍各24克，石斛、神曲、谷麦芽各15克，木瓜12克。

【治则】 酸甘化阴,甘淡养胃。

【证候】 肝强脾弱,气津不足。

胃痛为慢性疾病,患者每呈身体瘦削,胃痛隐隐,或脘部灼热,纳少,气短,易汗,口渴,大便干稀不定,伴头昏,眠差,手足烦热,舌正红少津,脉细。

【按语】 方用乌梅、白芍,味酸人肝,补肝体,调肝血,配甘草、石解酸甘化阴,既养肝体亦滋胃津,四君子扶脾益气,使脾胃健运,气血生成有源。耐心调养,日久必见其功。

【方九】 莫矜耀益气健脾汤

【组成】 人参、白术、茯苓、山药各 15 克,木香、砂仁、川楝子、延胡索、甘草各 6 克。

【治则】 益气健脾。

【证候】 脾胃虚弱。

胃脘胀满,隐隐作痛,时作时止,得食则安,按之则舒,饮食减少,气短乏力,消化不良,泄泻,面白少华,舌淡苔薄白,脉细无力。

【按语】 方中党参,白术益气健脾为主,茯苓健脾渗湿,甘草甘温益气,木香和砂仁理气宽中止呕,补脾气,益胃阴,助消化,增食欲。配芍药甘草汤缓急止痛,金铃子散行气止痛。本方对脾胃功能减退,胃腑气滞的胃痛有良效。补中有通,静中有动,佐以理气宽中除胀之品,虚实同理。本方多用清补之品,佐以疏散理气,补而不滞。

(四)腹泻

排便次数增多,粪质清稀,甚至泻出如水样或泻下完谷不化。正常人每日或隔日排成形便 1 次,少数人习惯于每日排便 2 – 3 次,亦属正常。大便稀薄或伴有便次增多,称为腹泻。腹泻可分为急性腹泻和慢性腹泻。急性腹泻多有较强的季节性,好发于夏秋二季。慢性腹泻是指反复发作或持续 2 个月以上的腹泻。原因很多,感染、消化不良、不洁食物、胃酸过少或缺乏,胃切除术后内容物流入肠腔等均可引起腹泻。其它如慢性胰腺炎、肠道乳糖酶缺乏、肠粘膜本身的病变,也可因吸收能力减退而引起腹泻。

【方一】 调中畅气汤

【组成】 党参 15 克,白术 10 克,黄芪 12 克,炙甘草 6 克,陈皮 10 克,大腹皮 10 克,荷叶 10 克。

【治则】 调补中土,宣畅气机。

【证候】 中虚气滞。

反复腹泻,大便稀溏或不爽,每日 2 ~ 4 次,可伴腹胀痛,肛门坠胀等症,舌淡苔白或腻,脉濡软或虚数,大便检查可有少量白细胞或红细胞

【按语】 方中党参,黄芪,白术,甘草皆调补中州,陈皮、大腹皮、木香宣畅气

机，加荷叶助脾胃而升阳。腹痛可加炮姜、吴茱萸各3克，以化中焦之寒，肛门坠胀可加升麻、桔梗各6克以升下焦元气。

【方二】 温胆汤加味《备急千金要方》

【组成】 竹茹、枳壳、法半夏、陈皮、生甘草、白术、防风、焦三仙各10克，茯苓30克。

【治则】 清热化痰，健脾止泻。

【证候】 痰热阻滞，清浊不分。

腹泻，为稀便，有少量黏液，无脓血，排便时有下坠感，左下腹隐痛，腹胀，恶心，饮酒易诱发腹泻。舌质淡红、苔黄厚腻，脉滑数。

【按语】 温胆汤加白术、党参、防风等健脾止泻。

【方三】 参苓白术散

【组成】 党参15克，白术12克，炙甘草6克，桔梗6克，陈皮10克，莲米10克，山药15克，扁豆10克，薏苡仁10克，砂仁10克。

【治则】 健脾益胃。

【证候】 脾胃虚弱。

大便时溏时泻，水谷不化，饮食稍不慎，大便次数即增多，伴纳呆，脘腹胀闷，乏力，舌淡，苔白，脉细，大便镜检可正常或有少许脂肪球，或少量白细胞。

【按语】 如腹泻日久，肛门坠胀，则用补中益气汤去当量，加白芍10克，五味子10克，以增加益气升提，收涩的功能

【方四】 暖培脾土汤

【组成】 党参15克，白术12克，茯苓10克，炙甘草6克，炮干姜6克，苍术6克，益智仁10克，葛根10克，山药15克。

【治则】 补中散寒止泻。

【证候】 脾阳虚衰，失于健运。

便溏，病程2年，每日解稀便2~3次，腹痛喜温，无里急后重，伴腹中肠鸣，口不干，曾做结肠镜无异常。舌淡，苔白，脉沉，大便镜检无异常。

【按语】 方以四君子汤合理中汤，暖培脾土，温中散寒，脾喜燥，故佐以苍术，喜温佐以益智仁，喜升佐以葛根，喜甘佐以山药。

【方五】 胃苓散

【组成】 茯苓12克，车前子15克，泽泻15克，炒当归12克，生熟地炭15克。

【治则】 补中散寒止泻。

【证候】 脾胃虚弱。

大便时溏时泻，水谷不化，饮食稍不慎，大便次数即增多，伴纳呆，脘腹胀闷，乏力，舌淡，苔白，脉细，大便镜检可正常或有少许脂肪球，或少量白细胞。

【按语】 方中以茯苓、车前子、泽泻利水渗湿，开通旁路，且茯苓、车前子又有

健脾之功，脾喜燥恶湿，方中以苍术燥湿健脾，恢复脾之功能。导师经验，当根据脾虚及湿胜的轻重，斟酌应用通利小便及涩肠止泻药物，其总结为：“初泻勿塞泻，久泄勿滑肠，湿乃泄之本，寒热要分详，补塞若太早，缠绵不寻常”。因泻久更伤阴津，用炒当归、生熟地炭治疗慢性泄泻，当归炒用、生熟地制炭益脾肾而无滋腻滑肠之弊，且平添涩肠保津之功。

【方六】 乌梅丸《伤寒论》

【组成】 乌梅10克，花椒6克，干姜6克，桂枝6克，附片10克，党参10克，当归10克，细辛6克黄连10克，黄柏10克。

【治则】 扶正祛邪，寒热并用。

【证候】 正虚邪存，寒热错杂。

腹泻时间1年以上，每日>5次，可伴腹痛，里急后重，时有乏力、口干等症，舌淡红，苔黄或白，脉弦细，大便镜检可有少许红细胞、白红胞。

【按语】 方中干姜、细辛、肉桂、附子、花椒温中散寒，党参、当归补气养血，振中阳，黄连、黄柏解毒祛邪，乌梅酸涩止痢。全方扶正祛邪，对寒热错杂之泻泄颇为适宜。

【方七】 资生丸

【组成】 党参15克，炒白术12克，茯苓15克，炙甘草3克，炒陈皮6克，炒山药15克，扁豆衣12克，生薏苡仁15克，熟薏苡仁15克，砂仁6克(杵，后入)，白蔻仁6克，(杵.后入)，砂仁6克(杵，后入)，白蔻仁6克(杵，后入)，桔梗5克，芡实12克，广藿香10克，川黄连3克，煨葛根10克，焦山楂12克，焦神曲12克。

【治则】 疏气通腑。

【证候】 脾肾阳虚。

大便溏泄十余年，日七八行或五六行，纳少口淡，倦怠乏力，食后脘胀，形体消瘦，脉缓，舌苔薄白腻“慢性虚损病人，由于久病折磨而致神疲乏力，形体消瘦，纳食不馨，食后腹胀，大便溏泄，舌苔薄白，脉缓无力

【按语】 资生丸既无香砂六君之燥，又无参苓白术之滞，调理脾胃，益气安胎，既可用于妊娠3月阳明脉衰而致胎堕，亦可用治脾胃虚弱，兼有湿热，纳少便溏，消瘦乏力等证。

(五)胁痛

胁痛是指一侧或两侧胁肋疼痛而言，系病人的一种自觉症状。由于肝居胁下，胆附于肝，肝胆之经脉循行于两胁，故胁痛的发生，多与肝胆疾患有关。引起胁痛的原因很多，如气邪、血瘀、血虚、湿热、悬饮等因素，均可引起胁痛。本篇着重讨论肝气郁结，瘀血停着，肝阴不足及湿热蕴结所致的胁痛。现代医学中的某些肝胆疾病、肋间神经痛、胸膜炎的一部分症状，可参考本证辩证论治。

【方一】 大柴胡汤加减《伤寒论》

【组成】 柴胡12克，黄芩15克，制半夏10克，炒枳壳12克，炒白芍20克，生大黄15克(后下)，炒莱菔子15克。

【治则】 疏气通腑。

【证候】 肝胆气机郁滞，少阳阳明并病。

胁下胀或疼痛、胸闷腹胀、食欲不振、恶心厌油、烦躁、身体困重、不耐劳作、睡眠多、尿黄，舌体大、舌质红、舌苔黄厚腻，脉弦滑或脉大、脉数。望诊尚可见面生粉刺、面如蒙油垢，或面潮红，或白睛黄赤等征象。

【按语】 本方用于“急性胰腺炎、非完全性肠梗阻”。证无壮热汗出，当非单纯之阳明里实，不宜骤与大承气汤。

【方二】 柴胡解毒汤

【组成】 柴胡、茵陈、土茯等、草河车、凤尾草各12克，黄芩12克，炙甘草8克，土元(即土鳖虫)、茜草各10克。

【治则】 疏肝理气、清热利湿、凉血解毒、活血通络。

【证候】 肝胆气机郁滞，少阳阳明并病。

胁下胀或疼痛、胸闷腹胀、食欲不振、恶心厌油、烦躁、身体困重、不耐劳作、睡眠多、尿黄，舌体大、舌质红、舌苔黄厚腻，脉弦滑或脉大、脉数。望诊尚可见面生粉刺、面如蒙油垢，或面潮红，或白睛黄赤等征象。

【按语】 刘渡舟教授认为，辨治慢性乙肝，辨气血最为关键。根据临床观察，他将慢性乙肝分为“气分肝炎”和“血分肝炎”，分别创制了柴胡解毒汤和柴胡活络汤。

【方三】 强肝2号加减

【组成】 柴胡12克，黄芩9克，当归12克，郁金12克，白芍12克，丹参20克，延胡索12克。

【治则】 疏肝理气，解毒通络。

【证候】 肝胆气机郁滞，少阳阳明并病。

胁下胀或疼痛、胸闷腹胀、食欲不振、恶心厌油、烦躁、身体困重、不耐劳作、睡眠多、尿黄，舌体大、舌质红、舌苔黄厚腻，脉弦滑或脉大、脉数。望诊尚可见面生粉刺、面如蒙油垢，或面潮红，或白睛黄赤等征象。

【按语】 如有脘腹胀满可加厚朴、枳实，两胁胀痛加木香、延胡索，恶心呕吐者加半夏、砂仁，黄疸重者加金钱草，柴胡，纳呆者加莱版子或山楂。

【方四】 茵陈蒿汤加减

【组成】 茵陈20克，大黄10克，栀子10克，车前草10克，柴胡10克，虎杖10克，蛇舌草15克，银花30克，连翘15克，陈皮9克，半夏9克，秦艽15克，黄芩9克，甘草6克。

【治则】 清热利湿解毒。

【证候】 肝失疏泄，湿热蕴结肝胆。

胆囊炎急性进展期表现为右胁下持续胀痛或剧烈绞痛，多因情志郁怒，过食醇酒肥甘而诱发，伴恶寒发热，口苦咽干，恶心呕吐，食欲不振，便秘溲赤，甚至身黄、目黄，舌红，苔黄腻，脉弦滑数

【按语】 此方主要运用于急性肝炎和慢性肝炎的活动期，肝胆湿热蕴结者。

【方五】 谐肝方

【组成】 田基黄、土茯苓各15克，山栀、黄柏、木通、夏枯草各10克，甘草5克。

【治则】 清热利湿解毒。

【证候】 肝失疏泄，湿热蕴结肝胆。

胆囊炎急性进展期表现为右胁下持续胀痛或剧烈绞痛，多因情志郁怒，过食醇酒肥甘而诱发，伴恶寒发热，口苦咽干，恶心呕吐，食欲不振，便秘溲赤，甚至身黄，目黄，舌红，苔黄腻，脉弦滑数。

【按语】 病初属邪盛阶段，虽有脾失健运之候，但因湿阻中焦，损伤脾胃，故治肝时不宜补脾，更不能滋阴，因补脾和滋阴均可留邪，使湿热之邪难祛，而致病证缠绵难愈。故急性期务必以清热利湿为主，以求邪祛正复。

【方六】 柴胡活络汤

【组成】 柴胡、茵陈、土茯等、草河车、凤尾草各15克，黄芩12克，炙甘草8克，土元（即土鳖虫）、茜草各10克，当归、白芍、泽兰、红花各10克。

【治则】 疏肝理气、活血通络、养血和血。

【证候】 肝郁血瘀。

右胁刺痛，痛处固定，面色晦黯，齿舰，鼻衄，赤缕红丝，朱砂掌，胁下痞块，舌质黯红，脉涩。

【按语】 加减肝区疼痛明显者，合用金铃子散（延胡、川楝子各10克）以疏肝活血止痛，脾气虚大便者，加白术茯苓各10克健脾益气；尿黄明显者，加金钱草30克、虎杖10克，谷丙转氨酶居高不下者，垂盆草20克，球蛋白升高、白蛋降低、白蛋白/球蛋白（A/G）倒置者，重用土元、茜草各15克；小三阳或大三阳滴度高者可加叶下珠15克。

（六）黄疸

黄疸是以目黄，身黄，小便黄为主症，且三症之中尤以目睛黄染为主要特征。其发病多与湿邪有关，如感受时邪或饮食不节；或劳倦内伤而致湿热或寒湿阻于中焦，熏蒸或瘀阻肝胆，迫使胆汁不循常道而溢于肌肤，则可产生黄疸。黄疸是肝功能不全的一种重要的病理变化，但并非所有的黄疸都是肝功能障碍引起的，例如红细胞破坏对多引起的溶血性黄疸，肝外胆管阻塞引起的阻塞性黄疸。

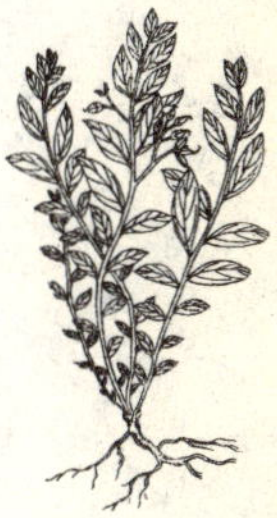

【方一】 柴胡桂枝汤《伤寒论》

【组成】 桂枝6克，生姜6克，甘草6克，芍药12克，大枣5克，柴胡9克，半夏12克，人参15克，酒军3克，厚朴9克，枳实12克。

【治则】 和解少阳，发表解肌。

【证候】 湿热郁表。

发热，微恶寒，身目俱黄，心下痞，作呕，溲赤，舌苔白，脉浮数。

【按语】 桂枝汤，调和营卫，发表解肌；小柴胡汤中柴胡质清味薄，能疏少阳之郁滞。黄芩苦重，善清少阳相火，半夏和胃降逆，人参、大枣、甘草益气和中，扶正祛邪，实里以防邪气深入，全方寒温并用，攻补兼施，升降协调。使黄从汗去，常收奇效。并以酒军、厚朴、枳实等通腹之药合用，效果灵验。

【方二】 麻黄连翘赤小豆汤加减《伤寒论》

【组成】 麻黄9克，连翘9克，赤小豆15克，桂枝9克，桑白皮15克，杏仁9克，川黄连3克，鲜茅根15克，全瓜蒌15克。

【治则】 解表清热利水。

【证候】 湿热郁表。

发热，微恶寒，身目俱黄，心下痞，作呕，溲赤，舌苔白，脉浮数。

【按语】 黄疸性肝炎，辨证属湿热郁表之实证。用麻黄连翘赤小豆汤加减，意在解表清热利水。倦怠，尿少加黄芪、太子参、防己，增强益气利水之功。

【方三】 茵陈蒿汤加味《伤寒论》

【组成】 生大黄9克，山栀9克，黄柏9克，田基黄15克，茵陈蒿30克，泽泻9克，对座草30克，大腹皮15克。

【治则】 利水退黄。

【证候】 湿重于热。

乙型肝炎，先以目黄，继及全身，黄色鲜明，伴有胸脘痞闷，食欲不振，恶心呕吐，厌油，倦怠，嗜卧，小便短少深黄，大便溏泄，舌苔厚腻，脉濡缓。

【按语】 大黄配黄柏、田基黄等抗肝炎病毒，此为治本，茵陈蒿配对座草、大腹皮、泽泻利水消退黄疸，此为治标。标本兼治，病焉不愈。

【方四】 柴胡疏肝散合茵陈蒿汤加减。柴胡疏肝散《景岳全书》、茵陈蒿汤《伤寒论》

【组成】 柴胡9克，赤芍白芍各15克，丹参15克，甘草15克，茯苓15克，山栀15克，枳壳12克，茵陈15克，制大黄6克，灵芝草15克，苏梗藿梗各15克，红枣10克。

【治则】 疏肝健脾、清热利湿。

【证候】 湿热并重。

身目俱黄，溲黄、恶心呕吐，右胁部不适甚则疼痛，舌红，黄腻苔，脉细弦滑

【按语】 肝郁脾虚，湿热内蕴，肝不得疏泄，脾胃升降失常。

【方五】 潘昆北退黄汤

【组成】 黄芪15克,白术9克,党参15克,茯苓12克,茵陈9克,板蓝根9克,田基黄6克,大黄3克,泽泻15克,竹茹15克,柴胡9克,甘草6克。

【治则】 益气健脾,清热排毒,利湿退黄。

【证候】 湿热并重。

身目俱黄,溲黄、恶心呕吐,右胁部不适甚则疼痛,舌红,黄腻苔,脉细弦滑

【按语】 加减:(1)热盛者加贯众、虎杖、黄连、百花蛇舌草,并加重大黄之用量,动血者加白茅根、丹皮、赤芍、水牛角以增加凉血止血之功。(2)湿盛者加仁、薏仁米、藿香、法夏、佩兰、陈皮、苍术以加强芳香化湿之力。(3)呕吐甚者加法夏、生姜,加重竹茹之量以降逆止呕。(4)胁痛甚者加元胡、川栋、郁金。

【方六】 茵陈蒿汤加减《伤寒论》

【组成】 茵陈蒿、山栀、生大黄各6克,紫花地丁、连翘、败酱草、虎杖各15克,黄芩、金钱草、郁金各12克。

【治则】 清热解毒,除湿利胆。

【证候】 湿热并重。

身目俱黄,溲黄、恶心呕吐,右胁部不适甚则疼痛,舌红,黄腻苔,脉细弦滑

【按语】 茵陈蒿汤中大黄用量要大,必要时可配合玄明粉以荡涤泻实。如此治法方药,对于湿热郁蒸、热毒内盛之黄疸,有助于衰其邪盛之势,清其湿热之蕴结,疏通胆腑而退其黄疸。若见有齿衄、鼻衄等出血之象,舌质红绛而热盛者,则为邪入营血,热伤血络,当加用赤芍、水牛角粉等清热凉血,防邪进一步入血劫血。

(七)水肿

水肿是肾病综合征的常见表现,病情反复发作缠绵难愈,病人大多营养状态欠佳,免疫力低下,易于感染。长期持续水肿,血容量增加,心脏负担加重,容易导致各种合并症的发生。

【方一】 越婢汤合麻黄连翘赤小豆汤加减《金匮要略》、《伤寒论》

【组成】 麻黄、杏仁、川贝母、橘红各10克,连翘、赤小豆、黄芩各15克,石膏45克,甘草6克。

【治则】 宣肺利水,疏风清热。

【按语】 感受风热,肺气失宣而致水肿,因其病在肺肾,邪气尚盛,故用宣肺利水,疏风清热之法,使邪去水肿消除。汗出热退,咳嗽已愈,尿多肿减,唯觉身倦腰困。证属风热已解,而肾虚未复,改用益气养阴滋肾之剂,予生脉散合六味地黄汤加白茅根、车前子。

【方二】 参苓白术散加减《和剂局方》

【组成】 党参10克,白术10克,茯苓10克,陈皮10克,山药10克,扁豆10

克，薏苡仁30克，大腹皮10克，莲须3克。

【治则】 健脾益气，利水消肿。

【证候】 脾气虚损，水湿泛滥。

面浮肢肿，倦怠乏力，腹胀，身体沉重，纳少便溏，苔白滑，舌质淡胖，脉沉缓。

【按语】 脾运化水谷，供给全身，又能通调水道，布散体液于全身的经脉，所以有"脾主为胃行其津液"的认识。胃主表而属腑，司受纳以降浊，脾主里而属脏，司运化以升清。二者一升一降，构成人体重要的生理活动。不难理解脾胃两虚势必影响水液的运化及精微的摄取和精气的固密，出现浮肿和蛋白尿等症状。蛋白尿明显者，加石韦30克、薏苡仁根30克、大蓟根30克，水肿甚者，加生黄芪10克、泽泻30克、瘪竹15克，便溏甚者，加焦楂炭10克、炮姜炭10克。

【方三】 防己黄芪汤加味《金匮要略》

【组成】 生芪45克，白术10克，防己15克，白茅根30克，益母草12克，炙甘草、生姜各6克，大枣10枚。

【治则】 健脾利水，兼以固卫。

【证候】 湿困脾胃，肺卫虚弱。

患者因眼睑浮肿月余，西医诊断为：急性肾炎。症见眼睑、下肢浮肿，小便短少，微热恶风，纳呆便溏，汗出身困，苔白微腻，脉浮稍数，尿检：蛋白（+++），白细胞（3~5个/HP）。

【按语】 外邪袭肺致肿，因病已月余，水湿不消，湿困脾阳，使肺脾同病。而现症纳呆便溏，肢肿明显，以脾虚为主，故用防己黄芪汤健脾利水，兼固肺卫，更加白茅根、益母草清热和血利尿，促进水肿消退。

【方四】 实脾饮合五苓散加减实脾饮重订严氏《济生方》，五苓散《伤寒论》

【组成】 生芪30克，党参、炒白术、茯苓皮、茯苓、猪苓各15克，泽泻12克，川朴、制附子各10克，炮干姜、肉桂、草果仁、广木香、甘草各6克。

【治则】 温脾利水。

【证候】 脾阳虚弱，水湿壅盛。

慢性肾炎，症见腹大胀满，下肢肿甚，胸闷气短，身倦乏力，纳呆肢重，小便短少色清，舌淡，苔薄白，脉沉细弱。腹水已形成，腹围91cm。

【按语】 以实脾饮温脾化湿，加参芪益气行水，合用五苓散化气利尿，标本兼治，脾阳振而水湿利，使久病不愈之肿胀悉然消除。

【方五】 导水茯苓汤

【组成】 茯苓、泽泻、大腹皮各30克，桑白皮20克，白术、陈皮、苏叶、桔梗、广木香、二丑各10克，砂仁6克，木瓜、麦冬各12克。

【治则】 宣肺健脾疏肝、行气利水。

【证候】 脾肾阳虚，水邪犯肺。

身肿腹大脐突，阴囊肿大光亮，心慌气短，胸胁满闷，形寒肢冷，纳呆便溏，小便短少,苔薄白,脉沉弦细,腹围89cm,化验:尿蛋白(++++),血清白蛋白9g/L,球蛋白25g/L胸透:双侧中等量胸水形成。西医诊断:肾病综合征,伴右侧胸膜炎。

【按语】 治疗水肿过程中,只要出现肝郁气滞的临床表现,如胸胁胀满,腹胀满大,脉沉弦细等症状,即应治以行气利水法。

【方六】 补中益气汤合人参归脾汤《脾胃论》

【组成】 生芪、茯苓各30克,白术、陈皮、升麻、柴胡、当归各10克,党参、仙灵脾、菟丝子各12克,炒枣仁20克,防己15克。

【治则】 补气养血,健脾化湿。

【证候】 肝郁血瘀,脾气虚弱。

慢性肾炎,现症下肢浮肿明显,皮肤有瘀点,两胁胀痛,心烦急躁,身倦无力,大便不实,小便不利,舌质暗边有齿痕,苔白,脉沉弦细涩。尿检:尿蛋白(++++),红细胞(2~3个/HP),上皮细胞(0~2个/HP)。

【按语】 本方用于,气虚兼血虚,疲乏无力气短为肺气不足,畏寒肢冷腰部肿胀为脾肾虚弱,心慌心悸系血虚不能养心所致,综观全证为气血两虚,故以补中益气汤补气建中,归脾汤健脾养血,稍加菟丝子、仙灵脾温肾化气,防己宣阳利水。重在扶正培本而取效。

【方七】 真武汤合五皮饮、五苓散加减《伤寒论》、《华氏中藏经》、《伤寒论》

【组成】 制附子20克,赤芍、白术各15克,茯苓、泽泻、冬瓜皮、大腹皮各30克,广木香、桂枝、陈皮各10克,生姜皮3克。

【治则】 温阳化气,利水消肿。

【证候】 虚寒损肾。

全身水肿,腰以下尤甚,甚者外阴、阴囊部水肿潮湿,足跗肿冷,小便短少,舌质淡胖,苔白腻,脉象沉细弱。

【按语】 病久伤阳,阳虚水泛,上凌于心,更伤其肾,心肾阳虚,不能温运脾土,水湿不化,水肿加重。用真武汤温补心肾以治其本,合用五皮饮、五苓散化气利水以治其标,实为温阳利水法的应用,取得较好疗效。其中重用附子,其有走而不守,引诸药入经络腠理,促进水湿温化的作用,达到化气行水的目的。

(八)血尿

尿液中含有红细胞称为血尿。尿液含大量红细胞,尿液呈红色、血样或有血凝块者,称为肉眼血尿。仅在显微镜下每高倍视野超过3个者,称为镜下血尿。慢性肾炎以镜下血尿更多见,急性发作者也可见肉眼血尿。分为:初血尿:血尿仅见于排尿的开始,病变多在尿道。2.终末血尿:排尿行将结束时出现血尿,病变多在膀胱三角区、膀胱颈部或后尿道。3.全程血尿:血尿出现在排尿的全过程,出血部位多在膀胱、输尿管或肾脏。

【方一】 时振声银蒲玄麦甘桔汤加味

【组成】 银花、蒲公英、玄参、麦冬各10克，生甘草6克，桔梗、益母草、白茅根各12克。

【治则】 疏风散热。

【证候】 风热袭肺，肺失治节。

外感风热以后，咽痛咽干，口渴喜饮，舌红苔薄黄，脉浮数等风热症状仍在，同时可见血尿者，或每因咽痛而有镜下血尿。

【按语】 多见于慢性肾炎因外感而急性发作的血尿患者，由于肺热下迫于肾而出现血尿。

【方二】 时振声滋肾化瘀清利汤合银蒲玄麦甘桔汤加味

【组成】 银花15克，蒲公英15克，玄参10克，麦冬15克，生甘草6克，桔梗6克，薄荷(后下)6克。

【治则】 疏风散热，滋阴清利。

【证候】 风热袭肺，肺失治节。

血尿者，或镜下血尿。伴有咽红咽痛，血尿加重，舌质红、苔薄黄，脉弦细数。

【按语】 多见于慢性肾炎因外感而急性发作的血尿患者，由于肺热下迫于肾而出现血尿。

【方三】 化肝煎加减

【组成】 丹皮、生栀子、陈皮、白芍、泽泻各15克、生侧柏、生蒲黄各9克、滑石30克。

【治则】 清泻郁火。

【证候】 热伤血络，下注膀胱。

尿路感染多见，小便涩痛带血，胁痛、口苦、或兼有尿频、尿急、尿少，舌质红，苔黄，脉数。

【按语】 或丹栀逍遥散去生姜、薄荷加生地榆、生侧柏；心火亢盛移热于小肠，心烦口渴、口舌生疮、小便赤涩刺痛，可清心通淋。方以导赤散加滑石，若是无痛性血尿，则宜清心泻火。方以大黄黄连泻心汤，属肝郁气滞，气郁化火而胁痛、口苦、小便涩痛带血，宜泻肝通淋。方以龙胆泻肝汤。若属肝胆湿热，亦宜龙胆泻肝汤治之，膀胱湿热则可用八正散清利湿热。

【方四】 董阶平血尿一号方

【组成】 白茅根30克，仙鹤草15克，小蓟10克，附子10克，木通6克，生蒲黄9克，炒蒲黄9克，石韦15克，生地9克，竹叶9克，大枣5枚。

【治则】 清热泻火，凉血止血。

【证候】 热伤血络，下注膀胱。

小便色红赤甚至呈洗肉水样，或镜下血尿，伴腰痛、口干、咽痛、少腹胀，或兼有尿频、尿急、尿少，舌质红，苔黄，脉数。

【按语】 董师认为血尿实证主要是肾与膀胱蕴热，灼伤血络，

【方五】 时振声滋肾化瘀清利汤合小蓟饮子加减。

【组成】 生地黄24克，滑石12克，通草6克，炒蒲黄10克，淡竹叶10克，藕节30克，山栀子10克。

【治则】 清热泻火，凉血止血。

【证候】 热伤血络，下注膀胱。

慢性肾炎血尿伴有心烦口渴，尿血鲜红或洗肉水样，舌红少苔，脉象沉数。

【按语】 慢性肾炎因外感而急性发作的血尿患者，由于热迫于肾而出现血尿。

【方六】 时振声滋肾化瘀清利汤合黄芩滑石汤加减

【组成】 黄芩10克，滑石10克，茯苓10克，大腹皮6克，白蔻仁3克，通草3克，猪苓30克。

【治则】 清利湿热，滋阴益肾。

【证候】 湿热蕴结。

在原有的症状基础上，伴有全身或下肢水肿，尿少色黄，口苦口粘，痞满不饥，或大便干结，或大便粘滞不爽，舌质红苔黄腻，脉象弦细滑数者。

【按语】 时振声教授拟"滋肾化瘀清利汤"。方中女贞子味甘苦、性平，入且肾经，功专养阴益精，旱莲草味甘酸、性寒，入肝肾经，功同女贞子，且能凉血。二者合用，源于《医方集解》的二至丸，为补益肝肾之剂，药味虽少，但养阴而不腻滞，以滋肾养阴治其本。白花蛇舌草味甘淡、性凉，清热解毒，活血利水。生侧柏苦涩寒凉，专入肝肾，凉血散瘀，祛风利湿。马鞭草味苦、性微寒，入肝脾经，功专清热解毒、活血散瘀、利水消肿。大、小蓟甘凉，入肝肾经，凉血散瘀、利尿止血。石韦甘苦、性凉，入肺、膀胱二经，利水通淋、清热祛湿。益母草味辛苦、性寒，活血利水，且"行血而不伤新血，养血而不滞瘀血"。白茅根味甘、性寒，凉血清热、生津利尿。诸药合用，肾阴得复，湿热得清，瘀化水行，血气调和，共奏其功。

【方七】 董阶平血尿二号方

【组成】 知母9克，旱莲草15克，女贞子15克，黄柏9克，生地9克，山药15克，党参15克，白术10克，地骨皮15克，大枣5枚。

【治则】 益肾健脾，滋阴凉血。

【证候】 脾肾两虚。

尿血病程较长，小便频数带血，头晕耳鸣，腰膝酸软，潮热心烦，面色萎黄，体倦纳差，舌质红，苔剥脱，脉象细数。

【按语】 董师认为血尿虚证主要是脾气虚损不能统血而致。治血尿二经验方中皆用大枣5枚，含健脾以摄血，补脾以养血之意

(九)中风中经络

中风病是对急性脑血管疾病(脑血栓、脑梗塞、脑出血)的统称，具有发病急，病

情危重，后遗症严重，致残率高合并症多的特点。中风中经络主要指半身不遂，口眼歪斜，语言不利症状。

【方一】 **蒋天佑芪芎蛭菖汤加味《医林改错》**

【组成】 生黄芪60克川芎、石菖蒲各20克，炒水蛭、焦栀子各12克，竹沥2小杯（冲），生石决明（先煎）、代赭石各30克，大黄15克（后下），郁金10克，血余炭9克。

【治则】 平肝镇逆，理气活血，化痰通腑。

【证候】 气滞血瘀，痰火腑实。

言语不利，神志尚清，上下肢偏瘫，头晕胀痛，恶心呕吐，口干且苦，口臭纳差，小便深黄，大便难解，腹胀且痛，寐少烦躁，面色灰垢。舌质暗红、舌尖边有瘀斑瘀点、苔白厚淡黄，脉弦劲而上盛下虚。

【按语】 阳气暴张，挟气血痰火上冲于脑，导致络破血溢，失语偏瘫等中风诸症遂作。际此，医者当务之急，首要平肝潜阳，引气血痰火下行，益气补络，化瘀通络以调和气血。首诊方中重用黄芪为君，盖“邪之所凑，其气必虚”，正气旺则邪必伏，臣以石决平肝逆，赭石镇气逆，竹沥降痰逆，黄、栀下火逆，佐以川芎行血中之气，郁金解郁和气，菖蒲开窍而醒脑气，使以水蛭潜吮死血而去瘀，血余涩养裂处而补络。

【方二】 **逐瘀通络汤**

【组成】 全虫10克，蜈蚣3条，水蛭12克，白花蛇1条，白芍20克，地龙30克，鸡血藤30克，桑枝40克，桂枝10克，川牛膝30克，木瓜30克。

【治则】 逐瘀化痰，通经活络。

【证候】 痰瘀阻络。

中风患者进入恢复期，多数患者会有程度不同的肢体瘫痪。

【按语】 李师认为慢性期患者，多为顽痰死血阻滞经络，因此治疗难度大。此等顽痰死血须用化痰逐瘀通络作用较强药物方可奏效。各类药物中虫类药物逐瘀化痰疗效显著，藤茎泪药物通经活络效果明显。李师临床中常将二者合用，则逐瘀化痰，舒筋通络作用进一步加强，用于中风偏瘫治疗，效果明显。方中水蛭功擅破血逐瘀，地龙长于逐瘀通络，白花蛇、全虫、蜈蚣具透骨搜风作用，桑枝合桂枝擅通上肢经络，川牛膝合木瓜则长于通下肢之经络，且桑枝配桂枝温凉相制。全方化痰逐瘀通络兼顾，不温不燥，用治中风偏瘫，恰合病机，故疗效卓著。

【方三】 **汪履秋顺风匀气汤**

【组成】 乌药10克，沉香3克，木瓜10克，青皮5克，紫苏梗、天麻各10克，橘红6克，胆南星、酸枣仁各10克，太子参12克。

【治则】 调气理气，化痰祛瘀。

【证候】 气血不和。

半身不遂，肢体痿软无力，口眼明斜，语言謇涩，口角流涎，手足浮肿，面色萎黄或暗淡无华，小便频数，或遗尿不禁，舌淡紫，苔薄白，脉细涩无力，平素易于生气，遇情绪不佳则病情加重。

【按语】 许叔微云:“中风往往因气而中,中风多挟中气,中气不挟中风,脉伏身温为中风,身冷为中气。中风多痰涎,中气无痰涎。”汪教授在治疗中风时也非常重视调气的方法,尤其是有恼怒为诱因者。《内经》云:”大怒则形气绝,而血菀于上,使人薄厥。”情志恼怒,肝失疏泄,气机不畅。“气有余便是火”,气郁可化火;气能布津,气滞则痰凝;气为血帅,气行血行,气滞则血瘀。故调气、理气、降气有利于清火、降火、化痰、祛瘀。

【方四】 补中益气汤合四神丸、栀豉汤增损《医林改错》

【组成】 炙黄芪、煨肉蔻、破故纸各15克,炒山药、炒枣仁各20克,升麻、柴胡、五味子、焦栀子、豆豉、当归、桂枝各9克,党参10克,炙甘草6克。

【治则】 补中益气。固肾涩肠。

【证候】 脾肾两虚,气血不调。

患高血压病,脑血栓后遗症。右侧上下肢困麻无力,精神匮乏,全身怕冷,耳聋,但无头晕耳鸣,或口中苦,心烦失眠,清晨必入厕。舌质红、有裂纹、苔黄,脉两寸、两尺均无力,而余部弦。

【按语】 脾气虚陷、肾虚不固,因以补中升陷,四神固涩。方中以黄芪、故纸为君以益气补肾,参、药、味、草为臣以健脾敛气,蔻、归、枣、桂为佐以涩肠温经安神,升、柴、栀、豉为使以升清除烦。药证丝丝入扣,虽服药不多,疗效显著。

【方五】 自拟“佛手益气活血汤”

【组成】 岷当归30~90克,川芎7~15克,黄芪15~30克,丹参12克,赤芍、水蛭各9克,甘草5克。

【治则】 益气活血。

【证候】 气血不和。

半身不遂,肢体瘫软无力,口眼歪斜,语言赛涩,口角流涎,手足浮肿,面色萎黄或暗淡无华,小便频数,或遗尿不禁,舌淡紫,苔薄白,脉细涩无力,平素易于生气,每遇情绪不佳则病情加重。

【按语】 若汗出多者加煅龙牡各15克或浮小麦30克,便溏者加山药30克。

【方六】 补阳还五汤加味《医林改错》

【组成】 生黄芪30克,川芎、归尾各5克,红花、地龙、桃仁、赤芍各6克,丹参、北山楂、路路通各15克。

【治则】 补气活血,通经活络。

【证候】 气虚血滞,脉络瘀阻。

半身不遂,肢体瘫软无力,口眼歪斜,语言謇涩,口角流涎,手足浮肿,面色萎黄或暗淡无华,小便频数,或遗尿不禁,舌淡紫,苔薄白,脉细涩无力。

【按语】 廖老认为,本证是由于气虚不能运血,气不能行,血不能荣,脉络痹阻,而致筋脉肌肉失养。方中重用生黄芪为君,大补元气,使气旺则血行,用量为30

克~120克，由小量开始，逐渐加大。治疗宜早，最好在中风病情稳定1周开始。治疗时间宜长，愈后不可断药，可隔日或2，3，4日服1剂，以巩固疗效。

【方七】 自拟“佛手育阴汤”

【组成】 岷当归30克，川芎7~9克，熟地12克，白芍9~15克，麦冬12~15克，玄参12~15克，菊花、钩藤各9克，麻仁15克，甘草5克。

【治则】 育阴熄风。

【证候】 肝肾阴亏，肝阳上亢。

半身不遂，偏身麻木，口眼歪斜，言语謇涩，烦躁失眠，眩晕耳鸣，手足心热，舌质红绛或暗红，少苔或无苔，脉细弦或细弦数。

【按语】 加减法：大便干不解者可加郁李仁30克，心烦不寐者加黄连7克。

【方八】 天麻钩藤饮合补阳还五汤加减《医林改错》

【组成】 天麻、生大黄（后下）各9克，钩藤（后下）、夏枯草、石决明（先煎）、杜仲、桑寄生各15克，归尾、赤芍、地龙、红花、桃仁、川芎各5克。

【治则】 平肝熄风，补益肝肾，活血化瘀。

【证候】 肝肾阴亏，经脉阻塞。

半身不遂，患侧僵硬拘挛，或兼有头痛头晕，面赤耳鸣，舌红苔黄，脉象弦劲。

【按语】 本法适用于中风后遗症属肝阳上亢，脉络瘀阻型。廖老认为，本证是由于肝肾阴亏，肝阳上亢，火升风动，气血并逆于上，络破血溢，经脉阻塞。

（十）中风、中脏腑

多为急性期中风。分中风闭证与脱证。突然昏仆，不省人事或伴半身不遂口眼歪斜，言语不利。闭证，突然昏仆，不省人事，－面红，目赤，口噤，气粗，肢体偏瘫，或兼拘急。舌质红苔黄，脉弦滑。脱证，神志昏糊，面色苍白，口开，目合，气息低微，肝出肢冷。舌痿，脉微欲绝。

【方一】 大承气汤《伤寒论》

【组成】 生大黄、芒硝（另冲）各10克，黄连5克，黄芩、牡丹皮各10克，羚羊角粉1克（另冲），钩藤、贝母各10克，夏枯草15克，僵蚕、陈胆星、瓜蒌皮、郁金、炒竹茹、竹汤半夏各10克，石菖蒲6克。水煎，每日1剂，分次鼻饲。

【治则】 清火化痰。

【证候】 痰火内闭、神窍被蒙。

神志昏迷，口角歪斜，右侧上下肢偏瘫，面赤气粗，小便失禁，素即大便秘结，舌苔黄腻，脉象弦滑。

【按语】 中脏腑闭证痰火炽盛，常因胃热积滞，腑气不通，而致大便秘结，舌苔厚腻。此时清火化痰是所必需，然往往难取速效，惟攻下法可迅速荡涤肠腑中积滞，大便一通，邪热下泄，痰火之势每亦随之转衰，窍闭渐开，转危为安。故汪教授在临床上非常重视通腑法的使用。他认为，只要是痰火壅盛，即使大便不甚干结，亦可使用通腑法；通过釜底抽薪，可使痰火之势迅速衰减。

【方二】 调胃承气汤合天麻钩藤饮加减

【组成】 生大黄30克，芒硝10克（冲服），天麻10克，钩藤20克，石决明20克，川牛膝10克，黄芩10克，栀子10克，夏枯草10克，丹皮10克，赤芍10克，甘草6克。每日1剂，浓煎鼻饲，同时鼻饲安宫牛黄丸1丸，每日2次，服至神志清醒。

【治则】 平肝通腑，泻火潜阳，开窍醒神。

【证候】 肝阳暴亢，上扰清窍。

神识清或神识恍惚，半身不遂，偏身麻木，舌强语謇或失语，或口舌歪斜，眩晕头痛，面红目赤，口苦咽干，心烦易怒，尿赤，便干或便秘，舌质红或红绛、苔薄黄，脉弦有力。

【按语】 适用于素体肝旺、情志过极而致肝阳暴亢或心火暴盛，风火相煽，上冲犯脑而导致中风者。

【方三】 杨六顺中风Ⅰ号

【组成】 生大黄30克（后下），生石决明30克（先煎），钩藤15克（后下），川牛膝15克，夏枯草15克，全瓜蒌30克。水煎鼻饲或保留灌肠。

【治则】 通腑泻热，熄风化痰。

【证候】 风火相煽、热结腑实。

神志不清、大便秘结或不通、呃逆腹胀、口臭、苔黄腻。

【按语】 治宜釜底抽薪，上病下取，孤其热势，导热下行，通其腑气，顿挫病势。现代研究表明，下法可通过泻下逐饮而降低颅内压，减轻脑水肿。尤其是生大黄后下，苦寒峻下，荡涤胃肠积滞，使邪有出路，腑气得通，气机条达，利于神志转清。同时，气血得以散布，经脉通畅，有利于半身不遂的恢复。

【方四】 杨六顺醒脑Ⅰ号

【组成】 水牛角120克（先煎），钩藤15克（后下），天竺黄10克，石菖蒲10克，夏枯草10克，丹皮10克，珍珠粉0.5克（冲），远志10克。

【治则】 醒脑开窍，化痰熄风。

【证候】 痰火内闭、神窍被蒙。

神志昏迷，口角歪斜，右侧上下肢偏瘫，面赤气粗，小便失禁，素即大便秘结，舌苔黄腻，脉象弦滑。

【按语】 方中重用水牛角熄风化痰，醒神开窍，辅以珍珠粉镇惊安神，并具有保护脑细胞，促进脑细胞功能恢复，三苏醒神志的功效。

【方五】 温脾汤（《本事方》）合涤痰汤加减

【组成】 生大黄20克，制附子10克，干姜6克，桂枝10克，厚朴10克，法半夏15克，陈皮6克，茯苓15克，胆南星10克，竹茹10克，炒白术15克，石菖蒲10克，郁金 15 克。每日 1 剂，水煎服。同时鼻饲苏合香丸 1 丸，每日 2 次，服至神志清醒。

【治则】 温阳化痰通腑，醒神开窍。

【证候】 痰湿蒙闭心神。

发病时神清或神昏，半身不遂，瘫软不温，甚则四肢逆冷，面白唇暗，痰涎壅盛，脘腹胀痛，大便闭或溏而不爽，舌质暗淡、边有齿痕、苔白腻，脉沉滑或沉缓。

【按语】 适用于痰湿夹风横窜经络，甚则蒙闭心神者。临床多表现为素体阳虚，湿痰内蕴。

【方六】 涤痰汤加减

【组成】 胆星 12 克，天竺黄 10 克，半夏 10 克，陈皮 10 克，云苓 15 克，石菖蒲 10 克，郁金 15 克，泽泻 12 克，枳实 12 克，天麻 10 克，竹茹 9 克，甘草 3 克。

【治则】 豁痰熄风。

【证候】 痰湿蒙闭心神。

形体肥胖，突然昏仆，神志不清，或恍惚，半身不遂，口眼歪斜，痰涎壅塞，恶心，呕吐，舌质淡、脉滑。

【按语】 多见于形体肥胖者，半身不遂，口眼歪斜，痰涎壅塞。

【方七】 桃仁承气汤合天麻钩藤饮加减

【组成】 酒大黄 15 克，芒硝 10 克，桃仁 10 克，当归 10 克，赤芍 15 克，黄芩 10 克，黄连 6 克，川牛膝 15 克，天麻 10 克，钩藤 20 克，水蛭 15 克，三七粉 4 克，蒲黄 10 克。每日 1 剂，水煎服。同时鼻饲安宫牛黄丸 1 粒，每日 2 次，服至神志清醒。

【治则】 化瘀通腑，熄风通络。

【证候】 气滞血瘀，瘀阻脑府。

神识清或神昏或昏愦，半身不遂，口舌歪斜，言语謇涩或失调，偏身麻木，眩晕头痛，或有身热、口干不欲饮，或有胸闷心悸，或有脘腹作痛，便干便秘，或大便色黑，或伴呕血，舌质暗红或有瘀点瘀斑，脉弦或弦数。

【按语】 适用于七情失调，气机郁滞，血行不畅，或气候变化，冬令骤然变冷，寒邪入侵，血行不畅，或暴怒血郁于上，气滞血瘀，瘀阻脑府，使脑髓壅滞，元神被困，五脏失和，六腑气闭，肢体失统而发为中风。

【方八】 杨六顺中风Ⅳ号

【组成】 赤芍 15 克，桃仁 10 克，红花 10 克，当归 10 克，桑枝 30 克，地龙 10 克，枸杞 10 克，丹参 30 克，太子参 15 克。

【治则】 祛瘀活血、通利经脉。

【证候】 气滞血瘀，瘀阻脑府。

神识昏迷，躁扰不宁，肢体强直，痰多息促，鼻鼾身热，口角流涎，小便自遗，大便数日未解，舌暗红，苔黄腻，脉弦滑。

【按语】 杨师认为，中风急性期病灶部位之血肿和水肿，为痰热互结，须通过祛瘀活血加以疏导，使其消散吸收，如此可使脑络通，清阳之气舒展，气血运行通畅，筋脉百骸得以濡养，有利于肢体功能的恢复。

（十一）痹证

痹证是由于风、寒、湿、热等邪气闭阻经络，影响气血运行，导致肢体筋骨、关节、肌肉等处发生疼痛、重着、酸楚、麻木，或关节屈伸不利、僵硬、肿大、变形等症状的一种疾病。轻者病在四肢关节肌肉，重者可内含于脏。痹证的发生与体质因素、气候条件、生活环境及饮食等有密切关系。正虚卫外不固是痹证发生的内在基础，感受外邪是痹证发生的外在条件，邪气痹阻发生的外在条件。邪气痹阻经脉为其病机根本，病变多累及肢体筋骨、肌肉、关节，甚则影响脏腑。

【方一】 防风汤加减

【组成】 防风、当归、赤茯苓各15克、杏仁、黄芩、秦艽各9克、葛根各12克、麻黄、甘草各3克。

【治则】 通络驱风止痛。

【证候】 风邪郁闭。

痛无定处，日轻夜重。舌苔白，脉浮或浮弦。

【按语】 偏寒者加桂枝，偏热者加黄柏，有汗者重用茯苓，无汗者重用防风、麻黄，上肢痛甚加川芎、桂枝、姜黄，下肢痛甚加独活、牛膝、木瓜，腰背痛加、桑寄生，胸胁痛加柴胡、郁金、青陈皮。

【方二】 麻杏苡甘汤合桂枝芍药知母汤加减《金匮要略》

【组成】 麻黄10克，杏仁10克，生苡仁30克，生甘草10克，赤、白芍各30克，知母30克，防风15克，防己15克，川牛膝15克，木瓜15克，生姜5片，红枣5枚，白茅根30克，赤小豆30克。

【治则】 清热通络，祛风除湿。

【证候】 风湿痹证。

膝关节肿痛灼热，拄杖跛行举步维艰，周身皮肤散见红疹，入暮发热，汗出后怯寒，口渴甚而热饮，口微苦，不思食，大便干结，粪色酱黑，小便黄热、短少，舌苔白厚微黄而腻，脉浮数。

【按语】 热轻湿著合五苓散加减。

【方三】 葛根汤加减

【组成】 葛根、麻黄、桂枝、当归各9克。

【治则】 解表活血通络。

【证候】 营卫不运。

痹痛自肩背传到颈侧延伸至巅，为时已久，常发作，舌淡、苔白，脉细弦。

【按语】 用方以葛根为主药，辅以麻黄、桂枝解表祛风寒，佐以当归、鸡血藤活血通络。全方治痹痛，本“治风先治血，血行风自灭”之意。

【方四】 乌头汤加减

【组成】 制川乌、木瓜各9克，白芍、伸筋草、秦艽各15克，生地黄60克。

【治则】 驱寒逐湿通络。

【证候】 寒湿留滞。

膝关节能伸不能屈，屈则疼痛异常，遇热稍好，冬日遇寒疼痛更甚，舌苔白，脉弦。

【按语】 寒湿关节疼痛，因寒湿留于关节，所以疼痛不可屈，故以制川乌驱寒逐湿为主药，仿乌头汤法，配芍药同用。芍药与木瓜及伸筋草相配，又可平肝舒筋。《本经》即记载生地黄治痹，大剂量应用，有激素样作用，而无其副作用。方药对证，治收良效。

【方五】 桂枝附子汤加味

【组成】 熟附子10克，白芍15克，炙甘草10克，生姜3片，大枣5枚，白术15克。

【治则】 温补肾阳。

【证候】 寒湿留滞。

久患风湿痹证，腰腿冷痛而拘急，天气冷时加剧，入暮时尤甚，以至夜不能寐，终日卧床，不能久坐，步履艰难，需人扶持，行走时下肢跛呈侧弯状，舌淡苔白，脉象细弱。

【按语】 风寒湿邪外犯太阳而内伤少阴之痹，补少阴阳气以祛散太阳阴邪。

【方六】 四妙散化裁《成方便读》

【组成】 苍术9克、薏苡仁30克、川牛膝、黄柏、栀子、赤芍、丹皮、地龙各12克。

【治则】 清热利湿，凉血化瘀。

【证候】 湿热瘀滞。

关节疼痛，腰以下浮肿，尤以膝关节疼痛为甚，灼热红肿，屈伸困难，舌质红、苔薄黄，脉滑数。

【按语】 发热不退者加柴胡以清肺胃之热，手足小关节肿胀疼痛者加土贝母、漏芦以解毒消肿上痛，膝关节肿胀者加防己、猪苓以利湿消肿，四肢疼痛者多选用藤类药物如红藤、忍冬藤、青风藤以通经达络、驱风除湿，踝关节肿胀疼痛者加土茯苓、钻地风以清热搜风利湿。对于咽喉红肿疼痛而导致病情反复发作应加用利咽解毒药物如射干、牛蒡子、桔梗等。

【方七】 白虎桂枝汤加减《金匮要略》

【组成】 石膏30克、知母、桂枝、粳米各10克。

【治则】 祛风清热，通络止痛。

【证候】 湿热瘀滞，热邪偏盛。

为肿为痛，痛处灼热，不可触按；亦有出现红斑、皮下结节；热邪伤津故心烦口渴，舌苔黄燥；湿热内郁，则胸脘满闷，大便溏臭，舌苔黄腻，脉见滑数。

【按语】 肿热灼痛甚者加黄柏、苍术、忍冬藤、桑枝、豨莶草，偏湿热者，宜清热化湿宣痹，方用二妙散（黄柏、苍术）加薏苡仁、茯苓、泽泻、防己、通草、萆薢，有结节性红斑者加丹皮、香附、莪术、乳香、没药等。

（十二）失眠

睡眠时间，深度的不足，入睡困难或寐而不酣，醒后常伴乏力，头晕头痛。造成失眠的原因很多。精神紧张、兴奋、抑郁、恐惧、焦虑、烦闷等精神因素常可引起失眠；工作和学习压力过重、环境改变、噪音、光和空气污染等社会环境因素是另一重要原因；晚餐过饱、睡前饮茶和咖啡这些不良生活习惯也会造成失眠。

【方一】 **大补阴丸**

【组成】 大熟地 30 克，败龟版先煎 20 克，炒黄柏 6 克，肥知母 12 克，萸肉 20 克，枸杞子 15 克，大川芎 30 克，炒枣仁 60 克，柏子仁 40 克，珍珠母 40 克，紫贝齿 40 克，全蝎 3 克，全蜈蚣 3 条，生甘草 15 克，夜交藤 20 克，朱砂冲 10 克。

【治则】 滋补肾阴、交通心肾。

【证候】 肾水亏虚，心肾不交。

入睡困难，神思纷杂，烦躁不安，夜梦多，易早醒，醒后不易再眠，夜半咽干，左侧偏头痛，呈跳痛状，纳呆口干，乏力，自汗，二便调，舌质暗苔黄腻，脉细滑。

【按语】 不寐多由情志所伤、饮食不节、劳逸失调、久病体虚等因素引起脏腑机能紊乱，气血失和，阴阳失调，阳不入阴而发病。不寐在《内经》称为“不得卧”，“目不瞑”，认为是由邪气客于脏腑，卫气行于阳，不能入阴所致。《景岳全书·不寐》云：“真阴精血不足，阴阳不交，而神有不安其室耳。“治当滋阴清热，交通心肾，佐以养心安神。选大补阴丸为主方，以大熟地、山萸肉、枸杞子滋补肾阴，填精益髓，败龟版育阴潜阳，炒黄柏，肥知母滋阴泻火，炒枣仁、柏子仁、夜交藤养血安神，珍珠母镇心安神，紫贝齿、朱砂重镇安神，全蝎、蜈蚣、大川芎活血通络止痛，生甘草调和诸药

【方二】 **百合地黄增液汤《金匮要略》**

【组成】 南百合 30 克，怀生地 15 克，麦门冬 15 克，大玄参 15 克，炒枣仁（打）30 克，夜交藤 15 克，苦桔梗 10 克，生甘草 6 克。

【治则】 滋阴清热、养血安神。

【证候】 阴虚火旺，心肾不交。

心烦不寐，心悸不安，头晕，耳鸣，健忘，腰膝酸软，五心烦热，口干津少，舌红，脉细数。

【按语】 方中增液汤（生地、麦冬、玄参）滋阴养血，使肾水上济心火。炒枣仁、夜交藤、南百合、怀生地四药合用以养血安神，交通心肾。桔梗宣肺而利咽喉。诸药合用，共奏滋阴清热，养血安神之功。

【方三】 黄连阿胶汤加减《伤寒论》

【组成】 阿胶15克，芍药20克，鸡子黄1枚，黄芩10克，黄连6克。

【治则】 滋阴养血、清心安神。

【证候】 肾阴亏虚，心肾不交。

烦躁不安，夜梦多，咽干不欲饮，心悸乏力，自汗，舌淡，脉沉细。

【按语】 阿胶、芍药、鸡子黄补阴液敛阴气，内护真阴，黄芩从黄连，直泻心火而内坚真阴，诸药配伍，心肾交会，水升火降，共奏滋阴和阳之功。心火盛加淡竹叶30克，天竺黄12克，烦躁加牡丹皮、栀子各10克，津亏明显加麦冬12克，制首乌15克，生地10克。

【方四】 天王补心丹《摄生秘剖》

【组成】 黄连5克，党参、天冬、麦冬、玄参、丹参、五味子、桔梗、当归、(炙)远志、竹茹各10克，生地黄、阿胶(另烊)各12克，(炒)枣仁15克，(煅)龙骨、(煅)牡蛎(先煎)各30克。

【治则】 滋阴养血、清心安神。

【证候】 心血不足，血不养心。

虚烦，失眠，多梦，醒后不易入睡，心悸，怔忡等，脉细微数，舌红苔薄黄，便调溲黄，口干喜饮。

【按语】 天王补心丹，是取二冬之寒以清气中之火，当归之甘以生心血，玄参之咸以补心血，丹参之寒以清血中之火，更藉桔梗为舟楫，远志为向导，外合黄连折心火，阿胶滋阴血，是以标本兼顾，药证合拍，一剂即卧。但见久病不愈，耗灼营阴，心血不足，失于濡养，而见心烦不寐，口干喜饮，饮水自救，舌红或降红、脉细或细数，概以此讴辨治为恰。

【方五】 酸枣仁汤、百合地黄汤加减《金匮要略》

【组成】 南百合30克，怀生地15克，麦门冬15克，大玄参15克，炒枣仁(打)30克，夜交藤15克，苦桔梗10克，生甘草6克。

【治则】 益气镇惊，安神定志。

【证候】 血不养心。

不寐，多梦，易于惊醒，胆怯心悸，遇事善惊，脉弦细，舌淡。

【按语】 枣仁味酸，气主收敛，用之补肝，则阴得其养，血自归经而得眠，川芎亦入肝经，佐枣仁以养肝生血，茯苓降逆气以除烦，百合清心安神。知母滋阴虚以清热，太子参有补气益血、生津之功能，心胆气虚用之安和有效，但应重用。同样也用百合地黄汤清血脉中郁热而安心神。诸药合用，共奏养血安神、清热除烦之功。

【方六】 二阴煎加减《景岳全书》

【组成】 黄芩、木通、白芍各 12 克，麦冬、生地黄、百合、石斛、玉竹、当归各 15 克，黄连、远志、甘草、琥珀粉(冲服)各 3 克，车前草、酸枣仁、龙齿、合欢皮各 30 克。

【治则】 清心泻火，宁心安神。

【证候】 心神失养，虚火扰心。

虚烦，多梦，醒后不易入睡，心悸怔忡，口干喜饮，舌红苔薄黄，脉细微数。

【按语】 田老认为不寐病在心神，神守舍则寐，神不守舍则不寐，其病机不外心神失养及心神受扰两大类。治疗方面除心神失养属虚当从补虚着手外，对心神受扰类多从火(热)论治，而不寐总属神不守舍，故在辨证施治的基础上选用龙骨、珍珠母、琥珀粉等潜镇之类及酸枣仁、柏子仁、合欢皮等安神定志之品，以达到标本兼治的目的。

【方七】 黄保中和肝理脾丸

【组成】 赤芍、白芍各 15 克，冰片 3 克，肉桂 6 克，薄荷、连翘各 12 克，厚朴 10 克，香附 16 克。

【治则】 疏肝理脾。

【证候】 木郁土壅，肝脾不和。

患者失眠，多因精神紧张，或抑郁，伴腹胀纳差，大便不畅，舌质红，苔薄白，脉弦。

【按语】 不寐多为劳逸失度、五志过急、饮食不节或久病体虚等致阴阳失交、阳不入阴而发病，与心肝脾等脏有关。肝主疏泄属木，脾主运化属土，脾与肝为木土相克之关系，脾的运化有赖于肝的疏泄，而肝的疏泻发挥，则依赖于脾运化功能的健旺，故《素问·宝命全形论篇》中云："土得木而达"。故本病治疗中采用疏肝理脾之法使肝气调达、脾气健运而心有所养，阴阳相交则不寐痊愈。

【方八】 逍遥散《太平惠民和剂局方》

【组成】 甘草 6 克，(醋)柴胡、(炒)白术、(制)香附、薄荷(后下)、郁金、当归各 10 克，(炒)白芍 12 克，(炒)枣仁 15 克，茯苓、茯神、(煅)龙骨、(煅)牡蛎(先煎) 20 克，夜交藤 30 克。纳生姜 3 片、大枣 5 枚。

【治则】 养血疏肝、解郁安神。

【证候】 木郁土壅，阴阳不交。

患者多因精神紧张等出现失眠，主要表现为入睡困难，彻夜不眠，伴腹胀纳差，大便干，头晕、身困乏力。舌质红，苔薄白，脉弦滑。

【按语】 肝主疏泄，性喜条达，恶抑郁，为藏血之脏，体阴用阳。肝气郁结，失于疏泄，魂不守舍，则游荡飞扬。久病伤阴，复加操心过度，心营渐耗，肝血不足，心血失养，谭案即属此，故予养血疏肝，解郁安神为法，收效亦显。

(十三)头痛

头痛是常见病症之一，常见于头部神经分布较多的区域(三叉神经、舌咽神经、迷走神经、颈剖神经），由于这些神经的发炎、拉扯或破坏造成头痛的现象最多。以病理成因来区分的话可分为：血管型头痛（偏头痛、丛集性头痛、高血压引发头痛、咳嗽或运动引发头痛、药物引发头痛）紧张型头痛、发炎型头痛（.颅部血管炎、脑压升高或降低、脑下腺肿瘤）、脑外结构病变，引发头痛（副鼻窦炎、牙齿感染引发、耳朵发炎、眼睛病变、颈部退化性关节炎）、脑神经神经痛，引发头痛。

【方一】 自拟葛根汤1号

【组成】 葛根18克，川芎12克，防风15克，荆芥15克，羌活15克。

【治则】 调理气机，祛风止痛。

【证候】 外感头痛。

起病较急，以挚痛或跳痛常见，部位多局限于头额、巅顶、枕后，常伴恶风，颈项强痛，肌肉酸困，遇寒或热加重，舌苔薄白或薄腻，脉浮紧或弦数。

【按语】 方中葛根为君药，取其开揍理，解肌退热之功，并升发中焦清阳之气，以充养头面、川芎性温，为血中之气药，祛风止痛有神功，前人有“痛必用川弯”之谈，配以防风，一则活血行气，一则疏风散寒。荆芥，羌活同用祛风止痛，常用加减：若头痛如劈，恶寒甚，项强，加细辛、桂枝，若头痛而胀，目赤，口干去羌活，加菊花、蔓荆子、白芷，若头痛而重，加茗香、香薰、草葱，身困乏力，纳呆加党参、砂仁、陈皮，胸胁胀痛，喜太息，加柴胡、香附、郁金。

【方二】 芎芷石膏汤加减

【组成】 川芎20克，白芷、菊花、当归各12克，生石膏45克，羌活、僵蚕、竹叶各10克，白蒺藜30克，蔓荆子15克，甘草6克。

【治则】 祛风清热，通络活血。

【证候】 风热头痛。

头痛而胀，甚则头痛如列裂，发热恶风，面红目赤，口渴欲饮，舌红苔黄，脉浮数。

【按语】 方中川芎搜风镇痛，重用效宏，羌活、白芷、蔓荆子、菊花散风止痛，竹叶、石膏清泄胃热，白蒺藜重用祛风平肝，僵蚕熄风止痉，当归、甘草益气活血，诸药同用，风祛热清络通，气血调活，通则不痛。

【方三】 清上镯痛汤加减

【组成】 川芎、羌活、白芷、独活、黄芩、蔓荆子、当归、麦冬、藁本、甘草、草决明、白芍各3克，杭菊花、细辛各2克，蕤仁15克。

【治则】 祛风通络止痛。

【证候】 风邪阻络。

头痛剧烈，胀痛或跳痛，恶风，颈项强痛，肌肉酸困，苔薄白或薄黄，脉浮紧或弦数。

【按语】 沈老常用清上镯痛汤加减，特查、是药多量轻，目的使药上升，药到病所，轻清头风，通络止痛，常能收到较好疗效。

【方四】 脑安方

【组成】 葛根40克,杭菊花12克,杭白芍18克,川芎8克,白芷8克,丹参15克,田七15克,泽泻15克,天麻10克,黄芪15克,炙甘草8克。

【治则】 活血化瘀、益气养血、祛风祛湿。

【证候】 气血逆乱,痰瘀阻络。

一般痛势急迫,胀痛、重痛或刺痛,伴见眩晕、胸闷、痰多、失眠、脉多弦数或滑。

【按语】 方中葛根甘平,性轻浮,是治头痛项强良药,杭白菊甘凉,祛风平肝养肝;杭白芍滋阴柔肝养血,熄风解痉。黄芪益气健脾,通血脉。丹参、田七活血养血,去瘀止痛。川芎、白芷、天麻为治头痛要药。泽泻分清化浊利湿。全方具有活血、益气、祛风、祛湿、止痛作用。血贵在通,本方通过促进血运,改善血循环,达到“通则不痛”目的。

【方五】 自拟葛根汤2号

【组成】 葛根、桃仁、红花、川芎各12克,牛膝、半夏、白术各9克。

【治则】 调理气机,祛风止痛。

【证候】 风痰瘀阻。

头痛急迫,胀痛、重痛或刺痛,伴头晕目眩、胸闷不舒,脉弦或滑数。

【按语】 方中葛根轻扬上行,解肌退热,载药上升,川芎行气活血止痛,桃仁、红花活血化疲、通络止痛,牛膝活血化瘀,补肝肾阴精不足,又能“引血下行”,白术健脾断痰之来源,半夏降浊腻祛已成之痰。此方有升有降,有补有攻,以调理气机,逐痰化癖为主。常用加减:头痛而眩,胀痛不休,耳鸣,易怒加夏枯草、天麻、钩藤、栀子,伴血压高加菊花、珍珠母、石决明平肝潜阳。若痛处固定,历时已久,加用地龙、全蝎。失眠健忘,多梦去桃红加人参、当归、鸡血藤、白芍。若头痛朝轻暮重,腰膝酸软,舌红少苔,脉细去半夏、川芎、桃仁、红花加山药、生地、杜仲、旱莲草。

【方六】 通窍止痛汤和自拟补脑汤化裁

【组成】 蒸何首乌18克,赤芍、山茱萸各15克,丹皮、川芎、郁金、节菖蒲、白芷、川羌活、天麻各10克,细辛5克,桃仁、红花各10克,香附12克,麝香0.1克,穿山甲、土鳖虫各10克,甘草3克,葱白10厘米、黄酒50克。

【治则】 活血化瘀,养阴通窍。

【证候】 气血不足,痰瘀阻络。

头痛而晕,或胀痛不适,心悸不安,神疲乏力,舌淡苔薄白,或舌暗,脉细弱或弦细。

【按语】 “补脑汤”(当归、川芎、赤芍、熟地、蒸何首乌、山茱萸、枸杞、节菖蒲、酸枣仁、丹参、菊花、细辛、甘草),养血活血,滋补肝肾,宁神恢复脑功能。

【方七】 小柴胡汤合通窍活血汤化裁

【组成】 柴胡、太子参、桃仁各10克,黄芩、菊花、当归、半夏各12克,川芎25克,赤芍、红花各15克,白蒺藜30克,夏枯草24克,蔓荆子18克,甘草6克。为末

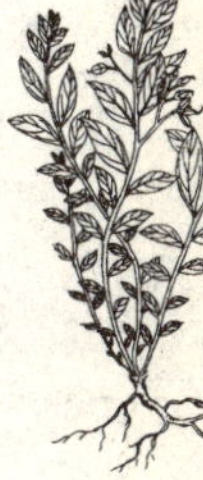

冲服。

【治则】 清解少阳，活血通络。

【证候】 肝郁气滞血瘀。

头痛掣痛或胀痛，心烦易怒，或抑郁胸闷，夜眠不宁，或胁痛，口苦，苔薄黄，脉弦。

【按语】 方用小柴胡汤和解清热，配当归、赤芍、桃仁、红花、川芎活血止痛，菊花、夏枯草、蔓荆子、白蒺藜清肝明目，全蝎搜风通络，定痛止痉。

(十四)便秘

便秘指排便间隔延长或虽不延长而排便困难者，重者由于大便秘结，腑气阻滞，浊气不降，常伴有头昏头痛，脘腹胀闷不适，嗳气，食欲不振，睡眠不安等症状，并因大便干燥，排便时努挣太甚导致肛门裂伤。

【方一】 张东岳增液汤

【组成】 当归、川芎各12克，白芍、生地黄、肉苁蓉、何首乌、瓜蒌仁、柏子仁各15克，锁阳20克。

【治则】 滋阴补血，清热生津，润肠通便。

【证候】 津液不足。

大便秘结、结块或团，便色褐黑，3～5天排便1次，粪便量少，气味恶臭。患者多伴头晕头痛，烦燥易怒，心悸失眠，体倦消瘦，口干舌燥，五心烦热，食不知味，消化不良，小便频数，舌红少津，脉象细

【按语】 本证多由素体阴虚，津液不足，或热病之后，津液耗伤，或年老体虚，阴血不足，过食辛辣厚味、醇酒炙博等，均可致津液不足，大肠干涩，方中当归、白芍补血敛阴，润肠通便，生地滋阴补液，凉血清热，生津润燥，何首乌、肉苁蓉、锁阳，补肾益精，滋阴养血，润肠道，除烦热，为治津枯便秘之佳品，女贞子性禀纯阴偏寒滑，柏子仁养血润燥，瓜蒌仁清热，润肺通便，三药均为种子果仁，取其油多脂润，滑利大肠之性，以治津枯肠燥便秘，诸多养阴药中，加一味辛香窜之川芎，则无阴凝粘滞之弊，以助药力发挥。诸药熔滋阴补血，清热生津，润燥滑肠药于一炉，与津枯便秘之病机契合，故能阴液得滋，热邪得清，肠道得濡，而达增水行舟，结开便通之效。

【方二】 增液承气汤加减《温病条辨》

【组成】 玄参、麦冬、川军、川朴各10克，薏苡仁30克，白豆蔻10克，肉苁蓉15克，生麦芽、生谷芽各30克、莱菔子15克，槟榔15克。

【治则】 增水行舟，益气健脾。

【按语】 玄参、麦冬、生地增液汤之意。老年便密常用肉苁蓉润肠通便，川朴、薏苡仁、白豆蔻醒脾助运，生麦芽、生谷芽消食开胃，莱菔子、槟榔助大黄扫除滞留。

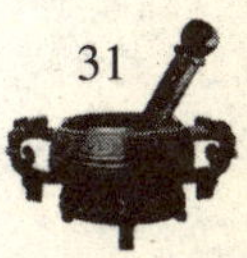

【方三】 张东岳宣达汤

【组成】 苏子、姜半夏、前胡、肉桂、生姜各10克，厚朴、当归、枳壳、陈皮各12克，瓜蒌仁15克，莱菔子30克，甘草9克。

【治则】 升清降浊，理气行滞。

【证候】 气机郁滞。

粪便虽不干结，但排便困难，虽感腹胀，肛门下坠，但蹲厕后又无粪便排出，解后还想解，总有排便不净感觉，排便后仍感觉肛门坠胀，伴有胸胁疼痛，纳食减少，头重昏闷，身困乏力，腹胀肠鸣，嗳气，短气少言，舌苔薄腻，脉象弦大。

【按语】 本证由忧愁思虑，脾伤气结，或情志不舒，肝郁气滞或久坐少动，致欲便不出或出而不畅而成气秘。本方由苏子降气汤加瓜蒌仁、枳壳、莱菔子、陈皮组成，盖肺与大肠相表里，上窍开则下窍利，故用苏子降气以开上窍，升清降浊，祛痰降气为主，且苏子有滑肠通便，宽郁开胀之妙用，瓜蒌仁、枳壳、莱菔子、陈皮能宽中除胀，消食利大便止气痛，除痢后重等，生姜辛窜，走而不守，有助于通便，诸药相伍，共达升清降浊，理气行滞之功，使肺气得宣，大肠通利，气秘可愈。

【方四】 柴胡加龙牡汤

【组成】 柴胡10克，半夏10克，黄芩10克，党参10克，生姜3片，甘草6克，大枣5个，桂枝10克，茯苓10克，大黄3克，龙骨15克，牡蛎15克。

【治则】 和解少阳，调理气机。

【证候】 气机郁滞。

腹胀，肛门下坠，但排便困难，粪便不干结，有排便不净感觉。伴有胸胁疼痛，纳食减少，腹胀肠鸣，嗳气，短气少言，苔薄，脉弦。

【按语】 方中有方，既有小柴胡汤的疏肝胆，调枢机，又有小建中汤助脾温阳，还有二陈汤的辛温散痰湿，方中有药，龙骨、牡蛎潜阳镇摄，大黄苦降通便，诸药合而用之，则清气得升，浊气得降，腑气得通。其中龙骨、牡蛎虽有收敛之弊，但却有降阴之利，故与大黄合用，则无涩便之害，而有通便之利。古人常用朱砂、代赭石、石决明治疗阳气上冲，头晕头痛兼便秘者，即取镇潜阳气、通利大便之意。

【方五】 朱进忠四逆香佛二花汤

【组成】 柴胡10克，枳壳10克，白芍10克，甘草10克，玫瑰花10克，代赭花10克，香橼10克，佛手10克，元参3克。

【治则】 疏肝理气。

【证候】 气机郁滞。

大便干，并见胸胁苦满，手足憋胀，头晕胀，舌苔白，脉弦滑。此乃肝气郁滞之证。

【按语】 方中四逆散已有疏肝理气之意，更加香佛二花芳香之品，使气机更畅，稍佐元参以防理气太过伤阴。此方宜沸水先泡半小时，再煎煮3～5分钟即可，不可久煮。

【方六】 蔡淦慢性便秘基本方

【组成】 太子参、南沙参、北沙参、枳实、白芍药、火麻仁、虎杖各15克,生何首,决明子、桑椹子各30克,桃仁、杏仁、路路通各10克。

【治则】 健脾化湿,疏肝理气,兼以润肠通腑。

【证候】 肝郁脾虚,肠失濡润。

大便秘结2~3日1行,大便较硬,排出艰涩不畅,脘腹胀闷,口气秽浊,舌淡红,苔薄白腻,脉弦细。

【按语】 体倦乏力,大便不坚,而登厕虚挣不解,为脾虚,加党参、黄芪,腹胀明显,呃逆嗳气,轻者选用木蝴蝶、大腹皮、佛手,重者选用槟榔、莱菔子,口淡纳呆,苔白腻,加苍术、陈皮,口垢不净,舌苔黄腻,脉滑,湿热明显加黄连、石菖蒲,郁热明显加连翘、栀子,胸满痰多加瓜蒌仁、苏子、桔梗、紫菀,大便伴白色黏液,体胖舌腻加莱菔子、半夏、竹茹、白芥子,年老体虚,大便干结如栗,多加柏子仁、松子仁,病久舌黯脉涩,加莪术、当归,属肝肾阴虚,肠失濡润,酌减健脾、行气、祛邪药物,加天门冬、麦门冬、生地黄、枸杞子、黑芝麻、沙苑子,属脾肾不足,肠失濡润者,除以上健脾药物外,加肉苁蓉、胡桃肉、川牛膝、沉香,病久体虚患者可用白蜜送服,慢性便秘大黄尽量少用,若大便秘结,数日不解,病情急迫者,少用芦荟后下以通便,中病即止。

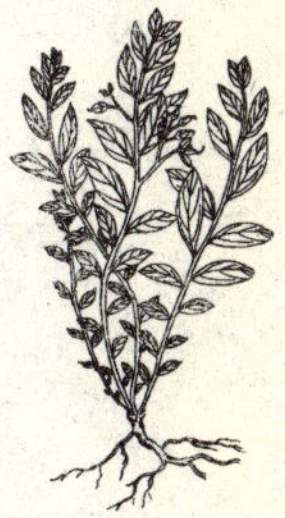

【方七】 芍药甘草汤《伤寒论》

【组成】 白芍15克,炙甘草6克,郁李仁10克,丹参10克,紫菀12克,当归10克,火麻仁10克,沙参12克,生大黄(后入)6克,杏仁10克。

【治则】 柔肝润肠,清肃肺气。

【证候】 肝郁脾虚,肠失濡润。

大便秘结,大便干硬,排出困难不畅,嗳气频作,脘腹胀满,纳食减少,乏力,短气少言,舌淡红,舌苔薄腻,脉弦或弱。

【按语】 肝郁失疏,肺失肃降。芍药养血敛阴,又可柔肝缓急止痛,炙甘草可补益脾气,原方为阴阳两虚之脚部挛急所设。现代药理研究认为:本方对躯体和四肢或深部的平滑肌脏器如胃肠、胆囊、子宫等的痉挛均有缓解作用。低浓度的芍药甘草汤对正常离体肠管的运动有促进作用,而且在体肠管与离体肠管实验结果相同。因此,以此方治疗便秘,可以滋阴疏肝解郁,使得脾胃的气化功能得健,缓解肠管痉挛,进而使肠腑的传导恢复正常,大便得以顺利排下。

【方八】 张东岳培元丹

【组成】 当归、锁阳各12克,白芍、何首乌、女贞子、熟地黄、莱菔子各15克,韭菜子、桃仁泥、火麻仁各20克,生甘草9克。

【治则】 补脾益肾,滋阴增液,润肠通便。

【证候】 脾肾两虚。

痨倦饮食内伤,或病后产后及老年体虚之人,气血两亏,气虚则大肠传导无力,血虚则津枯不能滋润大肠,甚至损伤下焦精血,以致本元受亏。真阴以亏,则肠道失润而更加干槁,真阳以亏,则不能蒸化津液,湿润肠道,二者都能使大便排出困难,以致秘结不通。

【按语】 当归、白芍、熟地补脾滋阴,何首乌、女贞子、锁阳、韭菜子具有益肾滋阴增液之功。桃仁泥、火麻仁、莱菔子有活血化淤,润燥滑肠之作用,甘草益气补中,诸药相配使先天得滋,后天得补,气足液充而传导有力,则除大便秘坚涩之顽疾。

【方九】 缩泉丸《伤寒论》

【组成】 益智仁10克,乌药6克,炒白芍15克,炙甘草10克,山药10克,郁李仁10克,肉苁蓉10克,火麻仁10克,熟地黄10克,肉桂(后入)5克,砂仁(后入)2克,炒谷芽20克,炒麦芽20克。

【治则】 温肾助阳,缩尿润肠。

【证候】 脾肾两虚。

粪蓄肠间,而无便意或虽有便意而努挣乏力,排便十分困难,便时汗出气短.便后疲乏不堪.伴有头晕、耳鸣、心悸、气短。腰酸背痛,腹胀喜按,小便清长,纳呆食少,苔厚腻,脉虚弱无力。

【按语】 孟老认为,小便与大便皆由肾脏所主,肾阳不足,不能蒸腾气化,小便频数而量多,水分多由小便而去,故大便干结难解。临床常以"利小便以实大便"来治疗泄泻。孟老反其思维,独创"缩小便而通大便"之法。故而选用缩泉丸温肾助阳,缩尿使肠道得润,传导有权。

(十五)消渴

消渴是以多饮、多食、多尿,身体消瘦,或尿浊,尿有甜味为主要特征的病证。相当于现代医学之糖尿病。

【方一】 南征教授治疗消渴病方

【组成】 生地25克,知母20克,黄连10克,党参10克,玉竹15克,枸杞子30克,丹参15克,榛花10克,甘草5克,五味子15克,麦冬15克,桃仁10克,红花10克。

【治则】 益气养阴、清热生津、活血化瘀。

【证候】 气阴两虚挟瘀。

多饮、多食、多尿、消瘦,疲乏无力,腰膝酸软,手足心热,舌质红绛,苔微黄,脉弦细数。

【按语】 南征教授认为消渴虽以阴虚燥热为其基本病机,但其更重要的也是最根本的在于多变,即"一源多支"。"一源者",阴虚也,主要为肺、胃、肾阴虚,"多支者",气虚也、血瘀也。方中以生地、知母、黄连为主药,南征教授认为,此三药治消渴最好,生地、知母常用量可达30克。生地甘寒微润,药入血分,既能凉血泻热,又能养阴生津。知母苦寒清泄,药入气分,善清上中下三焦之热而滋阴润燥。黄连苦寒清燥,泻火除烦。三药合用,相得益彰,共奏滋阴润燥、清热泻火之功效。又以枸杞子、玉竹、地骨皮滋阴生津止渴,人参、黄芪温阳补气,丹参养血活血,金银花、榛花解毒降糖。还可加入少量莪术、三棱，旨在行气活血。南征教授提倡消渴早期加入行气活血之品，一则可寓补于通，使补而不滞，二则可改善患者血液流变学的状况。

【方二】 窦金发主任医师诊治糖尿病方

【组成】 生黄芪、益母草、丹参各30克，太子参、天冬、麦冬、生地黄、天花粉、葛根、鸡血藤各15克，五味子、地龙各10克。

【治则】 益气养阴、活血通络。

【证候】 气阴两虚挟瘀。

多尿，腰膝酸软，面色晦暗，舌质暗红，苔白，脉弦细。

【按语】 糖尿病人由于病程长、活动少等种种原因，久病不复，渐致血行艰涩，而成久病入络、久虚入络之血瘀证候，所谓"病久入深，营卫之行涩"。瘀滞既成，则使陈者当去而不去，新者当生而不能生，血愈虚而愈瘀，愈瘀而愈虚，互为因果，交相为患。终至阳气不得敷布，津血不得畅荣，而发消渴之疾，或使已发之消渴益甚。证之临床，患者心脑血管病变及眼底病变自不待说，面色及唇带青色、脉来涩滞不畅等均为瘀血阻滞之象。窦师每于治疗中不失时机地增入活血化瘀、和络复元之品，如丹参、当归、赤芍、川芎、地龙、三七、桃仁、红花、益母草等。窦师认为，临床只要辨证准确、运用得当，则可望全功。

【方三】 孔繁学治疗消渴病方

【组成】 太子参10克，麦冬18克，五味子10克，黄芪30克，山药18克生地黄15克，熟地黄15克，茯苓10克，枸杞子15克，沙参20克，百合20克，何首乌15克。

【治则】 益气养阴。

【证候】 气阴两虚。

消瘦，乏力，口干烦渴，手足心热，舌质红，苔微黄，脉细数。

【按语】 消渴病以阴虚为本，燥热为标，两者互为因果，阴愈虚燥热愈盛，本病血虚精亏，虚火内生，阴津被扰，不能自藏而外泄作汗。治宜滋阴降火，方用当归六黄汤加减，消渴病迁延日久，阴损及阳致气阴两伤，气虚不能卫外，津液外泄而汗自出，治宜益气养阴。孔老师特别指出需照顾到消渴病，以滋肾养阴为本，慎用寒凉之剂。

【方四】 任继学教授治消渴方

【组成】 菟丝子50克，生地50克，知母50克，肉桂3克，三棱10克，莪术10克，仙鹤草20克。

【治则】 养阴补液，活血化瘀。

【证候】 阴虚挟瘀。

尿量频多，消瘦，疲乏无力，腰膝酸软，手足心热，舌红少津，苔黄，脉沉细数。

【按语】 消渴病临证多以阴虚火燥之候为主。任老对本病的治疗强调不可单纯的养阴补液，治病固本，要顾及阳虚的一面。所以任老临证治疗本病喜用肉桂。

阴虚必养阴，阴生则津足，津足则不燥也，故任老首选生地、知母相互为用。除此之外，任老对消渴的治疗更有独特之用药，每方必重用巢丝。巢丝者蚕茧也，其味甘、性微温，含有线纤维蛋白、丝胶蛋白，其品煎汤能生津止渴、降低血糖，是治疗消渴之要药，医者不可不知。为了防患于未然，任老对消渴的治疗常用三棱、莪术，二者皆为去瘀之药，作用较强，疗效相仿，然各有所偏。三棱长于破血中之气，莪术善于破气中之血，二者合用取长补短，相得益彰，破瘀散结之力更强，可用于治疗一切血瘀气结之候。而对于防治消渴病之坏病更为有效。

【方五】 南征解毒通络保肾方

【按语】 生地黄、丹参、连翘、黄精各15克，黄芪、枸杞子各25克，益母草、地骨皮各20克，黄连、大黄、豨莶草各10克。

【治则】 健脾益肾，滋阴补气，解毒化瘀通络。

【证候】 脾肾亏虚，气阴两虚，热毒内结兼瘀浊内阻。

夜尿频量多，倦怠乏力，腰膝酸痛，心烦不寐，疲劳、纳呆，双下肢无力，消瘦，口干不欲饮，尿液混浊，舌暗红，苔白微黄而腻，脉沉滑。

【按语】 糖尿病肾病是在糖尿病气阴两虚基础上发展而来，病程较长，久病必瘀，久病必虚，久病及肾，久病入络，络脉亏虚，终至瘀滞内停。化瘀通络，可使气血调和，经脉畅通，驱毒邪外出，使机体整体功能恢复。

【方六】 窦金发主任医师诊治糖尿病方1

【组成】 生黄芪、丹参各30克，茯苓、山药、枳实、全瓜蒌、葛根各15克，白术、党参、枸杞子、山茱萸各10克，黄连5克。

【治则】 健脾补肾、祛痰行瘀。

【证候】 脾肾亏虚，气阴两虚，瘀浊内阻。

夜尿频量多，口干不欲饮，腰膝酸痛，纳呆乏力，肢痿，消瘦，舌暗红，苔白微黄，脉沉。

【按语】 应根据患者所表现出的脏腑失调症状，用脏腑辨证的方法，辨证求因，审因论治。在治疗该病时，不能只注重血糖的高低，而要就整个人体来看，即以“整体观念”看问题。糖尿病后期，脾肾两虚、痰瘀互结，并发症较多有的呈虚劳证候者，须从虚劳论治。

【方七】 窦金发主任医师诊治糖尿病方2

【组成】 生黄芪30克，党参、白术、山药、炒薏苡仁、炒扁豆、芡实、葛根、天花粉各15克，茯苓12克。

【治则】 益气健脾。

【证候】 脾胃虚弱、中气不足。

轻度口渴，消谷不著，头晕乏力，气短懒言，面色萎黄，形体消瘦，大便稀溏，舌淡胖边有齿痕，脉细弱。

【按语】 窦师诊治该病非常注重顾护脾胃，使中土奠安，则四畔得溉，诸内获养，治疗亦易奏效。部分糖尿病患者临诊时表现为面色萎黄、少气懒言、肢软乏力、大便稀溏、形消骨立，非但无消谷善饥，反而不思饮食，此为脾气虚弱、胃气衰败的表现。于此，急当健脾益胃、振奋中气，宜用参苓白术散化裁治疗，使胃纳有加，精神见旺，患者康复的信心必然大增，进一步调治当获效。

（十六）眩晕

眩是眼花，晕是头晕，二者常同时并见故统称为"眩晕"。轻者闭目即止，重者如坐舟车，不能站立，或伴有恶心呕吐，汗出等。

【方一】 天麻钩藤饮加减化裁

【组成】 草决明、珍珠母、钩藤、夜交藤各20克，天麻10克，楂曲各15克。

【治则】 平肝潜阳，祛痰安神。

【证候】 痰浊内阻，肝风内动。

眩晕剧烈自觉天旋地转，恶心呕吐，目闭难睁，耳鸣重听，头重如裹痞满，舌体胖，舌质淡，苔白腻，脉弦滑。

【按语】 方中天麻、钩藤清热平肝，熄风止痉，草决明、珍珠母清肝潜阳，热扰心神，故以夜交藤宁心安神，肝木侮脾土，多有肝胃不和，故用楂曲健脾消食。肝阳上亢者，加磁石、龙骨、牡砺各30克，牛膝、夏枯草各15克，痰浊蒙蔽清窍者，加陈皮10克，法夏、生姜、藿香、蔓荆各15克，伴有肝肾阴虚者，加生地、白芍各15克，杜仲30克

【方二】 半夏白术天麻汤合泽泻加味

【组成】 半夏13克，天麻10克，白术12克，陈皮12克，茯苓15克，泽泻30克，猪苓13克，砂仁6克，甘草6克。

【治则】 化痰和中。

【证候】 痰浊中阻。

眩晕，头重如裹，胸闷恶心，食少多寐，舌体胖，舌质淡，苔白腻，脉濡滑。

【按语】 呕吐较甚加竹茹旋覆花，代赭石，耳鸣重加石菖蒲，磁石，气虚加党参，太子参。

【方三】 藿香正气散

【组成】 藿香、天麻、钩藤、防风、紫苏叶各10克，大腹皮、石决明、茯苓、白芍、白术各15克，桔梗、法半夏各12克，陈皮、甘草各5克。

【治则】 祛痰化浊，平肝熄风。

【证候】 痰浊内阻，肝风内动。

眩晕剧烈自觉天旋地转，恶心呕吐，目闭难睁，耳鸣重听，头重如裹痞满，舌体胖，舌质淡，苔白腻，脉弦滑。

【按语】 本方可用于美尼尔氏综合征。

【方四】 天麻钩藤饮加减化裁

【组成】 天麻10克，钩藤15克，栀子12克，杜仲15克，桑寄生15克，黄芩12克，夜交藤30克，菊花15克，怀牛膝15克，茯苓15克。

【治则】 平肝熄风。

【证候】 肝郁化火。

头晕，头胀痛，耳鸣，心悸，失眠，情绪激动或劳累后头晕加剧，平素性情急躁易怒，舌质红。脉弦数有力体检时血压多高于正常。

【按语】 头晕较甚，血压偏高加生石膏，珍珠母，生龙牡，头痛重加川芎，白芷，口干苦加龙胆草，生地，腹胀便干加青木香，大黄。

【方五】 丹栀逍遥散加味

【组成】 柴胡12克，白芍15克，当归13克，白术12克，茯苓15克，薄荷6克，白芷3克，川芎12克天麻10克，钩藤13克，夜交藤30克，牡丹皮12克，栀子12克，菊花15克，甘草6克。

【治则】 疏肝清上。

【证候】 肝郁化火。

头晕，胸胁胀满，急躁易怒，失眠多梦，妇女可伴月经不调，舌质红，脉弦细而数。

【按语】 口干口苦加龙胆草，眼昏加枸杞子，草决明，白蒺藜耳鸣加知母，石菖蒲，磁石，失眠加炒枣仁，合欢皮，心悸加丹参，茯苓。

【方六】 自拟降脂除晕汤

【组成】 何首乌15克，生山楂15克，黄精15克，草决明15克，丹参20克，菊花15克，泽泻15克，桑寄生15克，怀牛膝15克，杜仲15克，钩藤15克，莶草15克，天麻10克。

【治则】 化瘀降脂。

【证候】 脾虚湿浊，上蒙清窍。

头晕，头胀，昏沉不清，健忘，失眠，胸闷或痛，腰膝酸软，肢体麻木，面色黯红，形体肥胖，舌体胖，舌质黯，苔白腻，脉弦滑。血液流变学检查可见血质粘稠，血脂增高。

【按语】 肢体麻木较明显加桑枝、血藤、地龙桃仁、红花，口干口苦加栀子、黄芩、失眠多梦加夜交藤合欢皮，气虚肢麻加黄芪，活络草，头晕健忘加石菖蒲、远志

【方七】 黄保中和肝理脾丸

【组成】 赤芍、白芍各15克，冰片3克，肉桂6克，薄荷、连翘各12克，厚朴10克，香附16克。

【治则】 疏肝健脾、行气燥湿。

【证候】 痰阻气机，肝脾不和。

头晕，头目胀痛，心烦口苦，胸闷或痛，苔白腻，脉弦滑。

【按语】 肝气横逆犯及脾脏，脾主运化，脾失健运，湿热内生，湿浊蒙闭清窍则

发为眩晕。脾为太阴湿土之脏，喜温燥而恶寒湿，《素问・宣明五气篇》中云：才脾恶湿“，故治以疏肝健脾、行气燥湿之法则症状消失。

【方八】 自拟祛风通络汤

【组成】 葛根15克，桂枝9克，赤芍20克，羌独活各12克，川芎13克，白芷13克，鸡血藤30克，细辛4克，桑枝30克，活络草30克。

【治则】 祛风通络。

【证候】 风邪上扰清窍。

眩晕，仰头或转头时尤甚，颈项不舒或疼痛，上肢发麻，走路欠稳，舌质黯，苔白，脉浮紧”结合现代医学检查多为颈椎病

【按语】 腰膝酸痛加狗脊，川续断，桑寄生，没药，肢体麻木较重加黄芪荟草

【方九】 自拟益脑止晕汤

【组成】 熟地黄15克，何首乌15克，山茱萸15克，茯苓15克，五味子10克，川芎12克，枸杞子15克，菊花12克，白芷13克，丹参15克。

【治则】 滋补肝肾。

【证候】 肝肾阴虚。

头晕目昏，精神倦怠，腰膝酸软，心悸气短，形体消瘦，劳累则头晕加重，舌质淡，苔薄，脉沉细

【按语】 头晕头痛甚者加草决明，白蒺藜，蔓荆子，失眠加夜交藤，炒枣仁，紫苏，百合，健忘加益智仁，远志，遗精加益智仁，覆盆子，桑螵蛸

【方十】 补阳还五汤加味

【组成】 生黄芪45克，地龙15克，赤芍15克，鸡血藤30克，荟草20克，川牛膝20克，杜仲15克，桑寄生15克，丹参20克，桃仁13克，红花6克，川芎13克，当归13克。

【治则】 益气活血。

【证候】 气血不足。

头晕，走路不稳，下肢乏力，如踩棉花，肢体麻木或半身不遂，口眼歪斜，语言不利，舌淡紫有瘀斑，苔白，脉虚弱或虚大，西医诊断为短暂性脑缺血发作，或脑血栓形成。

【按语】 大便干加熟地黄，田大云，血压高加草，石决明，珍珠母，纳呆食减加太子参，砂仁，下肢麻木疼痛加鸡血藤，威灵仙，木瓜

（十七）虚劳

虚劳又称虚损，是由多种原因所致，以脏腑亏虚、气血阴阳不足为主要病机的多种慢性衰弱证候的总称。虚劳涉及内容很广，禀赋不足，后天失养，病久体虚，积劳内伤，久虚不复等都可致。其病理性质主要为气、血、阴、阳的亏耗；其病损部位主要在五脏。常可有一脏的气、血、阴、阳的亏耗，累及多脏。病情也复杂多变。

【方一】 莲薏六君子汤加味

【组成】 党参、白术、茯苓、仙灵脾、当归、赤芍各15克，黄芪、炒麦芽各20克，枸杞12克，陈皮、半夏各9克，黄连4克，薏仁30克，酒大黄6克。

【治则】 健脾和胃兼活血。

【证候】 脾肾气虚夹瘀。

临床多慢性肾炎、肾衰、泌尿系感染、糖尿病肾病等。肾阴阳虚损而致腰痛、浮肿等。

【按语】 慢性肾衰一病本虚标实，寒热错杂，而在复杂纷繁的病情中，抓住健脾开胃，调整升降之机，则可收事半功倍之效。肾为先天之本，脾为后天之本。单纯补肾，往往过于滋腻，通过益后天以补先天的方法，则既能使病人的症状减轻又达到了治本的目的。

【方二】 方和谦滋补汤加枸杞子、麦冬、杜仲、桑寄生、车前子、白茅根、萹蓄、藕节、地榆炭

【组成】 党参、白术、茯苓各15克，熟地黄、白芍、当归、肉桂、陈皮各12克，甘草、木香、大枣各6克，焦曲麦、炒谷芽、炒薏苡仁、陈皮、半夏曲各9克，枸杞子、麦冬、杜仲、桑寄生、车前子、白茅根、萹蓄、藕节、地榆炭各15克。

【治则】 滋补肾脏、培元固本。

【证候】 脾肾阴虚夹瘀。

腰酸，遗精，两足痿弱，眩晕耳鸣，或耳聋，舌红少津，脉沉细。

【按语】 滋补汤加枸杞子、麦冬、杜仲、桑寄生益肾；加车前子、白茅根、萹蓄清热利湿；加藕节、地榆炭止血等。

【方三】 大补阴丸《丹溪心法·补损五十一》

【组成】 生熟地各20克，败龟版先煎20克，炒知柏各10克，生黄芪20克，全当归30克，潞党参10克，酒大黄10克，云茯苓15克，怀牛膝15克，桑白皮15克，石韦40克，滑石15克，生甘草10克。

【治则】 补肾泄浊，养阴益气。

【证候】 脾肾气虚不摄。

腰背酸痛、遗精阳萎，多尿，畏寒，便溏或五更泻，舌淡，苔白，脉沉迟。

【按语】 张炳厚老师非常讲究辨证。方中用生熟地、败龟版、炒知柏、生石决滋补肝肾之阴以培本，降火强腰以清源，生黄芪、全当归、潞党参益气养血，固本救虚，怀牛膝活血祛瘀，引血下行，利尿通淋，补益肝肾，酒大黄通腑泄浊，使脾气升，胃气降，肾气得以充养，云茯苓渗湿利尿，健脾补中，宁心安神，桑白皮以降肺气，石韦、滑石清湿热利水道，甘草缓和药性，调和百药，为佐、使药，以协调方剂中诸药药性。

【方四】 方和谦滋补汤加焦曲麦、炒谷芽、炒薏苡仁、陈皮、半夏曲或柴胡、郁金

【组成】 党参、白术、茯苓各15克，熟地黄、白芍、当归、肉桂、陈皮各12克，甘

草、木香、大枣各6克，焦曲麦、炒谷芽、炒薏苡仁、陈皮、半夏曲、柴胡、郁金各9克。

【治则】 滋补脾脏、健脾和胃。

【证候】 脾气虚或肝郁乘脾。

临床多于慢性胃肠炎、慢性肝炎、肝硬化等消化系统疾病。见纳呆、腹胀腹泻、胁痛等症。

【按语】 脾气虚或肝郁乘脾而致纳呆、腹胀腹泻、胁痛等症，以滋补汤加焦曲麦、炒谷芽、炒薏苡仁、陈皮、半夏曲或柴胡、郁金等。补中培中，脾健能运化水谷精微，使气血生化之源充足。

【方五】 补中益气汤加减《脾胃论》

【组成】 生黄芪30克，苍术5克，香扁豆9克，淮山药9克，柴胡5克，升麻5克，陈皮5克，茯苓皮15克，泽泻15克。

【治则】 补中益气，升清降浊。

【证候】 脾气虚弱。

饮食减少，胃脘不适，乏力，大便溏薄，面色萎黄，舌淡，苔薄，脉弱。

【按语】 体液代谢的关键在脾。《临证指南医案》指出"脾宜升则健"，脾"得阳始运"，从脾阳化生脾气，在阳气的升散力量鼓动下，水谷精微得以向上输送，这一"升清"作用，是运化功能的重要反之，升清作用减退，精微失于固密，不能营养全身则水液代谢障碍，积液内停，导致浮肿胀满，大量蛋白尿等。易感冒者，加防风9克、白术9克，血尿者，加仙鹤草30克、旱莲草30克、女贞子10克，纳呆口腻者，加香砂六君丸（包煎）、豆蔻3克（后下），小便量少者，加车前草15克、白通草3克。

【方六】 方和谦滋补汤加麦冬、白果、杏仁、桔梗、紫苏子、紫苏梗、北沙参

【组成】 党参、白术、茯苓各15克，熟地黄、白芍、当归、肉桂、陈皮各12克，甘草、木香、大枣各6克，麦冬、白果、杏仁、桔梗、紫苏子、紫苏梗、北沙参各9克。

【治则】 滋补肺脏、止咳平喘。

【证候】 肺气亏虚。

临床多见于慢性支气管炎、哮喘、肺气肿、肺心病等疾病。见胸闷气短、咳喘、自汗、易外感等症。

【按语】 "肺为贮痰之器，脾为生痰之源"，通过补脾土，脾健湿运，土生金，而达到补肺气的目的；肺气根于肾，益肾固元亦补肺气。诸药配合，使肺气得充，宣咳喘得平。

【方七】 方和谦滋补汤加炙甘草、丹参、瓜蒌、薤白、麦冬、五味子

【组成】 党参、白术、茯苓各15克，熟地黄、白芍、当归、肉桂、陈皮各12克，甘草、木香、大枣各6克，炙甘草、丹参、瓜蒌、薤白、麦冬、五味子各9克。

【治则】 滋补心脏、养心安神。

【证候】 心气亏虚。

临床多见于慢性支气管炎、哮喘、肺气肿、肺心病等疾病。见胸闷气短、咳喘、自

汗、易外感等症。

【按语】 若神经衰弱、更年期综合征，由于心气不足、心神失养而致失眠、抑郁、惊悸、怔忡等，以麦冬、百合、炒酸枣仁、浮小麦等。通过补益气血生化之源，使气血充足，则心神得养、心阳振奋。

【方八】 方和谦滋补汤加天麻、钩藤、川芎、菊花、鸡血藤

【组成】 党参、白术、茯苓各15克，熟地黄、白芍、当归、肉桂、陈皮各12克，甘草、木香、大枣各6克，天麻、钩藤、川芎、菊花、鸡血藤各15克。

【治则】 滋补肝脏、养肝清眩。

【证候】 肝阴不足。

临床多高血压、中风后遗症等。头晕目眩、肢体麻木等症。

【按语】 肝阴不足，虚阳上扰清空，血虚生风，筋脉失养而致头晕目眩、肢体麻木等症。“髓海不足，则脑转耳鸣”、“无虚不作眩”。通过补益先后天之本，使髓海充足，阴平阳秘。

二、病名

(一)支气管炎

有急性支气管炎和慢性支气管炎之分。急性支气管炎是由病毒或细菌感染，物理、化学性刺激或过敏反应对支气管粘膜造成的急性炎症。一般为自限性疾病。起病前有上呼吸道感染的症状、鼻塞、喷嚏、声音嘶哑、全身不适、部分病人有畏寒、发热、全身肌肉酸痛、咳嗽、咳痰、痰量逐渐增多，痰为粘液样或粘液脓性痰。

慢性支气管炎是指气管、支气管粘膜及其周围组织的慢性非特异性炎症。临床上以长期咯、咳痰或伴有喘息及反复发作为特征。部分病人可发展成阻塞性肺气肿、慢性肺原性心脏病。主要原因为病毒和细菌的重复感染形成了支气管的慢性非特异性炎症。当气温骤降、呼吸道小血管痉挛缺血、防御功能下降时利于致病；烟雾粉尘、污染大气等慢性刺激亦可发病；吸烟使支气管痉挛、粘膜变异、纤毛运动降低、粘液分泌增多有利感染。

【方一】 蒌杏橘贝汤《温病条辨》

【组成】 瓜蒌10克，杏仁10克，橘皮12克，川贝9克，桔梗12克，枇杷叶9克，冬瓜子15克，桑白皮10克。

【治则】 清热宣肺，化痰止咳。

【证候】 肺热失宣。

【主证】 病位以肺部为主，常见咳嗽或伴喘息、气紧、胸闷，或胸痛，痰白质粘，咳痰不爽等，而咽部症状往往不明显。

【按语】 何廉臣说“其轻清气分痰热，如陈氏清肺饮(陈耕道《疫疹草》方)或叶氏蒌杏橘贝汤(篓皮、杏仁、蜜炙橘红、川贝、桔梗、批把叶、冬瓜子、冬桑叶)。此

皆能清化肺气，通调水道，下输膀胱，律气分伏热上能从咯痰而出，下能从小便而出”。故本方具清热宣肺化痰之效。若舌苔黄厚或黄腻，为痰热结胸证，当用小陷胸加枳实汤。

【方二】 泻白散加减《小儿药证直诀》

【组成】 桑白皮10克，地骨皮10克，甘草5克，黄芩9克，桔梗12克，牛子10克，芦根10克，神曲10克。

【治则】 清热宣肺，消食利咽。

【证候】 肺热失宣。

【主证】 咳嗽，声重，伴有痰声，夜间甚，咳嗽重时偶可引起恶心呕吐，食欲不振。咽红，舌红苔黄厚，脉滑。

【按语】 本方张老师用于小儿咳嗽声重，有痰，或有痰不会咳，伴有食积，咳嗽夜重者。

【方三】 枳桔二陈汤《伤寒瘟疫条辨》

【组成】 枳壳10克，桔梗12克，橘皮10克，半夏9克，茯苓10克，生姜3片，甘草6克。

【治则】 宣肺止咳，燥湿化痰。

【证候】 脾虚失运，土不生金。

病位在肺脾，咳嗽，咳声重浊，痰多，痰出咳平，痰白或灰白质稠，往往进食后咳甚痰多或咳嗽而恶心欲吐，伴胸闷脘痞，体倦便溏，苔白腻，脉濡滑。

【按语】 方中二陈汤燥湿化痰，理气和中；枳壳降气，桔梗宣肺气，两者配合，一升一降以恢复肺的宣降功能，清·杨玉衡《伤寒瘟疫条辨》即载有桔梗积壳汤以治咳，认为“此二味，苦下气而散痞满，寒消热而除咳嗽也”。若痰清稀如水，当属饮邪伏内证，当用苓桂术甘汤。

【方四】 参苏饮加减《太平惠民和剂局方》

【组成】 人参10克，苏叶10克，前胡10克，枳壳10克，桔梗12克，橘皮10克，半夏9克，茯苓10克，生姜3片，甘草6克。

【治则】 健脾理气，化痰止咳。

【证候】 脾虚失运，土不生金。

咳嗽痰多，咳声重浊，痰稀白或粘稠，易咳出，晨起尤甚因痰而咳，痰出咳缓，可伴纳差，腹胀，便溏，痞满嗳气，舌淡苔白腻，脉濡滑或缓。

【按语】 寒盛加干姜、细辛。脾虚重加白术。

【方五】 苍术二陈汤加味。《千金》

【组成】 苍术、茯苓、法夏、郁金、前胡、白前根、川芎、杏仁各15克，陈皮、厚朴各12克香附、瓜蒌壳各20克，莱菔子30克。

【治则】 燥脾化痰，宽胸理气。

【证候】 脾虚失运，土不生金。

痰湿体质或过食肥甘厚腻之品，酿生痰湿，痰湿蕴肺，肺失宣肃而出现咳嗽，咳声重浊，痰多，痰出咳平，痰白或灰白质稠，往往进食后咳甚痰多或咳嗽而恶心欲吐，伴胸闷脘痞，体倦便溏，苔白腻，脉濡滑。

【按语】 苍术二陈汤加白前根、前胡，咳逆上气者加苏子、葶苈子、杏仁；胸中憋闷者加薤白、瓜蒌壳、郁金；心中烦闷不适者加石菖蒲、远志；腹胀纳少加厚朴、枳壳、莱菔子。痰湿重，用药不宜滋腻，即使有脾、肺气虚表现，也应慎用补气药，以免肺气闭郁加重咳嗽。

【方六】 张之文加味麦门冬汤《金匮要略》

【组成】 麻黄12克，麦冬12克，生地12克，紫菀12克，前胡12克，桔梗12克，金银花12克，刺蒺藜12克，黄芩12克。

【治则】 宣肺止咳，养阴化痰。

【证候】 肺阴损伤，痰湿留恋。

咳喘，咳而咽喉干燥不利，咯痰不爽。口干欲饮，舌红少苔，脉虚数等症。

【按语】 加味麦门冬汤以麻黄、麦冬为君，麻黄宣肺平喘，麦冬滋养肺阴；紫菀、前胡、桔梗为臣加强麻黄宣肺平喘之功；生地、金银花、刺蒺藜、黄芩为佐，滋养肺肾之阴，清泻肺经之热。其中刺蒺藜有两方面意义，一增强麻黄止咳平喘之功，二以其平肝息风之性制约麻黄辛温动阳之性。

【方七】 清燥救肺汤加减《千金》

【组成】 北沙参、石膏、火麻仁各30克，薄荷、桑叶各10克，麦冬、黄芩、桑白皮、地骨皮、郁金各12克，瓜蒌仁20克。

【治则】 清肺润肺。

【证候】 阴虚肺燥。

干咳，咳声短促，痰少白粘，口干咽燥，或声音嘶哑，舌红少苔或舌苔乏津有裂纹，脉细数。

【按语】 热象明显者加知母、桑白皮、瓜蒌仁，以北沙参易人参，痰中带血丝加白茅根、白及。

【方八】 桔梗汤加味《济生方》

【组成】 桑白皮12克，川贝母12克，杏仁12克，地骨皮12克，五味子12克，防己12克，葶苈子12克，桔梗12克。

【治则】 清肺润肺。

【证候】 肺阴损伤，痰湿留恋。

咳喘，咳而咽喉干燥不利，咯痰不爽。口干欲饮，舌红少苔，脉虚数等症。

【按语】 方中桑白皮、川贝母、杏仁、地骨皮、五味子、防己、葶苈子具有降肺气、清肺热、化痰润肺、止盗汗的作用；仅配桔梗一味，宣散肺气。所以，从选方用药来看，倪师认为，久咳痰少，或肺阴亏虚之咳嗽，多考虑肺气失肃，治疗以肃降肺气药为主。

【方九】 竹叶石膏汤加减

【组成】 北沙参 20 克，麦冬 15 克，淡竹叶 10 克，石膏 30 克，黄芩 15 克，炙枇杷叶 15 克，百部、半夏 12 克，厚朴 12 克，五味子 9 克，香附 20 克，郁金 15 克，山栀子 15 克。

【治则】 润肺降逆，舒肝解。

【证候】 肝火犯肺。

咽痒咳嗽，呈阵发性，工作繁忙时加重，无痰，口干思饮冷，饮食及二便可。舌边、尖红，苔薄白，脉细偏弦。

【按语】 肝郁加重气之宣肃失灵，郁又可化火，火热灼津亦口干，舌脉隐见有肝火犯肺之征。

【方十】 葶苈大枣泻肺汤合泻白散《伤寒瘟疫条辨》

【组成】 葶苈子 10 克，大枣 5 枚，桑白皮 10 克，地骨皮 10 克，甘草 6 克。

【治则】 平肝泻肺止咳。

【证候】 木火刑金。

病位在肝脾，常见脉弦或患者有高血压，咽痒咳嗽，呈阵发性，工作繁忙时加重，口干思饮冷。舌边、尖红，苔薄白，脉细偏弦。

【按语】 葶苈大枣泻肺汤原治肺痈而见吐如米粥、喘不得卧等症，它有较强的泻肺功能；泻白散为泻肺清热、止咳平喘之主方，肝为将军之官，当其反侮肺金时，除非强力泻肺，否则难以平其上炎之势，而上两方合用则泻肺力量大为增强，故将其用于木火刑金之咳嗽。加刺蒺藜、菊花、僵蚕、决明子清肝平肝。

（二）哮喘

哮喘是一种常见的支气管变态反应性疾病。本病属哮症及痰饮病中的伏饮范畴。哮喘为外来风寒之邪，包含有异气，如煤气，油烟，粉尘，花粉等，以及食物中的致敏物质如鱼腥虾蟹之类，诱发。在临床上所遇到哮喘病例绝大多数是接触上述的异气和物质而引发的，且多数患者幼年时有奶癣，风疹，过敏性鼻炎等病史，而且在哮喘发作之前，先有喷嚏，鼻塞流涕等类似感受风寒的哮喘发作的前驱症状。

【方一】 晁恩祥咳嗽变异型哮喘专方

【组成】 炙麻黄 6 克，杏仁 10 克，紫菀 15 克，苏子 10 克，苏叶 10 克，炙杷叶 10 克，前胡 10 克，地龙 10 克，蝉蜕 8 克，牛蒡子 10 克，五味子 10 克。

【治则】 疏风宣肺，缓急止咳。

【证候】 风邪犯肺。

阵咳，咽痒，急是本病主要症状，其咳以干咳为主，少痰或无痰具有阵发性，痉挛性的特点，常突然发作，骤然而止。

【按语】 咳嗽气急明显者，加乌梅 10 克，白芍 10 克以助五味子之力；重者，加罂粟壳 5 克，此药收敛太过，不宜久服中病即止。风为百病之长，常兼寒，兼燥，兼湿。兼寒者，酌情加荆芥 10 克，防风 10 克，桂枝 10 克，白芷 10 克等；兼热者，酌情加金银花10克，连翘10克，黄芩10克，桑白皮10克，鱼腥草25克，瓜蒌10克等；兼燥者，加沙参10克，麦冬10克，川贝母10克等；兼湿者，加藿香10克，佩兰10克。咽喉肿痛者，加北豆根5克，僵蚕10克，玄参10克，青果10克，锦灯笼10克等。鼻塞喷嚏者，加苍耳子10克，辛夷花10克。肺肾虚亏者，应注意调补肺肾，视情况加太子参10克，黄精10克，山萸肉10克，枸杞子10克，仙灵脾10克等。

【方二】 白果定喘汤

【组成】 麻黄、白果各6克，黄芩9克，苏子、桑白皮、半夏、杏仁各10克，款冬花、生地黄、麦门冬、北沙参各15克。

【治则】 宣肺化痰，降气平喘，养阴生津润肺。

【证候】 阴虚为本，痰热互结。

哮喘痰量极少，多为稀白，不易咯出，苔薄少者多，甚至舌苔花剥，舌质多偏红。

【按语】 其中麻黄用量不宜过多，一般以3～9克为准，白果成人不超过10克，以防久服中毒。加味法：如有鼻流清涕，喷嚏连连加辛夷，苍耳子等；痰多而苔薄腻加陈皮，半夏；如并发风疹，风块加白鲜皮，地肤子，蛇床子等；对于病程长，年岁高，并发肺气肿伴有心功能不全加丹参，菟丝子，枸杞子，淫羊藿，金匮肾气丸等以纳肾，喘平咳止。以后每于发病季节前，预先服药，以防发病。

【方三】 武维屏过敏煎合桂枝加厚朴杏子汤加减

【组成】 柴胡、防风、五味子、桂枝、炙甘草各6克，乌梅、白芍、厚朴，杏仁各10克。

【治则】 祛外风，熄内风。

【证候】 虚风内伏，感受外邪。

哮喘时发时止，或时轻时重，多可寻及明显诱因（过敏原）胁肋隐痛，胸憋干哮无痰，鼻塞流涕，咽干口渴，舌红少苔，脉弦细。

【按语】 若由外感风寒引起者，酌加炙麻黄苏叶；外感风热引动者，酌加蝉衣，桑叶；若肝阳上亢明显者，酌加钩藤，地龙；阴虚血燥明显者，酌加生地，山萸肉"另外，武维屏教授还常结合哮喘病人过敏原皮肤试验结果进行辨治，特别对霉菌过敏者更有其独到的经验，认为病发于冬季者，多为风寒挟湿袭肺所致，常选用麻杏苡甘汤加味，药如炙麻黄，杏仁，炒苡仁，苍白术，白芥子，厚朴，炙甘草。

【方四】 武维屏柴朴二三汤

【组成】 柴胡、厚朴、橘红、法半夏、茯苓、苏子梗，白芥子、炒莱菔子各10克。

【治则】 祛痰除瘀，调畅气血。

【证候】 郁痰内阻，枢机不利。

哮鸣喘息，胸胁脘腹胀或疼痛，苔腻是其共有见证"寒痰多伴有咳痰稀白纳呆便溏，苔白腻，脉濡滑或沉滑；热痰多伴有咳黄黏，口渴欲饮，便秘，苔黄腻，脉弦滑或滑数。

【按语】 本方于寒哮；对于热哮，常选用柴胡胸汤（大柴胡汤合小陷胸汤）加减:柴胡,黄芩、清夏,全栝楼,枳实,赤芍,生大黄,胆南星“实践证明辨治痰哮时调理枢机法的运用对于提高临床疗效缩短病程大有裨益。

【方五】 小柴胡汤合四逆散加减

【组成】 柴胡、黄芩、清半夏、枳壳、赤白芍、苏子梗、炙甘草各10克。

【治则】 祛痰除瘀,调畅气血。

【证候】 郁痰内阻,枢机不利。

此类患者,哮喘发病或加重常与情志因素有关,女子又与月经周期关系密切。症见呛咳少痰,胁肋胀痛,苔薄白或薄黄,脉弦。

【按语】 肝郁化火,木火刑金者,加山栀子、桑叶皮、黛蛤散。阴伤明显者,加南沙参、知贝母。

【方六】 四逆散合旋复代赭汤加减

【组成】 柴胡、赤白芍、枳壳、厚朴、旋复花、代赭石、煅瓦楞、郁金、炙杷叶、炙甘草各10克。

【治则】 调肝理肺,和胃降逆。

【证候】 肝胃失调,肺胃上逆,郁痰内阻。

临床上有些支气管哮喘与胃食道反流有关,其主要临床表现为干咳少痰,呛咳不已,易于夜间发作,咳甚喘起,夜寐不安,呕恶泛酸,两胁不舒,舌淡红,苔薄白,脉弦。

【按语】 此类病症原发于谓,涉及于肝,最后累及于肺。因此,治疗上当以肺为标,肝胃为本;止咳为标,降逆为本。又肺与大肠相表里,气郁哮若见大便干结,腑实明显者,急当通腑降逆,导师常以大柴胡汤化裁。

【方七】 血府逐瘀汤加减

【组成】 当归、川芎、赤芍各15克,柴胡、枳壳、苏子梗、桃、杏仁、桔梗、川牛膝各10克。

【治则】 活血化瘀,降逆平喘。

【证候】 痰瘀胶结,阻滞气机。

哮发日久,反复不愈,胸闷胁痛,唇甲青紫,面色晦暗,舌紫暗或有瘀斑,脉沉涩。

【按语】 如兼有痰浊壅盛,痰瘀互阻者,加全栝楼、石菖蒲。若见有肝郁脾虚,痰瘀内阴之临床征象者,常以当归芍药散合逍遥散化裁以疏肝健脾,活血化痰。

【方八】 乌梅丸加减

【组成】 当归、赤白芍、太子参各15克,乌梅、黄芩、黄柏各9克,细辛、桂枝、椒目、炙麻黄、制附片各3克。

【治则】 调补阴阳气血,祛风活血化痰。

【证候】 肝肾阴虚,虚风内伏,虚实错杂,寒热互结。

哮病日久,迁延不愈,停减激素即反复者(激素依赖型哮喘)。

【按语】 武教授认为患者素有哮喘病史，肺气已伤；加之应用激素等纯阳之品，更易耗气伤阴；肺卫不固，外邪易侵，挟痰上扰。临证可根据阴阳之偏损，寒热之轻重灵活化裁。

【方九】 *定喘汤加味*

【组成】 炙麻黄 6 克，炒杏仁 9 克，生石膏 15 克，炙桑白皮 12 克，炒苏子 12 克，紫菀 12 克，款冬花 12 克，半夏 9 克，炒黄芩 12 克，白果 12 克，沙参 15 克，甘草 6 克。水煎服，日 1 剂。另配鲜竹沥水 20ml 清化热痰。

【治则】 清宣肺热、化痰平喘。

【证候】 痰热型。

本型多见于发作期，儿童发病率较高。患者除见哮喘主症外，伴咳痰黄稠、口渴唇红、大便稍干，舌质红、苔黄、脉滑数。

【按语】 方中麻黄宣肺平喘，白果、沙参敛肺止咳、化痰平喘，炒杏仁、炒苏子、紫菀、款冬花、半夏降气化痰润肺，黄芩、炙桑白皮、生石膏清泄肺热，甘草调和诸药。

（三）胃炎

胃炎是胃粘膜炎症的统称。这是一种常见病，可分为急性和慢性两类。急性胃炎常见的为单纯性和糜烂性两种。前者表现为上腹不适、疼痛、厌食和恶心、呕吐；后者以上消化道出血为主要表现，有呕血和黑粪。慢性胃炎通常又可分为浅表性胃炎、萎缩性胃炎和肥厚性胃炎。慢性胃炎病程迁延，大多无明显症状和体征，一般仅见饭后饱胀、泛酸、嗳气、无规律性腹痛等消化不良症状。确诊主要依赖胃镜检查和胃粘膜活组织检查。

【方一】 *半夏泻心汤加减《伤寒论》*

【组成】 法半夏 10 克，黄芩 10 克，黄连 3 克，党参 15 克，干姜 5 克，柴胡 10 克，藿梗、苏梗各 10 克，砂仁 6 克，香橼 10 克，香附 10 克，生黄芪 15 克，茯苓 15 克。

【治则】 寒热并调，和中消痞。

【证候】 寒热错杂。

胃脘部胀满疼痛不适，大便不成形日 1 次，面色无华，倦怠乏力，睡眠不佳，脉沉弦细，苔薄。3 个月前胃镜检查提示：胃大弯侧可见片状出血及炎性结节息肉样改变；胃窦黏膜红白相兼，花斑样改变，可见散在炎性结节。西医诊断为慢性萎缩性胃炎。

【按语】 胃脘痛证见心下痞满，时时呕逆，大便溏薄，肠鸣不适者皆可用。方中酌加柴胡、香橼、香附、藿梗、苏梗理气止痛；砂仁、茯苓健脾化湿；生黄芪益气补中。

【方二】 *小柴胡汤加减《伤寒论》*

【组成】 柴胡 10 克，黄芩 10 克，法半夏 10 克，党参 15 克，香附 10 克，郁金 10

克,苏梗各10克,黄连10克,生甘草6克,干姜4克,炒神曲15克,煅瓦楞30克。

【治则】 和解少阳,清热。

【证候】 少阳不和,肝热犯胃。

胃脘胀满疼痛数年,有灼热感,心中烦闷,纳呆,反酸,苔薄,脉沉弦。胃镜检查:胃窦黏膜片状红肿,花斑样,以红为主,Hp(+)。病理提示:(胃窦)幽门型黏膜中度慢性萎缩性胃炎伴中度肠化。西医诊断为霉菌性食管炎、萎缩性胃炎。

【按语】 胃脘痛“嘿嘿不欲饮食,心烦喜呕”者。方中加香附、郁金理气止痛;煅瓦楞制酸;健胃消食。加黄连、生甘草以清热解毒;干姜用量较小,意在制约苦寒药的败胃以保护胃气;藿梗、苏梗是聂老师治疗胃脘痛常用的一对药。苏梗辛香温通,长于行气宽中,温中止痛;藿梗气味芳香,醒脾和胃,化湿止呕,行气止痛。二药伍用,相得益彰,理气宽中、消胀止痛的力量增强。

【方三】 小陷胸汤加减《伤寒论》

【组成】 瓜蒌皮12克,法半夏10克,黄连5克,党参15克,黄芩10克,生甘草6克,郁金10克,香附10克,藿梗、苏梗各10克,旋覆花10克,乌贼骨12克。

【治则】 和解少阳,清热和胃。

【证候】 痰热互结。

胃脘胀满疼痛,有灼热感,时有嗳气,口中黏腻不适,纳谷尚可,大便正常,脉沉滑略数,舌质略红,苔淡黄。胃镜检查:胃窦黏膜慢性活动性胃炎,腺体轻度萎缩,淋巴组织增生,Hp(+)。西医诊断为慢性胃炎。

【按语】 用瓜蒌皮、法半夏、黄连清热化痰;酌加黄芩增强清热之力;并加党参益气扶正;因为患者时有嗳气,故加旋覆花降气止呃;另加郁金、香附、藿梗、苏梗理气止痛;乌贼骨制酸止痛。

【方四】 苓桂术甘汤《金匮要略》

【组成】 茯苓15克,桂枝10克,炒白术、10克,炒薏苡仁12克,党参10克,砂仁6克。

【治则】 温阳健脾,平冲和胃。

【证候】 脾胃阳虚,水湿内停。

胃脘疼痛,胀满不适,自觉气上冲逆,胸中堵闷,时有嗳气,口干不欲饮,稍饮则停于胃中,纳谷不佳,双下肢肿胀,小便短少,面色晦暗无华,两目周围呈环状黧黑,舌苔白而厚腻,舌面水滑,两脉沉弦有力。西医诊断为慢性胃炎。

【按语】 胃脘痛,胀满不适,自觉气上冲逆,胸中堵闷,口干不欲饮,稍饮则停于胃中者。用苓桂术甘汤温阳健脾,平冲和胃,酌加党参、炒薏苡仁、砂仁增强健脾去湿之力。

【方五】 归芍六君煎加减《和剂局方》

【组成】 当归、白芍、党参、茯苓、白术、陈皮各15克，半夏、佛手、莱菔子、枳壳各9克炙甘草6克。

【治则】 益气养血，化痰祛浊，。

【证候】 虚实兼见，气血俱伤。

胃脘疼痛反复发作，疼痛不重，伴有轻度恶心，无呕吐及便血之症。疲乏重，纳差，常困乏思睡。舌体胖，有齿痕，舌苔腻，脉短滑。

【按语】 归芍六君煎虽为外科疮疡难敛而设，但方糅合；了四君益气，二陈化痰，归芍养血，故该方兼顾气血，功补兼备，此处辅以佛手、莱菔子、枳壳健脾助运。

【方六】 四逆散《伤寒论》

【组成】 茯苓12克，桂枝9克，白术9克，炙甘草6克，炒薏苡仁15克，党参15克，砂仁6克。

【治则】 温阳健脾，平冲和胃。

【证候】 脾胃阳虚，水湿内停。

胃脘疼痛，胀满不适，自觉气上冲逆，胸中堵闷，时有嗳气，口干不欲饮，稍饮则停于胃中，纳谷不佳，双下肢肿胀，小便短少，面色晦暗无华，两目周围呈环状黧黑，舌苔白而厚腻，舌面水滑，两脉沉弦有力。

【按语】 胃脘痛，胀满不适，自觉气上冲逆，胸中堵闷，口干不欲饮，稍饮则停于胃中者。

(四)胆囊炎

胆囊炎有急慢性之分。急性胆囊炎的初起和慢性胆囊炎的急性发作，均有典型的过程，发病常在进食油腻食后，主要表现为右上腹剧烈绞痛、阵发性加重，痛常放射至右肩或右背，尔后出现恶心、呕吐，病情重时还会有怕冷和发热。部分病情重的人有黄疸及全身感染中毒症状。B超有助于诊断。慢性胆囊火病人多有胆绞痛史，并有厌油腻食物、腹胀、嗳气等消化道症状，有时右季肋部和腰背部隐痛。B超有阳性发现。

【方一】 大柴胡汤加减

【组成】 柴胡9克，黄芩9克，枳实9克，赤芍12克，法半夏9克，大黄3克，川楝子9克，广木香6克，郁金9克，延胡索12克。

【治则】 疏肝利胆。

【证候】 肝胆气机郁滞，少阳阳明并病。

胁下胀或疼痛、胸闷腹胀、食欲不振、恶心厌油、烦躁、身体困重、不耐劳作、睡眠多、尿黄；舌体大、舌质红、舌苔黄厚腻，脉弦滑或脉大、脉数。望诊尚可见面生粉刺、面如蒙油垢，或面潮红，或白睛黄赤等征象。

【按语】 方中柴胡、黄芩同用清解少阳邪热；大黄、枳实同施清泻阳明胃肠实热，诸药同用，共奏外解少阳、内泻阳明邪热之功。实际上大黄、枳实因行经肝胆，能通降利胆，临床每用，颇有捷验。急性胆囊炎故选用此方。伍用川楝、木香、郁金、延胡索意在加强行气解郁，利胆通腑，阻止病邪深入。同时，活血止痛，减轻痛苦。因进食油腻之品发病，加焦山楂；素有胆囊结石，加金钱草、鸡内金；虫扰加槟榔、乌梅；大便闭结加芒硝；气滞重加厚朴。

【方二】 杨吉相清热利胆汤

【组成】 柴胡9克，郁金9克，黄芩9克，金钱草15克，茵陈9克，枳壳12克，元胡12克，虎杖9克，大黄6克，川楝子9克，木香9克，甘草6克。

【治则】 清热利湿、疏肝利胆。

【证候】 肝失疏泄，湿热蕴结肝胆。

胆囊炎急性进展期表现为右胁下持续胀痛或剧烈绞痛，多因情志郁怒，过食醇酒肥甘而诱发，伴恶寒发热，口苦咽干，恶心呕吐，食欲不振，便秘溲赤，甚至身黄，目黄，舌红，苔黄腻，脉弦滑数。

【按语】 柴胡、枳壳疏肝行气、破气；黄芩、金钱草、虎杖清热利湿；元胡、川楝子行气止痛；茵陈、郁金清热利湿退黄；大黄通腑泄热，诸药合用奏清肝利胆，通腑泻热，利湿退黄之效。如患者胁痛间歇，腹胀，嗳气，舌苔薄白，脉弦，热象不显，以气滞为主，则可去黄芩、虎杖、大黄，重用柴胡、木香，加白芍、丹参；如湿热较重，则金钱草可用至40~50克；如患者胁下刺痛，舌下脉络迂曲，边有瘀点，脉细涩，为血瘀之象，可酌加桃仁、赤芍；如大便燥结，数日未行，则可加元明粉5~10克冲服；呕吐频繁可加竹茹、半夏；黄疸较重可加大茵陈用量。

【方三】 大柴胡汤加金银花、连翘、蒲公英、金钱草、薏苡仁、茯苓。

【组成】 柴胡9克，黄芩9克，枳实12克，赤芍12克，法半夏9克，大黄6克，川楝子9克，广木香9克，郁金9克，延胡索12克，金银花12克，连翘18克，蒲公英9克，金钱草9克，薏苡仁15克，茯苓9克。

【治则】 利湿清热。

【证候】 肝失疏泄，湿热蕴结肝胆。

胆囊炎急性进展期表现为右胁下持续胀痛或剧烈绞痛，多因情志郁怒，过食醇酒肥甘而诱发，伴恶寒发热，口苦咽干，恶心呕吐，食欲不振，便秘溲赤，甚至身黄，目黄，舌红，苔黄腻，脉弦滑数。

【按语】 所加药物甘淡不甚苦寒，善舒肝利湿，清热解毒，不易伤脾碍胃，为此病证必不可少之用药，且用量宜大，不必顾虑，取其重剂迅速清除湿热，堵截变生黄疸。兼黄疸者，加大剂茵陈，加强舒肝利胆退黄，热甚酌选红蚤休、紫花地丁、龙胆草、虎杖、败酱草等清热解毒、凉血散热之品，警防耗血动血于未然。湿甚加藿香、猪苓、滑石，取其芳化淡渗、分消湿浊。

【方四】 香砂六君子汤为基础加减《时方歌括》

【组成】 党参9克，白术12克，陈皮12克，青皮9克，枳壳9克，砂仁6克，茯苓15克,木香6克,元胡10克,石斛15克,白芍12克,金钱草9克,焦三仙各10克。

【治则】 健脾合胃,兼以疏肝理气。

【证候】 脾胃虚弱,肝脾不调。

胆囊炎患者急性进展期过后一般表现为胁痛隐隐脘闷,腹胀,面色萎黄,体倦乏力,纳差,大便不实,舌质淡,苔白,脉濡缓或弦细。

【按语】 方中党参、白术、茯苓、砂仁、焦三仙健脾和胃助消化;陈皮、青皮、木香、枳壳疏肝理气;白芍柔肝止痛;石斛滋养胃阴;金钱草清热利湿,诸药合用可健脾和胃,疏肝清热,迅速缓解胁痛、脘闷、纳呆等症状。杨师认为,久病难免伤胃败脾,甚至造成肝胃失和、寒湿内生、成饮、成痰,而表现畏寒喜暖、背寒怕冷等阳虚证,缓解期治以健脾和胃,使脾胃强健以纳食消谷,协助胆汁消食化物,则可稳定疗效,减少复发。

【方五】 一贯煎加减《柳州医话》

【组成】 沙参12克,麦冬12克,五味子9克,生地20克,当归12克,枸杞子15克,川楝子9克,郁金9克,元胡9克。

【治则】 养阴柔肝、舒胆止痛。

【证候】 肝阴不足。

老年人患胆囊炎或病程较长者与青壮年或病程短者情况不同,常表现为胁痛隐隐,头目眩晕,口苦口干,大便干结,舌尖红,起刺,有裂纹,舌苔光,脉细数

【按语】 方中生地滋阴养血以补肝肾;沙参、麦冬、当归、枸杞子滋阴生津柔肝;川楝子疏泄肝气郁金、元胡清热行气止痛,诸药合用,共奏滋阴柔肝,舒胆止痛之功"如午后潮热可加地骨皮、鳖甲;失眠多梦用炒枣仁;大便秘结加瓜蒌仁;胸闷、口苦、口粘、小便黄赤等湿热之象明显则去生地、白芍,加黄柏、茵陈;腰膝酸软则加山萸肉、女贞子。

(五)乙型肝炎

乙型肝炎是由乙肝病毒(HBV)引起的、以肝脏炎性病变为主并可引起多器官损害的一种传染病。本病广泛流行于世界各国,主要侵犯儿童及青壮年,少数患者可转化为肝硬化或肝癌。因此,它已成为严重威胁人类健康的世界性疾病,也是我国当前流行最为广泛、危害性最严重的一种传染病。

普通肝炎病人最常见的临床表现为全身乏力,食欲减退、恶心、呕吐、厌油(怕吃油腻食物或一闻到油腻味即出现恶心、呕吐状)、腹泻及腹胀,部分病人有发热(一般不超过38.5℃)、黄疸等,这些主要是急性肝炎或部分慢性活动型肝炎的临床表现,有一些肝炎尤其是慢性肝炎可能没有什么表现,只有通过医生查体时才发现。肝炎病人常见的体征如:肝脏肿大、肝脏触压痛及叩痛、脾脏肿大、肝掌及蜘蛛痣、面色灰暗等。

【方一】 平胃散。《太平惠民和剂局方》

【组成】 苍术、厚朴、陈皮各12克,甘草、生姜、大枣、麻黄、杏仁各6克,茵陈、

栀子、连翘、蒲公英各15克。

【治则】 燥湿运脾，清热利湿。

【证候】 湿重于热。

乙型肝炎，先以目黄，继及全身，黄色鲜明，伴有胸脘痞闷，食欲不振，恶心呕吐，厌油，倦怠，嗜卧，小便短少深黄，大便溏泄，舌苔厚腻，脉濡缓。

【按语】 黄疸（阳黄）虽因湿热交相为患，但湿为主要病因，故湿热之证“当先开泄其湿”。湿邪致病易阻碍气机，伤人阳气。而治湿非辛燥不化，非健脾而湿热不解。平胃散性味从辛、从燥、从温，辛能宣邪，燥可祛湿，温可强脾，且平胃散善行运滞，气机和畅则湿化热退。麻黄、杏仁既能开腠理透郁结在里之湿热外出，又可通调水道助膀胱气化而导水下行。蒲公英，清热解毒以泄湿热，散滞气和胃清肠。茵陈清热利湿，退黄，为治黄疸症之要药。栀子、茵陈二药相伍，茵陈得栀子之佐导湿热从小便而出。连翘功善清热解毒，通调三焦，利水湿。

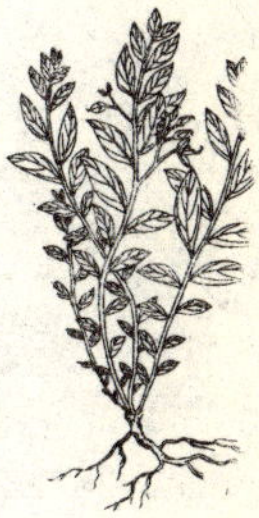

【方二】 余应生乙肝汤

【组成】 蛇舌草30克，半枝莲30克，丹参15克，赤芍15克，蒲公英30克，郁金10克，虎杖10克，茯苓12克，麦芽30克。

【治则】 清热解毒利湿。

【证候】 湿热并重。

身目俱黄，溲黄、恶心呕吐，右胁部不适甚则疼痛，舌红，黄腻苔，脉细弦滑。

【按语】 湿重加苦参、山豆根；胁痛加白芍、延胡索、川楝子；恶心泛吐加苏梗、藿香；黄疸明显者加茵陈、苡仁、瓜蒌；纳差加山楂、神曲；体质虚弱者加枸杞子、女贞子、灵芝、党参、黄芪、五味子；脾虚大便溏加苍术、泽泻、白术、猪苓。

【方三】 冯志雄强肝退黄汤

【组成】 山茵陈、龙胆草、车前草、生大黄、薏苡仁、白术、板蓝根、虎杖各20克。

【治则】 清热退黄，健脾化湿。

【证候】 湿热中阻，阻滞胆道。

身目皮肤发黄，恶心厌油，胁胀脘闷，口苦纳呆。身困乏力，舌苔腻或黄腻，脉弦滑。

【按语】 如有脘腹胀满可加厚朴、枳实，两胁胀痛加木香、延胡索，恶心呕吐者加半夏、砂仁，黄疸重者加金钱草，柴胡，纳呆者加莱菔子或山楂。

【方四】 强肝Ⅰ号

【组成】 藿香15克，陈皮、党参各15克，砂仁6克，薏苡仁、厚朴、半夏、丹参、茯苓各20克。

【治则】 健脾化湿，解毒和胃。

【证候】 脾虚湿困，困阻中焦。

脘腹痞满，恶心欲吐，倦怠乏力，纳呆厌油，舌苔厚腻，脉弦滑或濡缓。

本法主要对于无明显临床症状的慢性肝炎。许多慢性肝炎，在临床中多为隐匿发病，无明显自觉体征，只是在化验检查中检出有病毒携带。临床表现只觉两胁胀闷，情志抑郁或易怒，或肝区叩痛，脉弦细等轻微症状。常被忽视。都因肝失条达，气机阻滞，甚至气滞血瘀。

【按语】 肝病传脾，使脾虚湿浊困阻中焦，湿邪侵袭人体首先困阻脾胃，都可使脾胃虚弱，运化失常，吞酸嘈杂者加黄连、吴英；可根据化验结果适可加板蓝根、五味虎杖等解毒之品；

【方五】 实脾活络方

【组成】 大腹皮、伏苓、木瓜各15克，木香、白术、砂仁各5克，车前子、丹参、白芍各15克琥珀1克、山楂6克。

【治则】 利水消肿，实脾通络。

【证候】 脾肾虚损，水湿瘀阻。

腹大如鼓，肤色苍黄，青筋怒张，小便量少，下肢浮肿，纳呆乏力，肝病面容，舌质紫暗或淡白，舌体胖大，脉沉弦为主证。

【按语】 腹胀甚者加厚朴、枳实；两胁痛甚者加川楝子；肾阳虚弱者加肉桂。

【方六】 实脾饮加减《重订严氏《济生方》》

【组成】 熟附片(先煎)、木瓜、槟榔、木香、干姜、泽兰、川牛膝各10克，茯苓、白术、益母草各15克，草果、厚朴各6克。

【治则】 温胃散寒，除湿止痛。

【证候】 脾肾阳虚，湿浊内停。

腹满痛喜按，外虽膨满，但按之中空，伴大便溏、小便清，舌淡苔白，脉迟涩。

【按语】 本证为湿毒内蕴日久，伤及脾肾阳气，气机运行不畅，水液运化不利，进而导致瘀血内生。

【方七】 真武汤加枳壳、车前子、葶苈子、三棱、莪术。《伤寒论》

【组成】 附子3克，茯苓15克，生姜3克，白术、白芍、枳壳、车前子、葶苈子各9克、三棱、莪术各5克。

【治则】 温补脾肾，化气行水，兼活血破瘀。

【证候】 脾肾阳虚，湿浊内停。

有乙肝病史，间断服用抗病毒、保肝等药物治疗，肝功能异常时有反复。腹部胀满不适，精神疲倦，恶心纳差，形寒肢冷，小便不利。查体面色苍白，颈项部有数枚蜘蛛痣，腹部膨大，移动性浊音，肝脾肋下可触及，下肢浮肿，舌暗淡、苔薄白，脉沉。腹部B超检查门静脉宽，肝硬化腹水，脾大。

【按语】 王师主张选用不同作用强度的活血化瘀药物，分别应用于各期肝硬化腹水病。早期宜活血行气，选用三七、玫瑰花之类；中期宜活血化瘀，选用丹参、桃仁、红花、赤芍之类；晚期宜破血逐瘀散结，常用三棱、莪术、水蛭之类。

【方八】 杞菊地黄丸加三棱、莪术、当归、丹参

【组成】 枸杞子10克,菊花10克,熟地10克,山药10克,山萸肉10克,丹皮10克,茯苓10克,泽泻10克,三棱、莪术、当归、丹参各3克。

【治则】 滋补肝肾,佐以活血化瘀。

【证候】 肝肾阴虚,水湿内停。

既往有乙肝史。形体消瘦,面色晦滞,巩膜不黄,颈、胸蜘蛛痣和肝掌明显,腹部膨隆,肝脾触诊不满意,移动性浊音,双下肢凹陷性水肿,舌质红,苔薄黄干,脉弦细。肝功能异常。B超示:肝硬化,脾肿大,腹水。

【按语】 阴虚潮热盗汗者加地骨皮、玄参、浮小麦滋阴清热敛汗;胸胁不适者,加大腹皮、川楝子疏肝理气化滞。

【方九】 消水汤加减

【组成】 猪茯苓各15克,桂枝5克,生黄芪30克,川椒目10克,红枣30克,炙葶苈子15克,白芍15克,川芎15克,泽兰15克,木瓜10克,莪术15克,砂仁(后下)5克,石斛(另包)10克,炒白术10克,当归10克,炙鳖甲(先煎)10克,制黄精30克,山茱萸6克,片姜黄9克,枸杞15克。

【治则】 健脾利水,滋养肝肾。

【证候】 肝肾阴虚,水湿内停。

腹水,既往有乙肝史。形体消瘦,面色晦滞,巩膜不黄,颈、胸蜘蛛痣和肝掌明显,腹部膨隆,肝脾触诊不满意,移动性浊音,双下肢凹陷性水肿,舌质红,苔薄黄干,脉弦细。西医诊断:肝炎肝硬化失代偿期,腹水,脾肿大。

【按语】 方中以炙鳖甲、山茱萸、制黄精、石斛、枸杞等滋养肝肾;佐加泽兰、当归活血利水;炙葶苈子泻肺利水。

(六)肾炎

肾炎有急慢性肾炎之分,每个患者可表现的轻重程度不同,许多患者以水肿为首发症状,轻者仅晨起时眼睑及面部微肿,午后下肢略有水肿,经休息后短期内可消失。有些患者以血压增高为首发症状,既而发现慢性肾炎。慢性肾炎后期可发展为肾功能不全以致肾功能衰竭。

肾炎的症状。一、前驱症状:病前多有呼吸道或皮肤感染史,如急性咽炎、扁桃体炎、齿龈脓肿、猩红热、水痘、麻疹、皮肤脓疱疹等,部分患者可无前驱症状。二、血尿:肉眼血尿常为首发症状之一,尿色深呈混浊棕红色或洗肉水样,一般在数天内消失,也可持续1-2周才转为镜下血尿,镜下血尿多在6个月内消失,也可持续1-3年才消失。三、浮肿及少尿:以浮肿作为首发症状者约占70%,浮肿多出现于面部、眼睑。眼睑、面部浮肿及苍白,呈现所谓肾炎面容。浮肿也可波及下肢,严重时有胸、腹水及心包积液。少尿与浮肿同时出现,起病时尿量较平时少,每日尿量可少于400ml,并随浮肿加重而尿量愈减少,个别患者可无尿。多数患者浮肿可随病情好转而消退。四、高血压:血压可自轻度至中度增高,一般随尿量增多,血压逐渐趋

于正常。少数患者可因血压急剧升高，而致高血压脑病或左心衰竭。五、神经系统症状：主要为头痛、恶心、呕吐、失眠、思维迟钝；重者可有视力障碍，甚至出现黑蒙、昏迷、抽搐。

【方一】 越婢加术汤《金匮要略》

【组成】 麻黄5克，生石膏15克，生姜5克，大枣5克，甘草5克，白术15克。

【治则】 宣通肺阳。

【证候】 风邪伤肺。

"急性肾炎"。外感后面部浮肿恶寒发热，身痛无汗，咳嗽口干，小便黄赤，大便秘结，舌质红、苔薄黄微腻，脉浮数。尿蛋白，白细胞、红细胞阳性。

【按语】 此方用于风寒重证。风热重则以麻黄连翘赤小豆汤（麻黄、杏仁、连翘、桑白皮、赤小豆、生姜、甘草、大枣）加减。

【方二】 实脾饮《济生方》

【组成】 茯苓、白术、木瓜、槟榔各10克，厚朴、草果、木香各10克，附子、干姜、生姜、甘草各3克，大枣5枚。

【治则】 温运脾阳。

【证候】 水湿困脾，肺卫虚弱。

"急性肾炎"。症见眼睑、下肢浮肿，小便短少，微热恶风，纳呆便溏，汗出身困，苔白微腻，脉浮稍数。

【按语】 或用防己黄芪汤（防己、黄芪、白术、甘草、生姜、大枣）加减。

【方三】 真武汤《伤寒论》

【组成】 附子6克，茯苓15克，白术10克，白芍12克，生姜10克。

【治则】 温肾扶阳。

【证候】 虚寒损肾。

全身水肿，腰以下尤甚，甚者外阴、阴囊部水肿潮湿，足跗肿冷，小便短少，舌质淡胖，苔白腻，脉象沉细弱。

【按语】 如肾阴阳俱损者，则配以金匮肾气丸

【方四】 麻辛附子桂甘姜枣汤加味《伤寒论》

【组成】 麻黄15克，附子15克，生石膏50克，苍术20克，细辛7克，桂枝15克，鲜姜15克，红枣5枚。

【治则】 宣肺清热，温肾利水。

【证候】 肺肾虚弱，邪热内蕴。

水肿通常从头面部开始，直至周身浮肿，伴有面色苍白、小便不利等肾阳虚、开阖失司、水气内停之症，以及咳嗽、喘息、畏寒、周身肢节酸痛等肺卫之症。

【按语】 由于病情反复发作，缠绵难愈，大多营养状态欠佳，免疫力低下，易于感染。长期持续水肿，血容量增加，心脏负担加重，容易导致各种合并症的发生。以

麻黄、细辛、生姜辛温宣肺为主，因多夹有热邪，故用生石膏以清热，桂枝、苍术、大枣温脾除湿，附子温肾助阳，诸药相合，使肺气得宣而肾阳得补，水湿得除而病情向愈。如果高度水肿不能平卧时，可加入葶苈子、冬瓜皮等以助其利水消肿之功效。

【方五】 中满分消丸《脾胃论》

【组成】 黄芩、黄连、草果仁、槟榔、半夏、猪苓、泽泻、知母、陈皮、姜黄、茯苓、生晒参各15克，白术、干姜各10克。

【治则】 补脾益肾，辅以化浊活血。

【证候】 脾肾两虚，湿浊内阻。

若病人周身水肿，腹部膨满，腹水明显，小便不利，大便闭结，五心烦热，恶心呕吐，胃脘胀满，口干纳少，舌质红，苔白黄厚腻，脉弦滑或弦数，往往伴有大量蛋白尿或肌酐、尿素氮升高。

【按语】 脾气虚不能升清而湿浊中阻，胃气滞不能降浊而郁热阻滞，从而形成虚中夹瘀，湿热中阻之证。方中生晒参、白术、茯苓健脾以除湿；干姜、草果仁温脾阳以燥湿；四苓淡渗利湿健脾，二陈化痰湿，除湿浊，是脾阳健而清阳升。黄芩、黄连苦寒清胃热以除痞满；知母滋阴，协同芩连清热，热清则浊阴降，清升浊降则胀满自除。脾胃不和又肝气得以乘之，又用枳实、厚朴、姜黄，以平肝解郁，行气散满。本方由四君、四苓、二陈、泻心等组成，看似药味复杂，实则配伍严谨。

【方六】 真武汤合参麦饮加味《伤寒论》

【组成】 附子（先煎）25克，茯苓、益母草各30克，白芍25克，生晒参、麦冬、五味子、红花、桃仁、生姜、甘草各15克。

【治则】 温肾健脾，活血利水。

【证候】 脾肾阳虚，气滞血瘀。

周身水肿，腰以下肿甚，按之凹陷，或水肿时轻时重，反复不愈，尿少腰痛，畏寒肢冷，纳少便溏，脘腹胀满，舌体淡胖，舌质淡，舌苔白滑，脉沉细，或同时伴有面色晦暗，舌质紫有瘀斑，脉沉涩等。是由于脾肾阳虚无力温运水湿而形成水肿，正所谓“阴水”。

【按语】 方中以附子温肾助阳；生晒参、白术、茯苓、甘草益气健脾；白芍、五味子、麦冬敛阴滋阴；附子、生晒参、白术均为辛燥温热之药，故用敛阴滋阴之剂辅助顾护阴液，以防止其热燥伤阴；高度水肿循环受阻，用益母草活血利水，桃仁、红花活血散瘀，与温热药合用改善血行以及肢体末端循环。药理研究表明益母草有肾毒性，张教授临床大量应用，治愈大量肾病患者，并未发现不良现象。

【方七】 补中益气汤合桂枝茯苓丸化裁补中益气汤《脾胃论》、桂枝茯苓丸《金匮要略》

【组成】 升麻、柴胡各3克，生地12克，当归、党参、苍术、白术、茯苓各15克，陈皮、赤芍、桂枝、丹皮、桃仁各10克，甘草3克。

【治则】 活血利水法，兼以益气。

【证候】 脾肾阳虚,气滞血瘀。

急性肾炎常于劳累,感冒后而复发。病人周身水肿,腰以下肿甚,按之凹陷,反复不愈,尿少腰痛,畏寒肢冷,纳少便溏,脘腹胀满,舌体淡胖,舌质淡,舌苔白滑,脉沉细,或同时伴有面色晦黯,舌质紫有瘀斑,脉沉涩等。

【按语】 气虚挟瘀证,用补中益气汤合桂枝茯苓丸治之,扶正益气,化瘀活血利水。益气方可推动血行,气行则血行,气血通畅则水湿分利,使水肿消失。

【方八】 疏凿饮子加减《济生方》

【组成】 羌活、泽泻各10克,秦艽、茯苓皮、生姜皮、商陆、椒目、大腹皮各15克,槟榔20克海藻、赤小豆、二丑(砸碎)各30克。

【治则】 水热壅结于三焦。

【证候】 湿热壅滞,决渎不利。

周身浮肿,头面肿甚,喘息口渴,口干咽干,小便不利,大便闭结,脘腹胀满,舌质红,舌苔白厚,脉沉数或沉滑而有力,辨证为。

【按语】 三焦为水液代谢的枢纽,三焦功能通调,则水液分布代谢正常,反之感受外邪,饮食内伤,气滞不调,则三焦水湿与热邪郁结不得输布,出现周身上下水肿。本方发表、泻下、利尿三者合用,其中羌活、秦艽发汗解表,开鬼门使水从汗解;大腹皮、生姜皮、茯苓皮辛散淡渗消皮肤之水;商陆、槟榔破坚攻击使水湿从大便排出;椒目、赤小豆、泽泻利水道使水从小便出。全方发汗利小便通大便,表里上下分消其水;海藻、二丑软坚散结攻逐水饮,实践证明,效果满意。

【方九】 八正散合萆薢分清饮加减《太平惠民和剂局方》、《医学心悟》

【组成】 萆薢、瞿麦、冬葵子、益母草、车前子各30克,广木香、石菖蒲、王不留行各10克。

【治则】 清热利水。

【证候】 湿热壅滞,热灼血络。

感染引起急性发作,出现镜下或肉眼血尿,伴有咽痛口苦,甚则口舌生疮,五心烦热,颜面或肢体浮肿,脉滑数,舌质红,苔白黄而干。

【按语】 慢性肾炎急性反复,湿热壅于三焦,以膀胱下焦为甚,故用扶正之法效不显著。当以清热利水法治之,湿热分利,水肿便愈。

(七)泌尿系感染

泌尿系感染泌尿系感染是指细菌侵犯尿路任何一个部位引起炎症的总称。按照感染部位的不同,可分为肾盂肾炎和膀胱炎、尿道炎。慢性及反复感染者可导致肾损害。本症属于中医学“淋证”的范畴。临床表现,以尿频、尿急、尿痛为主,一般伴有寒战、发烧、腰痛、腹痛等。淋证是以小便频数短涩,淋沥刺痛,或小腹拘急,腹痛为特征的一种证候。该病成人与小儿均可发生。

【方一】 王自立清利通淋汤

【组成】 金银花、连翘、黄芩、生地黄、竹叶、白茅根、车前草各15克,甘草5克。

【治则】 利水通淋,清上达下。

【证候】 湿热下注。

咽痛,发热,微咳,渐感腰困乏力,小便淋沥不尽,尿赤,尿热,尿痛,舌红,苔黄腻,脉滑数。

【按语】 水道不利,气化不行,水湿停滞,久而化热,而成湿热,下注膀胱而为淋。因此,治疗上倡导清上源,行气化,利水道,创立清利通淋汤,临床见湿热之淋证而用之,无不奏效。此外,对于急慢性肾小球肾炎、泌尿系结石等,用该方加味治疗有明显的改善临床症状,纠正实验指标阳性的作用。

【方二】 李洁生肾盂清解方

【组成】 通草、黄芩、生大黄、车前草、土茯苓各15克,灯芯草6克,白茅根、石韦、甘草梢各10克。

【治则】 寒凉清热,淡渗通利。

【证候】 湿热下注。

咽痛,发热,微咳,渐感腰困乏力,小便淋沥不尽,尿赤,尿热,尿痛,舌红,苔黄腻,脉滑数。

【按语】 肾盂肾炎,系外阴不洁,湿毒内侵,或醇酒厚味,蓄成湿热,流入膀胱,循经上犯达肾,气化不利。重用黄芩、加栀子、连翘、龙癸;连翘苦寒泻热,辛散湿邪,能引导湿热下行。湿浊偏盛,注重配以渗利之药,如泽泻、滑石、薏苡仁等;腹胀便秘,倍用大黄,加枳实;若尿道痛如刀割,小腹胀急此热结水腑,火邪内炽,李师常加人夏枯草、黄连、木通,以清火导热,散结利尿;兼舌质干裂,苔燥而不润,酌加生地、知母,清热养阴。

【方三】 王静安清淋饮

【组成】 苇根、滑石、扁蓄、瞿麦、草解、前仁、白薇、海金沙、车前草各8克,苏叶12克,桔梗10克,黄连6克,木通、连翘各9克。

【治则】 清热除湿通淋。

【证候】 湿热下注。

咽痛,发热,微咳,渐感腰困乏力,小便淋沥不尽,尿赤,尿热,尿痛,舌红,苔黄腻,脉滑数。

【按语】 方中扁蓄、瞿麦、木通、滑石、萆薢、前仁、车前草除湿通淋,黄连、连翘导赤清热,苏叶、桔梗、苇根开上利下,通水之上源。诸药合用,清热导赤,除湿通淋,故治疗该证效如择鼓。

【方四】 岳美中溶解肾石方

【组成】 金钱草210克(先煎),海金沙30克,滑石(包)12克,甘草3克,怀牛

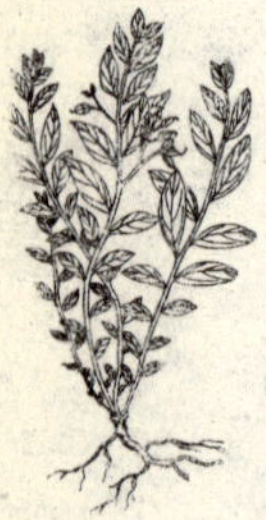

膝10克，石苇60克，车前子(包)15克，茯苓20克，泽泻12克，鸡内金12克，肉桂3克。

【治则】 清热通淋。

【证候】 湿热下注。

咽痛，发热，微咳，渐感腰困乏力，小便淋沥不尽，尿赤，尿热，尿痛，舌红，苔黄腻，脉滑数。

【按语】 结石的治疗不外排石和溶石，直径大于0.8cm则难以排出，需用中药溶解，使结石表面变光滑、变小才利于排出。金钱草煎剂能使尿液变酸性，促使结石溶解。经动物实验证实，金钱草大剂量使用有显著利尿作用且毒性很低。岳老效方利尿通窍，突出特点是金钱草用量达210克之大。

【方五】 程氏萆薢分清饮《医学心悟》

【组成】 萆薢、车前子、石菖蒲各15克，莲子、白术、黄柏、党参、赤茯苓各12克。

【治则】 和中健脾。

【证候】 余邪留恋，脾肾不足。

腰痛隐作，肢体倦怠，劳累后加重，纳食不馨，或仅有低热乏力，尿意频频，舌苔薄白或薄腻略黄。

【按语】 脾肾俱虚者，用五比山药丸加茯苓、滑石、薏苡仁；脾肾阳虚者重在补阳，方选保元汤合大补元煎加减；兼面色虚浮，肢体浮肿，用济生肾气丸化裁。

【方六】 韩臣子调中消石汤

【组成】 生黄芪10～40克，芒硝(后下)3～15克，石苇10～30克，元胡6～12克，鸡内金6～15，沉香(后下)3～8克，白术12克，枳壳12克，生草6克。

【治则】 健脾渗湿。

【证候】 余邪留恋，脾肾不足。

腰痛隐作，肢体倦怠，劳累后加重，纳食不馨，或仅有低热乏力，尿意频频，舌苔薄白或薄腻略黄。

【按语】 湿热者常加黄柏、扁蓄、车前子；气滞血瘀者常加香附、丹参、莪术；脾肾气虚型者加山药、狗脊、胡桃仁；肾阴亏虚者加龟板、知母、女贞子。

【方七】 大补阴丸《诸病源候论·淋病诸候》

【组成】 大生地15克，大熟地30克，败龟版先煎30克，炒黄柏3克，炒知母12克，土茯苓30克，土大黄20克，飞滑石20克，生甘草12克，淡竹叶10克，白通草10克，生黄芪30克，焦四仙各10克，醋柴胡15克，潞党参20克。

【治则】 滋补肾阴，清利下焦，兼以益气升阳。

【证候】 肾阴亏虚，下焦湿热，中气不足。

患者有泌尿系感病史，尿频，尿急，尿赤，尿痛，尿不尽，劳累后尿频加重，腰痛，大便干，发热，面颊红赤，夜半咽干，呃逆，手足热，左侧肾区叩击痛明显，舌红苔黄腻，脉来弦滑而数。

【按语】 隋代对本病的病位及发病机理作了高度明确的概括："诸淋者，由肾虚而膀胱热故也。"张老强调淋证的病位在肾与膀胱，且与肝脾有关。其病机主要是肾虚、膀胱湿热、气化失司。肾与膀胱相表里，肾气的盛衰，直接影响膀胱的气化与开合。淋证日久不愈，热伤阴，湿伤阳，易致肾虚；肾虚日久，湿热秽浊邪毒容易侵入膀胱，引起淋证的反复发作。因此，肾虚与膀胱湿热在淋证的发生、发展及病机转化中具有重要的意义。淋证有虚。

【方八】 仇旭明十味利尿排石汤

【组成】 金钱草30克，茵陈20克，鸭跖草15克，瞿麦12克，海金砂10克，鸡内金10克，木香7克，丹参12克，淮牛膝10克，甘草梢8克。

【治则】 清利湿热、消石排石。

【证候】 肾阴亏虚，下焦湿热，中气不足。

患者有泌尿系感病史，尿频，尿急，尿赤，尿痛，尿不尽，劳累后尿频加重，腰痛，大便干，发热，面颊红赤，夜半咽干，呃逆，手足热，左侧肾区叩击痛明显，舌红苔黄腻，脉来弦滑而数。

【按语】 本方用于石淋，肾阴亏虚，湿热蕴结。虚是本，实是标；在治疗上抓住湿热是本证的主要病机。对湿重于热者加车前草、猪苓；热重于湿者加黄柏、炒栀子；肾阴虚者加阿胶、女贞子；肾阳虚者加补骨脂、菟丝子；气虚者加党参、黄芪、白术；尿血者加小蓟、白茅根；兼有气滞、加山棱、莪术、郁金、乌药；兼有血瘀、结石难化者加桃仁、红花、炮穿山甲，或失笑散。

【方九】 常用左归饮加木槿花、荠菜花、白扁豆花等《景岳全书》

【组成】 熟地黄、山茱萸、枸杞子、茯苓、山药各20克，炙甘草、木槿花、荠菜花、白扁豆花各6克。

【治则】 寒凉清热，淡渗通利。

【证候】 肾阴亏虚，下焦湿热，中气不足。

患者有泌尿系感病史，尿频，尿急，尿赤，尿痛，尿不尽，劳累后尿频加重，腰痛，大便干，发热，面颊红赤，夜半咽干，呃逆，手足热，左侧肾区叩击痛明显，舌红苔黄腻，脉来弦滑而数。

【按语】 肾阴不足，又挟湿热者，其治颇为棘手，若滋补不当，常致湿热留缠，阻碍气机，反有闭门留寇之弊，李师主张即使应用也必补阴剂中择人清利之品。

（八）肾病综合征

原发性肾病综合征是指由大量蛋白尿、低蛋白血症、高度水肿和高脂血症组成的一类临床综合征，许多肾脏病变都能引起，本篇主要指原发性肾病和肾病型慢性肾小球肾炎。其症状主要为浮肿，严重的可发展至全身，乃至出现腹水、胸水甚至心包积液。此外，患者还常感疲倦乏力、肢节酸重、食欲不振，甚至胸闷气喘、腹大腹胀等。

【方一】 银蒲玄麦甘桔汤加减

【组成】 金银花15克,生甘草3克,桔梗3克,薄荷3克(后下),麦冬12克,焦楂曲各10克,白茅根30克。

【治则】 疏风清热利咽。

【证候】 风热侵袭。

慢性肾炎蛋白尿由于风邪侵袭而长期不愈或由于风邪外袭而加重、复发者。尿蛋白仍波动,无浮肿,但咽部不适,口干喜饮、尿黄、舌质红、脉细数。

【按语】 若中气下陷之证明显,见头晕乏力、腹胀下坠、便意频频等,可用健脾升提法,方如补中益气汤。

【方二】 董阶平蛋白尿一号方

【组成】 黄芪18克,防己9克,茯苓9克,白术9克,知母9克,黄柏6克,萆薢24克,石苇15克,芡实15克。

【治则】 通淋导浊,健脾摄精。

【证候】 下焦湿热。

胸脘痞闷、口苦口黏、口干不欲多饮、纳呆、大便溏泄不爽、小便黄赤混浊、或有尿频急而痛、舌红苔黄而腻、脉滑等。

【按语】 董师认为急性肾小球肾炎或急性肾盂肾炎患者出现的蛋白尿多属下焦湿热。

【方三】 清心莲子饮加味

【组成】 黄芪、白花蛇舌草各50克,党参、坤草各30克,地骨皮、麦冬、车前子各20克,柴胡、黄芩、石莲子、甘草各15克。

【治则】 宣肺清热,温肾利水。

【证候】 气阴两虚,兼夹湿热。

病人以蛋白尿为主,不伴有肾功能异常,表现为周身乏力,腰酸腰痛,头晕心悸,无水肿或轻度水肿,手足心热,口干咽干,舌质红或舌尖红,苔白,脉滑或兼有数象。

【按语】 张教授发现肾病综合征初期多表现为气虚阳虚,日久迁延则转而伤阴,“阳损及阴”而形成气阴两伤,治疗一方面要顾及气虚,另一方面也要照顾到阴虚,本方黄芪、党参皆为补气之药,地骨皮、石莲子、麦冬、黄芩、柴胡滋阴清热,用于治疗肾病综合征蛋白尿取其益气滋阴,清热秘精之效。本方虽然治疗气阴两虚,但从药量来看,更侧重于气虚,辨证以气虚为主时用治疗效尤佳,治疗肾病综合征服本方一段时间后,有的病人出现咽干口干,食纳减少,舌尖红,阴伤之象已露端倪,此时可加滋阴清热之品,相应减少参芪用量,否则坚持原方不变,多出现阴虚症状加重,尿蛋白又复增加,临床上常有类似情况出现。

【方四】 参芪知柏地黄汤加减

【组成】 党参15克,黄芪15克,知母10克,黄柏10克,生地15克,山萸肉10克,山药10克,云苓15克,丹皮10克,泽泻10克,砂仁6克。

【治则】 益气养阴佐清利。

【证候】 气阴两虚，兼夹湿热。

病人以蛋白尿为主，不伴有肾功能异常，表现为周身乏力，腰酸腰痛，头晕心悸，无水肿或轻度水肿，手足心热，口干咽干，舌质红或舌尖红，苔白，脉滑或兼有数象。

【按语】 若中气下陷之证明显，见头晕乏力、腹胀下坠、便意频频等，可用健脾升提法，方如补中益气汤。

【方五】 董阶平蛋白尿二号方

【组成】 生地18克，熟地18克，枸杞子12克，知母12克，黄柏6克，当归12克，生龙牡各15克，桑寄生15克，淮山药30克，白薇9克。

【治则】 滋肾健脾。

【证候】 气阴两虚，兼夹湿热。

病人以蛋白尿为主，不伴有肾功能异常，表现为周身乏力，腰酸腰痛，头晕心悸，无水肿或轻度水肿，手足心热，口干咽干，舌质红或舌尖红，苔白，脉滑或兼有数象。

【按语】 董师认为脾主升清，肾主闭藏，体内的精微物质宜升而不宜降，宜藏而不宜泻。若脾气虚弱，肾气不足，则可使精微物质漏泄，出现蛋白尿。而慢性肾脏疾病，尤其是慢性肾炎、肾病综合征的患者蛋白尿明显而持久，多为脾气不足，肾气不固。

【方六】 张琪升阳益胃汤

【组成】 黄芪30克，党参20克，白术、半夏、陈皮、茯苓、泽泻、防风、白芍、生姜各15克，羌活、独活、黄连、甘草各10克，红枣3枚。

【治则】 补气健脾，升阳除湿。

【证候】 脾虚湿浊内阻。

面浮肢肿，倦怠乏力腹胀，身体沉重，纳少便溏，苔白滑，舌质淡胖，脉沉缓。

【按语】 方中党参、黄芪、白术、茯苓与防风、羌活、独活、柴胡合用，补中有散，发中有收，具有补气健脾胃，升阳除湿浊之功效。国内有关单位报道，用祛风药治疗肾病蛋白尿有效，张教授认为风药必须与补脾胃药合用方能取效，取其胜湿升清阳之功，以利脾之运化，脾运健则湿邪除而精微生，于是蛋白尿也随之消除。

【方七】 参苓白术散加味《太平惠民和剂局方》

【组成】 人参10克，茯苓30克，炒白术15克，炙甘草6克，淮山药30克，白蔻仁10克，砂仁6克，焦三仙各10克，莲子肉15克，炒扁豆10克，桔梗6克，茜草10克，泽泻20克，芡实12克，陈皮10克，生薏苡仁30克。

【治则】 分利湿浊，健运脾气。

【证候】 脾虚湿浊内阻。

肾病综合征水肿消退后，脾胃虚弱，清阳不升，湿邪留恋，症见体重倦怠，面色萎黄，饮食无味，口苦而干，肠鸣便溏，尿少，大量蛋白尿，舌质淡，苔薄黄，脉弱。

【按语】 蛋白尿虽有虚象存在，但其虚亦非责之于正气虚，而是由邪气困正、伤正所致,邪不去则正难安,故治疗中应以补益与祛邪并重,切不可专事补涩,否则,越补邪气越恋,越涩病情越重,关门留寇,病终难愈。同时,在行补时,亦重在助其脏用,而非一味补其脏体,从而因势利导,充分调动脏腑之生化机能,以提高其抗病能力。基于此,临证治疗蛋白尿时,刘老师多采用健脾益气、利湿化浊之法,俟邪去正孤、蛋白仍有渗漏者,再以固肾收涩法治之。伴有浮肿者合五皮饮,或用防己黄芪汤合五苓散。

【方八】 知柏地黄汤《医宗金鉴》

【组成】 党参30克,熟地、龟板、女贞子、黄芪各20克,山茱萸、墨旱莲、山药、茯苓、丹皮、泽泻、地骨皮、甘草各15克,知母、黄柏各10克。

【治则】 滋阴降相火,益气固涩。

【证候】 肺肾阴虚。

腰痛腰酸,倦怠乏力,手足心热,心悸气短,头晕耳鸣,尿色黄赤,舌红少苔,脉细数或沉数。

【按语】 肾病综合征蛋白尿日久不消失,尤其是经过大量激素治疗之后,阴虚内热,气虚无力统摄。以知柏地黄汤滋肾阴降相火,参芪益气固涩,蛋白为水谷之精微,补肾收益气固涩,加入龟板与知柏配伍,增强滋阴降火之力,女贞子、墨旱莲、地骨皮滋阴降火对于服大量激素后导致阴虚火旺,肾失封藏之蛋白尿尤为适宜。

【方九】 麦味地黄汤加减

【组成】 麦冬15克,五味子10克,生地30克,山萸肉10克,山药10克,丹皮10克。

【治则】 滋养肺肾。

【证候】 肺肾阴虚。

腰痛腰酸,倦怠乏力,手足心热,心悸气短,头晕耳鸣,尿色黄赤,舌红少苔,脉细数或沉数。

【按语】 此方用于肺肾阴虚。时教授认为,治肺法用于慢性肾炎蛋白尿而有肺经病变者。若肺气虚弱,卫表不固,见有自汗恶风易感冒者,宜益气祛风固表,方如玉屏风散加味;若肺阴不足,而见干咳少痰、音哑咽干而痛、或痰中带血、潮热盗汗等,当益肺养阴,方如麦味地黄汤、竹叶石膏汤等。

(九)心律失常

正常的心律频率为60－100次/分钟(成人),比较规则。在心脏搏动之前,先有冲动的产生与传导,心脏内的激动起源或者激动传导不正常,引起整个或部分心脏的活动变得过快、过慢或不规则,或者各部分的激动顺序发生紊乱,引起心脏跳动的速率或节律发生改变,就叫心律失常。临床表现是一种突然发生的规律或不规律的心悸、胸痛、眩晕、心前区不适感、憋闷、气急、手足发凉和晕厥,甚至神志不清。有少部分心律失常病人可无症状,仅有心电图改变。

【方一】 何立人治心律失常方

【组成】 炙麻黄10克，鹿角片10克，桂枝10克，干姜10克，生熟地各30克，熟附子10克，白芥子10克，炒当归30克，炒党参15克，炙黄芪18克，益智仁15克，知母6克，黄柏6克，桃仁9克，灵芝草9克。

【治则】 温阳益气，化瘀祛痰。

【证候】 心肾阳气不足，兼夹痰瘀。

心悸，背冷痛，胸闷，腰膝酸软，口干，多汗，手足凉，舌质淡，苔白腻，舌边有瘀点，脉细结弦。24小时心电图提示房性早搏及室性早搏，多发于凌晨2时～上午9时，多为室性早搏。

【按语】 “心病，治不得，索之水，水者肾也。“心为火脏，心阳根于肾阳，命火不温心阳，心肾阳气不足，鼓血无力，同时脾失温煦，痰湿内生，寒湿痰瘀胶结于心脉，导致心悸发作。原发于肾，波及心脾，宜心肾同治，兼顾痰瘀，温阳益气治其本，化瘀祛痰治其标。该方由阳和汤加减而成，方中的附子、干姜、鹿角片温肾阳；熟地、知母滋肾阴，阴中求阳；生蒲黄、桃仁化瘀；苦参、玉米须化湿；白芥子、桂枝通络。全方共奏温阳益气，化瘀利湿之功。

【方二】 周次清自拟方

【组成】 党参30克，姜半夏9克，陈皮9克，黄连6克，枳实9克，炒酸枣仁30克，桂枝6克。

【治则】 健脾祛痰，泻火安神。

【证候】 脾虚痰阻，火扰心神。

心悸时发时止，或饱餐后易发心悸，伴胸脘痞满，或胸闷窒塞，脘腹胀满，纳呆，烦躁，失眠、多梦，口干苦，大便秘结，或呃逆，泛酸。舌苔黄腻或白厚腻，脉弦滑者。

【按语】 若冠心病，兼心前区疼痛者加炒延胡索、细辛以活血止痛；如血脉不畅，心脉失养者加川芎、当归、野葛根。若腹胀、呃逆较明显者加木香、砂仁醒脾和胃，调中宣滞。大便稀薄，舌苔白腻者加苍术、茯苓燥湿运脾，通阳化浊。泛酸、胃部灼热者加吴茱萸、煅瓦楞子，与方中黄连共为左金丸清热和胃止酸。虚烦失眠，加知母、夜交藤、合欢皮清心除烦安神。手足心热，心烦，口干，小便发黄者加黄柏、知母潜降阴火。惊悸，心中惕惕不安，胆怯恐惧者加珍珠母。心悸时常发作，较为频繁者加胆南星、石菖蒲清热除痰，化湿和胃，宁神开窍。若自感气短、胸部憋闷者加生黄芪、升麻、知母升举阳气，潜降阴火，调节气火的失调。大便秘结或不畅者加全瓜蒌、何首乌润肠通便。

【方三】 滋补汤加减

【组成】 滋补汤取四君子汤合四物汤去川芎，加官桂、木香、大枣而成。

【治则】 补肾健脾，益气养血。

【证候】 脾肾亏虚。

心悸，既往有心房纤颤。白天次数较少，而于夜间熟睡前似睡非睡时明显增加，伴神疲乏力，焦躁不安，不易入寐，大便稀溏，小便黄，食欲一般。舌质淡红，苔薄少，脉代。

【按语】 心主血，脾统血，心脏血脉中气血之盈亏，实由脾之盛衰来决定。若脾胃功能失司，化源不足，心失所养，则出现心悸怔忡。若心肾不交，可造成心悸。若脾胃已亏，生化无源，日久必可及肾。肾精亏虚，则心血不充，心脉失养；肾阳不足，心阳亦弱，鼓动无力，均可发心悸。脾胃不足者加生炙黄芪、黄精、炒谷芽益气健胃；脾肾阴虚者加枸杞子、麦冬、玉竹滋阴补肾；脾肾阳虚者加附子、干姜、细辛、巴戟天等温阳益肾；如出现心衰征象者则予红人参回阳救逆。

【方四】 周次清心肾两交汤

【组成】 仙灵脾24克，熟地18克，人参9克，白术15克，山萸肉9克，当归9克，肉桂3克，黄连6克，炒枣仁15克，麦冬9克，知母9克，白芥子6克。

【治则】 温肾阳，降心火，交通心肾。

【证候】 脾肾亏虚。

心悸，既往有心房纤颤。白天次数较少，而于夜间熟睡前似睡非睡时明显增加，伴神疲乏力，焦躁不安，不易入寐，大便稀溏，小便黄，食欲一般。舌质淡红，苔薄少，脉代。

【按语】 以仙灵脾、人参、白术配肉桂，温阳以扶阴；熟地、山萸肉、当归、麦冬、知母伍黄连，育阴以涵阳；白芥子通降活络、交通心肾；酸枣仁养心安神。全方共奏调阴阳、和气血、益肾宁心等功效，从而达到水火即济、阴阳相交，使机体自身功能协调。

（十）高血压

高血压是指收缩压或舒张压升高为主要表现的临床综合症，分为原发性高血压和继发性高血压，在高血压患者中前者占95%以上，后者不足5%。血压的升高与冠心病、肾功能障碍、高血压心脏病及高血压并发脑卒中的发生存在明显的因果关系。但人们的血压会受到年龄、性别、种族和其他诸如精神刺激、居住环境等许多因素的影响，因此正常血压和高血压之间的界线很难明确划分。所以，正常血压和高血压的诊断标准多年来一直在修改。最新的诊断标准是收缩压≥19kpa（140mmHg）或舒张压≥12kpa（90mmHg），在尽量减轻或排除各种干扰因素，非同日3次静息血压（静坐5－15min）测量≥140/90mmh克（18.7/12.0kPa）则可诊断为高血压。

高血压病的症状，往往因人、因病期而异。早期多无症状或症状不明显，偶于体格检查或由于其它原因测血压时发现。其症状与血压升高程度并无一致的关系，这可能与高级神经功能失调有关。有些人血压不太高，症状却很多，而另一些病人血压虽然很高，但症状不明显，常见的症状有：头晕，头痛，烦躁、心悸、失眠，注意力不集中，记忆力减退，肢体麻木等。由于高血压可致动脉脑硬化，使血管弹性减退，脆性增加，故容易破裂出血。其中以鼻出血多见，其次是结膜出血、眼底出血、脑出血等。

【方一】 杨少山泻肝汤加减

【组成】 黄芩、山栀、柴胡各9克，炒枳壳、炒二芽、明天麻各10克，杭白芍、杞子、槐米各15克，玫瑰花、制香附、佛手片、绿梅花、甘草各6克。

【治则】 清肝泄火。

【证候】 肝火上炎。

头痛目眩，面赤，心烦易怒，口苦口干，大便秘结，舌红苔黄，脉弦数有力。

【按语】 兼内风加潜降熄风药，如钩藤、龙骨、牡蛎、白蒺藜、珍珠母；兼腹实便秘加大黄、火麻仁、枳实、番泻叶通便；头昏重重用川芎、天麻、菊花等，随证加减。

【方二】 天麻钩藤饮加减

【组成】 明天麻6克，杞子30克，钩藤18克，杭白芍15克，石决明15克，决明子30克，川连3克，炒枣仁、夜交藤各30克，黄芩10克，桑寄生、淮牛膝、生地各15克，丹皮10克，旱莲草15克，女贞子10。

【治则】 平肝潜阳。

【证候】 肝阳上亢。

心烦少寐，面红潮热，头晕头痛，目眩耳鸣，口干，舌红苔黄，脉弦。

【按语】 兼血瘀加活血化瘀之品，如丹参、川芎、当归、桃仁、红花；心阴虚加酸枣仁、远志、二至丸、柏子仁、合欢皮等，以养心安神。

【方三】 杞菊地黄汤加减

【组成】 生地12克，山萸6克，丹皮、泽泻各10克，杞子30克，杭白菊、桑寄生各15克，炒杜仲、明天麻各10克，钩藤12克，川连3克，炒枣仁、夜交藤、淮小麦各30克，化龙骨15克。

【治则】 滋阴潜阳。

【证候】 阴虚阳亢。

眩晕头痛，头重脚轻，心烦失眠，手足心热，耳鸣心悸，舌尖红，苔薄白，脉弦数。

【按语】 兼血瘀加活血化瘀之品，如丹参、川芎、当归、桃仁、红花

【方四】 陈鼎祺平压方

【组成】 天麻、菊花、白蒺藜、夏枯草各10克，钩藤、决明子各12克，寄生、生地各15克，生龙骨、生牡蛎、生石决明、灵磁石各30克。

【治则】 平肝潜阳，养阴熄风。

【证候】 肝肾阴虚，肝阳上亢。

头晕目眩，胸部憋闷，少寐多梦，口苦纳呆，大便稍干，小便偏黄，舌质红，苔薄黄，脉弦数。

【按语】 方中天麻、钩藤平肝熄风，石决明、菊花、白蒺藜、夏枯草、决明子、生龙牡、灵磁石平肝潜阳，桑寄生补肝肾，生地、葛根清热生津。现代药理研究表明，方中诸药均有降压作用。

【方五】 二仙汤合天麻钩藤饮加减

【组成】 仙茅10克,仙灵脾10克,巴戟天10克,天麻10克,钩藤12克,菊花12克,葛根20克,菖蒲12克,当归10克,知母10克,黄柏10克,怀牛膝10克,川芎10克,郁金10克,柴胡10克,枸杞10克。

【治则】 调补阴阳,理气活血。

【证候】 阴阳两虚,气滞血瘀。

头晕耳鸣,颜面肢体麻木,烦躁易怒,手足心热,腰膝酸软,汗出背寒,喜常出气。舌暗红,苔薄黄,脉弦细。

【按语】 患者既有头晕耳鸣、颜面肢体麻木等肝风内动之象,又有手足心热、腰膝酸软、汗出背寒等阴阳两虚表现,还有烦躁易怒、舌暗等气滞血瘀之征,故采用平肝熄风、调补阴阳、理气活血之法,加用活血化瘀药既可治疗瘀血之征,又可预防脑血栓等并发症的发生,还寓“治风先治血,血行风自灭”之意。

【方五】 滋生清阳汤

【组成】 细生地15克,杭白芍15克,寸麦冬10克,川石斛10克,桑寄生20克,山萸肉10克,粉丹皮10克,杭菊花10克,冬桑叶10克,生石决30克,草决明10克,醋柴胡6克,南薄荷6克,灵磁石20克。

【治则】 滋水涵木。

【证候】 水不涵木。

病程长,头痛、眩晕时作时止,耳鸣眼花,五心烦热,口渴咽干,精神萎靡,体力虚怯,腰痛较重,大便或秘。舌红少润,脉弦细或细数。

【按语】 此方用于以头晕为主者。也可用大补阴丸或杞菊地黄汤。

【方六】 守中汤加减

【组成】 红人参6克,炒白术30克,云茯苓10克,细生地15克,杭白芍15克,枸杞子10克,寸麦冬20克,杭菊花10克,白蒺藜10克,夜交藤15克。

【治则】 益气养阴,濡养清窍。

【证候】 气阴两虚。

头晕乏力,少气懒言,心烦口渴,睡眠多梦,大便排泄不畅,舌淡红,苔薄白,脉沉细。

【按语】 此方用于除有阴虚高血压共有的病状外,乏力气短明显者。

【方七】 金匮肾气丸加减

【组成】 熟附片10克,生黄芪20克,川桂枝10克,杭白芍12克,大川芎30克,蔓荆子10克,干薄荷6克(后下),北细辛6克,藁本10克,制水蛭3克,全蝎2克,蜈蚣3克,南红花10克,三七面3克冲。

【治则】 温阳益气,活血通络。

【证候】 肾阳虚弱,瘀血阻络。

面色㿠白少华,语言无力,形寒肢冷,腰腿酸软,大便溏软,小便清长且频。舌淡苔白润，脉沉迟弱。

【按语】 阳虚重者加用二仙汤及巴戟天、补骨脂等。若阳虚症状明显，尺脉弱，舌有津液，不论舌苔黄白，都可重用桂、附。若阳虚症状不重，可少用桂、附，重用黄芪。有痰湿者则为脾肾俱虚，可用半夏天麻白术汤加温阳之品。

【方八】 降压汤

【组成】 钩藤12克，白蒺藜10克，石决明15克，夏枯草15克，黄芩10克，小蓟15克，旋复花6克，代赭石30克，桃仁10克，红花10克，槐花15克，稀签草15克。

【治则】 平肝熄风、苦泄泻火、降气镇逆，活血通络。

【证候】 风逆、火炎、气郁、血瘀。

头痛、眩晕，耳鸣眼花，颜面肢体麻木，烦躁易怒，舌红，脉弦或细数。

【按语】 方由方中重用代赫石、配合旋复花加强镇逆降气之功。用黄芩的苦寒，夏枯草清热散郁，二者合用，共奏苦泄泻火之能。石决明功能平肝熄风，钩藤功在清热平肝，白蒺藜也有平肝降压之功。桃仁、红花活血化癖可使血行通畅。槐花性味苦寒，功能清热平肝、凉血，能增强毛细血管抵抗力、改善毛细血管壁脆性。稀签草、小蓟凉血、通络，药理报道有降压之功。

（十一）冠心病

冠心病是冠状动脉粥样硬化性心脏病的简称。是指供给心脏营养物质的血管－－冠状动脉发生严重粥样硬化或痉挛，使冠状动脉狭窄或阻塞，以及血栓形成造成管腔闭塞，导致心肌缺血缺氧或梗塞的一种心脏病，亦称缺血性心脏病。冠心病是动脉粥样硬化导致器官病变的最常见类型，也是危害中老年人健康的常见病。冠心病急性发作临床上包括以下几种表现：1、猝死。2、急性心肌梗塞。3、心绞痛。4、急性左心功能不全、肺水肿。5、急性心律失常如房颤、多源多型性室性早搏、室性心动过速、室颤、严重窦性心动过缓、高度房室传导阻滞等。6、由于急性心肌缺血、心排血量不足可引起阵发性低血压、晕厥。7、无痛性心肌缺血等。上述表现中以猝死及急性心肌梗塞两种类型最严重。其他表现可以单独出现，亦可以是猝死及急性心肌梗塞的前驱症状或伴发症状。

【方一】 薤白桂枝汤合苓桂术甘汤加减

【组成】 附子（先煎）、桂枝、薤白、枳实、厚朴各9克，白术12克，全瓜蒌15克，丹参、桑枝各30克，甘草6克。每日1剂，水煎服。

【治则】 温阳化霾，通痹活络。

【证候】 心阳痹，经脉不通。

心绞痛发作频繁，胸痛彻背，痛自肩臂内侧传至指端，常感胸闷，心悸，痰多白沫，气短，纳差，畏寒重，下肢浮肿，舌胖润、苔白腻，脉滑。

【按语】 疼痛较剧者加檀香、降香、乳香、郁金各9克，沉香末1.5克，或加麝香少许；阳虚肢冷、脉弱、汗出者加附子9克，肉桂3克，干姜6克，龙骨15克，牡蛎

30 克；阴虚舌光、口干、尿赤、脉微者，加生地、天花粉各 15 克，麦冬、石斛、五味子各 9 克等；气虚气短懒言、肢倦体乏者，加党参、黄芪各 30 克，白参 9 克，或加野山参 3 ~5 克；气阴两虚者则补气药与养阴药同用。又成方炙甘草汤也可加减用之。原方为炙甘草 12 克，白人参、生地、麦冬、阿胶、麻仁各 9 克，生姜 5 片，大枣 5 枚，加瓜蒌 15 克，薤白 9 克，黄酒 1 盅入药。

【方二】 姜春华自拟方

【组成】 附子、仙灵脾、牡蛎、枳壳、菟丝子、五味子各 9 克，黄芪、丹参、酸枣仁各 15 克，夜交藤 30 克。每日 1 剂，水煎服。

【治则】 温肾振阳，宁神定惊。

【证候】 心肾阳虚，神失内守。

心悸、胸闷、气短反复发作，虽盛夏仍畏寒，汗出而怕冷更甚，眩晕无力，睡眠不佳，舌苔灰黑，脉迟缓无力，有时腰酸。

【按语】 本方以附子温阳补火以治心肾阳虚为主药，现代药理证明附子可振奋全身及脏腑生理的功能，增强代谢。附子强心作用显著，可加强心脏的搏动，增加心输出量，并可扩张冠状动脉，使冠心病患者的心肌缺血得到改善。附子配仙灵脾熟地、参、芪等药温壮肾元以振奋心阳，加龙骨、牡蛎、酸枣仁、五味子等，宁神定惊。

【方三】 姜春华自拟方

【组成】 丹参、全瓜蒌、生地各 15 克，薤白、赤芍、当归、桃仁各 9 克，红花、川芎、檀香各 6 克，川椒 1.5 克。每日 1 剂，水煎服。

【治则】 活血化瘀，舒心络而通心脉。

【证候】 心血瘀滞，寒凝营热互阻，脉行不畅。

心悸、胸痛，伴胸闷，头痛，手抖指红，大便有时秘结，有时日行 2 次，胃纳差，唇紫舌绛、苔白腻、舌边有瘀点，脉弦结（脉率 42 次/分，有不规则间歇）。

【按语】 凡冠心病，症见胸痛，胸闷，唇紫，舌绛边有瘀点，脉迟涩或结代，不论寒热虚实，必有血脉运行障碍或瘀血搏结脉络的病因。此时血瘀为主要矛盾，治法首推活血化瘀，舒心通脉，再参以寒热虚实辨证配伍，常能使心脉畅通，心律恢复正常。

【方四】 炙甘草汤加味

【组成】 炙甘草 12 克，白人参、生地、麦冬、阿胶、麻仁、薤白各 9 克，瓜蒌 15 克，丹参 30 克，生姜 5 片，大枣 5 枚，黄酒 1 盅入煎。每日 1 剂，水煎服。

【治则】 益气养阴，通阳散结。

【证候】 气阴两虚。

适用于冠心病心绞痛气阴两虚，症见少气乏力，心悸气急，胸闷胸痛，口干舌燥，舌光红、无苔，脉弦细结代，治宜益气养阴，通阳散结。

【按语】 方用炙甘草汤合瓜蒌薤白白酒汤加丹参。盖用炙甘草甘温益气，缓急养心为主；参、枣益气补脾养心；辅以生地、麦冬、阿胶、麻仁滋养阴血；再加瓜蒌薤白白酒汤通阳散结；佐以大剂量丹参益气活血，以畅血行，疗效满意。

【方五】 姜春华自拟方

【组成】 附片、薤白、枳实、厚朴、茯苓、姜半夏、白术各9克，白人参、桂枝、陈皮、甘草各6克，全瓜蒌15克，丹参30克。每日1剂，水煎服。

【治则】 温化痰饮，宣畅心脉。

【证候】 寒痰停滞，心脉瘀阻。

痰多气短，畏寒重，胸中痞满，纳呆食少，头晕无力，舌苔厚腻，脉滑。

畏寒重，舌淡、苔白厚腻，脉缓滑。

【按语】 冠心病心绞痛有寒痰凝聚，用附桂温补心肾，与益气药同用温阳益气，则离照当空，阴霾自散，配伍苓桂术甘及二陈汤温化痰饮，配伍枳实薤白桂枝汤行阳开痹，加大剂量丹参宣畅心脉，终获良效。

【方六】 温胆汤加参方

【组成】 橘红6克，法半夏10克，茯苓12克，甘草5克，枳壳6克，竹茹10克，党参15克，丹参12克，豨莶草10克。

【治则】 补气健脾，化痰散瘀。

【证候】 气虚痰浊。

心悸气短、胸闷、善太息、精神差，舌质胖嫩、舌边见齿印，脉弱或虚大等气虚的证候；或同时兼有舌苔浊腻，脉滑或弦及肢体困倦、胸闷痛或有压迫感等痰浊的外候。

【按语】 方中党参补气扶正；丹参活血化瘀，温胆汤除痰利气，条达气机。邓老使用该方时，喜用橘红代陈皮以加强开胸之力；轻用竹茹，不在清热，意在除烦宁心，降逆消痞；用枳壳代枳实，意在宽中又防枳实破气伤正。因本病是标实本虚之证，只顾通阳，并非久宜，故加参益气固本，标本同治，不但补益了心气，而且可使“气顺则一身津液亦随气而顺矣”。该方用党参一般不超过15～18克，多用反致补滞，不利于豁痰通瘀。

【方七】 增率汤

【组成】 炮附子10克，淫羊藿10克，细辛3克，黄芪18克，川芎10克，党参12克，当归10克，枸杞子10克。

【治则】 温肾助阳，活血通络。

【证候】 阳虚血瘀。

冠心病缓慢型心律失常。常见心慌胸痛，心胸憋闷，气短息促，头晕乏力，畏寒肢冷，唇色紫暗，舌体胖嫩，舌质淡红，脉沉细、迟或结代。

【按语】 认为病属肾阳亏虚、心血瘀阻，予以附子、淫羊藿温阳补肾、散寒通脉；脾为后天之本，肾阳虚可以累及脾阳，加入黄芪、党参补脾益气、温运脾阳；佐以川芎活血化瘀，标本兼顾；老师选方用药注重阴阳互补，故投当归、枸杞子补血养阴。诸药合用，使肾阳得复，心阳旺盛，气血流畅，心有所养，则悸痛自止。

【方八】 定心汤

【组成】 何首乌12克,延胡索10克,三七粉(冲)3克,苦参15克,珍珠粉(冲)3克,炒酸枣仁15克,淫羊藿6克。

【治则】 滋阴补肾,活血复脉。

【证候】 阴虚血瘀。

用于冠心病快速型心律失常。常见心慌心烦,胸痛阵作,胸闷气短,口干盗汗,腰酸乏力,头晕耳鸣,舌质暗红,少苔或无苔,脉细数、促或疾。

【按语】 投予何首乌、黄精滋阴补肾;延胡索、三七粉活血化瘀、通经止痛;苦参、珍珠母、炒酸枣仁清心安神;淫羊藿温肾壮阳、通行经络。强调,临证用药应始终注意补不助邪,补之能受,方为允当。因此,以上诸药配伍,育阴而无滋腻之弊,通降而无燥烈之偏,通过滋肾济心、祛瘀通络、宁心安神,使肾阴得复,心血渐充,则心能自守,神能自安,悸忡能除。

【方九】 柯雪帆自拟方1

【组成】 全瓜蒌、丹参、当归、山楂各15克,薤白、川贝母、熟附片各10克,赤芍30克。

【证候】 脉络不通。

心律紊乱,胸痛胸闷,喘、短气,头昏乏力,咳嗽吐白痰,舌质淡红边有瘀点,苔白厚腻,脉结代。

【按语】 若胸闷短气者加党参、麦冬、五味子;心悸怔忡加柏子仁;心前区闷痛,加石菖蒲、檀香;心痛彻背,背痛彻心加赤芍、白芍、丹参、乳香;血压升高者加天麻、生龙骨。

【方十】 柯雪帆自拟方2

【组成】 全瓜蒌、赤芍、白芍、茯苓、炒山楂各15克,丹参、太子参各30克,桃仁、红花、炒枳壳、郁金、麦冬、五味子、炙甘草各10克,熟附片3克。

【治则】 活血化瘀、调畅气机。

【证候】 血瘀气滞。

胸闷刺痛,频频发作,气短心悸,头昏身倦,面色晦暗,精神抑郁,舌质暗红或边有瘀点,苔薄白或薄黄,脉沉弦、涩或促或结代。

【按语】 若瘀血胁痛甚者加乳香、没药、玄胡;胸闷有窒息感者加川朴、苏梗、郁金;有热象者加川连、葛根;心阴虚损者加人参、麦冬、五味子。

【方十一】 柯雪帆自拟方3

【组成】 炙甘草、人参各10克,全瓜蒌、生地、龙骨各15克,阿胶12克,牡蛎30克,桂枝3克,熟附片6克。

【治则】 滋阴养血、通阳复脉。

【证候】 气阴两虚。

心悸气短,脉结或代。

【按语】 胸闷太甚者，加沉香、郁金、薤白等通阳利气、宽胸散痹；胸部刺痛，舌质紫暗，可加三七参、赤芍以活血散瘀、通络止痛；心烦不寐，口糜生疮，舌质红绛，心火太旺者加丹皮、竹叶、玄参育阴养血，清火除烦；甚者加黄连，苦寒直折火势；停搏明显者加玳瑁、龙骨；失眠不安加酸枣仁、琥珀；血压高者加钩藤、豨莶草。

【方十二】 养心通脉饮

【组成】 人参10克（或党参30克），黄芪20克，麦冬10克，五味子10克，白芍15克，丹参15克，赤芍15克，当归15克，檀香3克（后下），桂枝10克，木香3克（后下），炙甘草10克。

【治则】 养心通脉。

【证候】 心脉绌急，气虚血瘀。

胸痹心痛，体倦乏力，脉弱。

【按语】 方中人参大补元气，为君药；黄芪助人参以加强补气作用，为臣药；参芪合用，俾脾气、肺气、心气、元气皆旺，则气行血行，以达气虚血瘀，心脉瘀阻到“气通血活，何患不除”的治疗效果。生脉合黄芪，其益气之力更强，有益气复脉之功效。丹参、赤芍、当归活血化瘀，通脉止痛；白芍合甘草，酸甘化阴，柔肝缓急止痛，对于心脉绌急不通及/或心失所养，发为胸痹心痛者尤宜。桂枝、木香、檀香有芳香温通，行气止痛及解痉止痛之功诸药合用，共奏益气活血，通脉止痛之功。

【方十三】 路志正方

【组成】 藿香、苏梗、半夏、瓜蒌、石菖蒲、竹茹各10克，丹参12克，郁金9克，旋复花、枳壳、泽泻各6克。

【治则】 芳香化浊，涤痰祛瘀。

【证候】 痰瘀互结，心脉痹阻。

心前区呈阵发性痛疼，闷气短，心慌心悸，四肢乏力，腹胀便稀，舌质暗淡、苔白腻，脉沉细。

【按语】 气血阴阳两虚者，加生脉散，或加黄芪15克、当归10克；阴寒胜者，加制附子、桂枝各10克；高血压阳亢者，加钩藤10克、草决明20克、白蒺藜12克；下肢水肿者，加猪苓12克，大腹皮、大腹子各10克；大便干结者，加火麻仁15克，川厚朴、桃仁、杏仁各10克；妇人伴肝郁者，加绿萼梅12克，玫瑰花10克。方中选用藿香、苏梗芳香化浊；半夏、瓜蒌开胸化痰；菖蒲、竹茹和胃化痰；丹参、郁金理气活血；旋复花、枳壳理气化浊；泽泻佐使利小便，使湿有去路。

（十二）风湿性心脏病

风湿性心脏病系风湿热后遗症，是因急性风湿热引起心脏炎后，遗留下来并以瓣膜病变为主的心脏病。临床表现是病变的瓣膜区出现相应的心脏杂音；心室、心房增大，后期出现心功能不全等。是我国最常见的心脏病，在成人心血管疾病中，本病约占40%，多数病人为20至40岁的青壮年，女性稍多。临床上以单纯二尖瓣病变最为常见，占70%至80%，二尖瓣合并主动脉瓣病变次之，占20%至30%。

二尖瓣狭窄者，青壮年有见湿热病史，心功能代偿期可无症状，失代偿后，出现活动后气短、心悸，阵发性呼吸困难。严重时端坐呼吸，咯血等，晚期出现右心衰。明显二尖瓣面容（两颧及口唇紫红，心尖部触到舒张期震颤）。二尖瓣关闭不全者，心功能代偿期可无症状，一般可心悸、活动后喘促、疲劳，乏力，咯血等左心功能不全。后期出现右心功能不全症状，如肝大，下肢浮肿。体征明显，心尖部可见搏动增强及触到有力的局限性抬举样冲动，叩诊心界向左下扩大。主动脉瓣狭窄者，重症者出现头昏，甚者晕厥，心绞痛，心律失常，甚或猝死。晚期出现呼吸困难、咳嗽、咯血等左心功能不全症状，体征为主动瓣区听到响亮粗糙的吹风样收缩期杂音，向颈部传导，并伴有收缩期震颤等。主动脉关闭不全者，失代偿期可见心悸、头部有振动感，偶有心绞痛，重者出现阵发性呼吸困难，咳嗽等左心衰竭的表现。颈动脉及足背动脉搏动明显，心尖瓣搏动增强，向左下移位，呈抬举性。

【方一】　周次清方

【组成】　党参30克，姜半夏9克，陈皮9克，黄连6克，枳实9克，炒酸枣仁30克，桂枝6克。

【治则】　健脾祛痰，泻火安神。

【证候】　脾阳不振，痰浊内盛。

心悸时发时止，或饱餐后易发心悸，伴胸脘痞满，或胸闷窒塞，脘腹胀满，纳呆，烦躁，失眠、多梦，口干苦，大便秘结，或呃逆，泛酸。舌苔黄腻或白厚腻，脉弦滑者。

【按语】　党参入脾经，善补中气，常用于中气不足、中气下陷证，能健脾益气，升举清阳。姜半夏为燥湿化痰，温化寒痰之要药，尤善治脏腑之湿痰。辅以陈皮化痰，使气顺痰降，气化则痰消，和中健脾，共收燥湿化痰、理气和中之效。

【方二】　银翘白虎汤加减

【组成】　金银花藤60克，连翘15克，生石膏60克，知母15克，薏苡仁30克，苍术15克，黄柏12克，防己15克，生甘草6克。

【治则】　清热解毒、化湿通络。

【证候】　热重于湿。

发热重，恶寒轻或无恶寒，汗多，汗出热不解，口苦粘腻而渴，或关节红肿热痛，拒按喜凉，尿黄赤，便秘，舌质红苔黄腻，脉弦滑数。

【按语】　有皮肤红斑结节者，加生地黄30～60克，牡丹皮15克，赤芍15克，丹参30克；上肢关节疼痛，加桑枝、姜黄、防风；下肢关节疼痛，加川牛膝、川木瓜等。

【方三】　白虎汤合三妙散加减

【组成】　生地黄30～60克，知母12克，苍术20～30克，防己15克，薏苡仁30克，木瓜15克，川牛膝15克，茯苓30克，金银花藤30克，滑石15克，甘草6克。

【治则】　湿清热、通经活血。

【证候】　湿重于热。

发热轻，恶风寒，身困痛重浊，头胀痛如裹，胸闷纳呆，渴不欲饮，关节肿痛轻，舌质红苔白腻或微黄，脉弦滑或滑缓。

【方四】 回阳救逆方1

【组成】 人参10克，附子30克，肉桂3克，炮姜30克，山茱萸10克。

【治则】 回阳救逆、祛瘀利水。

【证候】 心脾肾阳虚、水瘀互阻。

心悸气逆喘促，冷汗淋漓，重度水肿，面色瘀暗，胁下痞块，舌苔白而湿润，脉疾速而结代。

【方五】 回阳救逆方2

【组成】 人参10克，白术15克，干姜15克，附子30克，肉桂3克，茯苓30克，泽泻30克，丹参30克，红花15克，五灵脂10克，蒲黄10克，葶苈子30克，大枣5枚。

【治则】 回阳救逆、祛瘀利水。

【证候】 心脾肾阳虚、水瘀互阻。

心悸气逆喘促，冷汗淋漓，重度水肿，面色瘀暗，胁下痞块，舌苔白而湿润，脉疾速而结代。

【方六】 活瘀定心汤加味

【组成】 当归15克，丹参30克，川芎15克，红花15克，五灵脂10克，葶苈子15克，车前子15克。

【治则】 活血化瘀。

【证候】 心肺瘀阻。

心悸气短，胸闷喘促，早期二尖瓣面容，甚则面色瘀暗，口唇发紫，舌有瘀点，脉细。

【按语】 兼气阴不足者，加生脉散。

【方七】 温阳健脾方

【组成】 红参10克，白术15克，茯苓10克，附子15克，桂枝15克，猪苓15克，泽泻15克，葶苈子15克，丹参30克，鳖甲15克，红花15克，大枣5枚。

【治则】 温阳健脾、活血利水。

【证候】 心脾阳虚、血瘀内停。

心悸惊惕，气短喘促，呕恶胀满，胁下痞块，下肢水肿，形寒便溏，口唇青紫，面色瘀暗，舌质淡或瘀斑。

【方八】 生脉散合桃红四物汤加减

【组成】 人参（或红参、生晒参）6克（另煎），麦冬10克，五味子10克，黄芪30克，焦术10克，茯苓30克，当归10克，川芎10克，桃仁10克，红花10克，赤芍10～

20克。

【治则】 益气养血,活血化瘀。

【证候】 气阴两虚、瘀血阻滞。

心慌、胸闷、喘气,稍劳即发,舌质紫红,两边瘀斑,苔白滑,脉弱无力。

【方九】 真武汤合桃红四物汤加减

【组成】 制附片10克,人参(或红参,生晒参、太子参)6克,茯苓30克,赤白芍各10克,干姜10克,焦术10克,当归10克,红花10克。

【治则】 温通心肾,活血化瘀。

【证候】 心肾阳虚、瘀血阻滞。

心慌、胸闷、喘气,稍劳即发,双下肢浮肿,关节酸胀,肢端厥冷,舌质紫红,两边瘀斑,苔白滑。

【方十】 真武汤合生脉散、桃红四物汤加减

【组成】 黄芪30克,人参6克,麦冬10克,五味子10克,制附片10克,焦术10克,茯苓30克,当归10克,川芎10克,赤白芍各10克,红花10克,干姜10克。

【治则】 阴阳双补,补气散瘀。

【证候】 阳衰阴弱、气虚血瘀。

心慌、胸闷、喘气,稍劳即发,尚可平卧,右胁下疼痛不适,双下肢浮肿,关节酸胀,肢端厥冷,舌质紫红,两边瘀斑,苔白滑。

【方一】 吴雅恺方3

【组成】 柴前胡各10克,黄芩10克,党参10克,法半夏10克,炙草3克,全瓜篓30克,玄参10克,石膏20克,银花30克,连翘30克,葛根20克,淡竹叶20克。

【治则】 清热化痰,和解少阳。

【证候】 风热病毒,内袭心营。

胸满胸痛,心烦心悸,口苦咽干,或寒热往来,头晕.苔白,脉弦滑数。

【方一】 邵念方自拟方

【组成】 生黄芪45克,党参20克,麦冬30克,赤芍12克,木香6克,当归、桃仁、红花各12克,丹参24克,砂仁10克,茯苓30克,葶苈子12克,厚朴、北五加皮各10克,桑白皮15克,前胡12克,生山楂18克,炙甘草3克。

【治则】 益气活血利水,佐以理气。

【证候】 痰血瘀,水饮内停。

胸闷、憋气,胸痛,全身无力,基本卧床不起,动则喘促,心慌,纳少,双下肢浮肿,舌淡黯苔白,脉细弱结代。

【按语】

(十三)心力衰竭

心力衰竭简称心衰,是指心脏代偿能力显著减弱,不能有效地将静脉回流的血

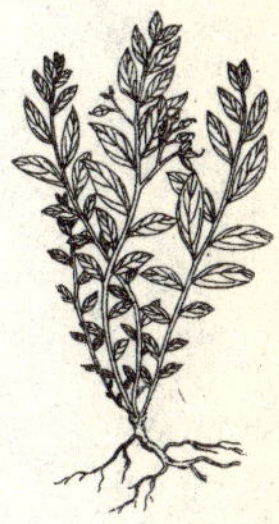

液排出，以致于心输出量的减少，不能满足人体代谢的需要。心衰早期常常是一侧心脏发生衰竭，因此可分为左心衰和右心衰以及发展到后期的全心衰竭。左心衰竭主要临床表现为疲乏无力，呼吸困难，夜间睡眠常须垫高枕头，不然就感到憋气，甚至熟睡时突然憋醒。右心衰竭最常见的症状为右上腹部饱胀，便秘，食欲不振，恶心呕吐，夜尿增多或减少，双下肢浮肿，且下午明显。全心衰竭的临床症状是左、右心衰的综合表现。

【方一】 **禹功散**

【组成】 黑牵牛 120 克，茴香 30 克，炒后研为细末，以生姜自然汁调 3 ~ 6 克，临卧服。每日 1 剂，10 天为一疗程。

【治则】 逐水通便，行气消肿。

【证候】 水湿壅盛。

尿少，每日尿量少于 100 ~ 300ml，均有不同程度的下肢水肿，肝大，腹胀喘满，大便秘结，小便不利，脉沉有力或脉沉弦数。口唇发绀，舌质紫暗、苔腻，颈静脉充盈，超声心动图、胸片、心电图示右心房、右心室匀肥大，B 超肝大，血尿常规检查均异常，血中 K^+、Na^+、Cl^- 均有不同程度改变。

【按语】 配以针灸治疗，取水分、关元、内关、太溪、太冲透涌泉、足三里、心俞、膻中、人中等。平卧或俯卧。放松形神，调匀呼吸。补法进针，得气后导引入静（意守关元，或命门）。留针 15 分。

【方二】 **消水汤合真武汤加减**

【组成】 炒白术 9 克，桂枝 5 克，生黄芪 30 克，川椒目 9 克，山海螺 30 克，黄芩 12 克，制附片（先煎）6 克，赤芍 10 克，生姜 3 片，鱼腥草 30 克，桔梗 9 克，生甘草 5 克，炙葶苈子 15 克，猪苓 12 克，茯苓 12 克。

【治则】 补脾益肾，通阳利水。

【证候】 脾肾阳虚。

肺心病，有咳喘病史，间有周身浮肿，复因外感加重，呼多吸少，胸闷气促，动则尤甚，咳嗽痰多，心悸，唇显紫绀，舌胖淡暗，苔白滑，脉虚滑。胸部摄片示心影增大。

【按语】 肾阳衰微，肾不化气，气不化水，水湿内停，泛溢肌肤，上逆心肺，故以消水汤合真武汤加减，以温补脾肾，通阳利水，使阳气得复，阴水得化，加鱼腥草、桔梗、甘草、黄芩、山海螺以清热解毒，祛痰止咳，使肺气得以宣降，水道得以通利，水肿消退，喘息平缓。

第二章　外　　科

一、症状

(一)皮肤瘙痒症

皮肤瘙痒症是以半身或全身皮肤瘙痒为主要症状的疾患,可伴有搔后皮肤发红、脱白屑或出现小丘疹,或伴皮肤粗糙,甚或皮肤苔藓样变。

【方一】 荆防四物汤

【组成】 荆芥3克,防风3克,蝉蜕4.5克,白蒺藜9克,连翘9克,双花9克,赤芍9克,生地9克,黄芩4.5克,花粉9克,丹皮3克,麻仁9克。

【治则】 散风清热,凉血润燥。

【证候】 阴血不足,复感风邪。

全身皮肤干燥作痒,搔之即起红线,遇风则重,两目干涩,久治不愈,多饮,大便干燥,小便色黄,面色赤,两目眦有溃烂。

【按语】 皮肤瘙痒划痕症,是以皮肤瘙痒,搔之皮肤高起、色红有痕如红线为主症,现代医学多认为系皮肤过敏。祖国医学认为,肺主皮表,心主血脉,若风热相搏,郁于皮毛,或风热伤及皮肤,或因血热、血燥、湿热郁于血分,都可致病。治疗方面,因风热者应散风清热,因血热者应凉血清热,因血燥者应滋燥养营,因湿热者应清化湿热,分别施治。吴老认为,本例除皮肤瘙痒划痕外,兼见两目干涩、充血、目眦溃烂、饮水较多、大便干涩等症,因而可知内由阴血不足,津亏液少,外因风热相搏,郁于皮表而发病,故方中以荆芥、防风、蝉蜕、白蒺藜、连翘、双花、黄芩散风清热,生地、赤芍、丹皮、花粉、麻仁凉血润燥,药后而愈。由此可见,体质不同,病变多端,不可徒执成方,应审慎辨症,法随症转,药因症用,机动灵活,才能疗效显著。

【方二】 加减三土一钻方

【组成】 生地15克,赤芍9克,丹皮9克,白鲜皮12克,紫草9克,皂角刺9克,土茯苓30克,土牛膝15克,苍术9克,陈皮6克,钻地风9克。

【治则】 养血润燥,祛风利湿。

【证候】 风湿郁于肌肤。

下肢皮肤瘙痒,甚则累及全身,搔后皮肤脱白屑或出现小丘疹,秋季发病,春后缓解,夜寐不安,舌红苔黄腻稍干,脉弦。

【按语】 “加减三土一钻方”源自“三土一钻方”,其方组成为土茯苓、土牛膝、土贝母、钻地风;该方系采自赤脚医生交流处方,对于治疗风疹效果颇好,此在临床治疗皮肤瘙痒症病人中，辨证施治，加减化裁：生地、赤芍、紫草、皂角刺，养血活血，清热祛风湿；苍术、陈皮，健脾化湿。划痕症明显者，加水牛角30克。

【方三】 加减止痒全虫方

【组成】 全虫6克，皂刺12克，猪牙皂角6克，刺蒺藜15克，炒槐花15克，炒枳壳9克，苦参6克，荆芥6克，蝉蜕6克，威灵仙12克，白鲜皮30克，紫草根9克。

【治则】 除湿解毒，熄风止痒。

【证候】 风湿内侵，结为湿毒。

全身皮肤瘙痒，搔后皮肤发红，不起风团，影响入睡，皮肤粗糙，部分苔藓样变。

【按语】 引起瘙痒的因素比较多，治疗比较困难。赵老医师认为，瘙痒多由风、湿、热、虫而诱发，也有血虚所引起者。属于风盛者，常表现为走串无定，遍身作痒；属于湿盛者，常表现为浸淫四串，流津淋漓，糜烂结痂；属于热盛者，皮肤隐疹，焮红灼热；属于湿热生虫者，皮损界限明显，痒感如虫行，而且容易传染；属于血虚者，皮肤干燥，变厚而作痒。发于上部者多兼风邪，发于下部者多兼湿邪。皮疹鲜红表浅，泛发全身者，属于阳症、表症；发疹色暗淡较深者，多属于阴症、里症。本方除湿解毒、熄风止痒，用于风湿内侵，结为湿毒。

(二)脱发

脱发症，临床常见有呈圆形斑点而脱者，也有由头痒屑多，大片稀疏渐至光秃者，现代医学皮科称为圆形脱发(也名斑秃)、脂溢性脱发。

【方一】 加味养血生发汤

【组成】 生地15克，熟地15克，鸡血藤15克，首乌藤15克，生黄芪30克，川芎9克，白芍15克，明天麻6克，冬虫夏草6克，旱莲草9克，桑椹15克，木瓜6克。

【治则】 滋补肝肾，养血生发。

【证候】 肝肾不足，血虚脱发。

头发脱落，头皮光秃，偶痒，不脱屑，伴有眉毛、睫毛脱落，不思饮食，夜寐不安，多梦，舌苔薄白而黄，舌质淡红，脉缓弱无力。

【按语】 斑秃，中医称之为“油风”，表现为毛发成片脱落，头皮色白而光亮，有时有轻痒感，或无任何自感症状。此多因阴血不足，肝肾虚亏，心肾不交，血虚不能荣养肌肤，腠理不固，风邪乘虚而入；其发为血之余，风盛血燥，发失所养则脱落。此例乃肝肾阴虚，心肾不交，气血不和而致脱发，方中生地、熟地、首乌藤、白芍、桑椹、旱莲草、冬虫夏草养血滋补肝肾；生芪、川芎益气固表，活络；天麻、木瓜散风，镇静。

【方二】 三物汤合柏莲丸加味

【组成】 生地9克，当归9克，赤芍9克，元参9克，炒知母9克，花粉9克，菊花9克，牛膝9克，连翘9克，水煎服

丸药：侧柏叶60克，当归30克，旱莲草30克，花粉20克，元参15克，共为细末，炼蜜为丸。如梧桐子大，早晚各服20丸。

【治则】 滋阴和阳，凉血润燥。

【证候】 阴虚阳亢，精血不足。

头皮作痒，搔之脱发，眉须稀疏，略有脱落，伴眩晕，目干涩，夜眠不宁，咽干喜饮，大便干燥。

【按语】 祖国医学认为，毛发荣悴与肝肾冲任盛衰密切相关。冲任二脉下连肝肾，上隶胃心，毛发生长，有赖于精血足，冲任脉盛。若肝肾不足，精血虚少，冲任脉衰，毛发失荣，则易脱落而不生。故吴老医师治疗圆形脱发，用滋补肝肾，以养冲任，并佐以凉润；治疗头痒屑多、毛发稀疏渐至光秃者，用内外兼治，内用滋阴凉血，益肾润燥，外用疏散风热，去屑止痒洗剂，获取良效。治疗阴虚阳亢，精血不足，吴老以滋阴和阳，凉血润燥用汤剂，滋肝肾养冲任用丸剂，如此汤丸并进，发眉复生。

【方三】 **加减首乌散化裁**

【组成】 丹参30克，玉竹30克，生地30克，何首乌30克，石菖蒲15克，苦参18克，蔓荆子12克，荆芥穗12克，威灵仙24克，菊花30克，山萸肉15克。

共为细末，炼蜜为丸，如梧桐子大，早晚各服20丸

【治则】 滋补肝肾，荣养毛发，疏风清热，除斑止痒。

【证候】 肝肾不足，冲任失常，血虚风热，皮毛不荣。

头部点状脱发，逐渐扩大，甚至眉、须及阴毛全部脱落，作痒畏冷，夜卧多梦，惊悸不安，饮食、二便均正常，面色褐黄，舌苔淡黄裂纹，质边赤，脉沉细弦长。

【按语】 肝肾不足，冲任失常，血虚风热，皮毛不荣导致毛发脱落，白斑作痒，吴老医师以滋补肝肾，荣养毛发，疏风清热，除斑止痒方剂，配丸药常服，久病缓治取效。

【方四】 **新制生发汤**

【组成】 制首乌24克，熟地15克，侧柏叶15克，黄精15克，枸杞12克，骨碎补12克，当归9克，白芍9克，红枣5枚，水煎服，每日一剂，一个月为一疗程

【治则】 补肾精益肝血。

【证候】 肝血不足，肾精虚衰。

脱发日久，头发稀疏，心情抑郁，影响工作及生活志趣。

【按语】 制首乌、熟地、黄精、枸杞、当归、白芍、红枣以滋补肝肾、养血生发；侧柏叶、骨碎补均有生发之效。

【方五】 **班秀文经验方**

【组成】 山栀子9克，丹皮9克，生地15克，荆芥穗3克，麦冬12克，玄参15克，川红花2克，白茅根6克，藕节15克，旱莲草15克，生甘草3克。

【治则】 增液养阴、凉血通络。

【证候】 阴虚血热。

头发成片脱落日久，光秃处皮肤变薄，无疼无痒，时有头晕，夜寐不佳，舌边尖红，苔薄白带黄，脉弦数。

【按语】 山栀子、丹皮凉血清热，生地、麦冬、玄参增液养阴，荆芥穗祛风，红花活血，白茅根、藕节、旱莲草凉血通络，甘草调和诸药，共奏增液养阴、凉血通络之效。

【方六】 朱仁康经验方

【组成】 生地黄60克，山药60克，枸杞子60克，女贞子60克，桑椹子60克，神曲30克，旱莲草30克，何首乌60克，当归60克。

共为细末，炼蜜为丸，每丸重9克，日服二次，每次一丸

【治则】 滋肝养肾，养血消风。

【证候】 血虚生风。

突受惊吓，头发成片脱落，累及眉毛、胡须、腋毛、阴毛全部脱光，失眠多梦，情怀不畅，舌质淡少苔，脉细数无力。

【按语】 脱发成因包括血虚生风、血热生风、瘀血阻滞等三种类型，其中以血虚生风者为多见，亦有因病后、产后气血大亏，血不上潮而发失所养者。临诊之际，亦可归诸血虚生风中，可佐以补气药，如八珍、十全皆可选用。属血热生风者，多见于青少年，除局部皮损外，尚有舌质红绛、舌苔薄黄、脉象细数等证，当用凉血清热法。若有瘀血阻滞者，证属瘀血不去，新血不生，血不养发而致，除局部皮损外，尚有头皮刺痛拒按，脉细涩，舌质紫黯等证，当用活血祛瘀法，如通窍活血汤等皆可选用。

（三）腰腿痛

主要指腰部疼痛，或腰痛及腿，转侧不利，甚或行走不便等症。

【方一】 仿肾著汤加味

【组成】 生白术9克，茯苓9克，干姜1.5克，生甘草3克，炒杜仲9克，炒川断9克，清半夏9克，陈皮4.5克，制香附9克，川牛膝9克，通草4.5克，水煎服

【治则】 温脾、利湿、祛寒。

【证候】 寒湿痹阻。

腰下冷痛日久，伴侧卧不能转身，行则沉重无力，两腿酸软，晨起时疼痛更为明显，恶冷食，大便溏，舌苔灰白，脉沉弦迟。

【按语】 以肾著汤原方加苍术燥湿健脾，加半夏、陈皮、香附和中行气，加牛膝、木瓜通络下行，加通草淡渗利湿，诸药共用，以奏温脾利湿祛寒之效。

【方二】 仿真武汤加减

【组成】 炒杭芍12克，茯苓9克，生白术9克，附子1.5克，当归6克，川牛膝9克，菟丝子9克，丝瓜络9克，生甘草3克，台参6克，水煎服

【治则】 散寒、健脾、燥湿，佐以通络。

【证候】 脾肾两虚，寒湿痹阻。

得病数年，右腿酸痛，经常牵扯腰胯疼痛，时感筋急无力，畏寒喜暖，阴雨沉重，不耐久坐，大便偏干，舌苔薄白，质淡润，脉左沉细弦长，右沉细缓。

【按语】 真武汤温阳利水，主治肾阳衰微，水气内停，小便不利，四肢沉重疼

痛，或肢体浮肿，苔白，不渴，脉沉者。吴老医师借其温肾散寒除湿之意，治疗寒湿腰腿痛与众不同，药用芍药破阴凝，柔肝和营止痛为主，配伍以附子温肾益阳祛寒；白术健脾燥湿；茯苓淡渗利湿；甘草和中缓急为主方，虽不用其治水，但取其温化除湿益阳消阴之法，推陈出新，临床随症加减，欲养血加当归；欲引药下行强腰膝加牛膝；欲通络祛湿加丝瓜络、木瓜、秦艽；欲补肾虚益奇脉加炒杜仲、菟丝子、枸杞子、狗脊、肉苁蓉、巴戟等。吴老以白芍、附子、白术、茯苓、甘草加全蝎治疗寒湿性坐骨神经痛，也常有良效。

【方三】 四物桂枝汤加减

【组成】 当归15克，川芎12克，白芍12克，桑枝12克，桂枝12克，细辛2克，木瓜15克，独活12克，红花6克，秦艽12克，苍术12克，牛膝12克，生姜3片，大枣5枚

【治则】 散寒祛风，燥湿通络。

【证候】 风寒湿痹。

左腿疼痛，逐渐连及右膝及右小腿，夜间尤重，患肢不红不肿，肤色稍暗，畏冷，四肢不温，身体重着，懒于动作，舌苔薄白而根部稍黄，脉沉紧。

【按语】 “风寒湿三气杂至，合而为痹”。风者善行，故发生游走性疼痛；寒为阴邪，使阳气受伤而四肢不温，“同气相求”故夜间加重；湿邪重浊，故身重而下肢尤甚；发病日久，久病入络，故须应用当归、川芎、白芍、红花养血活血；通则不痛，故须配合桑枝、木瓜、独活、秦艽、牛膝等舒筋活络之品；苍术、牛膝、独活、秦艽祛风胜湿，桂枝、细辛温经止痛。

【方四】 加减乌桂四物汤

【组成】 当归15克，川芎9克，赤芍12克，熟地12克，桂枝9克，乌蛇9克，乳香6克，没药9克，丹参15克，甘草6克，苏木6克。

【治则】 补血，温经，活络。

【证候】 风寒湿邪，深入筋骨。

腰疼日久，疼重，不敢屈伸，颜面青紫，口唇紫，形体消瘦，精神苦闷，语声呻吟，舌苔白，舌质深红，脉沉缓尺涩。

【按语】 腰椎骨质增生，为慢性疾病，最主要表现为腰部疼痛。祖国医学则认为此病为风寒湿邪，深入筋骨，留恋不去，阻滞荣卫循行，日久而形成骨痹症。采用补血通络，温经散寒之“乌桂四物汤”加减，药症结合，药到病除。方中之乳香取其苦温补肾，辛温通十二经，祛风伸筋，活血调气；没药苦平入十二经散结气、通滞血；丹参破宿血生新血；苏木行血去瘀，使邪去血充荣卫循行调和，上述诸药与其他几味药物相互配合，故而共奏捷效。

【方五】 治腰第一方

【组成】 川独活10克，防风10克，细辛3克，川断15克，桑寄生15克，小茴香15克，降香10克，枳壳10克，怀牛膝15克，元胡10克。

加减:腰部拘急,疼不可仰者,加制川乌、草乌、小活络丹;腰冷得温则减、遇寒加剧者,加炙麻黄、川桂枝(或肉桂)、淡附片;兼见湿邪客于腰部,腰胀、重困不适者,加川萆薢、海风藤、木瓜、生薏仁;腰痛及背,板滞不利者,加威灵仙、乌药。

【治则】 祛风理气,通络止痛。

【证候】 闪腰岔气。

腰痛骤发,痛苦难忍,俯仰屈伸疼痛如钻似割,微屈腰膝方能行走,或卧床不能转侧。

【按语】 腰为肾之府,系足太阳膀胱经,带、督二脉之枢纽,主一身之表,易受风邪所客,痹阻于经脉。其时,腰部用力过猛或失当,或腰部屈伸动作不相协调,姿势不正,或咳嗽喷嚏,卒然迸闪,而致疼痛。因风邪治病快速,势如闪电,名之为“闪腰”,故当以风论治。方用独活入太阳少阴之气分以搜风,细辛入肝肾二经之血分以治风,配以防风以加强祛风湿、通经络之功效。降香理气兼入血分,元胡理血兼行气,小茴香行气,以治浅近之新寒,枳壳理气,以宽下焦之郁结。经曰:邪之所凑,其气必虚。故又用续断、寄生入督脉以补肝肾、通血脉、利骨节、除风湿,更以牛膝强壮筋骨,取其下行之力,直捣病所。全方具有祛风除湿,理气通滞,补虚镇痛之作用。

(四)乳头皲裂

乳头皲裂又称为乳头破碎,本病多见于产妇,其发病的特点为乳头、乳晕部皮肤裂伤,或糜烂流水、疼痛如刀割,愈合后容易复发,甚至个别患者至停乳后方能愈合。

【方一】 **复方白芷洗药**

【组成】 白芷15克,蒲公英9克,苦参9克,硼砂9克,甘草9克。

【治则】 清热解毒,消肿止痛,固涩敛疮。

【证候】 乳头皲裂。

【按语】 方中白芷、蒲公英、苦参配合清热解毒,消肿止痛,硼砂、甘草生肌收敛能促进裂口愈合,以之外用,起效迅捷。

【方二】 **乳裂膏**

【组成】 当归10克,生地10克,大贝10克,白芷10克,制没药10克,乳香10克,紫草6克,香油30克,黄蜡12克。

将香油熬开后,先后将每一味药入香油内炸焦黑后捞出,然后将黄蜡倒入热香油内,凉后成膏即可用。

【治则】 清热凉血,解毒治疮。

【证候】 乳头皲裂。

【按语】 方中当归、生地清热凉血,白芷解毒消疮,大贝、紫草、香油收敛固涩、生肌敛疮,没药、乳香行气通络、性善走窜而能消痈治疮,诸药共用可消炎止痛,快速促进皲裂伤口愈合。

本病病变局限,在内服中药的同时,可配合中药外洗或药膏外敷,不仅使用方便，而且作用明显，有时甚至能收到奇效。对于症状轻者，单用外用药即可。另外，本病的预防往往比治疗更显重要，对于孕妇及产妇，应注意以下几个方面：①妇女乳头过短或部分内陷者，最好在分娩前3个月内用牵拉、按摩等方法引乳头外出；②怀孕5个月后，经常擦洗乳头，增加皮肤韧性；③哺乳时须将乳头全部塞入小儿口中，以免被咬破乳头；④哺乳前后用清水清洗乳头，保持乳头清洁；⑤哺乳期妇女，乳头内陷者，可用吸奶器，吸出乳汁喂养；⑥乳头皲裂后，应停止减少直接吮乳哺乳，宜用玻璃橡皮乳头放在乳头周围皮肤上哺乳，或用吸奶器吸出乳汁喂养。

【方三】 龙胆泻肝汤加减

【组成】 柴胡9克，丹皮9克，山栀9克，黄芩9克，生地15克，龙胆草9克，车前子12克，白鲜皮9克，甘草6克。

【治则】 疏肝泻火，清利湿热。

【证候】 乳头皲裂。

肝郁化火，湿热蕴蒸型。

【按语】 产后多郁火，故清解郁火为第一要义，方中柴胡苦平，疏肝解郁而升清，善清肝胆郁火；山栀入气分，能清三焦气分郁火；黄芩苦寒，善泻上中二焦火热，善解热生之湿；三药合用，清解肝胆之郁火。肝经热邪多夹湿，故方中取龙胆草善泄肝、胆之湿热；车前子甘寒滑利，性专降泄，有通利小便、渗湿泄热之功效；二药合用，使湿邪从小便而出也。肝火易伤阴血，故方中取丹皮入血分，善泻血分郁热，凉血活血，使血流畅而不留瘀，血热清而不妄行；生地清热凉血，滋养阴液，阴滋火自熄。如热重者，加蒲公英、黄连等以清热解毒；如肿甚，糜烂流水多者，加滑石、薏苡仁等以利湿；如湿热偏重者，加木通、苦参等；如肝郁明显者，加郁金、橘叶、香附等疏肝解郁；如阴虚明显者，加玄参、麦冬等以生津养阴；伴乳汁不畅者，加王不留行、路路通等通络下乳。

（五）产后缺乳

产后乳汁甚少或点滴皆无，称为缺乳症。

【方一】 下乳涌泉散加减

【组成】 党参15克，黄芪30克，麦冬12克，桔梗9克，瓜蒌15克，当归12克，通草9克，漏芦9克山甲珠6克，王不留行9克，柴胡9克，白芍12克，甘草6克。

【治则】 补气血，解肝郁，通络下乳。

【证候】 气血亏虚，肝郁气滞。

产后情志不舒，时有郁怒，两乳泌乳少，乳房胀硬结块，伴食欲不振、头晕乏力，舌边尖红，苔薄腻，脉细弦涩。

【按语】 产后多虚，宜调理脾胃，补气养血，使乳汁有生化之源，故治疗应首要调理脾胃，大补气血。方中重用黄芪，又佐以党参，大补脾肺之气，益气而催乳；配当归补血和血，麦冬、白芍入肝脾血分，能化阴补血，柔养经脉；产后多郁，治疗要疏达肝气，调气通络，方中选用王不留行，上能通乳汁，下可通经闭，兼利血脉；山甲珠性善走窜，功能通络散血消肿，尤能通经下乳，功效甚佳；二药合用，共奏行气通络下乳之用。更佐以通草、漏芦以加强行气通乳之功；柴胡配合白芍疏肝而不伤阴血，二者合用，补散兼施。桔梗宣肺，以达提壶揭盖之功。

【方二】 通乳丹合猪蹄汤

【组成】 黄芪20克，党参12克，当归12克，川芎9克，熟地15克木通9克，漏芦12克，茯苓12克，陈皮6克，炙甘草6克。

【治则】 益气养血、通络下乳。

【证候】 气血两虚。

素体气血不足，产后失血过多，两乳松软，乳汁分泌量少质淡、面色㿠、头昏目糊、动则气短，舌淡，苔薄，脉细无力。

【按语】 方中黄芪、党参、当归、川芎、熟地益气养血，党参、陈皮、茯苓、炙甘草健脾运脾，以增乳汁生化之源，木通、漏芦通络下乳。配用猪蹄血肉有情之品，共奏益气、养血、通乳之功。加减：乳汁清稀加黄精20克、首乌15克；食少便溏加炒白术12克、炒扁豆12克；乳房松软下垂加鹿角9克、升麻15克；神疲乏力加生晒参9克、五味子6克；血虚头晕加枸杞子12克、红枣15克。

二、病名

（一）疖病

疖病是指多个疖在一定部位或散在身体各处反复发作的一种疾患。多见于青壮年，尤其是皮脂腺分泌旺盛、消渴病及体质虚弱之人，好发于头面、项后、背部及臀部等处，几个到数十个；此愈彼起，反复发作，缠绵经年，累日不愈。发于颈后发际处的称为发际疮；发于臀部的称为坐板疮。

【方一】 四妙汤加味

【组成】 生黄芪、金银花各30克，当归、蒲公英各15克，茯苓、赤芍、连翘、白芷、天花粉各9克，苍术、生甘草各6克。

【治则】 益气养阴，清热解毒利湿。

【证候】 气阴两虚，湿热毒蕴。

疖肿反复发作，微红或不红，中央色白，伴神疲乏力，纳呆或多食易饥，口渴唇燥，低热，盗汗，舌淡少苔，脉细数。

【按语】 方中以生黄芪补气为君药；辅当归、天花粉补阴血、生津液；茯苓、苍术健脾祛湿；以金银花、蒲公英、连翘清热解毒；当归、赤芍养血活血；白芷、天花粉用以托毒外出。若自汗，畏风，脉浮明显者，可重用黄芪，加白术，若潮热盗汗，口渴甚者加麦冬、玄参。

【方二】 除湿胃苓汤加味

【组成】 防风、苍术、陈皮、厚朴、猪苓、山栀、泽泻、滑石各9克，白术、赤茯苓、天花粉各12克，金银花30克，生甘草6克。

【治则】 健脾化湿，清热解毒。

【证候】 脾虚湿盛，热毒稽留。

疖肿散在于头面、臀部等处，色白，形体肥胖，动则气喘，纳差，腹胀，舌淡胖边有齿痕，苔白腻，脉濡弱。

【按语】 方中以平胃散燥湿健脾、行气和胃，以五苓散化气利水，以金银花、山栀清热解毒，以滑石清利湿热，天花粉清热生津，生甘草和诸药而解毒，共奏健脾化湿之功。

【方三】 防风通圣散加减

【组成】 防风、荆芥、山栀、赤芍、黄芩、白术、桔梗、苦参、滑石、连翘、当归各9克，金银花30克。

【治则】 清热利湿，祛风解毒消肿。

【证候】 湿热俱盛。

疖肿散在躯干、下肢，局部红热痛痒，根脚收束，易于成脓，脓出黄稠，伴口苦烦渴，小便短赤，大便秘结，舌红，苔黄腻，脉滑数。

【按语】 方中防风、荆芥祛风解表，发散邪毒；白术健脾化湿，滑石利湿清热，苦参燥湿解毒，共祛湿邪；黄芩清肺胃之热，山栀、连翘、金银花清热解毒，合苦参共用，消火热邪毒；当归、赤芍凉血活血，兼能养血；桔梗调气，托毒外出。另外根据疖的发病部位用药及随症加减，可引药直达病所而增强疗效，如面部疖加牛蒡子、桔梗、薄荷等轻清发表散邪；胸背部疖加柴胡、郁金、青皮等调理气机；上肢疖加桑枝、川芎调气活血，祛湿通络；下肢疖加川牛膝、黄柏等活血燥湿。

【方四】 芫花洗方

【组成】 芫花15克，川椒15克，黄柏30克。

将药物共碾粗末，装纱布袋内，加水2500ml，煮沸30分钟，用软毛巾蘸洗患部20分钟。

【治则】 消散外邪。

【证候】 疖病初期。

局部红肿疼痛明显，但根脚尚浅，范围局限，肿势高突。

【按语】 所谓外病者须外治，疖病病位在肌肤，外用药物可方便起效，本方用解表杀毒、清热除湿之药，煎汁温洗，效果明显。

（二）颈痈

颈痈是颈项部多个相邻的毛囊和皮脂腺或汗腺感染金黄色葡萄球菌所引起的急性化脓性疾病。病变范围较大，常延及整个颈部，疼痛剧烈，局部容易发生坏死。因毒素吸收，而伴有较严重的全身症状。颈痈俗称“对口疮”，属中医学“有头疽”范畴，又称“脑疽”。

【方一】 仙方活命饮加味

【组成】 荆芥10克，防风10克，藿香10克，白芷9克，连翘10克，金银花20克，天花粉10克，蒲公英15克，当归尾10克，赤芍10克，炙穿山甲（先煎）10克，皂角刺（炒）10克，陈皮6克，浙贝15克，甘草6克。

【治则】 散风化湿清热，和营托毒。

【证候】 风温湿热蕴毒。

见于初期，局部硬结中央有粟粒样脓头，周围漫肿成片，随肿势扩大相继增多，灼热疼痛较甚。伴恶寒发热，头痛肢楚，食欲不振。舌质红，苔薄腻脉数。

【按语】 方中荆芥、防风、白芷、藿香散风解表化湿；金银花、连翘、天花粉、蒲公英、甘草清热解毒散结；当归尾、赤芍和营消肿；陈皮理气，少佐皂角刺、炙穿山甲托毒软坚散结。恶寒，头痛表证明显少佐羌活6克，菊花10克以引经解表；溲赤加车前子15克、滑石15克以清热利湿。便秘者加大黄10克，枳实10克以清热通便。疼痛剧烈加乳香3克、没药3克以活血散瘀止痛。

【方二】 黄连解毒汤合透脓散加减

【组成】 黄连15克，黄芩15克，山栀子15克，金银花10克，天花粉15克，赤芍药12克，丹参10克，牛蒡子10克，皂角刺（炒）10克，穿山甲（先煎）10克，甘草6克。

【治则】 清热除湿，托毒透脓。

【证候】 湿热火毒炽盛。

疮面腐烂，形如蜂窝，脓泄不畅，灼痛剧烈，伴高热口渴，便秘溲赤。舌质红，苔黄腻，脉弦滑数。

【按语】 方中黄芩、黄连、栀子清热泻火除湿；金银花、天花粉、甘草清热解毒；赤芍、丹参凉血散瘀和营；牛蒡子、皂角刺、炙穿山甲托毒透脓，大便秘结，加生地黄15克生大黄15克（后下），以增液通腑泄热，溲赤，加淡竹叶6克，车前子10克以清热利尿。

【方三】 竹叶黄芪汤加减

【组成】 淡竹叶6克，生地黄15克，麦门冬15克，石斛15克，黄芪20克，当归10克，生石膏20克，黄连15克，紫花地丁15克，金银花15克，皂角15克，穿山甲15克，甘草6克。

【治则】 滋阴生津，清热托毒。

【证候】 阴亏毒盛。

疮形平塌，根脚散漫，疮色紫滞，难脓难腐，溃后脓水稀少或带血水，灼痛剧烈。

【按语】 方中生地黄、麦门冬、石斛滋阴生津；黄芪、当归、穿山甲、皂刺补气和营托毒；淡竹叶、金银花、紫花地丁、甘草清热解毒。气虚脓腐难溃加太子参18克、川芎10克以扶正托毒；大便秘结加玄参15克、火麻仁20克以润肠通便；若小便短赤加泽泻15克清热利尿。

【方四】 托里消毒散加减

【组成】 黄芪30克,党参15克,山药15克,茯苓15克,当归20克,白芍15克,川芎12克,丹参15克,皂角刺15克,穿山甲(炙)15克,金银花15克,甘草6克。

【治则】 益气养血,扶正托毒。

【证候】 体虚毒滞。

疮形平塌,根盘散漫,疮色灰暗,化脓迟缓.溃后脓水灰暗稀薄,或疮口成空壳,久不收敛,疼痛不甚。常伴低热,精神萎顿,面色不华,少气乏力,食欲不振,小便频数,大便稀溏。舌质淡.苔白或腻,脉虚数或细弱。

【按语】 方中以黄芪合川芎、丹参、皂角刺益气活血透脓,党参、山药、茯苓、炙甘草益气养血化毒、当归、白芍、炙穿山甲又能和营散滞托毒;以金银花一味清解毒邪,不至寒凉太过,加减:若大便溏薄、苔白而腻加苍术10克、白术15克以健脾化湿;口渴加石斛10克、天花粉15克生津止渴。

【方五】 犀角地黄汤合黄连解毒汤加减

【组成】 水牛角(先煎)30克,生地黄30克,黄连15克,金银花15克,牡丹皮12克,赤芍药12克,黄芩15克,大黄(后下)15克,人工牛黄粉(冲服)3克,甘草6克。

【治则】 凉血解毒,化浊开窍。

【证候】 疽毒内陷。

多见于年老体弱或严重消渴病患者:疮色紫暗,肿势蔓延,疮顶塌陷空壳无脓,寒战高热,神昏谵语,呼吸急促细数,恶心呕吐,腰痛尿少。舌红绛少苔,脉沉。

【按语】 方中水牛角、黄连、黄芩、金银花清热泻火解毒;牡丹皮、赤芍、生地黄凉血透热;大黄泻热通便;牛黄、甘草豁痰开窍解毒。高热、烦渴便秘加生石膏30克、知母10克、粳米10克或加服新雪丹以清热生津、退热除烦。神昏谵语加服安宫牛黄丸清热醒脑开窍;气促、痰鸣加天竺黄10克、石菖蒲10克、浙贝母10克涤痰降气。

【方六】 三星汤

【组成】 银花60克,蒲公英30克,生甘草9克。

【治则】 清热解毒。

【证候】 实热证。

脑疽初起红肿热痛,根盘坚硬高突,形寒身热或高热不解,舌苔白腻或黄腻,脉弦数或洪数。证属湿热上壅,脏腑积热之阳实热证。

【按语】 本方量重药专,既具清热解毒之功,又无寒冷郁遏之弊,应用时可按方减量,并增焦山栀、玄参泻火清热。便秘热结加生首乌9克以清热解毒而通利大便;局部坚肿甚酌加炙穿山甲片、皂角刺以消肿透脓;湿重的加藿香、厚朴、茯苓、滑石等以化湿渗湿。

【方七】 羌蒌四妙汤

【组成】 羌活3克,当归9克,生黄芪12克,金银花15克,生甘草5克,全瓜蒌12克。

【治则】 消托兼施,扶正祛邪。

【证候】 正气虚弱,邪郁不透。

脑疽根盘散漫,皮色黯红,麻痒少痛,畏寒发热,或形寒而热不扬。脉弦数或紧,舌苔薄白或白腻。此为正气渐虚,毒邪蕴结,无力托毒外出之象。

【按语】 此方以四妙汤益气和血,解毒托里为基础,加羌活疏解外感之风邪,宣通经络;加全瓜蒌洗涤郁热而消肿散结。加减:因房劳而致阴虚火炎的,则去羌活,加麦门冬9克、白芍9克、川续断12克,以麦门冬、白芍药滋阴退火,川续断疏通气机。

【方八】 解毒清营汤

【组成】 金银花15－30克,连翘15－30克,蒲公英15－30克,生地黄15－30克,白茅根15－30克,生玳瑁10－15克,牡丹皮10－15克,赤芍10－15克,黄连3－9克,绿豆衣15－30克,茜草根10－15克,生栀子6－12克。

【治则】 清营凉血,解毒泄热。

【证候】 脑疽毒热炽盛,气营两燔。

脑疽毒热炽盛,气营两燔,毒热入于气营,毒气攻心。证见高烧、烦渴,甚或出现神志方面症状,相当于败血症初期。

【按语】 金银花、连翘、蒲公英清热解毒;栀子清三焦热,配合黄连重在清心火;牡丹皮、赤芍、茜草根清热凉血活血;生地黄、白茅根养阴凉血护心;生玳瑁清热解毒镇心平肝;莲子心、绿豆衣能清心中邪热。诸药相辅相成,清解之中又能养阴扶正,养阴之中又能凉血活血。

【方九】 四黄水蜜

【组成】 大黄、黄芩、黄连、黄柏等分研末,水蜜调敷。

【治则】 清热解毒。

【证候】 颈痈初期。

局部硬结中央有粟粒样脓头,周围漫肿成片。

【按语】 每次换药前用开水或酒精洗净皮肤,趁热温敷整个疮面,每日更换2－3次,注意外敷药宜厚贴。

(三)急性颈淋巴结炎

本病是发生在颈部两侧的急性化脓性疾病,中医称"痰毒"。其特点是初起局部肿块边界清楚,皮色不变,后红肿热痛,甚者可化脓破溃。

【方一】 牛蒡解肌汤加减

【组成】 牛蒡子、连翘、山栀、夏枯草、柴胡、黄芩、浙贝母、丹皮各9克,荆芥、桔梗、皂角刺各 6 克，金银花 30 克，蒲公英 15 克，薄荷 3 克。

【治则】 疏风清热，化痰消肿。

【证候】 风热袭表，痰火内结。

初起患部结块，形如鸡卵，皮色不变，肿胀，灼热，疼痛，伴见发热、恶寒、咽疼等。

【按语】 方中以牛蒡子、连翘、荆芥、柴胡、薄荷疏风清热，发散表邪；以金银花、蒲公英、连翘、山栀、黄芩清热解毒；以浙贝母、夏枯草、桔梗、皂角刺、全蝎化痰解毒，通络散结；丹皮凉血活血；皂角刺引药直达病所，以攻散之。

【方二】 柴胡清肝汤加减

【组成】 柴胡、生大黄（后入）、元参、浙贝母、全蝎、僵蚕各 9 克，金银花、生牡蛎各 30 克，夏枯草、赤芍、白头翁、蚤休各 15 克，蒲公英 45 克；连翘 12 克，生甘草 6 克。

【治则】 疏肝清热、化痰散结、和营消肿。

【证候】 肝火胃热壅盛。

发病后 4 ~5 日，局部红肿热痛加剧，痛及腮颊，伴心烦易怒，失眠，口苦咽干，口臭，牙龈肿痛，口唇干燥，大便秘结，舌红，苔薄黄或黄燥，脉弦数或滑数。

【按语】 方中柴胡条达肝气而疏肝解郁；金银花、蒲公英清热解毒；连翘清热解毒，消肿散结；蚤休既有清热解毒之效，又有消肿止痛之功；白头翁清热解毒，凉血为治痰毒经验用药，赤芍清热凉血以和营消肿；大黄荡涤阳明实热，又能清热解毒；生牡蛎、元参、浙贝母三药组成消瘰丸，具有化痰散结之功效；夏枯草清肝火以助柴胡疏肝解郁、又能散郁结以加强化痰散结之力；全蝎、僵蚕解毒散结、通络止痛，方证合拍，收效快捷。

【方三】 用托里消毒散加味

【组成】 党参、生黄芪各 30 克，当归、川芎、白芍、白术、茯苓、桔梗、皂角刺各 9 克，熟地、金银花各 15 克，白芷、生甘草各 6 克。

【治则】 益气养血，托毒生肌，兼清余邪。

【证候】 气血亏虚，余毒未清。

肿块溃破，疮面色暗，脓出稀薄，肿硬消散较慢，久不收口，并有神疲乏力，少气懒言，面色萎黄或㿠白，舌质淡，苔薄白，脉细弱。

【按语】 方中以党参、生黄芪、白术、茯苓健脾益气；当归、川芎、白芍、熟地养血活血；桔梗、皂角刺、白芷托毒生肌；金银花、生甘草清解余毒。全方有八珍补气养血之功，又有透脓散之托毒外出之意，实为补托良方。

【方四】 化毒散软膏

【组成】 乳香粉 4.5 克，没药粉 4.5 克，黄连粉 4.5 克，赤芍粉 4.5 克，天花粉 6 克，生大黄粉 6 克，生甘草粉 3 克，珍珠粉 0.9 克，牛黄粉 0.9 克，冰片粉 0.45 克，雄黄粉 4.5 克，凡士林 30 克。

以上药物粉末混匀，与凡士林调制成膏备用。

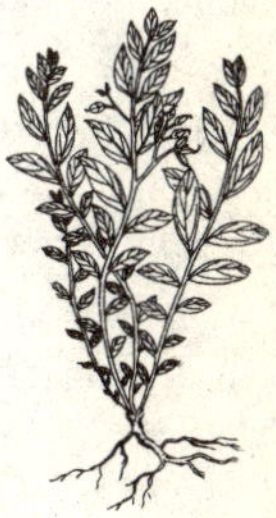

【治则】 清热攻毒，活血化瘀，软坚消肿。

【证候】 痰毒未溃期。

结块肿硬，皮色不变，或红肿热痛。

【按语】 此方谨守外用药须气味浓厚、善于走窜的特点，选用乳没、珍珠、牛黄、冰片、雄黄，芳香通络、活血消痈、清热解毒，同时针对痰毒病机选用黄连粉，赤芍粉，天花粉，生大黄清热凉血解毒，可消散多种炎性结块。

（四）流行性腮腺炎

流行性腮腺炎是由腮腺病毒引起的一种急性传染病，中医学称为痄腮，本病多发生于冬末春初，儿童多见，常有流行病史。本病多数起病较急，开始1～2天后出现耳下部肿痛。通常先从一侧肿起，2～4天左右，对侧也相继肿大，3天左右肿胀达到高峰，持续4～5天后开始消退，全程约10～14天。伴发热（体温可达39℃～40℃）、恶寒、头痛、全身不适，或兼食欲不振等症，腮腺肿大的特点是：以耳垂为中心，向前、后、下部扩展，边界不清，触摸有弹性感和轻度压痛，肿痛处皮肤紧张发亮但多不发红，表面扪之发热但不化脓。

【方一】 柴胡葛根汤

【组成】 柴胡12克，葛根12克，生石膏30克，黄芩9克，连翘12克，赤芍9克，板蓝根15克，大青叶15克，金银花20克，蒲公英15克，全蝎9克，僵蚕9克，夏枯草12克，升麻9克。

【治则】 疏风清热解毒，消肿化痰散结。

【证候】 痄腮各型。

【按语】 方中用板蓝根以清热凉血，解毒利咽，作用偏于局部；大青叶清热解毒，凉血消肿，作用偏于全身；蒲公英除清热解毒外，还长于消肿散结；连翘味苦性凉，轻清上浮，善清心而去上焦之热，为治疮之要药，消肿散结，偏于透达全身躯体之热；金银花性寒味甘，气味芳香，既可清风温之热，又可解血中之毒，偏于透上半身之热。僵蚕其功能散风降火，化痰软坚，解毒疗疮，全蝎能开气血之凝滞，解毒医疮，用全蝎配僵蚕除温热疫毒、散风热，拔痰毒，功效更宏。本病患者脏腑素伏有热毒，故重用生石膏，清泻肺胃之热，升麻清热解毒，还可载药上行，作引经之药；高热者方中柴胡加量；咳嗽者加杏仁以宣肺止咳；恶心呕吐者，加竹茹、清半夏以降逆止呕；胸膈满闷者，加陈皮、郁金以理气开郁；口渴甚者，加麦冬、花粉以生津止渴；咽喉肿痛甚者，加马勃、山豆根以清热解毒利咽；大便秘结者，加大黄、槟榔以导滞通便；腮部漫肿较硬者，加浙贝母、牛蒡子、昆布、山慈菇以加强消肿散结之功；热甚津伤者，加生地、石斛以滋养津液。

【方二】 消腮汤

【组成】 板蓝根30克，大青叶6克，双花15克，公英15克，芥穗5克，海藻6克。

【治则】 疏风清热、除湿解毒、散结消肿。

【证候】 风湿袭表、毒结血滞型。

【按语】 方中双花、连翘、芥穗疏风清热兼除湿，板蓝根、大青叶清热解毒，海藻、连翘有消肿散结之功，大便干结加大黄6克，恶心呕吐加姜夏6克、竹茹6克，热盛加石膏30克、知母12克，神昏嗜睡加郁金6克、菖蒲5克。本方药味少而量较大，乃取效专力宏之意，但有难及兼症之偏，且应防其过于寒凉之弊。

【方三】 消坚散

【组成】 乳香30克，没药30克，木香42克，菖蒲42克，王不留行60克，青黛60克，生大黄60克共为细末，茶水调敷。

【治则】 行气通络止痛、活血解毒消肿。

【证候】 痄腮各型。

【按语】 本方充分利用外用药的特性，重用走窜开窍特性的乳香、没药、菖蒲，行气的木香、活血的王不留，共奏通络止痛、活血消肿之功，配青黛、生大黄清热凉血解毒，能于局部迅速起效，体现了外病不忘外治的精神。

（五）甲状腺腺瘤

甲状腺腺瘤是颈部最常见的良性肿瘤，可位于甲状腺侧叶及峡部，常为单发，呈圆形或椭圆形，质地软或韧，表面光滑，无压痛，可随吞咽上下移动，生长缓慢，囊腺瘤因囊内出血可迅速增大伴胀痛，大部分病人无任何症状。多见于40岁以下的妇女，其恶变率约为10%，约有20%伴发甲亢，瘤体长期存在可出现液化囊性变和钙化。

【方一】 消瘿汤

【组成】 海藻15克，昆布30克，夏枯草15克，生牡蛎30克，柴胡10克，香附10克，赤芍15克，黄药子10克，半夏10克，浙贝母10克，川芎10克，三棱10克，莪术10克。

【治则】 疏肝理气、化痰散结、活血祛瘀。

【证候】 气滞血瘀痰凝。

甲状腺侧叶及峡部肿块，常为单发，呈圆形或椭圆形，质地软或韧，表面光滑，无压痛，可随吞咽上下移动，生长缓慢，可伴性急易怒，心烦；或情志抑郁，烦闷；失眠多梦，舌红苔薄黄，脉弦等症。

【按语】 本方选用柴胡、香附以疏肝解郁，调畅气机，三棱、莪术破血祛淤，海藻、昆布、黄药子、夏枯草均为治瘿专药，配能散结之生牡蛎、浙贝，能健运脾胃兼化痰之半夏共奏化痰软坚消瘿之效。月经不调者，加淫羊藿15克鹿角霜9克，以调冲任；咽干口渴、手足心热者，加元参15克、鳖甲10克，以滋阴清热、软坚散结。消瘿汤可补充碘的不足、改善甲状腺功能，方中药物能抗肿瘤和放射损伤，从而发挥很好的治疗和预防作用；还可抗病毒、调节机体免疫，故对亚急性甲状腺炎恢复期也有较好的疗效。值得注意的是：中药保守治疗适宜于病程较短者，瘤体小于3cm的疗效较好，反之疗效较差；伴有甲亢的患者应慎用含碘丰富的海藻、昆布等药物。

【方二】 甲瘤汤

【组成】 柴胡10克，青皮6克，甲珠10克，当归12克，夏枯草12克，皂刺10克，僵蚕6克，海藻12克，浙贝10克，半夏6克。

【治则】 疏肝理气，和血散结。

【证候】 气滞血瘀痰凝。

甲状腺侧叶及峡部肿块，常为单发，呈圆形或椭圆形，质地软或韧，表面光滑，无压痛，可随吞咽上下移动，生长缓慢，可伴性急易怒，心烦；或情志抑郁，烦闷；失眠多梦，舌红苔薄黄，脉弦等症。

【按语】 海藻、浙贝化痰软坚、消肿散结，柴胡、青皮、半夏疏肝解郁兼运脾除湿，此方理气为先，深合"治痰先治气"之旨，化痰、祛瘀、软坚三者兼顾，故能有效祛除有形之邪。

【方三】 海藻玉壶汤加减

【组成】 柴胡9克，浙贝母10克，海藻10克，昆布12克，海浮石10克，橘核15克，茯苓12克，枳壳10克，陈皮9克，甘草9克，夏枯草12克，僵蚕10克，生牡砺12克，姜半夏10克，山慈姑10克，玄参12克，桔梗9克。

【治则】 疏肝理气，健脾益气，化痰散结。

【证候】 肝郁脾虚，气滞痰凝。

甲状腺侧叶及峡部肿块，常为单发，呈圆形或椭圆形，质地软或韧，表面光滑，无压痛，可随吞咽上下移动，生长缓慢；伴神疲乏力，心中烦闷，四肢倦怠，纳呆懒言等。

【按语】 刘老认为本病为有形之湿痰凝聚颈部之症。方中茯苓乃健脾化湿之主药，然木强制土，又当以开郁为先。方用柴胡、枳壳、陈皮乃疏肝开郁之意。据现代药理研究证实海藻、昆布含丰富的碘元素，可用来纠正因碘缺乏引起的甲状腺机能不足，同时可以暂时抑制甲状腺机能亢进的新陈代谢率而减轻症状。碘化物进人组织及血液后，尚能促进病理产物如炎症渗出物的吸收，并能使病态组织崩溃和溶解，因此上述二味药物始终贯穿于治疗中。这也体现了中医辨证与辨病相结合的治疗原则。选配夏枯草、生牡蛎、海浮石、甲珠、山慈菇之类，或助以咸寒软坚，或配以化痰散结，随其变化而用，共奏其功。顾(伯华)氏认为海藻、甘草同用更能发挥疗效，因为海藻为钙性药物，一般不溶于水，而甘草中含有皂素，能使不溶于水的钙性物质起到溶解于水的作用。因此，海藻与甘草同用，确有相须相使的作用，而不必居于相反旧说。

(六)急性乳腺炎

急性乳腺炎是在乳汁淤积的基础上，细菌通过乳头进入乳房引起的急性感染性疾病。常发生于产后妇女，尤以初产妇为多见，临床上以乳房结块、红、肿、热、痛，伴有发热等全身症状并容易发生传囊为特征。中医中药内治与外治相结合，治疗急性乳腺炎，疗效卓著，优势突出，临床应予首选。本文介绍哺乳期急性乳腺炎，属于中医学"外吹乳痈"范畴。

【方一】 瓜蒌牛蒡汤加减

【组成】 瓜蒌15克,柴胡9克,牛蒡子12克,蒲公英15克,橘叶12克,青皮9克,丝瓜络12克,鹿角霜10克,赤芍12克。

【治则】 疏肝解郁、消肿通乳。

【证候】 肝胃郁滞(郁滞期)。

乳汁分泌不畅,乳房肿胀疼痛,结块或有或无,皮色不红或微红,皮温不高或微高,或有形寒身热,口苦咽干,胸闷不舒,烦躁易怒,食纳不佳。舌质淡红或红,苔薄白或薄黄,脉弦。

【按语】 方中全瓜蒌、柴胡、牛蒡子为主药,取其疏肝解郁、清热通乳散结之效;青皮、橘叶与柴胡相伍,疏肝理气,气行则乳行,以散结消肿;蒲公英、丝瓜络清热通络止痛(现代药理研究证明,蒲公英对金黄色葡萄球菌有良好抑制作用,为治疗急性乳腺炎之良药);鹿角霜其性偏温,配蒲公英以防寒凉过重使肿块难消,配全瓜蒌利气散结、温经通乳;赤芍和营消肿,共奏疏肝理气、通乳散结止痛之效。加减:发热、恶寒、头痛者,加金银花15克、连翘15克以疏表邪通营卫;乳汁壅滞明显者,加漏芦12克、王不留行15克、路路通12克以通乳络散积乳;伴乳房结块韧硬者,加穿山甲(先煎)10克、当归9克以和营散结;热甚者,加黄芩10克、生石膏(先煎)30克以清肝胃蕴热。

【方二】 瓜蒌牛蒡汤合透脓散加减

【组成】 全瓜蒌20克,穿山甲(先煎)12克,皂角刺30克,赤芍15克,当归9克,黄芪15克,牛蒡子12克,连翘12克,蒲公英15克,丝瓜络12克,柴胡9克,甘草6克。

【治则】 清热解毒,托里排脓。

【证候】 胃热壅盛(成脓期)。

患乳肿块增大,皮肤灼热,疼痛剧烈,拒按,肿块中央渐软,按之应指。兼见全身壮热憎寒,口干喜饮,烦躁不安,身痛骨楚,溲赤便秘。舌质红或红绛,苔黄腻或黄糙,脉滑数或洪。肿块穿刺可吸出脓液。

【按语】 方中全瓜蒌功能清胃热通络,散结消痈肿,兼能通便导腑,疏通三焦,一药数用为主药;穿山甲、皂角刺可直达病所,攻结聚之邪,溃坚破结,通络透脓;黄芪补气益卫,托毒排脓;当归、赤芍合用,养血和营,使气血充足.可鼓营卫外发,透脓外泄,生肌长肉;牛蒡子、连翘、蒲公英清热解毒消痈;丝瓜络通络消肿;柴胡疏肝为引经药,且现代药理研究证明,柴胡皂甙有刺激肾上腺、促进肾上腺皮质分泌功能,而有显著的抗炎作用;甘草清热解毒,消痈愈疮,并能调和诸药,共收清热解毒,托毒排脓之功。肿块较硬者加浙贝母12克、莪术12克以化痰祛瘀,加乳香、没药以调理气血,通经止痛;脓液稀薄者加党参20克、川芎9克以健脾益气,和营托毒。

【方三】 托里消毒散加减

【组成】 黄芪30克,党参12克,白术12克,茯苓15克,当归9克,川芎9克,穿山甲(先煎)10克,皂角刺30克,蒲公英15克,白芷9克,甘草6克。

【治则】 益气养血，和营托毒。

【证候】 气血两虚，余毒末清。

溃后或切开排脓后，或脓出不畅，肿块不消，或乳汁从疮口溢出或脓水清稀，形成乳漏，久难收口。

【按语】 黄芪、党参、白术、茯苓、当归、川芎益气健脾、养血活血、透脓托毒，穿山甲、皂角刺、白芷合用溃坚破结、消肿溃脓，蒲公英清热解毒，甘草调和诸药。全方共收益气和营托毒、煨脓长肉之功。加减：溃后结块疼痛者，加王不留行12克、忍冬藤15克以通络清余热；头晕乏力者，加红枣15克、鸡血藤30克以健脾益气养血；不思饮食者，加炒神曲15克、厚朴12克以行气消滞开胃；便溏者，加怀山药12克、炒扁豆12克以健脾祛湿；腰膝酸软者，加杜仲12克、续断12克以益肾壮腰。

【方四】 *葛根加细辛汤*

【组成】 葛根25克，麻黄10克，桂枝10克，白芍10克，细辛3克，甘草6克，大枣10克，生姜10克。

【治则】 疏风散寒，散结通络。

【证候】 风寒束表，乳络闭塞。

乳汁分泌不畅，乳房肿胀疼痛并结块，伴发热、恶寒无汗，头身疼痛，舌淡红，苔薄白，脉浮紧。

【按语】 方中葛根升阳发表，通阳明胃经；麻黄为辛温发表之主药，配生姜以增强解毒散寒之功力；白芍、大枣调和营卫；甘草调和诸药。若肝气郁结、胁肋疼痛者，加吴茱萸3克；体弱者麻黄减为6克；

【方五】 *房芝萱经验方*(1)

【组成】 金银花18克，连翘15克，蒲公英24克，赤芍9克，归尾9克，陈皮6克，漏芦9克，通草9克，大黄3克，天花粉9克，薄荷3克，甘草3克。

【治则】 清热解毒，理气消肿。

【证候】 肝郁胃热，毒热壅盛。

乳房患处红肿疼痛，灼热拒按，可及硬块，恶寒发热，头痛，口渴思凉饮，厌食，大便干，小便黄，苔多黄厚，脉多弦数。

【按语】 方中金银花、连翘、蒲公英清热解毒，散结消痈；赤芍、归尾凉血活血；陈皮、枳壳舒肝理气，和胃散结；漏芦、通草通乳散瘀消肿；大黄荡涤肠胃，清血中之热毒；天花粉、甘草养阴清热；薄荷辛凉解表。高热不退者，加大青叶、黄芩、生栀子；红肿不消者，加牛蒡子、炒僵蚕；气郁胸闷烦急者，加橘叶、合欢皮；大便秘结不通者，加瓜蒌、火麻仁、郁李仁；小便短赤者，加猪苓、车前子、竹叶；新产妇恶露未净者，加益母草、川芎、桃仁。

【方六】 *房芝萱经验方*(2)

【组成】 金银花18克，连翘15克，赤芍9克，红花9克，归尾9克，皂角刺9克，白芷9克，桔梗9克，甘草3克，漏芦9克，通草9克，生黄芪18克，穿山甲6克。

【治则】 清热解毒,理气托脓。

【证候】 毒热炽盛,乳败肉腐。

患者发热持续不退,口干口渴,烦躁不安,局部红肿跳痛,肿块中间变软,按之应指(脓已成),舌苔黄,脉滑数。

【按语】 方中黄芪、穿山甲、皂角刺、白芷、桔梗益气破结,托里排脓;甘草调和诸药;他其它药物如上述。持续高热者,加紫雪丹;气血不足者,加党参、玄参、白芍;疼痛不止者,加川楝子。房老体会:脓已成者不可强消,强消容易损伤正气,应当配合穿刺抽脓或手术切开引流,以防毒邪内陷。

【方七】 *房芝萱经验方*(3)

【组成】 黄芪 15 克,党参 15 克,白术 12 克,茯苓 9 克,当归 9 克,赤白芍各 18 克,陈皮 9 克,金银花 15 克,玄参 15 克。

【治则】 补益气阴,清解余毒。

【证候】 气阴两伤,余毒未尽。

脓肿日久,自行破溃,如愈合迟缓,脓汁清稀,长期外溢,以致气血耗损,身倦体乏,食减纳呆,苔薄白,脉沉细。

【按语】 方中黄芪、党参、白术、茯苓益气健脾和中;当归、玄参、赤白芍养阴补血;陈皮调胃合中;金银花清解余毒。疮口愈合后,局部肿硬不消者加紫河车、山慈姑或加夏枯草、香附;疮口长期不愈合者,可配合服用十全大补丸。

【方八】 *房芝萱经验方*(4)

【组成】 肉桂 9 克,白芥子 9 克,炮姜 9 克,麻黄 3 克,鹿角胶 9 克,熟地黄 15 克,黄芪 24 克,党参 18 克,茯苓 15 克,当归 12 克,赤芍 9 克,白术 12 克,甘草 3 克。

【治则】 气血双补、回阳理脾。

【证候】 气血亏虚,阳衰阴凝。

溃后日久,了无生机,乳汁似有若无,疮口流出清稀乳汁,无大痛苦。

【按语】 房老体会,乳痈亦应重视外治,其外治法也要根据局部的特点辨证施治。未成脓者,局部有硬块、瘀乳明显时,可先以温水作湿热敷,而后按摩乳房排奶。按摩时,手法宜轻,由远而近,顺着乳管的方向,向乳头部梳按,反复数次。局部红肿硬痛者,可外敷芙蓉膏。已成脓者,宜穿刺抽脓,或作放射状小切口(洞式切口)引流,伤口用京红粉纱条换药;接近愈合时,可外用甘乳膏,以生肌收口。

(七)乳腺增生病

乳腺增生病是乳腺组织的良性增生性疾病,既非炎症,也非肿瘤,属于中医学的“乳癖”范畴,其发病率占育龄妇女的 40% 左右,而占全部乳房病的 75% ,是最常见的乳房疾病。

中医药治疗本病有着独特的优势和潜力,中药能从多方面、多角度起到调整内分泌、增强机体免疫功能作用,且效果确切,无明显毒副作用,因此临床首选单纯中医药治疗;若病程较长、病情严重或疑有癌变倾向者,可予手术治疗,术后再用中药调理善后。

【方一】 柴胡疏肝散加减

【组成】 柴胡9克,青皮10克,陈皮9克,香附9克,元胡12克,川楝子12克,茯苓12克,白芍12克,郁金12克,海藻12克,莪术12克,益母草15克。

【治则】 舒肝理气,散结止痛。

【证候】 肝郁气滞。

乳房胀痛,月经前或情绪不佳时加重,经后减轻或消失;可伴胸胁胀痛,烦躁易怒,舌质淡红或红,苔薄白或薄黄,脉弦。

【按语】 方中柴胡为主药,宣透疏达,与青皮、陈皮、香附、延胡索、川楝子相伍,有疏肝理气止痛、调畅气血之功;茯苓、白芍健脾柔肝止痛;郁金疏肝理气、活血祛瘀;海藻消痰散结,现代药理证明其能促进病理产物和炎性渗出物的吸收,并能使病态的组织崩溃和溶解;莪术、益母草活血祛瘀、调经止痛,与柴胡、青皮相伍,行血中之滞,改善微循环,激活纤维蛋白的溶解。全方合用,共收疏肝理气、散结止痛之效。加减:口干、口苦,心烦易怒者,加夏枯草12克、栀子10克以清肝泄热;乳房胀痛明显者,加炙乳香、炙没药各4.5克以宣通脏腑、通经止痛;若伴痛经者,加五灵脂12克、蒲黄9克以祛瘀通经;乳头溢液者,选加牡丹皮12克、山栀子12克、女贞子12克、旱莲草12克以凉血养阴清热。

【方二】 血府逐瘀汤合逍遥蒌贝散加减

【组成】 柴胡6克,丹参12克,郁金12克,三棱10克,莪术12克,当归10克,茯苓15克,浙贝15克,山慈菇12克,牡蛎(先煎)10克。

【治则】 化痰散结,活血祛瘀。

【证候】 痰瘀互结。

一侧或双侧乳房出现边界不清的坚实肿块,质韧或韧硬,肿块可有刺痛、胀痛或无自觉痛,肿块和疼痛与月经变化不甚相关。部分患者月经愆期,或经潮不畅、色暗有块,或伴痛经。舌淡暗或暗红有瘀斑,舌下脉络青紫粗张,苔白或腻,脉涩、弦或滑。此型主见于乳腺腺病、乳腺纤维性变及乳腺硬化性腺病。

【按语】 方中柴胡、当归疏肝养血活血;丹参、郁金活血祛瘀;三棱、莪术破血化瘀,散结软坚;茯苓健脾祛湿,绝痰之源;浙贝母清热化痰,开郁散结;山慈姑、生牡蛎化痰软坚散结。诸药合用,共收活血祛瘀、化痰散结之功。食少纳呆者,加陈皮6克、神曲15克以健脾消滞开胃;肿块硬韧难消者,选加穿山甲10克、全蝎5克、水蛭6克、昆布12克、海藻12克、白芥子10克以加强软坚散结之功。

【方三】 二仙汤加味

【组成】 仙茅9克,淫羊藿9克,肉苁蓉12克,女贞子12克,何首乌15克,菟丝子12克,莪术12克王不留行12克,郁金12克。

【治则】 温肾助阳,调摄冲任。

【证候】 冲任失调。

乳房肿块韧硬，肿块和疼痛程度与月经和情志变化关系不大，伴月经不调，腰膝酸软，神疲乏力，夜寐多梦，面色晦暗或黄褐斑，舌淡苔白，脉濡细或沉细。

【按语】 方中仙茅、淫羊藿、肉苁蓉温阳补肾，调摄冲任；菟丝子既补肾阳又补肾阴；女贞子、制首乌滋阴补血益肝肾，取阴药的滋润以制阳药的温燥，正所谓"善补阳者，必阴中求阳，阳得阴助必生化无穷"；郁金、莪术疏肝活血祛瘀；王不留行专走血分，性善通利，取其行而不留，走而不守之特性，以达通血脉、消瘀阻、散结肿之效。共奏调摄冲任散结之功。乳房疼痛明显者，加延胡索 12 克、川楝子 12 克以理气止痛；若乳痛于经前加重者，加山楂、麦芽各 20－30 克，以疏肝消滞止痛；腰膝酸软者，加杜仲 12 克、桑寄生 15 克以补肾壮腰；乳房肿块呈囊性感者，加白芥子 9 克、昆布 12 克、瓜蒌 15 克以消痰散结；月经不调者，加当归 18 克、香附 10 克以养血活血调经；闭经者，加大黄蛰虫丸以活血通经；舌苔腻、痰湿明显者，去制首乌以防滋腻，加姜半夏 12 克、白芥子 9 克以醒胃化痰祛湿。

【方四】 *加减消核汤*

【组成】 瓜蒌壳 15 克，陈皮 15 克，丹参 15 克，郁金 20 克，红花 10 克，夏枯草 15 克，牡蛎 30 克，玄参 24 克，山慈菇 10 克，半枝莲 30 克，白花蛇舌草 30 克，漏芦根 20 克，海藻 15 克，昆布 15 克，甘草 3 克。

【治则】 理气化瘀止痛，解毒软坚散结。

【证候】 乳癖血瘀毒聚型。

症见包块生长较快，包块质硬，活动或活动较差，边界清或不清，疼痛，经前尤明显，心烦焦躁，失眠梦多；情绪不好时加重，月经量少，舌质红苔薄，或舌边有瘀点，个别患者出现紫舌，脉细弦。

【按语】 烦躁失眠加栀子 12 克、合欢花 10 克、茯神 15 克、炒枣仁 18 克；情志不舒加柴胡 10 克、赤、白芍各 15 克；经前重加益母草 30 克、淫羊藿 15 克、仙茅 12 克；舌紫加土鳖虫 6 克、水蛭 3 克；乳头溢血加仙鹤草 30 克、茜草、大小蓟各 15 克；包块活动差加蚤休 30 克、香附 10 克、土鳖虫 6 克；腋下有瘰核加银花藤、蚤休各 30 克、蒲公英 20 克；腹胀加台乌、槟榔各 16 克、厚朴 12 克；乳头瘙痒加僵蚕、地肤子各 15 克。

【方五】 *加减八仙汤*

【组成】 黄芪 30 克，党参 20 克，当归 15 克，鸡血藤 20 克，茯苓 15 克，白术 12 克，栝蒌壳 18 克，陈皮 12 克，郁金 30 克，夏枯草 30 克，黄药子 20 克，甘草 3 克。

【治则】 补益气血，化痰散结。

【证候】 乳癖气血两虚型。

症见局部包块质地不硬，活动，边界不清，无粘连，包块表面皮色不变，不破溃，伴气短乏力，少气懒言，面色㿠白，胃纳不香，月经量少或经闭；舌质淡苔薄白，脉细弱或沉细；少数患者在经前或经后可见下肢轻度浮肿。

【按语】 气短乏力倍参芪，加麦冬 15 克；纳差加怀山药、五香藤、谷麦芽各 20 克；下肢轻度浮肿加大腹皮、茯苓各 15 克、生姜皮 10 克；过用寒凉药加炮姜、鹿角霜

10 克；经少或经闭加鹿角胶（烊冲）、阿胶（烊冲）各 10 克；经前浮肿倍参芪，可加红参 3 克；经后浮肿倍参芪，加阿胶（烊冲）10 克、丹参 30 克；便溏加砂仁 3 克、怀山药 30 克；易感冒加玉屏风散；腰痛加杜仲、桑寄生各 15 克、续断 20 克；食后腹胀加九香虫 10 克、怀山药、厚朴各 15 克。

【方六】 乳癖灵

【组成】 仙灵脾 12 克，鹿角 9 克，制香附 9 克，益母草 30 克，山慈姑 9 克，山楂 15 克。

【治则】 补益肝肾，化瘀散结。

【证候】 各型乳癖，包括乳腺增生病，乳腺纤维瘤。

【按语】 本方仙灵脾为君，该药性味甘香辛温，温补肝肾，为温补命门之要药。乳癖之症，肾气不足，冲任失调是病之本。肾气虚，上不能滋养乳络则结块胀痛，下不能充实胞宫则月经失凋。仙灵脾为君，佐鹿角血肉有情之品，补益肝肾调摄冲任治本。乳癖结核随经期变化和喜怒而消长，由气滞血瘀所结，方以香附理气开郁，气行则郁解，气畅则痛止。益母草行气活血，该药祛瘀血而不伤新血，补新血而不滞瘀血，通中有补，香附合益母草理气活血而达消块止痛。乳癖之症，病处是厥阴肝经循行之地，取柴胡为肝经之引药，引领诸药直达病所，又可协同香附理气止痛。山慈姑软坚化痰散结，可防乳癖的癌变，以冀祛邪而安正。山楂一味既有化痰散瘀之功，又能协同山慈姑散结消癖，尚可调味诸药。加减：凡出现乳痛明显、痛不可及者可在方中加延胡索、青皮理气止痛；乳腺增生瘤变，肿块坚实或伴多发性纤维瘤属痰瘀互结，可加三棱、莪术、土茯苓等活血化瘀散结；如出现乳头溢液属囊性增生病者加菟丝子、巴戟肉、肉苁蓉等补益肝肾，加藕节、地榆等凉血止血。

（八）乳腺导管扩张症

乳腺导管扩张症是一种以乳腺导管扩张、浆细胞浸润为病变基础的慢性非细菌性感染之乳房疾病。临床以乳晕下或附近肿块，乳头凹陷或乳头多个导管孔溢液，呈浆液性或臭味粉渣样物，乳晕旁脓肿或乳腺瘘管形成，病情易于复发，经久难愈为其特征。

中医中药对本病的治疗具有良好效果，宜首选。内治法主要用于本病早期脓肿未成者；对于脓肿型或瘘管形成者，手术配合祛腐生肌换药疗法是彻底根治本病的主要手段，其治疗主要根据其瘘管的深浅、是否单发等选用切开法、挂线法、拖线法、乳头劈开法、乳头矫形法及垫棉绷缚法等外治方法。

【方一】 逍遥散加减

【组成】 柴胡 6 克，玄参 15 克，当归 10 克，赤芍 12 克，山楂 15 克，虎杖 12 克，白花蛇舌草 15 克，蒲公英 15 克，全瓜蒌 15 克，王不留行 15 克，肉苁蓉 15 克，何首乌 15 克。

【治则】 疏肝清热，活血消肿。

【证候】 肝经郁热。

乳晕部结块红肿疼痛，或脓成未熟，可伴发热、便干、尿黄，舌红苔黄腻，脉滑数。

【按语】 方中柴胡、玄参、当归、赤芍疏肝活血，软坚消肿；虎杖、白花蛇舌草、蒲公英清热解毒；全瓜蒌、王不留行疏通乳络，促进乳管排泄通畅；山楂化瘀尤能除脂；肉苁蓉、何首乌补肾调冲任，调节性激素分泌，对抑制乳腺导管上皮异常分泌、导管扩张有治本作用。加减：局部红肿者，重用蒲公英30克，加金银花15克、半枝莲30克，以增强其清热解毒之功；乳头溢液呈血性者，加仙鹤草10克、旱莲草15克、女贞子15克、牡丹皮15克，以滋阴清热凉血；脓成未熟者，加炮山甲（先煎）12克、猫爪草30克、皂角刺15克，以解毒消痈、溃坚散结。

【方二】 参苓白术散加减

【组成】 黄芪15克，党参12克，白术12克，茯苓15克，当归12克，丹参12克，山楂15克，白花蛇舌草15克，蒲公英15克，猫爪草30克，皂角刺15克，玄参15克，女贞子15克。

【治则】 益气和营，托毒消痈。

【证候】 正虚邪滞。

脓肿自溃或切开后久不收口、脓水淋漓形成乳瘘，时愈时发，局部可有僵硬肿块。舌质淡红或红，舌苔薄黄，脉弦。

【按语】 方中黄芪益气托毒透邪；党参、白术、茯苓、当归、丹参益气养血祛瘀；山楂、白花蛇舌草祛脂；猫爪草、皂角刺、蒲公英托毒排脓、消痈散结；玄参、女贞子滋肾调冲任，兼能解毒散结。

【方三】 消瘰丸加味

【组成】 玄参15克，浙贝母15克，牡蛎30克，山慈姑12克，炮穿山甲10克，当归12克，丹参15克，桃仁12克，山楂15克，蒲公英12克，茯苓15克，柴胡9克。

【治则】 疏肝活血、祛痰散结。

【证候】 痰瘀凝滞。

创口愈合，局部残留硬结、肿块，舌质暗红，苔白或薄黄，脉滑。

【按语】 方中玄参、浙贝母、牡蛎取程氏消瘰丸之意，其药性和平，化痰软坚，消肿散结之功卓著，不仅能消瘰疬，并能治体内外一切瘿、核、结节；山慈姑、炮山甲溃坚、散结；当归为血中气药，力刚善攻；桃仁活血化瘀；山楂、丹参、赤芍祛瘀和营；柴胡疏肝为引经药；茯苓、蒲公英渗湿清热。

【方四】 柴胡软坚饮

【组成】 柴胡、郁金、香附各9克，当归、赤芍、山楂、莪术各12克，丹参、夏枯草、象贝母各15克，虎杖、白花蛇舌草各30克。

【治则】 行气活血化瘀，清热解毒散结。

【证候】 乳腺导管扩张症之肿块型。

【按语】 局部红肿者，加蒲公英30克、金银花12克、半枝莲15克；乳头有溢液呈血性者，加茜草炭12克、地榆15克、仙鹤草30克；溢液呈水样者，加生薏苡仁、茯苓、泽泻各 12 克；肿块感染成脓未熟，加炙穿山甲片 9 克、皂角刺 12 克。

【方五】 丹栀逍遥散加减

【组成】 柴胡 6 克，黄芩 12 克，山栀子 12 克，蒲公英 15 克，赤勺 9 克，当归 12 克，丹参 9 克，白花蛇舌草 30 克，皂角刺 9 克，黄芪 12 克。

【治则】 疏肝散结，清热解毒。

【证候】 乳腺导管扩张症之肝火湿热证。

乳晕部结块红肿疼痛，或脓成未熟，可伴心烦易怒、口苦、便干、尿黄，舌红苔黄腻，脉滑数。

【按语】 局部红肿加紫花地丁、金银花、连翘；乳头有血性溢液加茜草炭、仙鹤草、地榆；溢液呈水样加薏苡仁、茯苓。

（九）慢性前列腺炎

慢性前列腺炎是男性成人常见疾病，主要症状是小腹、会阴、睾丸、阴茎部有胀痛不适感，排尿终末或大便用力时尿道可有白色分泌物溢出。有的患者有排尿刺激症状如尿痛、尿急、尿频、夜尿多、尿道刺痒或灼热，可伴有神疲乏力、头晕、失眠、腰酸背痛、性欲减退、遗精、早泄、阳痿、不育等症。本病特点是病程较长，病情顽固，缠绵难愈，反复发作。

【方一】 消浊止痛汤

【组成】 柴胡 9 克，蝉蜕 12 克，黄柏 9 克，败酱草 30 克，泽兰 9 克，丹参 15 克，川牛膝 9 克，薏苡仁 24 克，路路通 15 克，地龙 9 克，熟地 30 克，仙灵脾 15 克，生甘草梢 6 克。

【治则】 补肾活血、清热利湿、通经止痛。

【证候】 肾元亏虚、湿热夹瘀。

有排尿刺激症状如尿痛、尿急、尿频、夜尿多、尿道刺痒或灼热，可伴有神疲乏力、头晕、失眠、腰酸背痛、性欲减退、遗精、早泄、阳痿、不育等症。

【按语】 本方选用熟地、仙灵脾以平补肾之阴阳达到“阴平阳秘”的状态，用丹参、川牛膝、泽兰以活血化瘀，用黄柏、败酱草、薏苡仁、甘草梢以清热解毒、利尿通淋。路路通、柴胡取其行气活血，通络消肿的功效，以达气机通，瘀者散，肿胀消的目的。方中加入蝉蜕一药，以宣肺止痉，使小便通利，即“提壶揭盖”之治法也。现代药理研究证实，蝉蜕有抗惊厥镇静，使横纹肌紧张度降低，阻断交感神经节的传导作用等，用治慢性前列腺炎，可明显缓解其自觉症状，地龙有镇痉通络、化痰的作用，若肾阴虚为主者，宜加用女贞子、制龟甲等；肾阳虚为主者，选加仙茅、巴戟天、肉苁蓉、鹿角霜等。

【方二】 益肾活血通淋汤

【组成】 熟地 15 克，山茱萸 10 克，女贞子 20 克，淮牛膝 15 克，黄芪 15 克，桃仁 10 克，大黄 10 克，赤芍 8 克，王不留行 10 克，虎杖 20 克，台乌 10 克，黄柏 10 克，蒲公英15克,虎杖20克。

【治则】 益肾活血,祛湿通淋。

【证候】 肾气虚弱,气滞血瘀,湿热内滞。

小便不畅,余沥不尽,甚者涩痛难忍;有时尿道口可见白色分泌物,状如精液、混浊;有时会阴及小腹有坠迫感。

【按语】 老年肾气虚弱,洲都气化不及,易气滞血瘀,湿热留阻。“老当益肾”,方中熟地、山萸肉、女贞子、淮牛膝滋养肾气;桃仁、赤芍、虎杖、王不留行凉血活血,改善微循环;台乌行气、黄芪益气可通利血脉;黄柏、蒲公英、萆薢清利湿热;大黄凉血化瘀,通利二便我们临证见本病,不论急性慢性均用之,急性二便不通则后下,慢性则量少且同煎。上药共奏益肾、活血、清利湿热之功。若急性炎症熟地改为生地,加金银花、连翘、黄柏;尿血酌加田七、茅根;大便不通者大黄后下。

【方三】 坐浴方

【组成】 菊花20克,连翘15克,龙胆草15克,黄连15克,生地20克,归尾10克,大黄20克。

水煎坐浴。

【治则】 凉血活血,清热除湿。

【证候】 同方2。

【按语】 本方菊花、连翘、龙胆草、黄连共用清热解毒利湿,生地、归尾、大黄活血凉血,通过坐浴温洗熏蒸可迅即达至患处,配合方2内服,内外同治疗效显著,具体用法是:煎沸15分钟去渣,乘热熏会阴部,温则坐盆而浴,每天内服、坐盆各1剂,症状基本消失后停外用方。

【方四】 四四一笑散

【组成】 柴胡10克,当归12克,白芍30克,甘草12克,黄柏15克,苍术12克,牛膝12克,薏苡仁15克,蒲黄12克,五灵脂12克。

【证候】 肝郁络阻,湿瘀下注。

尿频、尿急、尿痛,尿道内有异常瘙痒、灼热、尿不尽及少腹耻骨上、会阴、肛门、腹股沟疼痛,有时可牵扯睾丸、腰骶部疼痛。或伴性欲减退,阳痿、早泄、遗精;头昏失眠,神疲乏力,记忆力减退等。

【治则】 疏肝解郁、清热利湿、活血化瘀。

【按语】 慢性前列腺炎属祖国医学“精浊”范畴,病机不离肝郁、湿浊、瘀滞,据此拟方四四一笑散(四逆散+四妙散+失笑散)临证加减。现代药理研究表明:四逆散具有抑制平滑肌痉挛和抗炎作用,故可缓解前列腺-后尿道增高的平滑肌张力,减少尿液反流。四妙散、失笑散清利下焦湿浊,活血化瘀,畅通经络。实验证明,活血化瘀药不但可以解除前列腺炎性梗阻,畅通前列腺的腺管,还可改善盆底肌充血所致的盆底肌功能紊乱;清热利湿药黄柏、苍术等对多种病菌有抑制作用;薏苡仁擅长渗湿排脓,有助于前列腺炎性物的排出,从而消除或改善慢性前列腺炎及相关症状。治疗期间禁酒,节欲。

（十）良性前列腺增生症

良性前列腺增生症，是指由于前列腺腺体增大压迫或阻塞下尿道引起的尿频，排尿困难甚则滴沥难下，或尿潴留、尿失禁等一系列症状。过去曾称前列腺肥大，是男性老年人的常见疾病。已成为老年医学中的重要课题。目前西医主张采用化学药物或手术治疗。药物治疗以雄性激素抑制剂和 Q－受体拮抗剂为主，副作用大，疗效不稳定；由于本病患者年龄偏大，多伴有心肺等重要脏器的疾病，手术风险较大，并发症较多，不易为患者接受。中医中药治疗则显示了自己的优势，是目前研究的主要方向。

【方一】 补肾消癃汤

【组成】 黄芪 30 克，熟地 21 克，肉桂 9 克，淫羊藿 15 克，柴胡 9 克，川牛膝 9 克，山甲珠 9 克，夏枯草 12 克，生牡蛎 30 克，益母草 30 克，海藻 15 克，王不留行 12 克，莪术 9 克，乌药 9 克，地龙 9 克，泽泻 15 克。

【治则】 补肾、散结、消癃，攻补兼施。

【证候】 肾精亏虚，实结膀胱。

【按语】 就本病而言，肾虚、阴阳失调是本病的发病基础，气滞血瘀、痰湿、阴寒之邪等产物互结于精室而为发病之标。故方中熟地、肉桂、淫羊藿双补肾之阴阳，黄芪补中益气，柴胡升阳举陷，以恢复气机的升降功能，应用柴胡、乌药以理气通滞，用山甲珠、川牛膝、益母草、王不留行、莪术以活血化瘀、利尿通淋，应用夏枯草、地龙、海藻、益母草、泽泻以化痰利湿，通调小便，应用生牡蛎、夏枯草、海藻以软坚散结。药物加减：若血尿茎痛者加琥珀、白茅根；发热脉数，膀胱湿热之证明显者加蒲公英、龙胆草、败酱草、石苇；大便秘结者加生大黄；胸满喘咳者加葶苈子、苏子；胃气上冲呃逆、呕吐者加法半夏、旋覆花；肾阳虚明显者酌加附子、狗脊等，肾阴虚明显者加生地、麦冬、天冬、知母等。

【方二】 芪桂二仙汤加味

【组成】 黄芪 30 克，桂枝、仙茅、仙灵脾、猪苓各 15 克，川芎、地龙、泽泻各 10 克。

【治则】 温阳补肾，破瘀散结。

【证候】 阳虚水阻，气虚血结。

小腹作胀，阴部坠胀而冷、手足不温，尿意频而尿下缓，或伴面色皖白，倦怠懒言，舌体胖大，苔白微腻，脉沉细。

【按语】 前列腺增生症隶属于祖国医学“癃闭”范畴。肾气虚衰为病之本，排尿困难为病之标；温阳补肾，使肾气充，气化行，则癃闭开，尿道畅。然由于患者年高体弱，病久入络，气虚血结，以致前列腺不同程度的肿大，正如清·尤在泾言：“血结在阴，不能通行而成癃闭”，故肾虚气弱血结水阻，互为因果。治疗上，在温补肾气充下元、助气化的同时，破瘀散结，活血通利亦需同步而治。基本方中以黄芪益气扶正，二仙温补肾阳，桂枝、猪苓、泽泻化气行水，川芎、地龙破瘀通络利水，诸药相和，药达病所，阳气旺盛，血脉和畅，腺体回缩，水道通利，“气化则能出矣”。在内服上方的同时，再外合药渣温浴，以促进局部血液循环，温通助阳，散结消瘀，加快腺体回缩，增加排尿量。畏寒肢冷，阴坠腹胀，小便点滴慢出以肾阳虚衰为甚者，加鹿角片、王不留行、车前子温阳以利尿；前列腺增生质硬而小便不利者，加活血化瘀之桃仁、炮山甲、莪术；腰膝酸痛、头晕耳鸣者，加怀牛膝、女贞子、枸杞子补益肝肾。

【方三】 消积通关汤

【组成】 淫羊藿15克，菟丝子15克，山茱萸20克，夏枯草15克，海藻15克，浙贝12克，穿山甲10克，王不留行12克，川牛膝25克，丹参30克，三棱15克，川军15克。

【治则】 补肾活血，软坚散结。

【证候】 肾气亏虚，瘀血阻滞。

夜尿次数增多、排尿变细、间断排尿呈点滴状、排尿等待、排尿时间延长、排尿无力、尿频，常伴有腰膝酸软、形神萎靡、气短声低、舌暗或有瘀点、脉沉细而涩等。

【按语】 欧氏认为前列腺增生和体内其它包块一样，中医应该称“积”或“癥”，其主要病位在“精室”。该病的基本病机是肾气亏虚、瘀血阻滞，证属本虚标实，虚实夹杂。淫羊藿、菟丝子、山茱萸补肾益精，调补阴阳，使阴平阳秘，肾气充沛，气化复常，则能化气活血行水；夏枯草、海藻、浙贝软坚散结；穿山甲、王不留行、川牛膝、丹参、三棱、川军活血化瘀，消结通窍。诸药合用以补肾活血、软坚散结，标本兼顾，双向调节，正切合上述病机。由于很多药物难以穿透前列腺包膜进入腺泡内发挥治疗作用，加上增生结节致微循环障碍，药物更难以到达病灶，因此我们选用穿山甲、川牛膝为活血化瘀之主药，并引诸药以期直达病所，提高疗效。药理研究证明：补肾药对下丘脑－垂体－性腺轴以及肾上腺皮质轴有兴奋和调整作用，可纠正衰老引起的激素减少或失常；活血化瘀药物能明显改变血液流变性、降低血浆粘度、加速血液循环、改善微循环和局部充血水肿，具有抗缺氧、抗凝、解聚、溶纤、抗纤维化的作用，可使增生的前列腺软化和缩小。因此本方治疗取效较好可能还与上述机理有关。

（十一）小腿慢性溃疡

小腿慢性溃疡是我国常见的周围静脉慢性疾病之一，多发于中老年人，尤其多见于从事体力劳动或长久站立工作的人员，该病是由于下肢静脉曲张，静脉高压导致小腿部血液回流受限，而见局部肿胀，足靴区色素沉着，甚至形成溃疡。溃疡形成后难于治愈，或愈合后又易复发。病人常感患肢发胀、沉重或胀痛，易疲劳、乏力，有的可伴有小腿肌肉痉挛。在患肢，尤其是小腿，浅静脉隆起、扩张、迂曲，甚至卷曲成团，特别是内足踝部皮肤常有营养性改变：色素沉着、脱屑、瘙痒、湿疹形成，甚至导致经久不愈的溃疡。

【方一】 二妙散和芍药甘草汤加减

【组成】 黄柏10克，苍术10克，蒲公英15克，牡丹皮10克，赤芍15克，地骨皮15克，白芍15克，泽泻30克，甘草6克。

【治则】 清热解毒，凉血利湿。

【证候】 下焦湿热，热重于湿。

溃疡边缘红肿，高起，肉芽暗红，溢黄色粘稠脓液，气味腥臭，创面疼痛。舌红苔黄，脉洪数。

【按语】 方中黄柏苦寒，寒以清热，苦以燥湿，且偏入下焦；苍术苦温，善能燥湿；蒲公英解下焦气分之热毒；牡丹皮、地骨皮入血分以透热解毒；白芍、赤芍、甘草合用以缓急止痛；泽泻燥湿利水。二方合用，共奏清热解毒、凉血利湿之功。加减：下肢浮肿加防己15克、益母草15克、泽兰15克以活血通络消肿。

【方二】 加味三妙散

【组成】 苍术15克，黄柏12克，牛膝10克，萆薢15克，金银花15克，薏苡仁30克，防风10克，赤勺15克，赤小豆30克，茯苓15克，地肤子10克。

【治则】 清热利湿，祛风消肿。

【证候】 下焦湿热，湿重于热。

患腿肿胀，按之凹陷，溃疡周围皮肤颜色潮红，糜烂瘙痒，创面渗液较多，肉芽水肿。舌苔厚腻微黄，脉濡略数。

【按语】 方中黄柏苦寒，寒以清热，苦以燥湿，且偏入下焦；苍术苦温，善能燥湿；牛膝能祛风湿、补肝肾，且引药下行；加金银花、赤芍解毒活血；萆薢、薏苡仁、赤茯苓、赤小豆利水消肿；防风、地肤子祛风止痒痛。加减：热重加虎杖15克、防己15克以通络泄热；气虚加黄芪25克以益气固表。

【方三】 补阳还五汤加减

【组成】 黄芪60克，桂枝10克，当归15克，地龙15克，川芎10克，生姜3片，红花8克，桃仁10克。

【治则】 温经散寒，补气活血。

【证候】 下焦寒湿夹瘀。

静脉曲张严重，小腿青筋暴露，溃疡周围皮肤青紫，肌肉萎缩。患肢怕冷，隐隐作痛或刺痛，间有抽掣痛，溃疡久治不愈，肉芽色淡，分泌物量少。舌质晦暗，苔薄，脉沉。

【按语】 方中重用生黄芪取其大补脾胃之元气，使气旺以促血行，祛瘀而不伤正，并助诸药之力；配以当归活血，有祛瘀而不伤好血之妙；川芎、赤芍、桃仁、红花助当归活血祛瘀；桂枝温经散寒；地龙通经活络；生姜辛温散寒。加减：肌肉萎缩、喜暖怕冷去桃仁、红花，加熟附子15克、党参30克以扶阳益气；频频抽筋，痹痛明显去桃仁、红花，加熟地黄18克、白芍15克、牛膝12克以益阴舒筋。

【方四】 八珍汤加减

【组成】 当归15克，川芎12克，白芍12克，熟地黄20克，党参20克，白术10克，茯苓15克，甘草6克，黄芪20克，桃仁15克，红花10克。

【治则】 气血双补，和营通络。

【证候】 气血两虚。

溃疡久不收口，疮面不知痒痛，腐肉不脱或虽脱而新肉不生，脓水清稀淡薄，或偶带绿色，溃疡边缘皮肤暗黑，干燥粗糙，结痂、脱屑等。部分患者可伴有消瘦乏力，头晕眼花，食欲不振等症状。舌淡红，苔白，脉细弱。

【按语】 方中黄芪、党参、白术、甘草、茯苓补脾益气；当归、白芍、熟地黄养血而滋养肝肾；桃仁、红花、川芎入血分，活血化瘀，共收气血双补、活血化瘀之功。加减：体寒怕冷，局部肤温低、肉芽淡而不鲜加肉桂2克、熟附子18克以温阳散寒；烦热多汗，加丹参18克、麦门冬15克、五味子10克以滋阴敛汗。

【方五】 生肌散

【组成】 煅石膏18克，制乳没各9克，血竭2克，硼砂、珍珠母、朱砂各3克。

共为极细面，装瓶备用。用时取药适量，撒于创面，每日1次。

【治则】 收敛固涩，生肌敛疮。

【证候】 小腿慢性溃疡，脓尽新肉不生。

【按语】 小腿慢性溃疡病灶常合并多种细菌感染，故控制局部伤口感染非常重要。常用的控制局部伤口感染的方法有湿敷疗法、浸泡疗法、祛腐生肌法。祛腐生肌法是中医最具特色的方法，较之单用西药愈合时间可显著缩短。具体如下：溃疡周围红肿热痛，脓腐较多，用金黄膏合九一丹外敷以清热解毒，排脓祛腐；溃疡后期，脓尽新肉不生者，用生肌散外敷；注意生肌膏需在脓腐将尽，疮口出现淡红色肉芽之时方可使用。

（十二）带状疱疹

带状疱疹是一种由水痘－－带状疱疹病毒引起的急性疱疹性皮肤病。其特点是皮肤上出现成簇水疱，呈带状分布，疼如火燎。

【方一】 龙胆泻肝汤

【组成】 龙胆草6克，柴胡6克，泽泻12克，车前子9克，木通9克，生地黄9克，当归尾3克，栀子9克，黄芩9克，干草6克。

【治则】 泻肝火、解热毒。

【证候】 肝经郁热。

皮损鲜红，疱壁紧张，灼热疼痛，口苦咽干，烦躁易怒，大便干或小便黄，舌红，苔薄黄或黄厚，脉弦滑数。

【按语】 龙胆草泻肝胆实火，除下焦湿热，为主药；黄芩、栀子苦寒泻火，协助龙胆草以清肝胆湿热，共为辅药；泽泻、木通、车前子协助龙胆草清利湿热，引火从小便而出；肝藏血，肝有热则易伤阴血，故用当归尾活血，生地养血益阴；柴胡舒畅肝胆，甘草调中和药，共为佐使；各药合用，滋中有补，清中有养，既能泻肝火，清湿热，又能养阴血。现代治疗本病多加紫草9克，大青叶15－20克、板蓝根15－20克，以增加凉血解毒之功。

【方二】 **赵炳南经验方(1)**

【组成】 龙胆草9克,连翘15克,生地15克,泽泻6克,车前子12克,黄芩9克,栀子9克,丹皮9克,木通6克,生甘草9克。

【治则】 泻火解毒,清热利湿。

【证候】 肝经郁热(同方1)。

【按语】 方中龙胆草、黄芩清肝胆火;连翘、栀子、甘草清热解毒;生地、丹皮凉血活血;木通、车前子、泽泻清热利湿。伴高烧者,可加生石膏20-40克、柴胡10克;疼痛明显者,加郁金、元胡、丹参、乳香、没药;内有食滞、湿滞者加枳壳;后期痒感明显者加白鲜皮。引经药物应用:发于颜面者加菊花;侵犯眼、眉者加谷精草;发于下肢者加牛膝;发于腰者加桑寄生、杜仲;发于上肢者加姜黄。

【方三】 **大青叶方**

【组成】 大青叶(或板蓝根)15克,公英15克,马齿苋60克。

【治则】 清热解毒除湿。

【证候】 肝经郁热(同方1)。

【按语】 方中大青叶清热解毒、凉血消斑;公英清热解毒、利湿;马齿苋清热解毒、止血。本方虽组方简单,却能正中病因,是朱老经验方,疗效较佳,若痛甚加元胡9克、川楝子9克。

【方四】 **马绍尧经验方(1)**

【组成】 龙胆草4克,柴胡9克,黄芩15克,栀子9克,生地30克,板蓝根12克,生石膏20克,车前子9克,生甘草3克。

【治则】 清热利湿解毒。

【证候】 肝经郁热(同方1)。

【按语】 方用龙胆草泻肝胆之火,去湿热之毒为主药,以除本病之因;黄芩、栀子清热燥湿,板蓝根、生地、石膏清热解毒,共为辅药,以消本病之证;车前子清热利湿;柴胡疏肝解郁清热以解郁结之痛,为佐药;生甘草调和为使。发于颜面加牛蒡子9克、野菊9克;发于眼部加石决明15克、谷精草9克;发于下肢加苍术9克、黄柏9克;痛甚加金铃子9克、元胡9克、丹参15克;有血疱加赤芍9克、丹皮9克,大便干加生大黄9克。

【方五】 **顾伯华经验方(1)**

【组成】 龙胆草6克,生山栀9克,黄芩9克,板蓝根30克,生地12克,赤芍9克,丹皮9克,车前子9克,紫草9克,生甘草3克。

【治则】 清肝火、利湿热。

【证候】 肝经郁热(同方1)。

【按语】 方中龙胆草清肝火、利湿热为主药;黄芩、栀子苦寒泻火,助龙胆草以清肝胆湿热共为辅药;生地、赤芍、丹皮、紫草清热凉血;车前子清热利湿,引火下行;板蓝根清热解毒,甘草调中和药共为佐使。发于颜面加野菊9克、防风9克;发于腹部、下肢加苍术6克、黄柏9克；泛发全身者加玄参12克、麦冬12克、黄连6克、水牛角(先煎)15克。

【方六】 除湿胃苓汤

【组成】 苍术9克，厚朴9克，陈皮9克，猪苓9克，泽泻9克，赤茯苓9克，白术9克，滑石20克，防风9克，山栀9克，木通3克，肉桂3克，甘草3克。

【治则】 健脾燥湿，理气和中。

【证候】 脾虚湿蕴。

皮损颜色较淡，疱壁松弛，口不渴，食少腹胀，大便时溏，舌淡，苔薄白或白腻，脉沉缓或滑。

【按语】 方中苍术、厚朴、陈皮燥湿和中；泽泻、猪苓、白术健脾利湿；赤苓、滑石、木通、清热利湿；栀子清热除烦；防风畅行营卫；少佐肉桂温中补阳以助水湿运化；甘草调中和药。

【方七】 赵炳南经验方(2)

【组成】 苍术6克，厚朴6克，白术12克，猪苓12克，黄柏12克，枳壳9克，泽泻9克，赤苓12克，滑石12克，炙甘草9克。

【治则】 清热燥湿，理气和中。

【证候】 脾虚湿蕴(同方6)。

【按语】 方中苍术、白术、猪苓、赤苓健脾燥湿，陈皮、厚朴、枳壳理气和中以助水湿之运化，黄柏、滑石、甘草清热利湿。水疱消退后可加大黄、鬼箭羽、元胡索、乳香、没药以活血化瘀、消肿止痛。

【方八】 马绍尧经验方(2)

【组成】 苍术9克，黄柏9克，茵陈9克，公英15克，萆薢15克，土苓30克，双花12克，红藤30克败酱草12克，半枝莲12克，薏米30克。

【治则】 健脾利湿清热。

【证候】 脾虚湿蕴(同方6)。

【按语】 方中苍术、黄柏、茵陈、萆薢、土苓、薏米健脾利湿，半枝莲、公英、双花、红藤清热解毒。若疼重加元胡9克，对一些重症的带状疱疹患者及老年人可适当加用扶正补气的中药，如黄芪、白术等。

【方九】 丁香郁金柴胡汤

【组成】 丁香9克，郁金9克，柴胡9克，枳壳9克，川芎9克，赤芍9克，板蓝根30克，甘草9克。

【治则】 疏肝清热，行气止痛。

【证候】 气滞血瘀。

皮疹消退后局部疼痛不止，舌黯，苔白，脉弦细。

【按语】 方中柴胡清热、疏肝、解郁；郁金、川芎、赤芍理气活血；丁香温通经络；枳壳理气调中；板蓝根清热解毒；甘草解毒和中。年老体弱，久痛不愈者可加鸡血藤30克、首乌藤15克、当归15克、丹参12克以养血活血。

（十三）湿疹

湿疹是一种过敏性、炎症性皮肤病，其特点是对称分布，多形损害，剧烈瘙痒，反复发作，易成慢性。

【方一】 清热除湿汤

【组成】 龙胆草4克，白茅根30克，生地15克，大青叶15克，车前子15克，生石膏30克，黄芩9克，六一散15克。

【治则】 清热除湿凉血。

【证候】 湿热浸淫。

发病急，皮肤潮红灼热，瘙痒无休，渗液流汁，或伴有身热、心烦、口渴、大便干、尿短赤，舌红，苔薄或黄，脉滑或数。

【按语】 龙胆草、黄芩清湿热火邪；车前子、六一散清热除湿；生地、白茅根清热凉血；生石膏清热泻火除烦；大青叶清热解毒。

【方二】 马绍尧经验方(1)

【组成】 生地30克，赤芍9克，丹皮9克，白鲜皮30克，地肤子9克，苦参9克，土茯苓30克，菝葜30克，生甘草6克。

【治则】 清热解毒、除湿止痒。

【证候】 湿热浸淫(同方1)。

【按语】 方用生地、赤芍、丹皮清热凉血；白鲜皮气寒善行，味苦性燥，是除湿止痒之要药，配地肤子、苦参治全身瘙痒；土茯苓利湿解毒；菝葜祛风除湿止痒；生甘草调和诸药。发于上部或弥漫全身加桑叶9克、菊花9克、苍耳子9克、净蝉衣3克；发于中部加龙胆草6克、栀子9克、黄芩9克；发于下部加车前子15克、川牛膝9克。痒甚加徐长卿15克、白蒺藜9克。

【方三】 顾伯华经验方(1)

【组成】 银花9克，连翘9克，丹皮9克，苦参片12克，苍术皮6克，黄柏9克，萆薢12克，茵陈12克，茯苓皮12克，制大黄9克，生甘草4.5克。

【治则】 清热利湿。

【证候】 湿热浸淫(同方1)。

【按语】 方中银花、连翘清热解毒；丹皮、大黄清热凉血；苦参、苍术皮、黄柏、萆薢、茵陈、茯苓皮利湿清热止痒；生甘草解毒和药。发于上部加苍耳草15克、菊花9克，去黄柏、茯苓皮；发于中部加龙胆草3克、黄芩9克；发于下部加川牛膝9克、车前子12克；痒甚加徐长卿30克、白鲜皮9克、地肤子9克；皮肤焮红热盛者加生地12克、赤芍9克。

【方四】 马齿苋合剂

【组成】 马齿苋30克，龙胆草9克，黄柏9克，红花9克，苦参15克，蛇床子15克，泽泻15克，大黄6克，甘草9克。

【治则】 清热解毒、燥湿止痒。

【证候】 湿热浸淫（同方1）。

【按语】 方中马齿苋清热解毒；龙胆草清肝胆实火，除下焦湿热；苦参、蛇床子除湿止痒；黄柏、泽泻清热除湿；红花活血通经；大黄泻火凉血，清泻肝胆；甘草调和诸药。

【方五】 湿热方

【组成】 土茯苓30克，茵陈30克，生薏米30克，黄芩15克，栀子9克，茯苓皮15克，双花15克，生地30克，元参9克。

【治则】 清热利湿止痒。

【证候】 湿热浸淫（同方1）。

【按语】 土茯苓、茵陈、生薏米、茯苓皮均是清热利湿之药；黄芩、栀子、双花清热解毒；生地、元参凉血清热；大便秘结加川军。

【方六】 除湿胃苓汤

【组成】 苍术9克，厚朴9克，陈皮9克，猪苓9克，泽泻9克，赤茯苓9克，白术9克，滑石20克，防风9克，山栀9克，木通3克，肉桂3克，甘草3克。

【治则】 健脾燥湿，理气和中。

【证候】 脾虚湿蕴。

发病较缓，皮肤潮红，瘙痒，抓后糜烂渗出，可见鳞屑，可伴纳少，神疲，腹胀便溏，舌淡胖，苔白或腻、脉弦缓。

【按语】 方中苍术、厚朴、陈皮燥湿和中；泽泻、猪苓、白术健脾利湿；赤苓、滑石、木通清热利湿；栀子清热除烦；防风畅行营卫；少佐肉桂温中补阳以助水湿运化；甘草调中和药。

【方七】 除湿止痒汤（湿疹2号）

【组成】 白鲜皮30克，地肤子15克，炒薏米15克，干生地15克，茯苓皮15克，苦参9克，白术10克陈皮9克，焦槟榔9克。

【治则】 健脾除湿止痒。

【证候】 脾虚湿蕴（同方6）。

【按语】 方中茯苓皮、白术、薏米、陈皮健脾除湿；白鲜皮、地肤子、苦参清热除湿止痒；焦槟榔消积利水；干生地清热凉血。

【方八】 加减胃苓汤

【组成】 桂枝6克，白术9克，苍术9克，半夏9克，陈皮9克，泽泻9克，猪苓9克，茯苓9克，黄芩15克，栀子9克，甘草6克。

【治则】 健脾除湿止痒。

【证候】 脾虚湿蕴(同方6)。

【按语】 方中白术、茯苓、猪苓、陈皮健脾除湿;泽泻、苍术、黄芩、栀子、半夏清热除湿;桂枝温阳以助脾湿运化;甘草调和诸药。

【方九】 **养血祛风汤**

【组成】 生地15克,当归9克,川芎9克,白芍9克,荆芥9克,防风9克,苍术9克,黄柏9克,甘草6克。

【治则】 养血润燥,祛风利湿。

【证候】 血虚风燥。

病久皮损暗红或色素沉着,剧痒或皮损粗糙肥厚,伴口干不欲饮,纳差,腹胀,舌淡,苔白,脉弦细。

【按语】 生地、当归、川芎、白芍为四物汤能养血润燥;荆芥、防风祛风止痒;苍术、黄柏是二妙散,可燥湿清热以佐四物;甘草和中。

【方十】 **马绍尧经验方**(2)

【组成】 生地30克,当归9克,白芍9克,肥玉竹9克,小胡麻9克,白鲜皮30克,丹参30克,豨莶草30克,炙地龙9克,乌梢蛇15克,甘草6克。

【治则】 养血润燥、祛风止痒。

【证候】 血虚风燥(同方9)。

【按语】 方中当归养血活血润燥;肥玉竹味甘质润,有养阴润燥作用;丹参、小胡麻养血活血;白鲜皮、豨莶草、乌梢蛇、炙地龙祛风通络,除湿止痒;生甘草益气补中;诸药合用,共收养血祛风润燥之效。

第三章　妇　　科

一、症状

(一)月经先期

月经周期提前7天以上,甚至十余日一行,连续两个周期以上者,称为月经先期,亦称“经期超前”或“经早”。本病相当于西医学排卵型功能失调性子宫出血病的黄体不健和盆腔炎症所致的子宫出血。月经先期伴月经过多可进一步发展为崩漏,应及时进行治疗。

【方一】　清热安冲方

【组成】　女贞子20克,旱莲草15克,地骨皮10克,生白芍10克,柴胡3克,椿根皮12克,黄芩炭6克,益母草6克,香附6克。

【治则】　补益肝肾,清热安冲。

【证候】　虚热夹瘀。

经行先期,血量不多,色红或紫,质黏稠兼有血块,经前或经行中常伴有乳房、少腹胀痛,经后则痛减,伴心烦,口干,手足心热,小便黄,大便干,舌质红,苔少,脉弦数或细数。

【按语】　女贞子又名冬青子,味甘苦,性凉润,入肝、肾二经,具补益肝肾,清虚热之功效,为治疗阴虚血燥之佳品。本方以女贞子为君药,既可补益肝肾、冲任之阴,又可清血海之伏热。臣药用旱莲草,味甘酸,性凉,归肝、肾经,既可助君药补益肝肾,更可借其性凉入血分,以发挥其凉血止血的功效。女贞子与旱莲草君臣配合,相须为用,具有很好的益阴清热,凉血止血的功效。且因其补而不滞,润而不腻,平补肝肾,久服不碍脾胃,故更适合作为调经用药。方中生白芍、地骨皮也用作臣药,意在取其敛阴养血,除下焦之热,以助君药益阴凉血之功力。佐药有四:椿根皮固涩清热凉血,与黄芩炭清热泻火同用,共助君药止血除热之力;柴胡疏肝解郁,升举阳气,助君药升清降浊以解热安冲;用少量益母草活血以调经。作为使药的香附,味辛甘、微苦,性平,入肝与三焦经,功能理气解郁散结。《本草纲目》:“香附之气,平而不寒,香而不窜,其味多辛能散,微苦能降,微甘能和,乃气病之总司,女科之总帅也。”概括了该药疏通气血,有升有降,以使气血调和的功能。综观本方,君臣佐使有机配合,共奏补益肝肾,调理冲任,清热安冲以止血调经的功效。

【方二】　清经胶囊

【组成】　丹皮、黄柏、女贞子、旱莲草、地骨皮、生地、白芍等

【治则】 清热凉血,滋肾养阴,调经止血。

【证候】 虚热。

月经周期提前,或伴经量过多,色红或深红,质正常或稠,五心烦热,口干咽燥,便结,小便黄短,舌质红,少苔或薄黄,脉细数。

【按语】 杨家林教授结合长期临床经验对本病病机进一步归纳总结。根据《内经》中"肾为阴阳之脏,水火之宅"、"肾主生殖"理论,女性之月经受肾气－天癸－冲任－胞宫轴的调节,且必待肾气全盛,月经乃能按期而潮。所以认为"肾中水火太旺"或"火旺阴亏"是导致月经先期的主因,为疾病之本,从而确立了月经先期之血内蕴热,肾阴不足,冲任不固的病机观,故以"清热凉血,滋肾养阴,调经止血"为大法,研制出治疗虚热证月经先期的有效中成药清经胶囊。该方系由《傅青主女科》之清经散合《证治准绳》之二至丸为基础化裁而成。方中丹皮、黄柏共用,清肝泻肾,可清虚实之火,使胞宫得安,血海得宁,共为君药。二至丸滋阴益肾,凉血止血;地骨皮、生地、白芍等药既能助君药清热凉血,又善滋肾养阴,使水火得以互济,阴阳得以平秘。全方谨守病机,清热泻火,滋肾养阴调冲任,去瘀止血,清滋并用,使热去而阴不伤,冲任不受其扰,血宁而经自如期。临床研究结果表明:清经胶囊可显著改善周期及延长黄体期,32 例月经提前、黄体期缩短患者,治疗后 21 例月经完全恢复正常。五心烦热,口干咽燥,大便干结,小便黄短等血分虚热证的临床症状改善,有效率 96.85%。说明清经胶囊可显著改善月经周期,延长黄体期天数,明显改善虚热证症状。进一步佐证了"清热凉血,滋肾养阴,调经止血"的清经胶囊确是治疗月经先期虚热证的有效制剂。

(二) 月经后期

月经周期延后 7 天以上,甚至四五十天以上而行经的,称为月经后期,或称"经迟"、"经行后期"。属月经失调之一。其特点是仅表现为月经周期延长,而月经的经期基本正常,但常伴经量过少。如月经周期仅延后 3～5 天,且无其他不适者不作月经后期病论。如偶见一次后期,或青春期初潮后半年内,或更年期月经失调,但都不伴有其他不适症状者,不属于病态。月经后期以青年期及育龄期妇女多见,本病一般情况下预后较佳,经治疗后大部分能恢复正常月经周期,少数患者因冲任提早衰竭,则恢复正常月经周期比较困难,终至闭经或提早绝经。本病相当于西医的月经稀发。

【方一】 *右归四物汤*

【组成】 熟地黄 20 克,淮山药 12 克,山萸肉 6 克,枸杞子 12 克,菟丝子 12 克,杜仲 12 克,鹿角胶 9 克,熟附片 9 克,肉桂 5 克,当归 12 克,川芎 9 克,白芍药 12 克。

【治则】 温补肾阳,滋养精血。

【证候】 肾亏血虚。

月经后期,量少,色淡红,质稀,腰酸膝软,头晕耳鸣,心悸失眠,神疲乏力,脱发,舌淡红或淡胖边有齿印,苔薄白,脉沉细。

【按语】 右归四物汤采用《景岳全书》之右归丸合《太平惠民和剂局方》之四

物汤组成,具有温补肾阳,滋养气血的功能。右归丸方中的桂、附加上血肉有情的鹿角胶,均属温补肾阳,填精补髓之类;熟地黄、山药、菟丝子、枸杞子、杜仲具有滋阴益肾,养肝补脾的作用,当归补血养肝。诸药配伍,共奏温阳益肾,填精补血之效。现代药理研究证实右归丸能明显增高甲状腺功能减退大鼠血清雌激素含量。四物汤功能补血调血,主治营血亏虚,血行不畅,冲任虚损所致的月经不调。临床应用发现,右归四物汤不仅能调节月经周期,改善临床症状,还能使血清雌激素升高和促卵泡激素水平降低,是治疗肾亏血虚型月经后期的有效方剂。

【方二】 养血补肾片

【组成】 菟丝子20克,覆盆子15克,枸杞子12克,当归10克,黄芪10克,巴戟天10克,鸡血藤12克。

【治则】 补肾填精,益气养血。

【证候】 肾虚。

月经后期,量少,色淡,质稀,腰酸膝软,头晕耳鸣,面色晦黯或面部黯斑,舌淡,苔薄白,脉沉细。

【按语】 本方选用菟丝子、覆盆子、枸杞子、巴戟天等补肾药,菟丝子味辛甘性平、入肝肾经,有补肝肾,益精髓等功能。药理实验有雌激素样作用,可增加下丘脑-垂体-卵巢功能,增加大鼠垂体前叶、卵巢和子宫的重量,并有促进造血功能,增强机体免疫、强心、兴奋子宫等作用。覆盆子味甘酸性平,入肝肾经,补益肝肾。枸杞子味甘性平,为肝肾肺经药,有滋补肝肾功能。巴戟天味辛甘,性微温,归肾经,温补肾阳。上四味药中的前三味为五子衍宗丸中的主要药物,有填精补髓,补益肾气的功能,原方虽用在治男性不育,但对女性调经助孕方面亦颇有疗效,再加以温补肾阳的巴戟天,使本方既滋补肝肾,又助肾气,达到阴阳双补。肾藏精,精能生血,血能化精,精血同源而互相资生,是月经的物质基础。故本方除补肾外,也要补血,选用当归、黄芪,两者配伍为当归补血汤,再与补肾药同用,则使肾精充,肾气旺,血气足,天癸充盛,冲任得滋,月经按时而至。

【方三】 养血温经汤

【组成】 当归身20克(酒炒),大熟地、制香附、川芎、清阿胶(烊化)、杜仲、杭白芍(酒炒),川续椒、益母草、云茯苓、橘叶各10克,艾叶5克。

【治则】 养血和营。

【证候】 血寒。

月经后期,量少,色淡,面色恍白,喜热畏寒,腰痛,四肢清冷,舌淡苔白,脉沉无力。

【按语】 养血和营法适用于经行后期之症。其病机系气血衰少,机能不振,运行无力。本方用四物汤养血和营;胶、艾温经;杜仲补肾止腰痛,益母草、制香附活血化瘀,茯苓健脾利湿。

(三)月经过多

月经周期基本正常,量较正常明显增多者,称为月经过多,亦称"经水过多"。

本病主要是由于气虚统摄无权，或血热炽盛，使冲任不固，血随经泄所致。

【方一】 加味四物汤

【组成】 生地炭30克，当归炭10克，川芎6克，赤芍、白芍各15克，生栀子9克，牡丹皮10克，女贞子30克，旱莲草30克，棕榈炭30克。

【治则】 凉血止血。

【证候】 血热。

经行量多，色鲜红或深红，质粘稠，或有小血块，心烦口渴，尿黄便结，舌红苔黄，脉滑数。

【按语】 本方治以凉血止血，标本兼顾，生地炭、当归炭、棕榈炭止血以治其标，牡丹皮、赤芍清血分热以治其本，栀子清肝火，釜底抽薪，女贞子、旱莲草合而为二至丸，可收敛止血，川芎行气活血，防炭类止血药之凝滞。综观全方，化裁后的四物汤中，凉血、止血药各占其半，动静结合，凉血止血而不滞血，正对病机，切中要害，自然药到而血止。对于四物汤如何加减化裁，认为可根据凉血、活血、养血的不同意图，原方中的生地、当归、赤芍可斟酌易为熟地黄、白芍，或炒炭用，但川芎一般保留其原貌，川芎辛温，为血中之气药，用量宜小，常用量为6克，取其行气开郁，活血祛瘀之力，伍在凉血药中，借其温性，以防凉药冰伏；伍在活血药中，可加强活血之功；伍在止血药中，借其辛味发散之力，可防止血药之凝滞。

【方二】 安环汤

【组成】 马鞭草30克，鹿含草15克，益母草30克，赤芍，黄芩，失笑散（包）、大小蓟各10克，仙鹤草15克，炒地榆、生地、贯众炭各10克。

【治则】 清热化瘀，固经止血。

【证候】 瘀热。

宫内置环后出现经行时间延长或经量多于以往，色黯红，有血块或经行不畅，心烦口渴，或伴发热，小便黄，大便燥结，舌红苔黄，脉弦数。

【按语】 方中马鞭草、鹿含草、益母草为主药，清热化瘀；黄芩、生地协助主药清热凉血；失笑散、赤芍协助主药化瘀止血；大蓟、小蓟、炒地榆、仙鹤草、贯众炭清热止血。全方止血不留瘀，清热不伤阴，标本兼顾，塞流与澄源并用。用于治疗宫内置环所致月经过多。

（四）月经过少

月经过少指尽管月经周期基本正常，但经量明显减少，甚或点滴即净，或经期缩短不足两天，经量亦少者。本病的发生有虚有实，虚者或因化源不足，血海空虚；或因精血衰少，血海不盈；实者，是因瘀血内停，或痰湿阻滞，经脉瘀阻，血不畅行。

【方一】 加减温经汤

【组成】 肉桂10克，吴茱萸6克，小茴香10克，莪术9克，丹皮10克，牛膝6克，当归、川芎、红花、五灵脂各10克，元胡、白芍各15克。

【治则】 温经散寒，活血化瘀。

【证候】 实寒。

月经量少或延后，色黯有块，小腹冷痛拒按，得热痛减，畏寒肢冷，或面色青白，舌质淡黯，苔白，脉沉紧。

【按语】 方中肉桂味辛甘，性热，为“治沉寒痛冷之药也”（《本草汇言》），且“能破血通利月闭，止腹中冷气，痛不可忍”（《药性论》），温经散寒，暖宫化瘀而为君药。吴茱萸“辛热，能散能温”（《本草纲目》），“止痛”（《本经》）；小茴香“温中散寒，行诸气，乃小腹少腹之要品也”（《本草汇言》），疗“腹冷气胀”（《名医指掌》）；当归“治血通用，能除血刺痛”（《用药心法》）；川芎行气活血，治“妇人血闭无子”（《本经》）；莪术“通月经，消瘀血”（《日华子本草》），“破痃癖冷气”（《药性论》）；牡丹皮“治冷气，散诸痛，治女子经脉不通”（《药性论》）；红花“通利经脉，为血中气药，能泄能补”（《药品化义》）；吴茱萸、小茴香助君药温经散寒；当归、川芎养血活血调经；莪术、牡丹皮、红花助君药活血通经，共为臣药。延胡索“能行血中气滞，气中血滞，故专治一身上下之诸痛”（《本草纲目》）；五灵脂“能行血止血，治心腹冷气妇人心痛，血气刺痛”；白芍“通顺血脉，缓中，散恶血，逐贼血，消腹痛”（《别录》），“治腹中痛痛，妇人月闭不通”（《药性论》）；元胡、五灵脂理气止痛，白芍缓急，共为佐药。牛膝善治“妇人月水不通”（《别录》），“能引诸药下行”（《本草衍义补遗》）而为使。全方具有温经散寒，活血化瘀，调经止痛之功效。寒邪去，气血运行条达，冲任二脉通利，胞脉胞络通畅，诸疾始愈。

【方二】 自拟Ⅰ号方

【组成】 菟丝子30克，覆盆子10克，熟地20克，山萸肉10克，补骨脂10克，仙灵脾10克，鹿角霜15克，紫石英15克，当归10克，杭芍10克，橘核20克，甘草6克。

【治则】 补肾益精，养血调经。

【证候】 肾气不足。

月经规律，或月经后期，量较以往明显减少，色黑或血色黯淡，质稀，腰酸怕冷，性欲减退，白带减少，头晕耳鸣，面色淡黯，舌质淡，苔薄白，脉沉弱。

【按语】 若肾虚兼有血瘀，经血色暗有小块，或经行小腹胀痛，在补肾的基础上加活血化瘀之丹参30克，鸡血藤30克；对兼有全身乏力，纳差，便溏等脾虚证者，加炒白术、茯苓、党参益气健脾。方中以熟地、山萸肉、覆盆子补肾益精调经；补骨脂、仙灵脾、鹿角霜、紫石英温补肝肾，益精血；当归、杭白芍养血调经；菟丝子益阴助阳；橘核引药入肝经，诸药合用，共奏补肾益冲任之功。补通结合，温滋并用，使“阳生阴长”、“阳旺阴充”，气血调畅，冲任通盛，则月经正常。

【方三】 自拟Ⅱ号方

【组成】 柴胡10克，路路通10克，生山楂30克，山萸肉10克，当归10克，杭芍10克，熟地20克，黄精30克，丹参30克，五味子10克，甘草6克。

【治则】 疏肝解郁，活血化瘀。

【证候】 肝郁血瘀。

月经规律，或月经后期，量少或色黑有块，经行腹痛，急躁易怒，郁闷不乐，胸胁胀痛，经前乳房胀痛，舌黯，苔薄白，脉弦涩。

【按语】 方中柴胡疏肝理气；归、芍、熟地养血柔肝，补肝之体，助肝之用；五味子、山楂、山萸肉酸敛肝木；且山楂活血；路路通理气；橘核引经，全方疏肝理气，养血调经，使气机调畅，精充血旺，月经恢复正常。

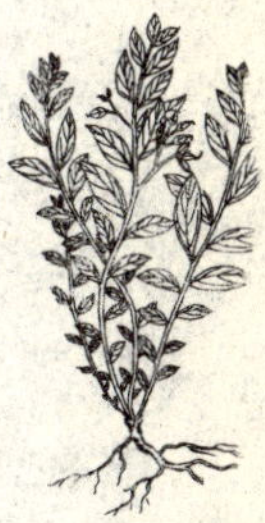

（五）经期延长

经期延长是指月经周期正常，经期超过 7 天以上，甚至 2 周方净者，亦称之为“经事延长”。多因黄体萎缩不全、子宫内膜修复延长或盆腔炎、子宫内膜炎或安放宫内节育器引起。

【方一】 加减逍遥散

【组成】 当归 9 克，炒白芍 9 克，柴胡 6 克，云苓 9 克，人参 10 克，黄芪 25 克，炒白术 9 克，生阿胶 9 克（烊化），女贞子 9 克，旱莲草 9 克，甘草 3 克。

【治则】 疏肝解郁，滋养肝肾，益气健脾。

【证候】 肝郁脾虚。

经期延长日久，素有崩漏病史，月经周期可，唯经期延长，血量偏少，色偏暗，小腹时痛，体倦，舌红，苔薄白，脉沉弱。

【按语】 以逍遥散合二至丸及四君子汤加减治疗经期延长及量多，疗效显著。其中以逍遥散舒肝解郁，以复肝之疏泄之常；二至丸配阿胶以补肝肾之阴，肝肾藏泄有度则血止；配以四君子汤加减，益气健脾，既培补肝肾精血之源，使肝肾得养以复其藏泄之功，又能益气以复脾气固摄止血之职。对于止血药的选用必须注意二点：一是不能一味用止血药，应以调节自身固血机制以止血。前者为治标之法，后者方为治本之举。肝藏血，脾统血，肾主封藏是人体维持血行脉中而不溢出的主要脏腑。考虑到女子的生理特点，临床治疗阴道流血应肝脾肾同治，以治肝为主，这样既体现了女子以血为本，以肝为先天之生理特点，又调动了自身统血固血摄血之生理机制，以达治本止血之目的；二是出血止血为常法，止血药并非不可用，但止血药大都有收敛之性，过早过多应用止血之品，有留瘀之弊。因此运用止血药关键是把握好运用的阶段性。但是出血则又意味着体内血行的瘀滞，因此，临床上排除崩漏大失血迅速危及生命的急则治标病状外，止血药应在适当调理自身，维持血行生理机制的前提下运用，才能收效。故临床治疗阴道流血，止血药应在无瘀滞的情况下应用，以助自身收敛之性，否则易于闭门留寇，以致瘀血不去而出血不止。故应用止血药多选三七粉，因本品既有止血又有活血之性，而且多在治疗后期及血少无滞时应用以收止血之功。更值得一提的是，先生治疗本病，以二至丸配阿胶以补血滋阴而止血，通过补血达到滋阴之目的，而非单用收敛之品。

（六）闭经

闭经是妇科常见的一种症状，凡已过 16 周岁月经尚未来潮的称为原发性闭经；

既往曾有过正常月经，现停经3个月以上的称为继发性闭经。至于青春期前、妊娠期、哺乳期以及绝经期后的无月经都属生理现象。还有某些妇女有月经，但是因为生殖道下段如子宫颈、阴道、处女膜、阴唇等处的先天性缺陷或后天性损伤，造成粘连闭锁，经血不能外流，这种情况属于隐经，或称为假性闭经。

【方一】 闭经方

【组成】 蚕砂10克，王不留行、茜草根、牛膝各15克，益母草30克，海螵蛸18克。

【治则】 行血通经。

【证候】 血瘀。

月经停闭不行，胸胁、乳房胀痛，精神抑郁，少腹胀痛拒按，烦躁易怒，舌紫黯，有瘀点，脉沉弦或涩。

【按语】 本方适用于闭经，月经愆期未至。气虚脾虚者加四君子汤，血虚血瘀者合用桃红四物汤，肝气郁结者合用四逆散，气滞血瘀者合用血府逐瘀汤。

【方二】 张氏柏子仁丸加味《景岳全书》

【组成】 柏子仁、牛膝、续断、泽兰、卷柏各15克，川芎10克，当归、香附、香橼各15克，白芍25克，麦芽50克。

【治则】 疏肝达郁，理气行滞。

【证候】 气滞血瘀。

月经停闭不行，平素情志抑郁，胁肋及两乳胀痛，面色暗黄隐青，有较多痤疮，舌质淡黯边有瘀点，舌下络脉粗大青紫，脉弦涩。

【按语】 继发性闭经不离虚、郁、瘀，三者可互为因果，多在气血不足基础上变生瘀阻、寒湿、湿热等。故本病临床多见虚实夹杂证，虚者，气血两亏，血海空虚，无血可下；实者，气滞血瘀，痰湿凝滞，脉道闭塞不通，经血不得下行。本方补其不足，通其血脉，通补兼施，使冲任调畅，血海满盈，经水应时而下。

【方三】 健脾益肾消脂汤

【组成】 炒当归10克，大生地10克，白芍10克，川芎6克，仙灵脾12克，巴戟肉12克，仙茅10克，石菖蒲5克，白芥子3克，生山楂20克，云茯苓12克，炒白术10克，怀牛膝10克。

【治则】 健脾益肾，化痰消脂调经。

【证候】 痰湿。

月经停闭不行，多见于体质肥硕或素体痰湿之妇人，咳嗽痰多，胸脘腹满，浑身倦怠，苔白腻，脉滑。

【按语】 痰湿闭经是闭经中常见的一种证候。其特点为闭经后形体肥胖或肥胖后形成闭经。治疗上有其一定的难度，颇为棘手。中医学对肥胖致闭经论述较多，如《女科切要》云："肥人经闭必是痰湿与脂膜窒塞之故。"《丹溪心法·妇人八十八》谓："躯脂满，经闭者，以导痰汤加黄连、川芎。"其病因病机多与脾肾二脏关系密切。肾阳虚是形成痰湿闭经的主要因素。盖肾阳者，职司气化，主前后二阴，有调节水液的作用。阳虚气化不利，水液失调，停聚而致痰湿，痰湿内塞，闭塞子宫，胞脉不通致经闭。此外，脾虚运化失职，水谷不能化生精血而生痰脂，湿聚脂凝，脉络受阻，胞脉闭塞，遂成闭经。临床运用随证加减变通，每应手取效。方以四物汤养血活血，化瘀调经；怀牛膝引血下行；仙茅、仙灵脾、巴戟肉温肾助阳，补命门火而兴阳道；茯苓、白术健脾燥湿化痰消脂；石菖蒲祛痰开窍；白芥子辛散利气，温通祛痰；生山楂消食化积，据药理分析有降低胆固醇之功效。

【方四】 ***曹继新经验方***

【组成】 当归、熟地、菟丝子、巴戟天、淫羊藿、鹿角片各15克，白芍12克，川芎10克。

【治则】 养血温肾。

【证候】 肾阳虚。

月经停闭不行，多伴有形寒肢冷，性欲偏低，腰酸腿软，夜尿量多，舌质淡或胖嫩，苔薄白或光剥，脉沉细或细涩等。

【按语】 养血温肾是治疗闭经的重要法则。肾气有肾阴、肾阳两个方面，肾中精气内所含真阴真阳为先天之本。肾阴和肾阳分别代表肾的生理功能活动中的寒和热、静和动、降和升、入和出等相互对立、相互制约、相互协调的作用，从而维持人体肾的生理功能。无论是外感或是内伤，一旦破坏了这种和谐，就会出现肾阴亏虚与肾阳不足，继而导致闭经。月经初潮应至而未至为原发性闭经，潮后复闭为继发性闭经。同时妇女以血为本，肾气足，血海充，月经则能应时而下。因此养血温肾法应贯穿于治疗闭经的全过程。若已届经前者，可选加泽兰、益母草、桃仁、炮姜、牛膝、桂枝等温阳通经药。另外，无论经前经后，切莫忘理脾，可选加茯苓、焦楂曲、砂仁等，若伴有肝气不调者可选用橘叶、郁金等。

【方五】 ***瓜石汤***

【组成】 瓜蒌15克，石斛15克，生地15克，白芍15克，瞿麦12克，扁蓄12克，玄参15克，麦冬9克，马尾莲9克，牛膝12克，益母草15克。

【治则】 滋阴清热，养津润燥，调理冲任。

【证候】 阳明燥热。

(1)虽为经水稀少，渐至不行，但无气血亏虚之象；(2)口干舌燥，心胸烦闷，急躁多梦，甚则胸中郁闷，五心烦热，脉弦滑沉取无力或滑数；(3)迁延日久，经检查无明显器质性疾病。

【按语】 “冲为血海，任主胞胎”，妇女月事通调有赖于冲任的功能正常，而“冲任不能独行经”，其功能正常除与足厥阴肝经、足少阴肾经有关外，还与足阳明胃经有密切关系。足阳明胃经与足太阴脾经在少腹部气街与冲任相通，古有“太冲脉隶属阳明”之说。而脾胃为气血生化之源，乃月经之本。如薛立斋云：“血者水谷之精气也，和调于五脏，洒陈于六腑，妇人上为乳汁，下为月经。“脾胃精气充盛则冲脉盛，血海盈，月事以时下。阳明燥热过盛，津液枯竭，不能化为月经，轻者经水稀少，重者经闭不行。临床所见此类患者多因忧思郁怒，嗜食辛辣以致阳明热炽，劫灼津液而致闭经。此类患者临床多以阳明津液亏少，月事不行为主，挟有肝热上冲等症，方中瓜蒌甘寒润燥，宽胸利气；石斛甘淡微寒，益胃生津，滋阴清热，共奏宽胸润肠，利气和胃之效；另加玄参、麦冬养阴增液；生地滋阴生血，瞿麦、车前子活血通经，益母草通经活血生津，山栀清胃热，热去津液自生，牛膝引血下行，以期经行血至；龙胆草、芦荟清肝泻火，协理冲任。此方以养阴润燥，泄热通经兼以清肝为法，清阳明燥热而不伤阴，使阳明津液充实，冲任精血满盈，月经能按时而下。

（七）痛经

痛经是指在行经前后或月经期出现的下腹疼痛、坠胀，伴腰酸或其他不适，程度较重，影响生活和工作质量者，分为原发性和继发性痛经。原发性痛经一般是指生殖器官无器质性病变的，多在初潮后6～12个月出现的痛经，程度轻重不一，受精神、神经因素影响。继发性痛经指妇女盆腔内有器质性病变，如子宫内膜异位症、粘连性子宫后位、炎症性宫腔粘连、宫颈狭窄等引起的，在初潮后数年方出现，大多有月经过多、不孕、盆腔炎、放置宫内节育器等病史。

【方一】 *化瘀定痛方*

【组成】 炒当归10克，丹参12克，川芎5克，川牛膝10克，制香附子10克，延胡索10克，赤芍10克，血竭3克，制没药6克，苏木10克，失笑散15克。

【治则】 活血化瘀，调经止痛。

【证候】 血瘀。

经行腹痛，翻滚不安，甚至痛剧拒按，不能忍受，以致晕厥，或经量不畅或过多，有下瘀块后腹痛稍减者，也有经量越多越痛者，苔薄微腻，边有紫斑，脉沉弦或紧。

【按语】 本方以四物汤加减，当归、川芎辛香走散，养血调经止痛；赤芍清瘀活血止痛；丹参祛瘀生新；川牛膝引血下行，逐瘀破结；香附理气调经止痛；延胡索、没药活血散瘀，理气止痛；生蒲黄、五灵脂通利血脉，行瘀止痛；血竭散瘀生新，活血止痛。经量过少，排出困难者，可加红花、三棱；腹痛胀甚者加乳香、苏木；痛甚呕吐者加淡吴萸；痛甚畏冷者加桂枝；每次经行伴有发热者，可加丹皮，与赤芍配合同用；口干者加天花粉；便秘者加生大黄。

【方二】 *田七痛经胶囊*

【组成】 田七末，醋炒五灵脂，蒲黄，川芎，延胡索，广木香，小茴香，大梅片

【治则】 活血化瘀，行气温通止痛。

【证候】 气滞血瘀。

经前或经期小腹胀痛、绞痛或冷痛，经行不畅，色黯，有血块，血块排出则痛减，胸胁、乳房胀痛，或恶心呕吐，汗出，肢冷。

【按语】 主治经行腹痛，属气滞血瘀，或寒凝血脉。并治胃脘痛之属气滞者。每服3～6枚，每日3次。经前3～5天始，连用7天。治疗痛经宜使用3个月经周期。痛经严重者可在经前2周开始用药至月经来潮。痛经多因于瘀。瘀阻胞脉，经

血不得畅下，不通则痛。瘀血可由气滞、寒凝所致。故经行腹痛一症，以气滞血瘀、寒凝血脉之证候最为常见。本方以蒲黄、五灵脂、田七活血化瘀止痛；木香行气止痛；延胡行气活血，亦有止痛之功；小茴香温经散寒；川芎养血活血调经；梅片芳香开窍，其性走窜，引药入于病所。全方活血而不伤正，祛瘀而不留邪，止痛效果确切。蒲黄、田七对子宫平滑肌有兴奋作用，有助于经血排出，使瘀血得去，通则不痛。

【方三】 **痛经松方**

【组成】 当归，丹皮，白芍，延胡索，香附，乌药，郁金，莪术，红花，川芎，白芥子，徐长卿，制乳香，制没药

【治则】 理气活血，逐瘀止痛。

【证候】 气滞血瘀。

经期小腹胀痛拒按，经血不畅，血色紫暗成块，乳房胀痛，腰部酸痛，舌质紫黯或有瘀点，脉弦。

【按语】 本方重用当归、白芍、丹皮3味，当归味甘而润，辛香善于行血，活血调经止痛，为血家必用之药；肝喜条达，必以水涵之，故用白芍滋阴养血，调经止痛，一则柔肝涵木，二则防诸多辛温香窜之味耗散阴血之虞，又可止痛；丹皮清热凉血，活血祛瘀，使瘀滞散而气血流畅，对瘀血阻滞之证，都恃为要药。延胡索性温，主入气分，为血中气药，善于止痛。重用丹皮、当归活血化瘀，配白芍、延胡索理气止痛，标本兼治，为方中君药。气行血则行，辅以香附味辛能散，气香走窜，调经止痛，主入气分，行气之中兼行气中血滞，为气中血药；郁金辛苦性寒，主入血分，行血之中兼行血中气滞，为血中气药；乌药辛散温通，散寒行气以止痛。用莪术、红花、川芎、制乳香、制没药行气活血祛瘀，增强主药活血化瘀之功，其中莪术辛温偏于破气，血得温则行，欲其通也，必须温之，故用红花辛散温通，专入血分，活血行瘀，调经止痛，为妇科常用活血化瘀药；川芎辛散温通，既能活血，又能行气；乳香、没药二药并用，宣通脏腑，流通经络，为活血止痛要药。以上诸药直遏其势，增强君药活血祛瘀，理气止痛作用，为臣药。一味徐长卿祛风止痛，与当归相配可祛瘀血，与香附相伍可行气滞，为佐药；少许白芥子辛散温通而利气，可防丹皮苦寒留瘀助邪之虑，又助莪术加强搜剔积滞之力，使瘀滞得消，通则不痛，为使药。综观全方，选药精当，标本兼顾，配伍合理，不仅行血分瘀滞，而且解气分之郁结，使气血通畅，通则不痛。

【方四】 **大七气汤《医宗金鉴》**

【组成】 藿香10克，益智仁10克，三棱10克，莪术10克，桔梗6克，青皮10克，陈皮10克，肉桂6克，木香6克。

【治则】 活血化瘀，行气止痛。

【证候】 气滞血瘀。

每逢经期小腹胀痛剧烈，经量少，色紫黯有块，经行不畅，经前5～10天有胸胁胀闷，乳房胀痛，烦躁易怒等。

【按语】 大七气汤出于《医宗金鉴·症瘕积痞痃瘕疝诸证门》，前人用该方治疗妇人一切症瘕随气上下攻筑疼痛者。张老取该方活血化瘀，行气止痛之功治疗

气滞血瘀型痛经，其意在于方中三棱、莪术、青皮、陈皮、木香行气活血化瘀止痛；藿香气味芳香能宣中解郁；与桔梗同用调畅气机，以助活血化瘀而止痛；益智仁温肾行阳退阴之药也，结合肉桂导引阳气，宣通血脉，使气血同行。观全方活血化瘀，行气止痛，调畅气血，气血调和则经行通畅无阻，自无疼痛。任脉通，冲脉盛方能“主胞宫”，“司血海”，经候调匀，阴阳合，方能受孕矣。每天1剂，7天为1疗程，每于经期或经前5~7天服用，服1~3疗程。如有胸胁乳房胀痛酌加郁金10克、柴胡10克；瘀血兼小腹冷痛加小茴香10克、艾叶5克；经行不畅加益母草18克。

【方五】 生地四物汤

【组成】 生地、赤芍各18~24克，当归9~15克，川芎9克，桃仁、丹皮各9~12克。

【治则】 和血养阴调经。

【证候】 郁热伤阴。

经行先期（或后期），经前心烦内热，口干唇燥，甚或口舌生疮（青年则痤疮加重），腹痛多在行经中末期开始，延至经后或单在经后腹痛为特点。经血量少质稠，或纯是紫黑血块，或伴有小便淋漓，窘急作痛。舌红少苔或薄黄苔，脉弦细而数。

【按语】 如热盛者，经前加山栀、黄芩各9~12克；中末期腹痛重者加香附18~24克；经期延后而腹痛在初、中期者，可加姜黄、元胡各9克；如口渴、唇裂舌焦或口舌生疮，而大便干结者，则合凉膈散（大黄、元明粉、黄芩、山栀各9克，连翘15克）。

【方六】 温经逐瘀汤

【组成】 小茴香，干姜，延胡索，当归，川芎，肉桂，赤芍，生蒲黄，香附，白芍，桃仁炒杜仲，陈皮，姜半夏，炙甘草

【治则】 温通散寒，化瘀止痛。

【证候】 寒凝血瘀。

经行腹痛，经量中等，色红，少量血块。每于行经第1~2天小腹疼痛剧烈，喜热熨，伴呕吐，舌红，苔薄白，脉细。

【按语】 本方由王清任少腹逐瘀汤加减而成，方中小茴香辛温芳香，善止疼痛；干姜温中逐寒，回阳通脉，能治疗经行下腹冷痛，四肢厥逆；延胡索活血化瘀，利气止痛，药理研究其有镇痛作用，并有中枢性镇吐作用；当归养血活血止痛，其挥发成分有抑制子宫痉挛的作用；川芎活血行气止痛，有中枢性镇静、镇痛作用；肉桂入血分，善散血分之寒，能温通经脉；赤芍活血祛瘀止痛，药理研究有镇静、镇痛作用；蒲黄行血消瘀；香附理气调经止痛，药理研究其能抑制子宫收缩，迟缓其紧张性，且能止痛；白芍补血敛阴，药理研究其对动物子宫平滑肌有抑制作用，故可解痉，且能通过抑制中枢神经而达镇静、镇痛作用；桃仁破瘀行血。炒杜仲补肝肾，止腰痛，动物试验证明其能对抗垂体后叶素和乙酰胆碱引起的离体子宫的兴奋作用，并有镇静、镇痛作用；陈皮理气和胃止呕，动物试验表现为对胃肠道平滑肌的抑制作用，且能抑制子宫平滑肌；姜半夏降逆止呕，煎剂对试验动物有镇吐作用；甘草缓急止痛，

调和诸药。

【方七】 张吉金经验方

【组成】 当归10克，川芎10克，延胡索10克，太子参15克，白芍药15克，吴茱萸10克，荜茇10克，藁本10克，香附10克，生姜3片，白芷10克，细辛8克，肉桂6克，甘草6克。

【治则】 温经散寒，祛瘀止痛。

【证候】 寒凝血瘀。

经前或经期小腹冷痛拒按，得热痛减，月经推后，量少，经色黯而有瘀块，面色青白，肢冷畏寒，舌黯，苔白，脉沉紧。

【按语】 在每次疼痛前3～5日开始服药，服至每次疼痛停止，每日1剂，水煎2次混合，分2次温服。痛经伴有月经不调者，应在治疗痛经的同时兼予调经。一般痛经的治疗应不少于3个月经周期。寒凝血瘀型痛经主要因经期产后，感受寒邪，或过食寒凉生冷，寒客冲任，胞脉气血更加壅滞，"不通则痛"，导致痛经。方中当归、川芎养血活血调经；肉桂温经散寒；太子参甘温补气，助肉桂通阳散寒；延胡索活血祛瘀止痛；吴茱萸、荜茇、生姜温里止痛；香附行血滞以调经止痛；白芷、细辛、藁本散寒止痛；白芍药、甘草缓急止痛。全方共奏温经散寒，祛瘀止痛之效。对寒凝血瘀型痛经，张老在常用的荜茇、吴茱萸、藁本止痛的基础上，加上自己的经验治痛经药白芷、细辛以散寒止痛，细辛量最大用至9克，这是张老几十年的临床经验，每获痊愈。

【方八】 止痛快一方

【组成】 当归12克，川芎10克，元胡12克，蒲黄（包）12克，五灵脂12克，乌药10克，小茴香6克，乳香9克，没药9克。

【治则】 活血化瘀，温经通脉，行气止痛。

【证候】 寒凝血瘀。

经期腹痛剧烈，月经量多，有血块，经行第1天小腹冷痛甚，伴恶心呕吐，血块排出后腹痛稍缓，舌黯苔白，脉细弦。

【按语】 绝大多数痛经患者，均有程度不同的瘀血存在，且青春期少女中以寒症为多。因此治则上重在温化，寒得温则散，气得温则行，瘀得温则化。同时不应单纯止痛，强调求因为主。诸药相伍，使瘀血祛，新血生，冲任血流畅通，故通则不痛。

【方九】 温宫散

【组成】 当归，白芍，香附，肉桂，干姜，吴茱萸，荜澄茄，乌药，川芎，甘草，延胡索

【治则】 温宫散寒，通利血脉。

【证候】 寒凝血瘀。

经行少腹疼痛，喜暖喜按，得热痛减，经行不畅，经色紫黯夹血块，经期延长，淋漓不净，舌淡红，苔微白腻，脉沉涩。

【按语】《景岳全书·妇人规》谓:"若寒滞于经,或因外寒所逆,或素日不慎寒凉,致使凝结不行则留聚为痛。"经水者阴水也,喜温而恶寒,寒则血涩而阻胞脉,温则散寒而通血脉。若经期摄生不慎,寒气客于血室,血凝不行,胞脉痹阻,犹如天寒地冻,水凝成冰,不通则痛。寒凝血涩,寒则温之,治疗当以辛温大热之品。此谓:"离空当照,阴霾自消。"温宫散寒,通血脉,促血行,胞脉通畅,痛经自愈。

(八)经行乳胀

经行乳胀指每于经前几天甚或半月左右,出现乳房、乳头胀痛,甚则不能触及,似有硬结成有块,经净后症状消失者,是经行前后临床诸证颇为多见的病症。经行乳胀的病因病机,历代医家主要认为"乳房属胃,乳头属肝",情绪不欢,肝气郁滞,木横脾土,所以经前有胸胁胀闷、乳房胀痛等情况。气机不畅,痰瘀阻滞,脉络欠通以及肝肾精亏,乳络失养为主因。

【方一】 **定经汤**

【组成】 菟丝子,熟地,当归,白芍,山药,茯苓,荆芥,柴胡

【治则】 滋肾养血,健脾疏肝。

【证候】 肝郁肾虚。

经行胸乳时时作痛,胸胁不适,腰酸肢软,头晕耳鸣,经来提前,舌红少苔,脉弦细数。

【按语】 肖慎斋说:"调经莫如养血,而养血莫如滋水养火。"肾为水火之脏,是产生月经的本源,"滋水养火"也即滋补肾阴肾阳,使阴阳调和,以达到养血调经的目的。一般来说,肝为肾之子,子虚能盗母气,子充能令母实,补肾阴即养肝血。《傅青主女科》定经汤,即滋肾养血,健脾疏肝,根据"若欲通之,必先充之"的法则,傅氏说:"此方舒肝肾之气,非通经之药也;补肝肾之精,非利水之品也。肝肾之气疏而通之,肝肾之精旺而水利,不治之治,正妙于治也。"此方所说之水,是指经水,非小水之谓。从其谓"非通经之药"一言,可知定经汤所治,并非攻伐去瘀通经之剂,但通过滋肾养血以达到通经之目的,故曰"不治之治,正妙于治也。"

【方二】 **徐升阳经验方**

【组成】 柴胡 8 克,薄荷 6 克,当归 10 克,白芍 12 克,香附 10 克,枳壳 12 克,橘叶 10 克,木香 10 克,山楂 12 克,郁金 12 克,王不留行 10 克,牛膝 10 克,路路通 10 克,丹皮 10 克,栀子 10 克。

【治则】 疏肝解郁,行气通络。

【证候】 肝气郁结。

经行乳房胀痛,乳房结块,经行抑郁,躁怒,少腹胀痛,痛经等。

【按语】 上方为一剂饮片量,按此比例制丸,将橘叶、路路通、山楂三味煎汁浓缩至比重 1:20(20℃)作为粘合剂,其他药低温干燥后粉碎过 80 目筛,混成均粉,将粘合剂拌药成丸,干燥打光入瓶备用。柴胡、香附、枳壳、木香入肝经气分,理气行

滞；郁金、丹皮入肝经血分，行血化瘀通络；薄荷、丹皮、栀子清泻肝经之郁热；当归、白芍养血滋阴以柔肝；橘叶、路路通、王不留行，通乳络散结止痛；山楂、牛膝活血化瘀通络散结，诸药配伍，具有疏肝理气，清热化瘀，通乳散结止痛之功效。

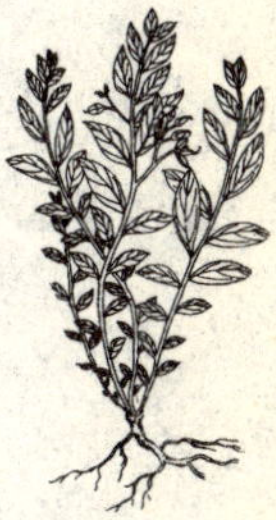

（九）经行咳嗽

月经来潮前后或值经期出现咳嗽，呈周期性发作者，称为经行咳嗽。本病多由脏腑功能失调所致。

【方一】 李祥云经验方

【组成】 炒荆芥9克，炒防风9克，光杏仁9克，炙紫菀9克，炙款冬9克，桑白皮9克，玉桔梗9克，法半夏9克，厚杜仲9克，菟丝子12克，川续断9克，桑寄生12克，罂粟壳9克，全胡桃（带壳打碎）3只，生姜3片

【治则】 疏风散寒，宣肺止咳，佐补肾纳气。

【证候】 外邪袭肺。

病起于时值经期，受冷感冒而致咳嗽，每次经前4~5天即喉痒，咳嗽，无痰，胸闷气急，形寒身楚，经净后咳嗽不治亦止，苔薄，脉细。

【按语】 肺为娇脏，为五脏六腑之华盖，风寒之邪犯肺，肺气失宣，失于肃降而为咳嗽，肺又能通调水道，输布津液，今肺受风寒之邪侵袭，水津不行则气急喘咳，患者喉痒，干咳，形寒身楚，为寒邪束表所致，故应疏风解表，宣肺散寒。《内经》云："五脏六腑皆令人咳，非独肺也。"肾为气之根，主纳气；肺主呼吸。《医学三字经》云："肺为气之主，诸气上逆于肺则呛而咳，是咳嗽不止于肺，而不离肺也。"病程已久由肺及肾，肾为藏精之脏，肾亏精气不能上滋于肺，致肺阴不足而干咳，故治疗除宣肺外应加补肾之剂，患者每于经前咳嗽，经行时咳嗽加剧，说明此时冲任之脉由盛转虚，所以治疗时应加补肾益冲任药，同时还能起到补益肺气之功，选用止嗽散与寿胎丸之合方为基础方加减，加用胡桃补肾纳气，生姜为引经药，如此配伍既宣肺止咳治其标，又补肾纳气固气之根，两者相得益彰，病见速效。

（十）经行胃脘痛

月经来潮前后或经期，出现上腹近心窝处疼痛，经净后逐渐减轻或消失，随月经来潮呈周期性发作者，称为"经行胃脘痛"。

【方一】 李祥云经验方

【组成】 当归9克，川芎4.5克，鸡血藤12克，香附12克，柴胡9克，枳壳6克，陈皮6克，白术12克，白芍药12克，延胡9克，熟地黄12克，益母草15克，茯苓12克。

【治则】 养血柔肝，调经止痛。

【证候】 肝胃失和。

经水将行，感胃脘作痛，小腹微胀，两乳作胀，心烦易怒，苔薄，脉细弦。

【按语】 每当经行即又胃脘痛亦然，说明经行时阴血下泄，全身阴血相对不

足，肝为藏血之脏，藏血不足，则易致肝胃失和；再则肝郁易脾虚，脾统血失常，故而在前法四逆散的基础上应当增加当归、白芍药、熟地黄、鸡血藤等药补血养肝，该方以四物汤（当归、白芍药、川芎、熟地黄）补血养血调经；以逍遥散（当归、白芍药、柴胡、白术、茯苓等）疏肝解郁，健脾养血；以柴胡疏肝散（柴胡、白芍药、枳壳、川芎、香附等）疏肝解郁，活血止痛，加用益母草、鸡血藤养血调经。全方共奏疏肝养血，调经和胃之作用，经行畅，冲任血海充盛，肝脏得养，肝不犯胃，肝胃调和，故而胃痛止。

（十一）经行泄泻

经行泄泻，指月经每次来时，便出现大便泄泻，一般在月经干净后，大便即恢复正常。

【方一】 *加减右归丸*

【组成】 熟地24克，山药、枸杞子、鹿角胶、菟丝子、杜仲各12克，山茱萸、当归各9克，肉桂、制附子各6克。

【治则】 温阳补肾，填精补血。

【证候】 脾肾阳虚。

经水将行，大便溏泄，经行量多，色淡质薄，脘腹胀满，或五更泄泻，神疲肢软，腰酸，苔薄，脉濡缓或沉迟。

【按语】 若肝郁明显者去肉桂、制附子，加白芍15克、柴胡9克、陈皮12克以柔肝解郁；若久泻不止，中气下陷，加赤石脂15克、干姜6克、粳米12克以固涩止泻。右归丸出自《景岳全书》，具有温补肾阳，填精补血之功效，本方在原书主治“元阳不足，先天禀衰，以致命门火衰，不能生土，而为脾胃虚寒”的基础上减去“三泻”（茯苓、泽泻、丹皮），增加鹿角胶、菟丝子、杜仲、杞子而成，加强补益肾中阴阳的作用。培补肾中元阳，必须“阴中求阳”，即在培补肾阳中配伍滋阴填精之品。方中肉桂、附子加血肉有情之鹿角胶均为温补肾阳，填精补髓之品，熟地、山茱萸、山药、菟丝子、枸杞、杜仲俱为滋阴益肾，养肝补脾而设，更加当归养肝，诸药配伍，共成温阳补肾，填精补血以收培补肾中元阳之效，用其辨证治疗经行泄泻，既温补脾肾之阳虚，又滋经行之精血受损。

【方二】 *加减完带汤*

【组成】 党参15克，淮山药15克，白芍药15克，白术15克，茯苓9克，车前子9克，覆盆子12克，菟丝子9克，当归9克，附子4.5克，桂枝9克。

【治则】 健脾抑肝，温阳止泻。

【证候】 脾肾阳虚。

经行时腹泻，大便溏薄，经量多如冲，色红夹血块，神疲乏力，头昏目花，时感腰酸，舌质淡苔薄，脉细。

【按语】 完带汤是脾胃肝三经同治之方，大补脾胃之气，又有舒肝之品，意在扶脾，同时加用附子、桂枝、菟丝子、覆盆子等温阳补肾药，以温煦脾肾之阳气。又因肾为胃之关，主司二便，脾肾阳气充盈，即能发挥正常功能，起到统血摄血，固摄止泻的作用。

(十二)经行荨麻疹

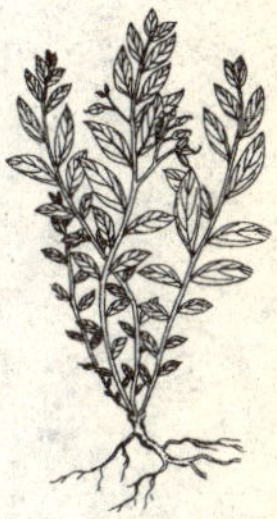

每临行经或经行期间,周身皮肤出现瘙痒,并起风疹团块,经净后渐退者,称为经行风疹块,本病多由风邪为患。

【方一】 凉血祛风汤

【组成】 生石膏15克,丹皮、玄参、黄芩、荆芥、防风、秦艽、柴胡,升麻、生姜各10克,桂枝、白芍、生地各12克,当归、桃仁、红花、甘草各6克。

【治则】 凉血祛风。

【证候】 血热。

每逢行经前四、五天,面部即出现风疹块,两侧面颊尤甚,轻则散见粉红色斑丘疹,重则往往融合成片,瘙痒难忍,尤其冬天冒风感寒则更甚。心烦懊恼,口微渴,舌质红,苔薄黄,脉数。经期过后两三天内风疹块逐渐消退,病情好转。

【按语】 药用生地、丹皮、玄参滋阴凉血,生石膏、黄芩清热泄火,共达清热凉血之功;荆芥、防风祛风解表,秦艽祛风除湿,柴胡、升麻解热透疹,共达祛风之效;桂枝、白芍、生姜、甘草取桂枝汤意,以求调和营卫;桃仁、红花、当归三药少许,以活肌肤血络之瘀滞。"凉血"则郁热得清,冲任调和;"祛风"则外风得除,邪不伤正。如此调治,阴阳平和,腠理固密,病终告愈。

【方二】 加味四物汤

【组成】 当归12克,赤芍18克,熟地24克,川芎12克,白蒺藜15克,白鲜皮9克,地肤子18克,蝉蜕6克,白芷9克,泽兰18克,益母草24克。

【治则】 养血活血,祛风止痒。

【证候】 血虚。

每逢行经前四、五天,风疹频发,瘙痒难忍,入夜尤甚,月经多推迟,量少色淡,面色不华,肌肤枯燥,舌淡红,苔薄,脉虚数。

【按语】 疹块色白,遇冷加剧加桂枝9克、生姜片6克;疹块色深红,遇热痒甚加野菊花18克、地龙6克;经期易汗,汗后痒甚加黄芪18克、防风6克;大便干燥,疹块下肢为甚加怀牛膝18克、何首乌24克;夜间痒甚者加白僵蚕6克、酸枣仁24克。每于经行荨麻疹发病前3~4天服药,每个月经周期服药4剂,每日1剂,水煎分2次服。治疗3~5个月经周期观察疗效。《哈荔田妇科医案医话选》云:"经行瘾疹因经血下脱,肌腠空虚,风邪外袭,郁于肌肤之故。"用四物汤养血活血;白芷、白鲜皮解散郁毒;白蒺藜、蝉蜕祛风止痒;泽兰、益母草活血利水消肿。现代医学认为经行荨麻疹为经行期暂时性神经、血管、内分泌失调而致皮肤黏膜小血管扩张,渗透性增强导致的一种局限性一过性皮肤反应,白鲜皮、地肤子、蝉蜕等有明显抗过敏作用,当归、生地、益母草等有降低血管通透性,抗组胺及提高机体免疫力的作用。全方共奏养血活血,祛风止痒消疹之功。

(十三)经行发热

每逢经期或经行前后出现以发热为主证,经净后发热自然消退者,称为经行发热。以育龄期妇女多见,常伴发于盆腔炎、子宫内膜异位症等疾病。

【方一】 曹玲仙经验方

【组成】 柴胡9克,黄芩9克,太子参12克,炙甘草6克,羌、独活各9克,当归9克,白芍9克,川芎9克,桃仁12克,血竭6克,山羊血12克,徐长卿12克,川楝子9克,玄胡12克。

【治则】 疏肝清热,活血祛瘀。

【证候】 肝经瘀热。

经前或经期发热,腹痛,渐进性加剧,经色暗红有血块,舌苔薄花剥,质略红,脉弦细略数。

【按语】 由于患者体质不一,诊疗时固然应当辨其表里虚实,然而经行发热期,往往寒热虚实夹杂,且需时时顾及毋伤正气,治疗惟以和解为上策。若为外感所致,当以疏解和营,方用桂枝四物汤、桂枝柴胡汤加减;若为肝郁气滞化热所致,当和解清热,调气祛瘀,方用小柴胡汤、丹栀逍遥散随证加减;中气不足,营卫不和所致的经行发热,治以益气升阳,活血祛瘀,仿东垣甘温除大热法治之,用补中益气汤加减;若为瘀血阻滞积久化热,治以清热祛瘀,用桃红四物汤或桃核承气汤合小柴胡汤加减。

【方二】 李祥云经验方

【组成】 太子参15克,生地黄12克,熟地黄12克,北沙参12克,麦冬9克,玄参9克,地骨皮9克,黄芩9克,黄柏9克,丹皮9克,泽兰9克,泽泻9克,炒荆芥9克,桔梗4.5克。

【治则】 养阴清热,调经祛风。

【证候】 阴虚内热。

经前发热,头昏口干,不欲饮,恶寒身楚,神疲乏力,头痛腹痛,面色萎黄,唇红舌红,苔薄,脉细数。

【按语】 本方为两地汤加减方,方中生地黄、玄参、麦冬、地骨皮、白芍药为两地汤之主要组成,具有养阴清热之功,加太子参、熟地黄、沙参养阴补血填充血海;黄柏、丹皮凉血清相火;黄芩清上焦之热;泽兰活血调经;桔梗宣肺气,通调水道,为防阴生而水湿停滞,故加泽泻利水湿而不伤阴,加荆芥去血中之风,又起止血之功,有助于阴之复生。由于辨证精细,抓住要领,方药应用合度,阴复津生,虚热得清。

(十四)经行头痛

经行头痛是指每逢经期或经行前后一、二天,出现以头痛为主症,经后辄止者。头痛剧烈者伴有恶心呕吐、头胀目眩等症。

【方一】 消痛汤

【组成】 杭白芍20克，生甘草6克，全当归10克，明天麻10克，香白芷10克，大川芎20克，淮牛膝10克，制香附10克，双钩藤20克，僵蚕15克。

【治则】 调理气血，通经活络止痛。

【证候】 气滞血瘀。

经前或经行头痛甚或巅顶掣痛，痛如锥刺，经色紫黯有块，伴小腹疼痛拒按，胸闷不舒，舌质黯，或尖边有瘀点，脉细涩或弦涩。

【按语】 若肝郁化火型加丹皮、夏枯草、泽泻等，寒凝血瘀型加茺蔚子、乌药、红花；气血亏虚型加黄芪、枸杞子、熟地等。方中当归、川芎、牛膝、制香附调气行血，其中川芎是治疗经行头痛不可缺少的要药，尤其对肝郁寒凝血瘀所致的头痛，其效显著，一般用量以20克左右为好，但对气血亏虚型的头痛，药量不必过大，用10克左右即可；白芷、白芍、钩藤、天麻镇痉止痛；牛膝引血下行；甘草调和诸药。若前额阳明头痛者可加葛根；太阳穴痛者加用柴胡、蔓荆子；巅顶头痛者加吴茱萸；后脑勺痛者加羌活、藁本等，诸药共奏调气活血止痛之效。

（十五）经行吐衄

每次月经来潮前或正值经期，出现吐血或衄血或眼耳出血者，称为经行吐衄。吐血、衄血发作时，月经量明显减少，甚至无月经。经后逐渐停止，下次行经又再复发。这种现象又叫"倒经"、"逆经"，与西医的"代偿性月经"相似。

【方一】 止衄顺经方

【组成】 当归10克，大生地10克，白芍10克，怀牛膝10克，茜草10克，南北沙参(各)10克，条芩10克，丹皮10克，黑芥穗10克，山茶花10克，泽泻10克。

【治则】 引血下行，止衄顺经。

【证候】 肝火上逆。

每届经期，鼻衄吐血，经量减少，伴有面赤咽干，心烦易怒，便结溲红等症。

【按语】 本方以顺经汤加味组成，取四物汤去川芎辛香上窜之弊，用以养血调经；牛膝引血下行；泽泻以泻火；南北沙参清肺胃之火兼养阴；茜草凉血止吐血，并祛瘀生新，下血调经；条芩清肺胃泻火；丹皮凉血活血散瘀，治吐衄；山茶花凉血散瘀，亦止吐衄；黑芥穗清热散瘀，炒黑止吐衄。本方主要清热泻火，止血行瘀，引血下行，不妄事止涩，否则经行不下而反致上逆。经量过少可加丹参；吐血较甚者加旱莲草；鼻衄较甚者加茅根肉；热甚者可加黄连；口渴者加川石斛；溲赤不畅者加车前子；大便不畅者加全栝楼；便秘腹胀者加生大黄。

（十六）经行淋痛

经行淋痛是指在经期或经行前后，出现小便淋漓涩痛，灼热不舒，尿频的病症。临床表现与内科的尿路感染、膀胱炎相类似。

【方一】 加味四物汤

【组成】 当归9克,川芎4.5克,鸡血藤12克,赤芍药9克,白芍药9克,香附12克,麦冬12克,生地黄12克,熟地黄12克,黄芩9克,黄柏9克,山栀9克,木通9克,瞿麦12克,淡竹叶12克,泽兰9克,泽泻9克。

【治则】 养阴清热,调经祛风。

【证候】 阴虚内热。

经前2~3天即小便淋痛,频数不畅,尿道有火辣刺激感,经行量中,小腹隐痛且胀,苔薄黄,脉细数。

【按语】 方中当归补血而养心,活血以调经;白芍药养血而柔肝,和里以止痛;当归配芍药,养血柔肝,调经止痛。赤芍药活血祛瘀,当归配赤芍药则活血调经止痛。生地黄清热凉血,熟地黄善于滋阴补血,与当归、白芍药合用,增强补血之力,是治疗一切血虚诸症的要药。本案生地黄、熟地黄合用,则增加清热凉血,补血滋阴的作用。

(十七)经行目赤肿痛

每当经前或经行之际,两目充血发红,甚至目痒、微痛、灼热感,这些症状伴月经周期而发作者,称为经行目赤肿痛,俗称"经行兔眼症"。该病发作每与经血来潮有关,经行时全身阴血相对不足,肝藏血不足,血虚肝旺,因肝开窍于目,肝旺化火,上乘于双目而致目赤肿痛。

【方一】 李祥云经验方

【组成】 当归12克,川芎4.5克,鸡血藤12克,黄芩、黄柏(各)9克,牡丹皮、丹参(各)9克,生地黄、熟地黄(各)12克,生大黄(后下)6克,菊花9克,薄荷(后下)3克,麦冬12克,杞子12克,知母9克。

【治则】 清肝泻火,养阴调经。

【证候】 阴虚肝旺。

每当月经将行时感觉双目发痒,大便干结,口干欲饮,两乳作胀,头微胀痛,苔薄,脉细。

【按语】 应标本兼治,既清泻肝火,又要养阴调经,方药以四物汤、知柏地黄丸、杞菊地黄丸等加减治疗,共奏养血滋阴,清肝泻火,养肝明目之功。以治本为主,兼明目凉血,方药对症,如鼓应桴则病愈。

(十八)经行疱疹

每逢月经来潮前2~3天皮肤瘙痒,出现疱疹、红斑或发生紫癜等。皮疹多发生于颜面、胸前、后背及四肢等部位,随着月经结束,皮疹和瘙痒症状便不治而愈。

【方一】 李祥云经验方

【组成】 当归9克,红花9克,赤芍药9克,牡丹皮9克,生地黄12克,地龙9克,僵蚕9克,炒荆芥9克,刺猬皮9克,连翘9克。

【治则】 清肝泻火，养阴调经。

【证候】 阴虚肝旺。

每于经前1周即两手先起红色斑疹，继则斑疹变为疱疹，由手部蔓延至肘关节处，疱疹满布于肘关节以下，瘙痒难忍，抓破后流出清水，日后结痂。如不治疗，在经净后疱疹亦会自行消退，瘙痒亦止，但留下紫褐色斑痕，斑痕消退较慢。然未等斑痕消退，下次经前1周疱疹再发。

【按语】 于经前至经行期内煎服，每日1剂，服7剂。经净后再以上方加紫浮萍9克、西河柳9克，以使斑疹尽快消退。在疱疹发作期间用香樟木100克煎水外洗，每日2次。方用桃红四物汤加丹皮、地龙、银花活血祛瘀，清热调理冲任，加僵蚕疏风，刺猬皮化瘀行气，紫浮萍、西河柳解毒透疹驱邪，用香樟木煎汤外洗起到活血止痒，清热退疹之效。

（十九）经行口糜

经行口糜指妇女每值临经或经行时，口舌糜烂，每月如期反复发作，经净后自愈的一种病症。本病主要由于阴虚火旺或胃热熏蒸引起，临床上应辨证施治。

【方一】 清胃汤

【组成】 生石膏，黄连，生地，丹皮，牛膝

【治则】 清热泻火，荡涤胃热。

【证候】 胃火炽盛。

月经来潮前或经行之初，口舌糜烂，口中气臭，渴喜凉饮，大便秘结，小便黄赤，舌质红，苔黄厚，脉滑数。

【按语】 根据经络学说，胃肠属于阳明经，而冲脉又隶属于阳明。凡素常嗜食辛辣、油腻厚味，以致胃肠蕴热化火的妇女，月经来潮前或经行之初，由于冲脉气盛，夹胃火上逆，熏蒸于口，以致口舌糜烂。同时还见有口中气臭，渴喜凉饮，大便秘结，小便黄赤，舌质红，苔黄厚，脉滑数等胃热炽盛的症状。又由于热迫血行，所以月经大多提前量多，或淋漓不断。月经量多的，加栀子炭、小蓟炭；淋漓经行不畅的，加泽兰、刘寄奴、桃仁；腹胀的加广木香、炒枳壳等。

（二十）带下过多

带下病是指带下量增多或减少，色、质、气味异常，或伴有全身或局部症状者。带下明显增多者称为带下过多。经行前后、排卵期、妊娠期均有生理性带下增多。带下病以带下增多为主要症状，临床必须辨证与辨病相结合进行诊治。西医妇科疾病如阴道炎、宫颈炎、盆腔炎及肿瘤等均可见带下量多，应明确诊断后按带下病辨证施治，必要时应进行妇科检查及排癌检查，避免贻误病情。

【方一】 清化解毒汤

【组成】 黄柏、苍术、牛膝、石见穿、墓头回各10克，大黄6克，赤芍、山栀、鸡冠花、泽泻各12克，薏苡仁15克。

【治则】 解毒化浊。

【证候】 湿毒蕴结。

带下赤白相杂,亦有呈脓状,质粘稠,有腥臭味,阴部瘙痒,或肿痛,伴口苦粘腻,脘闷,小便频数,短赤,舌苔黄腻,脉濡数。

【按语】 采用清热利湿,化浊解毒之品,使热去毒清,胞脉无以蒸损致腐,带下自止。

【方二】 薏苡附子败酱散

【组成】 薏苡仁60克,熟附子6克,败酱草30克,蕺菜30克,红藤30克。

【治则】 清热解毒,利湿除带,佐以振奋阳气。

【证候】 阳虚湿毒。

素体较差,面色萎黄,神疲畏寒,带下黄白夹杂,进而如米泔状,直至带色黄绿如脓,其气腥臭,阴部瘙痒,尿少便溏,舌嫩红,苔薄黄而滑,脉滑略数。

【按语】 素体正虚阳弱,湿蕴不化,继而湿郁化热,致热毒带下黄绿如脓。柴老不囿于病名,谨守病机,借用仲景治肠痈"脓已成"的薏苡附子败酱散。方中重用薏苡仁、败酱草清热解毒利湿,以除脓性带下,佐以少量辛温的附子振奋阳气。该方仲景方后注有"顿服,小便当下。"小便利而气化行,则予湿毒以出路,,加入蕺菜、红藤以增强清热解毒之力,以期收效更捷。

【方三】 加味平胃散

【组成】 苍术,厚朴,陈皮,甘草,乌贼骨,荆芥穗,白芷,焦白术,半夏,猪苓,防风

【治则】 健脾燥湿,收涩止带。

【证候】 脾虚。

带下色淡白,量多而清稀,淋漓不断伴小腹坠胀,腰酸,肢重,乏力,舌质淡,苔白腻,脉细弱。

【按语】 白带多由脾虚失运,水泛为湿,湿浊流注于下焦,带脉失约而成。脾喜燥恶湿,主升,有运化水湿,输布津液的生理功能,若脾气虚弱或脾阳不振,则脾失健运,水湿不化,津液不能输布,湿从内生而湿浊流注下焦,带脉失约遂形成带下之症。湿之所生多由脾阳受损,运化失职而成,故治带下症,当先祛湿。平胃散辛开宣散,燥湿运脾,通调气机,升清降浊,黏腻重浊之阴邪得化,湿化脾健。荆芥、白芷、防风为风药,风能胜湿,且能升发脾阳。薏苡仁、猪苓、茯苓淡渗利湿,乌贼骨性味咸微温入肝脾肾三经。女子以血为本,虚则漏下赤白,乌贼骨入肝养血而除崩止带,能收敛固涩。若四肢不温,加桂枝以温运中阳,配伍白术、茯苓化气行水。全方以燥湿运脾为先,集补中、上升、渗下之品以祛湿强脾而脾运带止。

【方四】 健脾理带汤

【组成】 党参10克,白术30克,茯苓10克,炙甘草6克,陈皮6克,柴胡10克,山药30克,芡实30克,龙骨、牡蛎各15克。

【治则】 健脾理气，行气化湿。

【证候】 脾气虚弱。

神情萎靡，面足浮肿，心悸，纳滞，肢冷便溏，带有腥味而连绵不断，苔薄腻，脉虚濡。

【按语】 带下病不宜专以带下颜色分辨。首先与其他妇科病区分，如赤带则与崩漏分清，其他带下与淋浊分清。然后再分虚实。实症带下，一般有肝郁、湿热、风冷、痰湿等病因；虚症带下有脾气虚弱、肝肾亏损、肾阳衰微等。治疗法则总离不开疏肝解郁，健脾益气，养肝补肾等各种方法。

【方五】 **加味苍白二陈汤**

【组成】 半夏、陈皮、茯苓各9克，甘草6克，苍术、白术、升麻、柴胡各9克。

【治则】 燥湿化痰，升清降浊。

【证候】 湿阻中焦。

白带增多，色白，质稠如涕，小腹坠，腰痛，胸闷呕恶，舌质红，苔薄腻，脉沉弦软滑。

【按语】 方中苍术、白术健脾燥湿，半夏、陈皮、茯苓、甘草和胃化痰除湿，黄柏、苦参清利下焦湿热，牛膝利湿治腰痛；白茅根清热利尿，使湿热从小便出；升麻、柴胡升举下陷清阳，脾气升，胃气降，湿除热清则带自止；小便短而频数者，加滑石30克、车前草15克，以清热利尿。

【方六】 **健补止带汤**

【组成】 甘杞，淮山，鹿角霜，芡实，莲肉，银杏，当归，车前子

【治则】 补肾培元，固涩止带。

【证候】 肾虚。

带下稀薄，淋漓不断，头眩耳鸣，腰膝酸软，小腹有冷感，溲频数而清长，舌淡苔白，脉沉迟。

【按语】 肾主藏精气，司开阖，肾虚失固，不能藏精，或肾阳不足，命门火衰，脾失温煦，湿聚下注而为带下。《女科证治约旨》云："下焦虚寒，脐腹疼痛，痛而不已，遂致白带绵绵。"阳虚甚者加巴戟天、附子、淫羊藿、桑螵蛸；腰酸冷痛，加菟丝子、杜仲、桑寄生、续断。

【方七】 **二妙散加味**

【组成】 黄柏15克，苍术12克，生薏仁30克，牛膝10克，车前子12克(包)，椿根皮15克，萆薢15克，泽泻18克，滑石15克(包)，木瓜10克，蚕砂30克(包)

【治则】 清热燥湿。

【证候】 湿热。

带下量多，色黄质粘稠，气腥臭，阴道灼热，甚者瘙痒，胸闷纳少，腰酸腿重，肢体困倦，腹胀肠鸣，大便溏而不爽，小便短赤，舌质偏红，苔黄厚腻，脉滑数。

【按语】 本证系湿热下注，脾失健运，湿浊蕴积，久而化热。湿热下注故见带

下色黄，粘稠，气臭秽，阴部灼热，脾虚湿浊内蕴，故胸闷纳呆，腹胀便溏，湿重故肢体困倦重着，腰酸腿软。带下量多，色黄夹赤气恶臭，腹痛者，加土茯苓30克、贯众15克、半支莲30克、白花蛇舌草30克，以加强清热解毒作用，主治宫颈炎、阴道炎、盆腔炎等。

【方八】 固气利湿汤

【组成】 黄芪，续椒，沙苑子，砂仁，苍术，黄柏，薏苡仁，萆薢，柴胡，甘草等

【治则】 健脾益气升阳，舒肝固肾，清热除湿。

【证候】 气虚夹湿。

带下量多，淡黄或黄，质清稀如泡沫或稠厚如豆腐渣样，腥气臭秽，伴头昏，腰痛，倦怠乏力，舌淡红，苔白或白腻，脉濡虚。

【按语】 该方的创立基于妇科某些湿热引起的疾病，病情复杂，缠绵难愈，病症变化多端，虚实夹杂，若单纯清热除湿，显得势单力薄，难以奏效。本方既清热利湿又补脾肾，益气升阳，祛邪不伤正，固本不恋邪，适用于带下病。现代药理研究表明，固气利湿汤方中黄芪、黄柏均具有增强免疫、强壮机体的作用，具有广谱的抑菌抗菌能力。该方扶助正气，固本祛邪，临床对于久治不愈，损伤脾肾的带下病、淋证、阴痒以及妇科诸多疾患属于气虚夹湿者用之有特效。

（二十一）恶阻

妊娠后出现恶心呕吐，头晕厌食，甚则食入即吐者，称为恶阻。恶阻多发生在妊娠6～12周，孕3个月后多能逐渐消失。如果在孕早期仅有恶心欲吐、择食、头晕、倦怠，是早孕反应，不属病态。恶阻与西医所称的“妊娠剧吐”相似，可互相参照。

【方一】 定呕饮

【组成】 当归9克，炒白芍6克，黄芩4.5克，苏梗5克，原春砂5克，锻石决明18克，茯苓9克，竹茹9克，桑叶9克。

【治则】 和胃止呕，降逆安胎。

【证候】 胃火逆冲。

妊娠恶阻，呕吐剧烈，头眩胸闷，纳呆口干，便结，肢疲无力，舌苔黄腻，脉弦数。

【按语】 恶阻一证其原因认为有血液阻滞、虚阳上越、胃虚、胃火逆冲或有痰食停滞等，与其他呕吐病证有别。所以治疗该证，首宜疏通血脉，辅助排泄正常，佐以和胃止呕，降逆安胎之品或兼以健胃化痰之法，方能奏效。方中用归、芍以养血和血，疏通停滞。石决明清虚火降逆，对于虚阳上亢，胃火逆冲之恶阻，在方中重用本品，屡试屡效。苏梗疏降滞气；春砂、陈皮理气宽胸，止呕健胃；黄芩、竹茹清热安胎，桑叶止晕眩，和以茯苓辅助排泄。综观全方，虽方药平淡，但结构严谨，药证相符。

【方二】 二汁饮

【组成】 韭菜汁、生姜汁（各等量），红糖适量

【治则】 和胃止呕。

【证候】 脾胃虚弱。

妊娠后呕吐恶心,不思饮食,神疲乏力。

【按语】 上二汁加适量红糖饮服,每日2次,每次服60毫升。主治妊娠恶阻,属脾胃虚弱型。

【方三】 **生姜鸡肉汤**

【组成】 生姜(带皮切片)60克,伏龙肝60克(煎取上清液煮鸡),童鸡1只

【治则】 补脾温胃,降逆止呕。

【证候】 脾胃虚弱。

妊娠恶心呕吐,不思饮食,神疲乏力,口淡,呕吐清涎,头晕,舌淡苔白,脉缓滑无力。

【按语】 本方遵《内经》"损者益之"之旨,以辛甘温之剂,补其中而升其阳。方中生姜性味辛温,系土中之根,兼地火之味,且因其味较胜,能化浊降逆,故被视为呕家之圣药。伏龙肝久经火炼,土味之甘已转为辛,土气之和已转为温,故其性味辛温。万物非土不生,人身五脏六腑非脾胃不养。本品能补脾胃,且能护胎。鸡肉甘温,补脾和胃,扶羸益气。三者合用有补脾温胃,降逆止呕,益气生血之功。应用205例,初孕者73例,第2孕次者60例,第3孕次者72例,恶阻见于妊娠1个月后84例,2个月后68例,3个月53例。服药1~2剂有效者87例,3~4剂有效者112例;4剂后未见效者6例,有效率为97%。

【方五】 **芦根粳米粥**

【组成】 鲜芦根150克,竹茹20克,粳米100克,生姜2片

【治则】 降胃热,止呕吐。

【证候】 肝火犯胃。

妊娠后,呕吐酸水或苦水,口苦口干,舌红,苔黄,脉弦滑。

【按语】 将芦根洗净切成段后与竹茹共煎,去渣取汁,入米煮粥,一沸后加生姜片共煮,粥熟去生姜,每日1剂。主治妊娠恶阻,属肝火犯胃型。

【方六】 **安胎止呕汤**

【组成】 人参10克,白术15克,茯苓10克,陈皮10克,砂仁10克,苏梗15克,黄芩6克,姜半夏12克,姜竹茹10克,知母15克。

【治则】 健脾和胃,清热降逆止呕。

【证候】 气阴两虚。

妊娠呕吐剧烈,精神萎靡,双目无神,语声低怯,舌质淡红,苔薄黄而干,脉滑数。

【按语】 方中人参、白术、茯苓益气健脾,砂仁、陈皮、苏梗和胃理气,黄芩、知母清热降火,姜半夏、姜竹茹降逆止呕,使热清脾健则呕吐自止。恶阻重症,由于呕吐剧烈,往往不易受药,每致药入即吐,影响疗效,因此采取浓煎少饮频服,逐步取效。为了避免食入即吐,可用生姜3片与饭同煮,以减轻呕吐程度。舌苔厚腻者加藿香;腰酸或伴小腹疼痛者加杜仲、桑寄生、菟丝子;口干而渴者加麦冬、葛根、花粉;

呕吐带血样物者加藕节炭；心烦不安者加炒枣仁。50 例患者，痊愈 28 例，占 56%；显效 16 例，占 32%，好转 4 例，占 8%，无效 2 例，占 4%，总有效率为 96%。

（二十二）滑胎

堕胎或小产连续发生三次以上者，称为滑胎，又称数堕胎。西医称之为习惯性流产。

主要机理是冲任损伤，胎元不固，或胚胎缺陷，不能成形，故而屡孕屡堕。

【方一】 *滋肾育胎丸*

【组成】 菟丝子 240 克，川断 90 克，巴戟天 90 克，杜仲 90 克，熟地 150 克，鹿角霜 90 克，枸杞子 90 克，阿胶 120 克，党参 120 克，白术 90 克，无核大枣 50 克，砂仁 15 克。

【治则】 补肾益脾，养血固冲。

【证候】 脾肾双虚。

屡孕屡堕，甚至应期而堕，腰酸膝软，神疲乏力，舌质淡，苔薄白，脉滑尺脉沉弱。

【按语】 除熟地、阿胶、枸杞子、大枣肉外，各药共研细末，另将熟地、枸杞子反复熬煎，去渣以液溶化阿胶使之成稀糊状，另将大枣肉捣烂，将药末与药液及枣肉调匀，並加适量煮炼过的蜜糖，制成小丸，每日服 3 次，每次 6 克。方中以滋补肾阴肾阳为主，佐以补气健脾养血。其中菟丝子为主药，性味辛甘平，入肝肾二经，《名医别录》谓“治男女虚冷，添精益髓，去腰疼膝冷，能补肾益精固胎。”党参健脾补气；鹿角霜补元阳，生精髓；配以巴戟天、杜仲、川断补肾固冲；枸杞、熟地、阿胶养肝滋血；白术、大枣补气健脾；砂仁理气调中。全方肾、肝、脾、气血同治，以益冲任之本。本方曾通过动物实验证实能改善卵巢子宫的血流，从而促进卵巢子宫的生长发育，并使子宫内膜腺体分泌增加。又经贵阳中医学院证实菟丝子、川断有抗维生素 E 缺乏症的作用，而有利于孕卵的发育。治疗 133 例，治愈 126 例，成功率达 94.7%。

【方二】 *培育汤*

【组成】 桑寄生 12 克，菟丝子 12 克，川断 10 克，炒杜仲 10 克，太子参 10 克，山药 15 克，山萸肉 10 克，石莲肉 10 克，芡实 12 克，升麻 9 克，大熟地 10 克，苧麻根 10 克，椿根皮 10 克。

【治则】 补气养营，固肾安胎。

【证候】 脾肾双虚。

屡孕屡堕，甚至应期而堕，腰痛如折，头晕耳鸣，夜尿频多，心悸气短，舌质淡，苔薄白，脉滑尺脉沉弱。

【按语】 历代医家对保胎看法各异，朱丹溪主张“大补气血”，叶天士亦认为“屡孕屡堕者由于气血不充”，傅青主有“安胎重脾肾，补其气不足，泄其火之有余”之说，张锡纯则认为“男女生育皆赖肾气作强，肾旺自能荫胎也”。本方抓住肾虚、气血亏损的病理特征，重用固肾健脾，补气养血药物治其本。因为妊娠多胎热，加椿根皮、苎麻根加强凉血止血之效治其标，使之补虚而不助胎热，清热而不损胎气。滋肾健脾法保胎，不但能使阴道出血停止，改善腹痛腰酸等症状，尚有维持妊娠黄体，改善滋养层功能，促使孕卵发育等作用。肾阳虚加补骨脂、鹿角胶；肾阴虚加女贞子、旱莲草、枸杞子、桑椹子、生地；血虚加当归、首乌、阿胶；阴虚血热减熟地，加地骨皮、黄芩、生地；气虚加生黄芪、党参、白术、炙甘草。

【方三】 *安胎防漏汤*

【组成】 菟丝子20克，覆盆子10克，川杜仲10克，杭白芍6克，熟地黄15克，潞党参15克，炒白术10克，棉花根10克，炙甘草6克。

【治则】 温养气血，补肾固胎。

【证候】 气血两虚。

屡孕屡堕，头晕目眩，神疲乏力，心悸气短，舌质淡，苔薄白，脉细弱。

【按语】 菟丝子辛甘平，覆盆子甘酸微温，二子同用，有补肾生精，强腰固胎之功；杜仲甘温，补而不腻，温而不燥，为肝肾之要药，能补肾安胎；当归、白芍、熟地，俱是补血养肝之品，肝阴血足，则能促进胎元的生发；党参、白术、棉花根甘温微苦，能健脾益气，升阳化湿，既有利于气血的化生，更能升健安胎；甘草甘平，调和诸药，益气和中，缓急止痛。全方有温养气血，补肾生精，固胎防漏之功。腰脊及少、小腹胀坠疼痛，加桑寄生12克、川续断10克、砂仁壳3克、紫苏梗5克；阴道出血，量少色红，脉细数者，加荷叶蒂12克、苎麻根15克、黄芩10克、阿胶10克；如出血量多色红，宜减去当归之辛温，再加鸡血藤20克、旱莲草20克、大叶紫珠10克；出血日久，淋漓暗淡，腹部不痛者，加桑螵蛸10克、鹿角霜20克、花生衣30克、党参加至30克。习惯性流产属于祖国医学胎动不安、胎漏、滑胎的范畴。其起病原因，既有男女双方先天的因素，又有妇女本身虚、实不同，以本病而言，由于多次流产后，冲任及肾气多属亏损，故临床所见以虚证为多。本方着眼于肾虚，肾、脾、肝并治。未孕之前，预服此方3－6个月，能培养其根蒂；已孕之后，以此方随证加减，补养气血，固肾壮腰，自能足月顺产。

（二十三）妊娠小便不通

妊娠期间，小便不通，甚至小腹胀急疼痛，心烦不得卧，称为妊娠小便不通。古名“转胞”或“胞转”。本病首见于《金匮要略》。

【方一】 *苏忠德经验方*

【组成】 当归、大贝母、泽泻、猪苓、苍术、苦参、黄柏、知母、阿胶各10克，肉桂、艾叶各5克，黄芪、茯苓各30克，刺蒺藜15克，玄明粉8克。

【治则】 滋阴补血，清除内热。

【证候】 血虚热郁。

妊娠期间，小便频数，发热，口渴，盗汗，舌红，少苔，脉细数。

【按语】 本方以《金匮要略》当归贝母苦参丸合《兰室秘藏》通关丸加减化裁而成。当归贝母苦参丸方：当归、贝母、苦参各4两（另方加滑石半两）。该方原为治疗妊娠血虚热郁所致的小便不利而设。方用当归活血润燥，贝母治热淋，乃治肺金燥郁之剂。肺是肾水之母，水之燥郁，由母气不化也。贝母非能治热，而是宣肺解郁，郁解则热散；非淡渗利水，而是理气散结，结通则水行。苦参长于治热，并能利窍逐水，佐贝母入膀胱以除热结。《金匮要略心典》云："小便难而饮食如故，知其血虚热郁，而津液涩少也。当归补女子诸不足，苦参入阴利窍除伏热，贝母能疗郁结，兼清水液之源也。"通关丸又名滋肾丸，出于《兰室秘藏》，主治不渴而小便闭，热在下焦血分。方由黄柏、知母各一两，肉桂五分组成。以上二方为基础，经过加减形成治疗小便不利的经验方。小便不利，宜从下焦考虑。下焦包括肾、膀胱、大肠等。病机不外气血阴阳不足或邪扰。肾与膀胱相表里，经云："膀胱者，州都之官，津液藏焉，气化则能出矣"。这个"气"，主要指肾气。肾气不足则小便难出，肾气不约则小便失禁。肾在下焦属阴，其用为阳，治当以阴中求阳之法。经验方以阿胶补肾中之阴，而以肉桂、艾叶、刺蒺藜、黄芪等补肾中阳气不足。其中刺蒺藜一味，既能补肾治遗精失尿，又能治劳作腰痛，正是阴中求阳之意。阴血不足而内热生，用当归贝母苦参丸，滋补阴血清除内热。贝母宣肺，具提壶揭盖之功。邪扰多指湿热困扰，或火热互结造成膀胱气化失司而见小便不利，湿热在下焦血分用通关散，水热互结用猪苓汤。鉴于临床多以二便不利互见，故以玄明粉通大便以实小便。经验方兼顾导致小便不利的各种因素，使邪得清，气得化，水得行，尿得通，所以获效者众。

（二十四）妊娠身痒

孕妇在妊娠期间，尤其是妊娠早期，出现全身或局部性皮肤瘙痒，程度有轻有重，严重时令人坐卧不宁，难以忍受，称为妊娠身痒症。可表现为阵发性和持续性两种，常常是在白天工作紧张，或精神关注在别的事物的时候，瘙痒便轻或不痒，待到夜深人静欲眠时，瘙痒严重，且越抓越重，亦称之为妊娠痒疹或妊娠瘙痒症。

【方一】 **当归饮子合二至丸加减方**

【组成】 当归、粉丹皮、荆芥、防风各9克，川芎6克，白芍、生地、首乌、女贞子、白蒺藜、白藓皮各15克，旱莲草20克。

【治则】 养血润燥。

【证候】 血虚。

妊娠期间皮肤瘙痒严重、干燥，无疹或有疹，疹色淡红，日轻夜甚，或劳累时加重。瘙痒剧烈时坐卧不安，抓破皮肤流血，但无原发皮损。同时伴有心悸怔忡，烦躁失眠，面色㿠白，舌质色淡，脉沉细弦。

【按语】 由于孕妇素常体弱，属于血虚的体质，加之孕后血液下聚养胎，以致流向肢体肌肤的血液更显不足，肌肤得不到充分的滋润濡养，从而干燥瘙痒。单是血虚还不足以引发严重的瘙痒，必定虚中夹热（又称血燥），才会导致皮肤的瘙痒、干燥，甚至出现皮疹、皮肤脱屑。如果皮肤有风团块，去当归、川芎，加地肤子15克、浮萍12克；瘙痒夜甚烦躁不安者，加桑椹子、龙骨（先煎）各20克、山萸肉15克。

【方二】 **复方犀角茵陈汤**

【组成】 水牛角（先煎）30克，茵陈15克，鲜生地12克，丹皮9克，赤芍9克，鲜芦根 9 克，土茯苓 9 克，山栀 9 克，生苡仁 15 克，车前草 9 克，防风 3 克，绿豆 30 克，黑芝麻（包煎）30 克。

【治则】 清热利湿，凉血解毒。

【证候】 湿热。

妊娠期间皮肤瘙痒严重，日轻夜甚，瘙痒剧烈时往往坐卧不安，抓破皮肤流血。同时伴有口苦口腻，胸闷纳呆，舌红，苔黄腻，脉滑数。

【按语】 方中水牛角合鲜生地、赤芍、丹皮、土茯苓等清解营血之热毒；茵陈苦平微寒，乃治黄疸之要药；加山栀、丹皮、大黄、车前草以加强清热，利肝胆湿热。清热解毒，利湿、攻里、利尿诸法并举，祛除气、营、血分之病邪，故取得较好临床效果。热毒盛加黄连、连翘各 4.5 克；腹胀、便秘加生大黄 3 ~ 4.5 克（后下）。治疗 34 例，按辨证分为两型，即湿热蕴结、气分实热型及阴血亏损、营血热毒型各 17 例，治疗 7 天为 1 疗程。以瘙痒缓解最快，随之睡眠改善；服药 8 ~ 9 天后，瘙痒、皮疹、睡眠不稳等症 96% 均已缓解，尚有 52% 黄疸未消退。湿热蕴结、气分实热型有效率为 100%，阴血亏损、营血热毒型有效率为 76.4%。34 例总有效率为 86%。

（二十五）妊娠贫血

妊娠期间出现倦怠、乏力、气短、面色苍白、浮肿、食欲不振等，检查血红蛋白或红细胞总数降低，红细胞比容下降，称为妊娠贫血。相当于西医的妊娠合并贫血。在我国本病发病率为孕妇的 10% − 20%，易在妊娠分娩、产褥时引发各种并发症，对胎儿也有不利影响。

【方一】 芪归二仙汤

【组成】 黄芪 50 克，党参 50 克，甘草 10 克，当归 20 克，补骨脂 20 克，仙茅 20 克，仙灵脾 20 克。

【治则】 益气养血补肾。

【证候】 气血两虚。

妊娠期间面色萎黄，四肢乏力，口淡纳差，腹胀便溏，舌淡胖，苔白，脉缓无力。

【按语】 治疗 1 例 29 岁患者，患再障 5 年，怀孕 5 个月，治疗前血红蛋白下降，经服中药配合输血，病情好转，血红蛋白上升，生产顺利。主治再生障碍性贫血合并妊娠。

（二十六）产后发热

产后一、二日，由于阴血骤虚，常有轻微发热，不属病变。如果持续发热不减，伴有恶寒发热、头痛身痛等症者，称为产后发热。产后阴血骤虚，阳易浮散，腠理不实，营卫不固，六淫邪气，容易侵犯而发热。发热之因有三：一曰血虚，乃因产时失血过多，阴血暴虚，阳无所附，以致阳浮于外而发热。二曰血瘀，因产后恶露不尽，瘀血停滞，以致气机不利，营卫失调而发热。三曰外感，因产后气血两虚，营卫不和，腠理不密，风寒之邪乘虚而入，正邪相争而发热。

【方一】 **龚志贤经验方**

【组成】 川芎12克，当归10克，柴胡12克，黄芩10克，泡参18克，法半夏10克，陈皮10克，艾叶6克，炙甘草6克，大枣10克，生姜10克。

【治则】 调气血，和营卫，固正除邪。

【证候】 外感风寒。

产后恶寒发热，体温偏高，或汗出，或无汗，头晕目眩，甚则头项强痛，肢体酸疼，口干口苦，胃纳欠佳，或恶心呕吐，或血虚瘀滞，小腹疼痛，恶露不尽，舌苔薄白或白腻，寸口脉浮弱，尺候不足，或寸口脉微浮紧，或现革脉，芤脉。

【按语】 多因产后气血骤虚，卫外之阳不固，腠理不密，以致外邪乘虚而入。如汗出当风，则易感受风邪；如寒邪外袭，则易于伤寒；炎热之盛夏，如贪凉乘风，亦易外感风寒。如产后恶露不尽，瘀血停滞于内，以致气机不利，营卫失调，亦可发热。此方乃仲景之小柴胡汤合佛手散加味而成。小柴胡汤和解少阳，以解表邪，芎、归行血和血补血，陈皮理气健脾，艾叶温经散寒止痛。全方共奏和解表里，固正除邪之功。伤风者加炒荆芥穗10克、防风10克；伤寒者加苏叶10克；恶露不尽者去大枣，加益母草25克、醋炒香附12克；纳差者加谷芽30克。

【方二】 **小柴胡汤加味**

【组成】 柴胡9克，黄芩10克，党参12克，半夏12克，败酱草15克，生地12克，益母草12克，甘草6克。

【治则】 和解表里。

【证候】 邪在少阳。

产后寒热往来，烦躁或神情默默，少腹拘急痛，恶露淋漓不尽，严重者有神昏谵语。

【按语】 产后发热，均属虚人感邪。治宜和解表里，方中柴胡散邪透表，使半表之邪得以外宣；黄芩除热清里，使半里之邪得以内撤；半夏降逆和中；人参、甘草补正和中以祛邪；生地、败酱草、益母草清热解毒。应重视李时珍之“产后发热，首列柴胡”的说法。

【方三】 **升陷汤**

【组成】 黄芪30克，高丽参(另煎调冲)10克，知母、山萸肉、乌梅各12克，当归、柴胡各10克，桔梗、升麻各6克，生牡蛎30克。

【治则】 培元敛气固脱。

【证候】 气随血脱。

难产出血较多，高热不退，面色苍白，气喘汗多，两目上视. 血压低，心率快，左脉微弱不起。

【按语】 气随血脱至大气下陷，拟张锡纯之升陷汤加减，在升陷汤中加高丽参、山萸肉、乌梅、生牡蛎以培元敛气固脱。对气血骤虚或元气本亏，大气虚极下陷，气失固摄，元气上脱，阴火上冲之真寒假热暨气虚发热证的治验，其实是甘温除大热之法，而不拘泥于补中益气汤之方，在升陷汤中用敛肝猛将乌梅助人参、山萸肉、生牡蛎，挽回元气将脱之危。乌梅、山萸肉挽救元气将脱之功胜于人参。

【方四】 解毒通脉汤

【组成】 桃仁9克，大黄6克，水蛭6克，金银藤30克，生石膏24克，丹皮6克，连翘15克，栀子9克，黄芩9克，延胡索6克，赤芍6克，虻虫6克。

【治则】 活血化瘀，清热解毒，通脉止痛。

【证候】 湿毒热瘀。

产后发热，肢肿疼痛难忍，用于产后急性血栓性静脉炎。

【按语】 产后血栓性静脉炎，是由于寒湿阻络，恶露不下，毒邪逆窜经脉，气血壅滞，堵塞血脉，郁久化热而致。湿毒热邪瘀阻脉道，则见发热肢肿，疼痛难忍。脉道被瘀血所阻，此种瘀血均属死血，非一般活血药所能散。所以，以抵当汤为主，根据本病的特点加味组成本方。抵当汤中是以水蛭、虻虫为主要药。水蛭性苦平，《本草经百种录》中曾记载，“凡人身瘀血方阻，尚有生气者易治，阻之久则无生气而难治。盖血既离经，与正气全不相属，投之轻药则拒而不纳，药过峻又能伤未败之血，故治之极难。水蛭最喜食人之血而性又迟缓，迟缓则生血不伤，善入则坚积易破，借其力以攻积久之滞，自有利而无害也”。桃仁活血化瘀；大黄苦寒入血分，化瘀血，清解血分毒热；赤芍、丹皮清热凉血，活血破血。由于本病系因湿毒热邪瘀阻血脉所致，多见高热、患肢疼痛，故加用石膏、连翘、栀子、黄芩清热解毒而散结；金银藤不但能清热解毒，尚有通血脉活络的作用。另外仅用一味性平的延胡索行气活血止痛。完全针对产后急性栓塞性静脉炎的病理实质，既清热解毒，又活血通脉，且以清为主。只清不通则热毒不能解，只通不清，与热毒交阻的瘀血不能行，所以边清边通，使之湿毒热邪得以清解，瘀血死血得以活散。方中活血化瘀之剂，药虽不多但药力峻猛，又因虑其毒邪扩散蔓延，所以仅用一味行气止痛之剂，稍事通气以助血行即可。

(二十七)产后身痛

产妇在产褥期内出现肢体关节酸楚，疼痛麻木、重着肿胀等症者称为产后身痛。本病发生的机理，主要是产后气血虚弱，经络失养，或寒湿之邪乘虚侵入机体，使气血凝滞而致。

【方一】 清热除痹汤

【组成】 金银藤30克，威灵仙9克，清枫藤15克，海风藤15克，络石藤15克，防己9克，桑枝30克，追地风9克。

【治则】 清热散湿，疏风活络。

【证候】 湿热。

产后身疼，关节红、肿、灼痛，活动不利，烦闷，口干渴，脉滑，舌苔黄。

【按语】 本方主要由清热祛湿与疏风活络两大类药物所组成。方中金银藤、防己、桑枝清热除湿祛风，威灵仙、清风藤、海风藤、络石藤、追地风散风活络除湿，使清热除湿，散风活络而不伤正乃本方之特点。清热除湿药中，金银藤辛凉散热，又能清经络血脉中之热邪。散风活络除湿药中，威灵仙为祛风要药，其性好走，能通十二经，辛能散邪，故主诸风，咸能泄水，故主诸湿。此二药清热除湿散风力著，为本方之主药。用清风藤、海风藤、络石藤加强散风活络作用，防已苦辛寒走经络骨节间，能消骨节间之水肿。

【方二】 **养血定痛汤**

【组成】 黄芪、寄生、白芍各30克，当归、丹参(后入)、秦艽各15克，牛膝、透骨草各12克，桂枝9克，甘草6克。

【治则】 益气养血，祛风除湿，温经散寒，活络止痛。

【证候】 血虚。

产后身疼，全身骨、关节、肌肉酸软、麻木、疼痛、屈伸不利，伴神疲乏力，面色萎黄，口唇苍白，舌质淡，脉沉细。

【按语】 兼头晕目眩加女贞子、钩藤；怠倦乏力加太子参、大枣；心悸气短加酸枣仁、柏子仁；耳鸣多梦加五味子、核桃肉；阴虚盗汗加糯稻根、浮小麦；烦躁失眠加合欢皮、夜交藤；食欲不振加神曲、鸡内金；肩背痛加羌活、姜黄；上肢痛加丝瓜络、桑枝；下肢痛加防己、木瓜；关节红肿加水牛角、石膏，去桂枝；局部冷痛加玄胡、川乌，去甘草；游走疼痛加乌梢蛇、路路通；疼痛较剧加羚羊骨、三七、没药；屈伸受限加威灵仙、宽筋藤；腰膝酸软加杜仲、续断；肌肤麻木加鸡血藤、伸筋草；四肢不温加附子、干姜；舌红苔少加石斛、麦冬；冲任失调加刘寄奴、益母草、泽兰；白带增多加白术、山药、茯苓；证见风胜加防风、皂角刺；寒胜加独活、细辛；去丹参；湿胜加苍术、苡仁；热胜加忍冬藤、络石藤，去当归；痰胜加陈皮、僵蚕；瘀胜加桃仁、红花；肾阳虚加山萸肉、旱莲草、枸杞子；肾阴虚加菟丝子、巴戟天、骨碎补，久病体弱加熟地、阿胶、党参，去桂枝；病程较长加川芎、赤芍、地龙；反复发作加白花蛇、全蝎、蜈蚣。

(二十八)产后恶露不绝

产后血性恶露持续10天以上仍淋漓不断者，称为产后恶露不绝。恶露即产后子宫内排出的余血浊液，初为暗红，继之淡红。西医所称的子宫复旧不良所致的晚期产后出血，可属本病范围。此外，人流术后、药流后及清宫术后阴道出血不止者，亦可参考本病辨证论治。

【方一】 **奇效四物汤**

【组成】 黄芪30克，熟地黄30克，当归12克，川芎10克，炒白芍30克，阿胶12克，炒艾叶12克，炒黄芩15克，炮姜10克，炙甘草10克，仙鹤草30克。

【证候】 气虚血瘀。

产后恶露过期不尽，量时多时少，色暗有块，小腹疼痛拒按，神疲懒言，四肢无力，舌质淡，脉沉涩。

【治则】 益气养血，凉血散瘀止血。

【按语】 奇效四物汤由补血止血良方胶艾四物汤加味组成。方中黄芪、熟地黄、当归、白芍、川芎、阿胶益气养血活血，调经止痛；炒艾叶、杜仲、炮姜、仙鹤草化瘀敛血止血；炒黄芩凉血散瘀止血，有活血通经，祛瘀生新之效；炙甘草益气并调和诸药。全方配伍虚实兼顾，标本兼治，药症相符。如腹痛较重可加炒蒲黄、炒灵脂；如流血量多，可加三七粉。86 例中痊愈 51 例，好转 32 例，无效 3 例，总有效率 96.51%。

【方二】 王自平阶梯疗法

【组成】 消瘀汤：当归、桃仁、红花、川芎、枳壳

缩宫止露汤：益母草、三七粉、蒲黄炭、茜草炭、贯众炭、枳壳

固本汤：川椒、熟地黄、枸杞子、杜仲、黄芪、白术、当归、白芍、香附、炙甘草

【治则】 活血祛瘀，缩宫止血，固本求源。

【证候】 气虚血瘀。

产后恶露过期不尽，量增多，色紫暗有血块，伴有头晕，神疲乏力，面色萎黄，腰膝酸困，少气懒言，小腹隐痛，饮食及睡眠差，舌质淡，苔白，脉缓弱。

【按语】 消瘀汤方中当归补血生肌，活血化瘀；桃仁、红花活血祛瘀，通调经脉；川芎辛散温通，既能活血，又能行气；枳壳行气宽中，引药入胞宫。现代药理证实活血化瘀类中草药可通过改善微循环，增强子宫肌供血供氧，促进子宫肌及内膜损伤的修复与再生。本方重在行气活血，祛瘀生新，只需服 2～3 剂，中病即止，不可滥用而伤正。

缩宫止露汤方中益母草苦泄辛散，入血分，善于活血祛瘀调经，为妇科经产要药，故有“益母”之名，李时珍称之为“治胎衣不下”之良药；三七既能止血，又可散瘀，止血而不留瘀，化瘀而不伤正；蒲黄甘平，入手足厥阴之血分，行血祛瘀以止血；茜草、贯众凉血化瘀，止血调经；枳壳行气活血，引药入宫；蒲黄、茜草、贯众皆以炭用，止血之功倍增。现代药理研究：益母草、蒲黄、茜草、贯众、枳壳等药物均含有多种兴奋子宫、加强宫缩的药理成份。子宫收缩一方面促进宫腔残留物的排泄，达到祛瘀生新而血止；另一方面可压迫血管而止血。本方重在缩宫止血，祛浊生新，3～5 剂便可瘀浊去，恶露止。

固本汤方中川断、熟地黄、枸杞子、杜仲补血滋阴，益精填髓而固肾；黄芪、白术、炙甘草益气补中，燥湿和胃而健脾生血；当归、白芍、熟地黄补血养血，调补冲任；香附疏肝解郁，行气散结，调经止痛，“乃气病之总司，女科之主帅”，也可防补益药滞腻之弊。现代研究表明：治疗虚证之补益类药物，具有助消化，促吸收，加强机体代谢和组织修复再生，增强机体免疫力等多方面作用。全方重在补先后天之本，益气血生化之源，调补冲任，濡养胞宫，促进子宫复旧和恢复子宫的生理功能，从根本上解除病患。

（二十九）产后小便不通

产后小便不通，指产后以排尿困难、少腹胀痛，甚则小便闭塞不通为主要临床表现的一种病症。如不及时治疗或治疗不当，容易招致不良后果，因水道闭塞，水气上侵脾胃，为胀为呕，或上逆犯肺，发生喘急，或流溢肌肤，而为浮肿，数日不通，甚或胀闷闭厥而危殆。

【方一】 自制方

【组成】 肉桂末1.2克(吞),车前子15克(包),生黄芪12克,冬葵子9克。

【治则】 益肾化气行水。

【证候】 肾气虚。

产后小便不通,小腹胀急疼痛,或小便色白而清,点滴而下,面色晦黯,腰膝酸软,舌质淡,苔白,脉沉细。

【按语】 方中肉桂禀天地之阳气,味厚性升,为阳中之阳药,通百脉而入下焦肝肾之经,为温补之品,能补命门之火不足,引火归源;车前禀土中之阴气,味甘性降,为阴中之阴药,入肝肾小肠之经,为行水泄浊之品,利小便而不泄气,强阴益精。二药合用,一温一寒,一升一降,相互促进,引火归源,温阳利水,使州都气化得行,则小便自通。所以用黄芪者,一是取其甘温益气,使肺脾之气旺,气能行水;二则仿丹溪治癃闭之探吐法。丹溪云:“吾以吐法通小便,譬如滴水之器,上窍闭则下窍无从泻通,必上窍开而下窍之水出焉。”黄芪既能补益肺气,乃启水之上源,与肉桂、车前同用,开上达下,相辅相成,其效更显矣。若产后恶露未尽加当归、川芎;肾虚较甚加杜仲、牛膝、桑寄生;膀胱郁热加淡竹叶、木通、忍冬藤。

【方二】 补中五味汤

【组成】 黄芪,人参,白术,当归,升麻,柴胡,橘皮,甘草,银花,野菊花,紫花地丁,蒲公英,天葵子

【治则】 益气扶正,清热化瘀。

【证候】 气虚血瘀。

产后小便不通,小腹胀急疼痛,或小便浑浊略带血丝,点滴而下,倦怠乏力,面色少华,舌质淡,苔白,脉弱或涩。

【按语】 产后尿潴留属中医学产后尿闭。产后多虚、多瘀已成为共识,然笔者观察产后尿潴留病人,多见有前后阴红肿等热象,《临床产科学》认为:“产后会阴伤口局部的疼痛,引起尿道口的痉挛而影响排尿”是原因之一。故治用补中益气汤扶正以助气化,五味消毒饮加益母草以清热化瘀消肿而畅其道,气化复而通道畅故尿闭得解。

【方三】 益气利水汤

【组成】 黄芪10~15克,升麻5克,通草5克,桂枝5克,党参12克,车前草12克,益母草12克,当归12克,乌药10克,泽泻10克,白术10克,生焦谷芽各15克。

【治则】 益气扶中,活血利水。

【证候】 气虚。

适用于兼有舌淡,苔薄或舌体胖嫩,神疲乏力,少气懒言,脉细弱等气虚证的产后尿潴留患者。

【按语】 产后多瘀加鼠妇虫;消化不良加鸡内金;大便燥结加火麻仁;有热加白茅根;加强利尿加瞿麦、冬葵子。治疗52例,32例显效(服药1剂,小便恢复通畅,少腹胀痛等症状消失),10例良效(服药2剂,小便通畅,症状消失),7例有效

（服药 3 剂，小便通畅，诸症消失），3 例无效（服药 3 剂，未见小便通畅）。

（三十）产后乳汁自溢

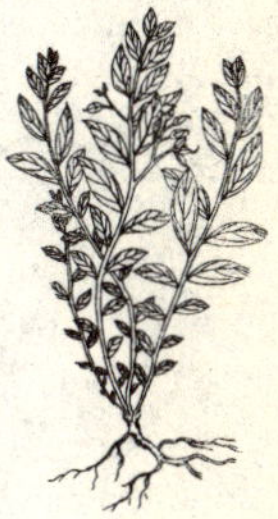

产后乳汁未经婴儿吮吸而时时溢出，称为漏乳或乳汁自溢。

【方一】 加味补中益气汤

【组成】 黄芪 15 克，党参、白术各 10 克，陈皮、升麻、柴胡各 6 克，当归 12 克，蒲公英 10 克，甘草 6 克。

【治则】 益气固摄。

【证候】 气虚不固。

哺乳期乳房松软不胀或稍胀，不经婴儿吮吸而乳汁点滴而下。

【按语】 本病表现为产妇身体壮实，气血充盛，乳房胀满而溢，或已到哺乳时间，未行哺乳而乳汁自溢者。若断乳之期，因乳汁难断，时有溢乳者则为生理现象。其次要辨清虚实，或虚实兼夹之证。产妇两乳乳汁外溢，淋漓不断，但无结块与胀痛，属气虚不摄之证，故予补中益气汤，加入一味善入脾胃二经之蒲公英，以资益气固摄。

（三十一）妇人脏躁

凡妇人精神忧郁，情志烦乱，哭笑无常，呵欠频作，称为脏躁。本病多由精血内亏，五脏失于滋濡所致。

【方一】 杨鉴冰经验方

【组成】 当归 12 克，白芍 12 克，柴胡 9 克，白术 10 克，茯苓 12 克，小麦 30 克，酸枣仁 15 克，甘草 9 克。

【治则】 健脾疏肝，养心安神。

【证候】 心神失养。

常感心中郁闷，善悲欲哭，胸肋胀闷，食后痞满不消，舌淡暗，苔白厚，脉细。

【按语】 方中重用小麦，认为小麦甘润养心，还主养肝气；甘草滋润缓和柔肝；白芍酸甘敛阴养肝血；柴胡疏理肝气兼具升清阳之效，与当归、白术、茯苓合用养血益脾，疏理气血，全方相配有甘润滋补，健脾疏肝，养心安神的作用。若胸闷烦躁者，可加川楝子、郁金、瓜蒌，入肝经而宽胸理气，且除虚烦；若哭笑无常，悲伤欲泣者加桔梗、陈皮、生龙牡宣肺化痰，安神定志；若头晕耳鸣，腰膝酸软，手足心热者加生地、枸杞等滋养肝肾；若心悸心烦不寐者加麦冬、阿胶、玄参、柏子仁养心安神。

【方二】 坎离既济方

【组成】 生地 12 克，黄连 2 克，柏子仁 9 克，朱茯苓 12 克，朱远志、九节菖蒲各 5 克，龙齿 12 克，天冬、麦冬各 9 克，淮小麦 30 克，生甘草、五味子各 3 克。

【治则】 滋水益肾，清心泻火。

【证候】 心肾失交。

更年期心烦意乱，时悲时怒，悲则欲哭，怒则欲狂，夜不安寐，梦多纷纭，烘热潮汗，心悸眩晕等。

【按语】《医宗必读》李中梓谓："心不下交于肾。浊火乱其神明；肾不上交于心，精气伏而灵。火居上则搏而为痰，水居下则因而生躁。……故补肾而使之时上，养心而使之交下，则神气清明，志意常治。"药用生地、天冬、麦冬养阴益精以滋肾水；《黄帝内经》谓"心病宜食麦"，《千金方》谓"小麦养心气"，五味子能上敛心气，下滋肾水；远志能通肾水，上达于心，远志益智；茯苓能交心气，下及于肾；养心宁神，用朱砂拌炒以镇摄离火，下交坎水；菖蒲舒心气而畅心神，祛痰开窍；龙齿镇惊安神，固精养心；黄连清心泻火，配龙齿、朱砂则能使离火下降于坎水，坎离既济，神志安宁。

（三十二）阴痒

妇女外阴及阴道瘙痒，甚则痒痛难忍，坐卧不宁，或伴带下增多者，称为阴痒，亦称"阴门瘙痒"。

【方一】 爽阴粉

【组成】 蛇床子 30 克，防风、白芷、川芎各 9 克，川黄柏 30 克，枯矾 9 克，土槿皮 20 克。

【治则】 清热利湿，杀菌止痒。

【证候】 湿热。

外阴及阴道瘙痒，甚则痒痛难忍，坐卧不宁，心烦易怒，胸胁满痛，口苦口腻，食欲不振，小便黄赤等。

【按语】 爽阴粉中蛇床子燥湿杀虫止痒，药理研究表明，本品具有明显的抗真菌、抗病毒、杀滴虫的作用及性激素样作用；黄柏清热燥湿，杀虫止痒；土槿皮杀虫止痒，散风除湿；枯矾解毒消肿，抑菌止痒；白芷、防风祛风止痒；川芎活血化瘀，祛风止痛。全方具有清热利湿，杀菌止痒的功能。对滴虫性阴道炎、霉菌性阴道炎反复发作者疗效颇佳。

二、病名

（一）功能失调性子宫出血

功能失调性子宫出血，简称功血，系指由于下丘脑－垂体－卵巢轴功能失调，而非为生殖道器质性病变所引起的，以月经失调为特征的异常性子宫出血。功血临床上可分为两类，即无排卵型和有排卵型功血，患者中 70% 与无排卵有关，20% 见于青春期，50% 以上发生在 45 岁以上的妇女，其余见于育龄期。

【方一】 滋阴固气汤

【组成】 熟地 20 克，续断 15 克，菟丝子 20 克，党参 20 克，黄芪 20 克，制首乌

30克,白术15克,阿胶12克,炙甘草10克,牡蛎30克,岗稔30克,山萸肉15克。

【治则】 滋养肝肾,固气止血。

【证候】 脾肾气虚。

阴道出血量少,色淡红,质稀,腰膝酸软,头晕耳鸣,口淡纳差,面色无华,舌淡胖,苔白,脉沉细。

【按语】 熟地、续断、菟丝子、山萸肉滋养肝肾,党参、黄芪、白术、炙甘草补气健脾,首乌、岗稔、阿胶养血涩血,牡蛎镇摄收敛。全方兼顾肾、肝、脾、气血,以调理冲任,“澄源”以固本。适用于脾肾虚损,冲任不固,以致崩漏下血,淋漓不止,或暴崩之后,出血减少,而成漏下者。出血增多者,加海螵蛸、鹿角霜、赤石脂之类固摄止血药或炭类涩血药。

【方二】 *补肾调经汤*

【组成】 熟地25克,菟丝子25克,续断15克,党参20克,白术15克,杞子15克,黄精25克,金樱子20克,鹿角霜15克,桑寄生25克,制首乌30克,炙甘草10克。

【治则】 补肾健脾,养血调经。

【证候】 脾肾虚损。

崩漏,月经过多,月经先后不定期,经血已净,腰膝酸软,头晕耳鸣,口淡纳差,面色无华或面部、眼眶黯黑,舌淡胖或淡黯,脉沉细。

【按语】 熟地、菟丝子、金樱子、续断、鹿角霜滋肾补肾,杞子、黄精、首乌、桑寄生养血调经,党参、白术补气健脾,使肾气充盛,血气和调,冲任得固。预计排卵期间,可加温补肾阳之品如仙灵脾、补骨脂、巴戟、仙茅之类;腰痛甚者,加金狗脊、杜仲、乌药之类;月经逾期一周以上未潮者,加当归、牛膝以通经。

【方三】 *加减归脾汤*

【组成】 黄芪30克,白术10克,党参15克,当归10克,茯苓10克,甘草3克,蒲黄10克,五灵脂10克,益母草30克,仙鹤草15克,墨旱莲30克。

【治则】 补气摄血,止血固冲。

【证候】 脾虚。

崩漏量多,色红有血块,量少时如漏,色泽暗红,小腹隐痛,伴头昏周身乏力,食欲一般,舌淡,苔薄,脉细。

【按语】 采用归脾汤加减治疗崩漏,本着治崩必治中州的治法而达到止血目的。方中黄芪、党参、白术、茯苓、甘草均为补气健脾之主药;蒲黄、五灵脂活血止血,目的在于提高子宫肌壁张力,促进子宫内膜剥脱以利排出,减少局部充血,缩短血液凝固时间,使血量减少,达到止血不留瘀的目的;旱莲草凉血止血;仙鹤草收敛止血,配伍益气之品可加强补气止血的作用。全方合用以达补气摄血,止血固冲的目的。若气虚明显者重用黄芪、党参;血虚者加阿胶、首乌;阴虚血热者加生地、丹皮、黄芩;气滞血瘀者加香附、乌药、丹参、桃仁。

【方四】 固崩汤

【组成】 党参30克,炒白芍、杜仲炭、海螵蛸、川椒、熟地各15克,黄芪、鸡冠花各20克,阿胶(烊),茜草、柴胡各10克,黑木炭3克(研,冲)

【治则】 补气健脾,养血调冲。

【证候】 脾虚。

崩漏量多,色淡,质稀,面色恍白,神疲气短,周身乏力,小腹空坠,纳呆便溏,舌淡边有齿印,苔白,脉沉弱。

【按语】 脾虚便溏加土炒白术、山药;阴虚有热加旱莲草、白茅根、炒黄芩;气滞血瘀加益母草、三七粉。血止后去茜草、海螵蛸、黑木炭等,加益气补血药。治疗组210例,对照组47例,用妇康宁2片/日3次口服。均3个月为1疗程。结果:两组分别痊愈170、10例,好转23、19例,有效各13例,无效4、5例,总有效率98.1%、89.3%($P<0.001$)。

【方五】 健脾止血汤

【组成】 黄芪30克,党参15克,白术10克,茯苓15克,当归10克,醋白芍15克,远志10克,炒酸枣仁15克,醋柴胡6克,升麻6克,黑地榆12克,阿胶10克,广木香6克,炙甘草6克,米醋120ml(晚煎)

【治则】 健脾益气,举陷止血。

【证候】 脾虚气陷。

淋漓漏下出血,色淡红质稀,小腹坠痛,食少便溏,气短乏力,舌质淡,体胖大,苔薄白,脉沉细无力。

【按语】 方中黄芪、党参、白术、茯苓、炙甘草健脾益气;醋柴胡、升麻升阳举陷,固脱止血,与黄芪、四君子汤配合,可增强统血摄血之力;阿胶、远志、炒酸枣仁养血止血,安神宁志;黑地榆配阿胶凉血止血;米醋酸涩收敛,可达迅速止血之目的。诸药合用,共奏健脾益气,举陷固脱,养血止血之功。若脾虚日久,土壅木郁,肝郁气滞腹痛者,加醋香附10克、延胡索10克、郁金10克以疏肝理气;气滞血瘀,出血色暗,夹有血块者,加三七粉3克(冲服),丹参15克以活血化瘀;气郁化火,肝火内盛者,加牡丹皮10克、栀子10克、川楝子12克以疏肝清热;脾虚湿盛,胸脘满闷,食少便溏者,加薏苡仁30克、泽泻10克、砂仁8克以健脾祛湿;脾肾阳虚,腹中冷痛,四肢不温者,加炮姜5克、制附子10克以温补脾肾;出血量多势急者,党参改为人参10克,加乌贼骨15克、茜草炭10克以益气固脱,收敛止血。

【方六】 柴松岩经验方

【组成】 生牡蛎20~30克,柴胡3克,白芍10克,生地黄15克,黄芩10克,椿皮10克,地骨皮10克,仙鹤草12克,益母草6克,侧柏叶炭10克。

【治则】 清热凉血,固摄安冲。

【证候】 血热。

经来无期,量少淋漓不尽或量多,血色鲜红,面颊潮红,烦热少寐,咽干口燥,便结,舌红,少苔,脉细数。

【按语】 大便干燥者加全瓜蒌10~20克，血海热盛，沸动不安之重症加寒水石10~20克。方中生牡蛎、黄芩、仙鹤草、侧柏叶炭清热凉血，固冲止血。椿皮、地骨皮清下焦之热而不伤阴。白芍、生地黄滋阴养血。益母草养血去瘀，现代药理研究发现，其煎剂对动物子宫有兴奋作用，与垂体后叶素相似。柴胡清热疏肝且有升提作用，但其兴阳启相火，大量应用易耗伤阴血，故用量要小，特别对青少年，不宜鼓动肾气者，用时尤加注意。全瓜蒌通便泻热以保阴。寒水石泻下焦实热，应中病即止，防止影响正常发育。柴老特别强调此药的应用与患者年龄的关系，指出对7~8岁生殖器官尚未发育或性早熟者，可以大量应用；对10~12岁近青春期的患者应用要慎重，防止过用影响其性发育；对大于12岁的青春期患者，非重症抢救不宜用，用量要小，时间宜短，中病即止。对于危重病人的抢救用药，寒水石的用量可加大至30克，一旦出血量减少，立即减量。

【方七】 *李祥云经验方*

【组成】 知母9克，黄芩、黄柏各9克，煅龙牡各30克，五倍子4.5克，炒槐花9克，乌贼骨12克，生茜草4.5克，党参15克，黄芪30克，泽兰，泽泻各9克，公英30克，椿根皮15克，牛角腮9克，鹿衔草15克，紫河车一条，大小蓟各15克，石榴皮9克。

【治则】 清热益气止血。

【证候】 气虚血热。

经来无期，量少淋漓不尽或量多，血色鲜红，头晕腰酸，心悸心烦，口干咽燥，大便干，小便赤，舌苔薄黄，脉细数。

【按语】 对于青春期无排卵性功血，卵巢功能发育不全，李教授认为，患者因长期出血不规则，量大，气血均已耗损。血去阴伤，阴虚生内热；气虚血流迟滞致瘀，血瘀也可化热。因长期经血淋漓，造成上行感染，形成子宫内膜炎，所以血热既是出血不止之因，也是其果。热不去，则血不止。法拟清热止血，药用知母、黄芩、黄柏、炒槐花、生茜草等。若不大补气血，出血也不易遏止，加入大剂量黄芪、党参、紫河车之类益气止血，再佐乌贼骨、石榴皮、五倍子、煅龙牡收涩止血，蒲公英、椿根皮清热解毒，共奏止血之效。补肾促进卵巢发育和促进排卵是治疗青春期功血的治本之法。

【方八】 *功血饮*

【组成】 金樱子15克，制何首乌15克，赤地利15克，荔枝壳15克，仙鹤草15克。

【治则】 清热祛瘀，固冲摄血。

【证候】 血瘀。

经来无期，量少淋漓不尽或量多，血色暗红有块，小腹疼痛，舌质紫暗或边有瘀点，脉弦细或涩。

【按语】 方中赤地利活血解毒，制何首乌补肾固冲，荔枝壳行气化瘀，金樱子、仙鹤草收敛止血固冲。脾虚型加党参、黄芪、白术；肾阳虚加仙茅、淫羊藿、炮姜；肾阴虚加女贞子、旱莲草、制黄精。

【方九】 李祥云经验方

【组成】 党参、黄芪、淮山药各15克,生地、熟地、怀牛膝、何首乌、杜仲、菟丝子各12克,山萸肉、升麻、白术、白芍、茯苓、香附各9克。

【治则】 调补肝肾,益气养血。

【证候】 肝肾亏虚。

经来无期,量少淋漓不尽或量多,血色淡红,腰酸膝软,面少华色,头晕目眩,舌质淡,苔薄白,脉弱。

【按语】 当归、香附、益母草、泽兰、失笑散、川芎等药物活血祛瘀,促进子宫内膜脱落和子宫收缩,以奏祛瘀止血之功;党参、黄芪、生地、熟地、首乌等补养气血;艾叶、阿胶温经养血,协助止血摄血。

【方十】 固冲补肾汤

【组成】 山药,仙灵脾,巴戟天,补骨脂,肉苁蓉,阳起石,熟地,枸杞子,山萸肉,桑螵蛸,云苓,炙甘草

【治则】 补益肾气,固冲止血。

【证候】 肾气亏虚。

经来无期,量少淋漓不尽或量多,血色淡红,腰酸膝软,面色晦暗,头晕目眩,舌质淡,苔白,脉沉弱。

【按语】 山药、仙灵脾、巴戟天、补骨脂益肾气;肉苁蓉、阳起石助肾阳,暖胞宫;熟地、枸杞子补肾精;山萸肉、桑螵蛸固肾气、涩肾精。云苓、甘草健脾益气。诸药配合,具有益肾涩精,固冲止血之效。阳虚有寒者,加附子炭、炮姜炭;心悸、汗多者,加煅龙牡、紫石英;夹瘀有血块者,加三七粉、莲壳炭。

(二)高泌乳素血症

高泌乳素血症是一种常见的下丘脑－垂体－性腺轴疾患,是由于多种因素引起垂体前叶嗜酸性细胞分泌过多的泌乳素(PRL)所致,PRL升高可使下丘脑－垂体－性腺轴功能紊乱,临床上表现为:女性闭经、溢乳、不孕、月经稀发等。近年来随着放免测定技术的广泛应用,发现HPRL患者有逐年增多的趋势,因而受到国内外医学界的普遍关注。

【方一】 坤安丸

【组成】 菟丝子20克,仙茅、五味子、仙灵脾各10克,麦芽50克等

【治则】 补肾调肝。

【证候】 肝郁肾虚。

胸闷不舒,恶心欲吐,纳差食少,胸胁胀痛,少寐多梦,神疲乏力,腰膝酸软,畏寒肢冷,性欲淡漠,舌质淡,苔薄白,脉沉细或弦细。不孕、闭经溢乳、月经失调(量少、

后期、经行乳胀痛）。

【按语】 坤安丸以仙茅、仙灵脾、菟丝子补肾为主药，五味子养血柔肝，调肝收敛，麦芽甘温消食下气，除胀回乳。本方重用麦芽、五味子，取其甘酸化阴之效。治疗组显效18例，好转37例，无效9例，总有效率达86.14%。其中不孕症患者有效25例，无效7例；闭经溢乳患者有效5例；无效2例；月经失调者有效25例。

【方二】 加味免怀散

【组成】 归尾20克，赤芍、白芍各12克，红花6克，川牛膝15克，柴胡5克，生甘草6克，夏枯草12克，白术12克，茯苓15克，谷麦芽各100克，炒芡实20克，丹皮6克。

【治则】 疏肝解郁，清热降逆。

【证候】 肝郁化火。

不孕、闭经溢乳、月经量少、后期、经行乳胀痛。胸闷不舒，胸胁胀痛，舌质淡，苔薄黄，脉弦数。

【按语】 此方乃免怀散合逍遥散加减而成。方中红花、当归、赤芍、川牛膝为《济阴纲目》之免怀散，是回乳良方；柴胡、夏枯草、丹皮、白术、茯苓、炒芡实、川牛膝疏肝清热，健脾调冲，引血归经，大剂量谷麦芽健脾助运回乳。治疗45例，排卵率80%，受孕率75.56%。

【方三】 降乳饮

【组成】 生麦芽60克，丹参、益母草各30克，茯苓、当归、白芍、女贞子、旱莲草、川断各15克，泽兰，白术、香附、仙灵脾各12克，丹皮、栀子、柴胡，川牛膝、陈皮各9克。

【治则】 滋补肝肾，清肝解郁。

【证候】 肝郁肾虚。

闭经溢乳、月经量少、后期、经行乳胀痛。胸闷不舒，胸胁胀痛，舌质淡，苔薄黄，脉弦数。

【按语】 以本方治疗高泌乳素血症280例，总有效率达96.43%。

（三）席汉氏综合征

席汉氏综合征是因为产后大出血、休克，引起脑垂体缺血、坏死，以致卵巢功能减退，子宫萎缩，继发闭经，伴有毛发脱落、性欲降低、全身乏力等一系列极度衰弱的综合症状。中医认为本病多是由于产时损伤，失血过多，造成血虚失养，肾气亏损，肾主生殖功能衰退，以致任脉不通，太冲脉衰少而致闭经不行。

【方一】 四二五合方

【组成】 熟地、牛膝、仙灵脾各12克，枸杞子15克，当归、白芍、覆盆子、菟丝子、五味子、车前子、仙茅各9克，川芎3克。

【治则】 补肾填精，养血益阴。

【证候】 肾精亏虚。

闭经,精神疲惫,腋毛及阴毛脱落,生殖器官萎缩,性欲减退,阴道分泌物减少,乳房萎缩等。

【按语】 本方由四物汤、二仙汤、五子衍宗丸三方合并而成。用四物汤养血疏肝;五子衍宗丸益肾气、补肾精;二仙汤助肾阳;牛膝引血下行;全方配伍,能够益肾气,填肾精,助肾阳,滋肝血。肾气充,肾精足,肝血盈,经水有源,则月经自复。方中可加黄芪15克、党参12克以补气;亦可配用紫河车、鹿茸等血肉有情之品以助药力。口干渴,五心烦热者加丹皮、龟板、鳖甲以清退虚热;形寒肢冷,大便溏泄,尿清长者加干姜6克、肉苁蓉、补骨脂各12克以温中健脾;头晕耳鸣者加女贞子12克、天麻10克,以益阴潜阳。

【方二】 *席汉氏综合征经验方*

【组成】 当归10克,川芎5克,熟地15克,菟丝子15克,枸杞子15克,女贞子10克,沙苑子10克,山萸肉10克,炙黄芪10克,白术15克,怀牛膝15克。

【治则】 滋肾填精,益气养血。

【证候】 精亏血虚。

闭经,精神疲惫,头晕眼花,面色萎黄,腋毛及阴毛脱落,生殖器官萎缩,性欲减退,舌淡,苔薄,脉沉缓或细弱。

【按语】 本方由四物汤合五子衍宗丸加减而成。当归、川芎、熟地滋肝养血;枸杞子、女贞子、山萸肉滋肾填精;菟丝子、沙苑子补益肾气;黄芪、白术益气生血;怀牛膝引血下行。全方配伍,具有滋肾填精,益气养血之功效。

(四)多囊卵巢综合征

多囊卵巢综合征是以患者的双侧卵巢囊性增大,并出现月经稀发或闭经、不孕、肥胖、乳房发育不良、多毛、痤疮等症状和体征的一组征候群,是一种原因尚未十分明了,但临床又常见的、多发的疾病。

【方一】 *俞氏温补方*

【组成】 熟地12克,黄精12克,仙灵脾12克,补骨脂12克,山甲9克,皂角刺12克,冰球子12克贝母12克。

【治则】 温补肾阳,化痰软坚。

【证候】 肾虚痰湿。

月经周期延后,经量少,色淡质粘稠,渐至闭经,或婚久不孕,带下量多,腰腿酸软,头晕耳鸣,形体丰满或肥胖,喉间多痰,舌淡,苔白腻,脉滑或沉滑。

【按语】 本方补肾偏于温补法,其中熟地、仙灵脾、补骨脂在青春期功血中使用,有促排卵之功效,加入补肾阴的熟地、黄精之类,取"无阴则阳无以化"之意。经治疗后,病人体内雌激素水平提高,在某些病人中出现对雌激素水平的双向调节,结合补肾药可调节卵巢上促性腺激素受体水平。方中以山甲、皂角刺、冰球子、贝母软坚化痰,可能对睾酮在局部引起的被膜增厚和滤泡闭锁有治疗作用,并已从激素动态变化中观察到补肾化痰治疗后病人的血 FSH、E2 水平上升，导致 LH/FSH 比值下降，E2 上升引起正反馈而排卵成孕，说明本方除了类雌激素样作用对卵巢的直接调节作用外，尚通过调节下丘脑－垂体功能而促卵巢排卵。

【方二】 中药人工周期组方

【组成】 本组为一周期序方，分肾阳不足与肾阴不足之不同。

(1)促卵泡汤：肾阳不足者，仙茅 10 克，仙灵脾 10 克，当归 10 克，山药 10 克，菟丝子 10 克，巴戟肉 10 克，肉苁蓉 10 克，熟地 10 克，水煎服；肾阴不足者，女贞子 10 克，旱莲草 10 克，丹参 10 克，山药 10 克，菟丝子 10 克，熟地 10 克，肉苁蓉 10 克，制首乌 10 克，水煎服。

(2)促排卵汤：肾阳不足者，当归 10 克，丹参 10 克，茺蔚子 10 克，桃仁 10 克，红花 10 克，鸡血藤 10 克，续断 10 克，香附 6 克，桂枝 3 克，水煎服；肾阴不足者，丹参 10 克，赤芍 10 克，泽兰 10 克，熟地 10 克，枸杞子 10 克，桃仁 4 克，红花 4 克，苡仁 15 克，香附 6 克，水煎服。

(3)促黄体汤：肾阳不足者，阿胶 10 克，龟胶 10 克，当归 10 克，熟地 10 克，首乌 10 克，菟丝子 10 克，续断 10 克，香附 6 克，桂枝 3 克，水煎服；肾阴不足者，丹参 10 克，龟版 10 克，枸杞子 10 克，女贞子 10 克，旱莲草 10 克，熟地 10 克，制首乌 10 克，肉苁蓉 10 克，菟丝子 10 克，水煎服。

(4)活血调经汤：肾阳不足者，当归 10 克，熟地 10 克，丹参 10 克，赤芍 10 克，泽兰 10 克，川芎 4 克，香附 6 克，茺蔚子 15 克，水煎服；肾阴不足者，丹参 10 克，赤芍 10 克，泽兰 10 克，熟地 10 克，茯苓 10 克，茺蔚子 10 克，当归 6 克，香附 6 克，水煎服。

【治则】 补肾活血。

【证候】 肾虚。

月经迟至，周期延后，经量少，色淡质稀，渐至闭经，或月经周期紊乱，婚久不孕，腰腿酸软，头晕耳鸣，面色不华，身疲倦怠，畏寒便溏，舌淡，苔白，脉沉细。

【按语】 本治疗证实补肾药可促卵泡发育。本病按临床症候分为肾阳衰惫、冲任虚寒及肾阴不足、冲任郁热二型。增厚而坚实的卵巢包膜成为机械性影响排卵障碍，作为血瘀证的诊断依据。故本方先以补肾促卵泡发育，在雌激素作用水平上升后，继用活血化瘀法促其排卵，再继续补肾促黄体发育，形成“补肾－活血化瘀－补肾－活血调经”的中药人工周期。治疗 27 例，3 个月后有排卵，3 年内妊娠者 24 例(88.8%)。

【方三】 补肾活血基本方

【组成】 紫石英 30 克，菟丝子 10 克，桑寄生 10 克，地龙 10 克，路路通 10 克，泽兰 10 克，泽泻 10 克，甘草 3 克。

【治则】 补肾活血。

【证候】 肾虚血瘀。

月经周期延后，经量多或少，色黯红，质稠或有血块，渐至闭经，或月经周期紊乱，婚久不孕，小腹胀痛拒按，胸胁疼痛，舌黯红，苔薄，脉沉细涩。

【按语】 紫石英温通下焦阳气、调畅气血；桑寄生填精补血以滋补冲任之本；菟丝子补肾益精，健脾固任，既补肾阳又滋肾阴；三药合用，能使肾阴得养，肾阳得化，生殖之精充足，生殖之力充沛，卵子才能得以发育成熟。此外，方中地龙咸寒，以下行为主，功擅通经活络，清热利尿，其寒凉之性，又可抑制紫石英之温燥；路路通味苦辛，性平，擅疏泄，偏入下焦肝肾，具有活血利水调经之功；泽兰、泽泻进一步加强活血利水作用。卵巢增大者加三棱、莪术、丹参、鸡内金以活血化瘀，软坚散结；肥胖者加苍术、山楂、赤小豆以燥湿化痰消脂。

（五）经前期综合征

妇女在月经前两周左右，出现乳房或乳头胀痛、面浮肢肿、月经先期、情绪变化、头痛等一系列症状，而无乳房疾患，月经来潮症状可消除者，称为经前期综合征。发病原因不清，黄体期孕激素不足，雌、孕激素比例失调不仅对子宫内膜的正常发育有影响，而且可影响体内神经递质如儿茶酚胺系统的调节，导致血管紧张素、醛固酮、泌乳素等分泌失常而引起一系列精神、神经、血管、内分泌系统的紊乱。

【方一】 *唐氏疏解方*

【组成】 （1）柴胡9克，当归9克，白芍12克，夏枯草12克，苏罗子12克，露蜂房12克，广郁金9克，香附10克，川楝子12克，留行子12克。本方以疏肝理气为主。

（2）柴胡9克，当归9克，白芍12克，炒丹皮6克，黑山栀12克，夏枯草12克，川芎9克，香附9克，八月扎12克，玫瑰花6克。本方以清肝解郁为主。

（3）川连6克，枳实9克，夏枯草12克，制军6克，朱茯神12克，姜半夏9克，礞石12克，南星12克，石菖蒲12克，远志9克，钩藤12克（后下），白金丸12克（包煎）。本方以涤痰宣窍为主。

（4）党参12克，白术10克，朱茯苓12克，猪苓12克，扁豆12克，泽泻12克，车前子12克（包煎），当归9克，川芎9克，夏枯草12克，柴胡9克。本方以健脾分运为主。

【治则】 疏肝解郁，清泄心肝，健脾分运，涤痰宣窍，调理冲脉。

【证候】 肝气郁结。

经行前后头痛，急躁易怒或精神抑郁，经量多或少，色黯红，质稠或有血块，婚久不孕，乳房胀痛，胸胁疼痛，舌黯红，苔薄，脉弦。

【按语】 唐氏积中医妇科六十余年经验，认为经前期综合征的临床表现可分为兴奋型与抑制型。前者多性情急躁，易于激动，后者多性情弛缓，处事淡漠。该病的主要原因是肝肾不足，肝郁气滞；或肾阴不足，肝失涵养，或肝气郁结，郁久化火；前者为虚证，后者为实证，虚实二证可以互相转化，或心肝火炽，或肝病及脾，故其病起源于肾，发展于肝，累及心脾。经行前后头痛加潼蒺藜、白蒺藜、蔓荆子、土藁本；无故悲伤，甚则哭泣加淮小麦、炙甘草、大红枣；心肝火炽，大便干结加当归龙荟丸。治疗73例，痊愈46例，显著进步8例，进步16例，无效3例。其中生育障碍者21

例,8 例妊娠。

【方二】 清瘀法痰汤

【组成】 桃仁 9 克,大黄 9 克,丹皮 9 克,栀子 6 克,枳实 9 克,远志 9 克,竹茹 9 克,当归 9 克,胆南星 9 克,钩藤 12 克。

【治则】 疏肝通络,通瘀祛痰。

【证候】 痰瘀阻络。

经前或经期乳房胀痛或乳头痒痛,痛甚不可触衣,胸闷痰多,食少纳呆,平素带下量多,色白粘稠,月经量少,色暗红,有血块,头痛失眠,舌淡胖,苔白腻,脉缓滑。

【按语】 抽搐加僵蚕、全蝎;狂躁不安加黄连、黄芩、磁石、龙齿;便结加玄明粉。治疗 100 例,治愈 61 例,占 61%;有效 31 例,无效 8 例,总有效率 92%。随访 37 例,27 例未见复发。

(六)围绝经期综合征

围绝经期综合征指妇女在 40 岁以后由于卵巢功能逐渐减退,血中雌二醇水平低落等内分泌改变引起的植物神经系统功能紊乱为主,伴有神经、心理症状的症候群。中医历代医家对围绝经期综合征出现的诸类证候,依其临床表现的侧重不同,将其归属于多种疾病中。因肾气渐衰,冲任二脉虚少,天癸渐竭,体内阴阳二气不平衡,脏腑气血失调所致。辩证论治分为肾阴虚、肾阳虚、肾阴阳俱虚、心肾不交、肝肾阴虚、脾肾阳虚、心脾两虚、肝郁脾虚、肝气郁结、气滞血瘀、肝郁化火、痰气郁结、痰热上扰等等。中医药对神经 - 内分泌 - 免疫网络有良好的调节作用,具有多途径作用机理和整体调节的独特优势。

【方一】 二仙汤

【组成】 仙茅 9 克,仙灵脾 9 克,当归 9 克,巴戟天 9 克,黄柏 4.5 克,知母 4.5 克。

【治则】 温肾阳,补肾阴,泻肾火,调理冲任。

【证候】 阴阳两虚。

经断前后,月经紊乱,量少或多,乍寒乍热,烘热汗出,头晕耳鸣,健忘,腰背冷痛,舌胖,苔薄,脉沉弱。

【按语】 方中仙茅、仙灵脾、巴戟天温肾阳,补肾精;黄柏、知母泻肾火,滋肾阴;当归温润养血,调理冲任。全方配伍特点是壮阳药与滋阴泻火药同用,以适应阴阳俱虚于下,而又有虚火上炎的复杂症候。由于方用仙茅、仙灵脾二药为主,故名"二仙汤"。

【方二】 二齿安神汤

【组成】 紫贝齿,青龙齿,灵磁石,辰砂,琥珀末,紫丹参,九节菖蒲,仙半夏

【治则】 清热平肝,镇惊安神。

【证候】 肝郁化火。

妇女经断前后情绪不宁，坐卧不安，烦躁易怒，甚则怒而发狂，月经量多，口苦唇干，舌质红，脉弦数。

【按语】 方中贝齿、龙齿镇惊安神，磁石潜阳纳气，平冲降火，辰砂、琥珀清热安神，丹参活血调经，菖蒲开窍，半夏祛痰。诸药合用，共奏清肝镇惊安神之功。

【方三】 开瘀消胀汤

【组成】 郁金、三棱、莪术各10克，丹参30克，川军、肉苁蓉、巴戟天各10克。

【治则】 开郁散结，消肿除胀。

【证候】 肝郁肾虚。

妇女经断前后全身瘀胀而肿，晨起颜面及手尤甚，傍晚下肢较重，用手指重按肢体，肿虽凹陷，但弹性较好，与一般水肿指按如泥不同。伴精神不安，烦躁易怒，面烘热，汗多倦怠，胸闷心悸等植物神经功能紊乱的症状。

【按语】 方中郁金破有形之血瘀，散无形之气郁；辅用三棱、莪术理气和血，化瘀消积；伍以丹参，既可助三棱、莪术活血祛瘀，又可养血安神；佐以大黄，既可消积导滞，又能祛瘀散结；反佐肉苁蓉、仙灵脾、巴戟天补肾强肾，扶助正气。诸药合用，破而不伤正气，补而不滞经脉，共奏开郁消胀之功。本方适用于更年期特发性水肿、冠心病等，每周服6剂，水煎服，一般服用1个月可明显见效，治疗3个月左右瘀胀即可消退。

【方四】 更年康

【组成】 玄参10克，丹参10克，党参10克，天冬5克，麦冬5克，生地12克，熟地12克，柏子仁10克，熟枣仁10克，远志5克，当归3克，茯苓10克，浮小麦10克，白芍10克，元胡6克，龙骨15克，牡蛎15克，五味子5克，桔梗5克。

【治则】 养心，益阴，安神，镇潜。

【证候】 心肾不交。

妇女经断前后虚烦失眠，心悸不宁，健忘，头晕，耳鸣，咽干，腰膝酸软，多梦，潮热盗汗，小便短赤，舌红无苔，脉细数。

【按语】 妇女绝经期前后，肾气渐衰，天癸已竭，冲任失调，血不养心藏神，故出现一系列更年期综合症状。本方是根据天王补心丹化裁而成，功能养阴安神，生地、玄参壮水制火；丹参、当归、熟地补血养心；党参、茯苓以益心气；远志、柏子仁以养心神；天冬、麦冬以增阴液；枣仁、五味子之酸，用以敛心气的耗散；白芍、元胡、龙骨、牡蛎则用以镇摄心神，定悸；桔梗载药上行，以为之使。如自汗不止，可加麻黄根、牡蛎；面颊潮红，可加丹皮、地骨皮；带下过多，可加海螵蛸、芡实；头晕眩可加天麻。

【方五】 柴胡加龙骨牡蛎汤加减方

【组成】 柴胡10克，生龙骨20～30克，生牡蛎20～30克，黄芩10克，党参10克，茯苓10克，炙甘草10克，半夏10克。

【治则】 疏肝解郁，摄纳浮阳。

【证候】 肝气郁结。

妇女经断前后潮热汗出，胸胁苦满，心悸，失眠，心神不宁，魂不守舍，行动不定，坐卧不安，易怒易惊，甚或哭笑。

【按语】 妇女生理特点是以血为主，肝为气血之脏，具有贮藏血液，调节血量，条达气机的功能，五脏六腑、四肢百骸、经络以及各器官组织都赖血以养，血的运行又赖气的推动，赖肝气以调，才能使气血流畅，经络疏通，脏腑功能和调，四肢关节健利，诸窍开阖正常，从而使整体机能健壮，精力充沛，情绪舒畅，耐受疲劳，抵御外邪，表明了肝能生养五脏六腑的特点。但如果肝的功能失常，发生肝气郁结、肝火过旺、肝风内动或肝寒凝滞，则五脏六腑必受其贼害，在这些均与肝的气血不调有密切关系，而影响了心、脾、肺等脏的机能运作，因此才有肝为“五脏六腑之贼”的说法。本方是取小柴胡汤，和解枢机，扶正祛邪；配以龙骨、牡蛎摄纳浮阳，重镇安神；茯苓宁心安神。若症见有魂魄不宁时，方中加入百合、知母起到补虚清热，养阴润燥的功效；因肝郁化火，伤阴耗液，加之思虑过度，使心脾两虚，其临床可见脏躁症状，方中加入了浮小麦、大枣补益心脾，安宁心神；若伴有目干涩较重者，可用枸杞子、菊花滋阴清肝明目；失眠较重者，加入夜交藤、炒枣仁以养心安神。全方和解肝胆，潜阳熄风，攻补兼施，可使窒滞之机得畅。

（七）绝经妇女骨质疏松症

绝经妇女骨质疏松症是指绝经后短时间内由于雌激素水平急剧下降，导致骨吸收亢进，全身骨量减少，骨骼脆性增加，极易发生骨折的一种与绝经有关的代谢性骨病，属原发性骨质疏松，受累者多为绝经后3～4年，可延至70岁妇女。

【方一】 补肾生髓汤

【组成】 熟地黄12克，炙鳖甲、龟甲各9克，炒黄柏（盐水炒）10克，太子参、白术、茯苓、山药各10克，山萸肉5克，怀牛膝12克，金毛狗脊、杜仲各10克，猪脊髓1条

【治则】 补肾，益阴，填精，生髓。

【证候】 肾精亏虚。

围绝经期肾虚腰痛病症，可见腰脊酸痛，头昏耳鸣，心烦内热，口渴咽干，带下干少，皮肤干糊，夜寐甚差，两腿乏力等症。

【按语】 本方是以龟鳖二甲地黄汤为主方。龟鳖二甲为血肉有情之品，不仅有着较好的滋养肾阴的作用，而且大补奇经，养精生髓；熟地黄、山药、山萸肉是六味地黄丸中的主要药物，也是滋养肝肾阴精的重要药物，有报道证实六味地黄丸对钙磷代谢正常，增加骨中钙磷贮积有一定作用，能提高维生素D缺乏之佝偻病患者的血钙水平，推测本方中含有天然抗佝偻病物质，或通过调理肾功能，保留体内钙磷，从而代偿维生素D缺乏引致的机体钙磷缺乏症；又加入牛膝、狗脊、杜仲等温补肾阳之品，从而达到滋阴助阳，阳中补阴的作用；至于加入太子参、白术、茯苓者，此乃调理心脾之药也，滋阴助阳结合调理心脾，以保证更好地补肾生髓；最后又加入猪脊髓者，此乃以髓补髓之意，提高补肾生髓的效率。

(八)卵巢早衰

卵巢早衰是指已有规律月经的妇女,曾有过自然周期,在40岁以前,由于卵巢功能衰退下降,而出现持续性闭经和性器官萎缩(如子宫萎缩,阴道皱襞消失,外阴萎缩等)。常伴有雌激素水平的下降。正常妇女卵巢功能在45岁至50岁左右时才开始衰退,如果在40岁以前出现衰退迹象,医学上称之为卵巢功能早衰。

【方一】 卵巢早衰方

【组成】 知母12克,黄柏12克,生地15克,龟版12克,鳖甲12克,女贞子12克,仙灵脾12克,补骨脂12克,赤芍12克,桃仁12克,当归12克。

【治则】 滋阴降火,补肾活血。

【证候】 肾阴亏虚。

闭经,性器官萎缩,腰膝酸软或伴头晕目眩,五心灼热,心烦多梦;少腹下坠,舌黯红,少苔,脉细涩。

【按语】 乏力加太子参15克;心烦易怒加丹皮9克、炒山栀12克;症状好转后乙底酚1毫克,每晚1次,连服20天。治疗6例,症状较快改善,血FSH水平下降。其中3例确诊为无反应卵巢综合征,3例确诊为卵巢早衰。前者3例中分别在治疗后2、2、4个月连续出现基础体温双相,证实排卵,2例已妊娠分娩。后者分别在治疗后4、5、7个月出现基础体温双相,但2例不经常。

【方二】 逍遥助卵煎

【组成】 当归、熟地黄、山萸肉、柴胡、白芍、茯苓、炒白术、仙茅、红花、川芎各12克,菟丝子、枸杞、仙灵脾各15克,炙甘草6克。

【治则】 益肾养肝,调补气血,活血通经。

【证候】 肝肾不足,气血虚弱。

40岁以前出现闭经,潮热出汗,感觉异常,失眠,易激动,性交痛,泌尿系症状,抑郁,眩晕,疲乏,骨关节肌肉痛,头痛,心悸,皮肤蚁走感。

【按语】 方中以当归、熟地黄、菟丝子为主药益肾养肝,补血活血;山萸肉、枸杞滋肾补肝,柴胡、白芍药疏肝养血,茯苓、炒白术补脾益气共为辅药;仙灵脾、仙茅温肾壮阳;红花、川芎活血通经共为佐药;炙甘草和中缓急,调和诸药为使药。潮热重者,柴胡易银柴胡、熟地黄易生地黄;失眠重者加炒枣仁、夜交藤;心烦易怒重者加柏子仁、川楝子。

【方三】 加减归肾丸

【组成】 菟丝子,淫羊藿,党参,枸杞子,女贞子,柴胡,丹参,炙甘草

【治则】 补肾健脾,调肝活血。

【证候】 肾虚血瘀。

40岁以前出现闭经,烘热汗出,烦燥易怒,阴道干涩,腰膝酸软,头晕耳鸣,健忘,失眠,心悸。

【按语】 本方以菟丝子、淫羊藿、女贞子、枸杞子调补肾之阴阳，填精补血，使肾精充盛，精血俱旺，水盛火自灭，阴平阳自秘；脾胃为后天之本，气血生化之源，月经以血为用，故配以党参、炙甘草健脾益气，以益气血生化之源，补后天以养先天；肝藏血，司血海，主疏泄，肝体阴而用阳，故以柴胡调达肝气以实肝用，枸杞子补精血养肝以实肝体；丹参活血通经，使气通血活，何患不除？全方补肾不忘培脾，补血兼以活血，疏肝兼以养肝，肾肝脾三经同调，使精血得补，瘀血得化，水到渠成则经水自来。

（九）先兆流产

先兆流产是指妊娠20周以前，阴道少量出血或同时伴有腰酸、腹痛、下坠等现象。中医称先兆流产为胎漏、胎动不安，进而发展，可有堕胎、小产之虞。一般在怀孕3月以后，胎儿已成形而坠者，则称“小产”，或称“半产”，现代医学称“自然流产”。

【方一】 加味胶艾四物汤

【组成】 党参15克，生黄芪24克，干地黄12克，续断12克，炒当归9克，白芍9克，阿胶9克，焦艾叶9克，炒白术9克，茯苓9克，炒川芎4.5克，炙甘草3克。

【治则】 益气止血安胎。

【证候】 气血虚弱。

孕期阴道少量出血，色淡红，质稀薄，或腰疲小腹坠痛，面色恍白，心悸气短，神疲肢倦，舌质淡，苔薄白，脉细弱略滑。

【按语】 方中艾叶温经散寒，暖宫止痛；当归、川芎养血行滞；阿胶、地黄滋阴养血安胎；白芍、甘草缓急止痛。

【方二】 加味黄土汤

【组成】 熟地60克，龙胆肉30克，鹿角胶30克，当归12克，伏龙肝12克，黄芪18克，白术9克附子9克，甘草9克，黄芩9克，阿胶10克。

【治则】 温阳益气，滋阴补血，收敛止血。

【证候】 阳虚。

孕期阴道少量出血，色淡红，质稀薄，小腹冷痛，喜温喜按，面色白，形寒肢冷，纳少便溏，舌质淡，苔白滑，脉沉细滑。

【按语】 本方适用于阳气虚弱，不能统血，阴血不能内守之胎动不安。

【方三】 补肾固冲丸

【组成】 菟丝子240克，枸杞95克，熟地155克，川断95克，当归60克，阿胶120克，吉林参30克，鹿角霜95克，白术95克，巴戟95克，砂仁（去壳）15克，杜仲95克，大枣50粒

【治则】 补肾健脾，调理冲任。

【证候】 肾虚。

孕期阴道少量出血，色淡红，质稀薄，腰酸，腹痛，下坠，或曾屡孕屡堕，头晕耳鸣，夜尿多，眼眶暗黑，或面有黯斑，舌淡黯，苔白，脉沉细滑尺脉弱。

【按语】 方中菟丝子、续断、巴戟天、杜仲、鹿角霜温补肾阳；当归、熟地黄、阿胶补肾阴益精血，从而达补肾安胎之功。党参、白术、砂仁、大枣健脾以资化源，砂仁顺气安胎且防止熟地黄、阿胶滋腻，便于久服而不碍饮食，使药力持续。本方补肾，益脾胃，调冲任，使胎得所养。

【方四】 *清热安胎饮*

【组成】 山药15克，石莲肉9克，黄芩9克，川连3克（或马尾连9克），椿根皮9克，侧柏炭9克，阿胶块15克（烊化）

【治则】 健脾补肾，清热安胎，止血定痛。

【证候】 血热。

孕期阴道少量出血，色鲜红或深红，质稠，或腰痠，小腹坠胀作痛，口苦咽干，心烦不安，便结溺黄，舌质红，苔黄，脉滑数。

【按语】 妊娠初期，由于血聚养胎，故胎漏多见阴虚而阳气偏胜，阳盛则热，下扰血海，迫血妄行，以致胎漏下血、腰酸、腹痛等症。《本草备要》谓白术、黄芩为安胎圣药，因白术能健脾，脾健则能统血；黄芩苦寒能清胎热。刘老认为白术偏于温燥，而妊娠又多阴虚血热，所以用山药代替白术，取其味甘性平，健脾补肾，补而不热；石莲性味微苦寒，能健脾补肾，滋养阴液；黄芩、川连清热安胎；椿根皮味苦涩寒，收敛止血；侧柏叶苦涩，凉血止血，炒炭后又能收敛止血；阿胶本属甘平，有清热凉血，益阴安胎之功，又由于阿胶性粘腻，能凝固血络，善于止血，对妊娠者既可安胎又可定痛，古人曾用胶艾汤治疗妊娠下血，因为艾叶偏温弃而不用，代之以芩、连清胎热以安胎。总之，本方健脾补肾，补而不热，清热而不伤正，收敛止血而安胎。

（十）异位妊娠

异位妊娠是指受精卵种植在子宫体腔以外部位的妊娠，俗称的宫外孕与本病有区别。宫外孕是子宫以外的妊娠；而宫颈、宫角部位的妊娠仍属子宫的一部分，故宫外孕的名称不够准确。异位妊娠为妇产科最常见的急腹症，发病率占2% ~3.6%。其中90% ~95%发生在输卵管。此外尚有宫颈、卵巢、腹腔、阔韧带等处妊娠。临床上以腹痛、停经、不规则阴道流血、晕厥为主要表现。本病发生腹腔内出血时，若得不到及时诊治可因失血性休克而导致死亡。

【方一】 *活络效灵汤*

【组成】 丹参15克，赤芍12克，桃仁12克，乳香10克，没药15克，银花15克，蒲公英15克。

【治则】 活血化瘀，清热解毒。

【证候】 血瘀。

有停经史及早孕反应，或一侧下腹隐痛，阴道出血淋漓，妇科检查可触及一侧附件有软性包块，压痛，妊娠试验阳性或弱阳性，舌质黯，苔薄白，脉细涩。

【按语】 本方由“活络效灵丹”变化而来。原方由丹参、当归、生乳香、生没药四味药组成，主治痃癖癥瘕，心腹疼痛，内外疮疡，一切脏腑积聚。本方在此基础方中加银花、蒲公英、赤芍，取其清热解毒，凉血化瘀，因为输卵管妊娠往往由输卵管炎引起，而输卵管妊娠流产或破裂后，血瘀少腹，日久势必化热，故用本方效果良好。腹痛甚加元胡12克、蒲黄10克、五灵脂10克；包块加三棱10克、莪术10克、夏枯草20克；肛门坠胀加黄芪20克；防止肠粘连加川朴12克、广木香10克；大便干结加大黄10克；补气血加当归15克、山药10克。本方治疗43例（其中34例属于包块型，9例属于不稳定型），治愈26例，好转16例，1例无效改手术，总有效率97.67%。

【方二】 蜈蚣花粉汤

【组成】 蜈蚣2条，天花粉15克，丹参、蒲黄各20克，三棱、桃仁各12克，红花10克。

【治则】 活血化瘀，消癥杀胚。

【证候】 血瘀。

异位妊娠未破损期或包块型，舌质黯，苔薄白，脉细涩。

【按语】 祖国医学将异位妊娠归属于少腹血瘀之症。中药蜈蚣、花粉以活血化瘀，杀胚为主要功用。根据临床观察，蜈蚣花粉汤对异位妊娠降血β-HCG为优，这可能与蜈蚣花粉汤能搜风通络，祛瘀逐胚功能分不开。据研究证实，天花粉具有损伤合体滋养层细胞的专一性的功效。传统中药有改善血液循环，消癥散结作用，可使盆腔包块基本甚至全部吸收。治愈38例，总有效率93%。

（十一）妊娠高血压综合征

妊娠高血压是指妊娠期血压≥140/90mmHg，或较妊娠前或妊娠早期（3月内）血压升高≥30/15mmHg。妊娠妇女高血压患病率各地报道不一，国外约5%～10%，我国曾报道为9.2%。对上海3所综合医院、5所妇产科专科医院10年间（1989－1998）的158790例产妇的调查，妊娠高血压8852例，患病率5.57%；其中子痫114例，占1.29%。

【方一】 妊高征胶囊

【组成】 白术30克，丹参25克，白芍15克，黄芩15克，地骨皮15克。

【治则】 益气化瘀。

【证候】 气虚血瘀。

妊娠期血压≥140/90mmHg，头晕目眩，眼前发黑，神疲乏力，气短懒言，舌质紫黯或有瘀斑，脉弦滑或涩。

【按语】 方中黄芩、白术乃安胎圣药，丹参活血养血而不伤胎，有“一味丹参可抵四物”之说，白芍平肝潜阳，凉血益阴，地骨皮清退虚热，诸药共奏益气健脾，活血化瘀，利水潜阳之功。

【方二】 子肿方

【组成】 白术15克,茯苓皮15克,陈皮9克,桑白皮9克,大腹皮9克,生姜皮9克,木香6克。

【治则】 健脾养血,分利水湿。

【证候】 脾虚湿盛。

妊娠数月,面目、四肢水肿,或遍及全身,皮薄光亮,按之凹陷,胸闷气短,口淡纳呆,便溏尿少,舌淡边有齿痕,苔薄白而润,脉濡。

【按语】 子肿其病因与子气类同,更以血虚脾弱、水湿流溢为主,治宜行水退肿,健脾养血。妊娠水肿无论子气或子肿皆以养血健脾为要,说明祖国医学治疗本病的关键是健运中州,脾复健运则化生精微,转生气血。同时配以宣肺理气,益肾化气法,则肿胀自消。治疗中切忌逐水伐脾伤阴。本方介绍,治疗前后红细胞血球压积变化不大,表明上述二方退肿无加重血液浓缩之虑。应用42例,有效率97.62%;治疗前后体重下降明显,$P<0.01$;而红细胞血球压积,治疗前后自身对照,$P>0.05$,差异无显著意义。

【方三】 子气方

【组成】 紫苏10克,大腹皮6克,党参10克,川芎9克,陈皮6克,白芍15克,当归10克,炙草6克。

【治则】 养血安胎,理气化湿。

【证候】 气滞湿郁。

妊娠数月,四肢肿胀,皮厚色不变,随按随起,胸闷胁胀,纳少,苔厚腻,脉弦滑。

【按语】 妊娠水肿,中医辨证称"子气"、"子肿",其病因均由妊娠血聚养胎,脾虚土弱,制水无权,湿渍水溢所致。子气者以气遏水道,湿气下聚为重。治当顺气化湿为先,辅以养血健脾,故能取得较好疗效。应用64例,有效率96.88%。治疗前后体重下降明显,$P<0.01$;而红细胞血球压积,治疗前后对照,$P>0.05$,差异无显著意义。

【方四】 自拟龙牡汤

【组成】 生牡蛎15~30克,生龙齿12~18克,杜仲15~30克,石决明15~20克,女贞子9~12克,白芍9~12克,夏枯草9~15克,桑寄生9~15克,茯苓9~12克,泽泻9~12克。

【证候】 阴虚风动。

妊娠后期,常感头痛头晕,头胀眼花,视力模糊,或有恶心,心悸气短,四肢发麻,面目及下肢微有浮肿等子痫先兆。病发时卒然昏仆抽搐,口流白沫,舌红或绛,脉弦劲而数。

【治则】 滋养阴血,平肝息风。

【按语】 方中牡蛎、龙齿镇肝潜阳,安神;杜仲、桑寄生补肾养肝,且能安胎;女贞子、白芍滋补养血,夏枯草、石决明平肝息风,配合茯苓、泽泻健脾利水,使脾运得展而水湿自去,则浮肿、眩晕、痉厥诸症可获痊愈。本观察表明,在消肿、降压、控制蛋白尿方面，该方效果均较显著。水肿甚者加车前草、赤小豆、猪苓；夹痰者加竹沥、半夏、制胆南星、石菖蒲、旋复花。高血压 24 例，显效 18 例，有效和无效各 3 例；蛋白尿 15 例，除 1 例因治疗后未复查而未列入统计外，显效 12 例，有效和无效各 1 例；水肿 18 例，显效 17 例，无效 1 例。

（十二）胎儿宫内生长迟缓

胎儿宫内生长迟缓是指胎儿体重低于同龄平均体重的两个标准差，或是同龄体重的第 10 百分位以下，体重小于 2500 克。胎儿宫内生长迟缓的发生系胎儿发育障碍，直接受双亲遗传因素、孕妇的营养、地理环境、药物、微量元素、子宫胎盘血流量、宫内感染等多种因素的影响。

【方一】 补肾益气活血方

【组成】 黄芪，当归，川芎，丹参，桑寄生

【治则】 补肾益气，活血化瘀。

【证候】 肾虚血瘀。

妊娠期腹形明显小于正常月份，胎儿存活，伴头晕健忘，腰酸耳鸣，疲乏易倦，夜尿增多，舌质紫黯或有瘀点，脉涩。

【按语】 方中当归补血调经，黄芪补气开阳，丹参活血化瘀，桑寄生补肝肾，养血安胎，川芎活血行气。全方标本兼治，共奏补血养血，补肾益气之功效。

（十三）羊水过多

正常妊娠时的羊水量随孕周增加而增多，最后 2～4 周开始逐渐减少，妊娠足月时羊水量约为 1000ml（800～1200ml），凡在妊娠任何时期内羊水量超过 2000ml 者，称为羊水过多，最高可达 20000ml。多数孕妇羊水增多较慢，在较长时期内形成，称为慢性羊水过多；少数孕妇在数日内羊水急剧增加，称为急性羊水过多。羊水过多的发生率，文献报道为 0.5%～1%，妊娠合并糖尿病者，其发生率可达 20%。

【方一】 健脾除湿汤

【组成】 山药 15 克，莲肉 9 克，白术 9 克，远志 9 克，川断 9 克，桑寄生 30 克，陈皮 6 克，茯苓皮 12 克，冬瓜皮 15 克，羌活 3 克，防风 4.5 克。

【治则】 健脾益肾，除湿行水。

【证候】 脾肾不足，水湿停聚。

妊娠期腹大异常，胸膈满闷，神疲体倦，四肢不温，小便短少，舌淡胖，苔白，脉沉滑无力。

【按语】 刘老对羊水过多的治疗多采用健脾补肾，升阳利水之法，方中山药、莲肉、白术健脾补气；冬瓜皮、陈皮、茯苓皮行气利水；川断、桑寄生补肾；远志行气而利九窍。加用祛风升阳药防风、羌活，是刘老的独特见解。防风入肝、脾、膀胱三经，为风药中之润药。祛风胜湿又能行脾胃之气，使湿气从中焦而散发；羌活气雄而散，其性上升，入肾、膀胱二经，宣散疏风，发表胜湿。防风性缓而兼扶正，羌活性烈偏祛

邪。二者能协助健脾药加强补脾升阳的作用，升举脾气也就是促进脾的功能，同时也能使一部分湿邪随风散出。

【方二】 利水保产方

【组成】 基本方：茯苓皮15克，冬瓜皮15克，大腹皮15克，山药15克，白扁豆15克，石莲子10克，车前子10克，冲天草（又名水葱）10克，抽葫芦15克，川断10克，天仙藤10克，防己6克。

巩固方：茯苓12克，炒白术6克，石莲子10克，车前子10克，山药15克，大腹皮10克，冲天草10克，抽葫芦10克，桑寄生10克，川断10克，冬瓜皮15克，冬葵子6克，天仙藤10克。

【治则】 健脾益肾，利水保产。

【证候】 脾肾两虚。

孕期胎水过多，腹大异常，腹皮急而发亮，下肢及阴部水肿，严重时全身浮肿，食少腹胀，神疲肢软，腰酸耳鸣，面色淡黄，舌淡，苔白，脉沉滑无力。

【按语】 胞水肿满是因脾肾两虚。脾主运化，肾为水脏，脾虚不能运化水湿，肾虚则水道不利。肺与膀胱为水之上下源，肺失肃降，膀胱气化失司，不能宣通水道，以致水停胞中，形成羊水过多。本方以健脾益肾为法，佐以肃降肺气，使水道通调，从而达到羊水动态平衡的治疗目的。治疗60例，其中正常胎儿组46例，分娩时羊水正常或稍多为有效44例，占95.6%；胎儿轻度畸形组4例，分娩时均有效；胎儿重度畸形组10例，用之无效。一般服药12~18剂，最少6剂，最多38剂。

（十四）母儿血型不合

母儿血型不合是孕妇和胎儿之间血型不合而发生的疾病，可使胎儿红细胞凝集破坏，引起胎儿或新生儿溶血症。患儿常因严重贫血、心力衰竭而死亡；或发生严重黄疸，病死率高，即使幸存，患儿智力发育也受影响。

【方一】 益黄汤

【组成】 生地、白芍、茵陈各30克，黄芩12克，丹参8克，益母草6克，大黄5~10克。

【治则】 清热利湿活血。

【证候】 湿热血瘀。

孕期有死胎妊娠史，疑母儿有ABO血型不合；腹胀纳差，皮肤瘙痒，白带多，色黄质稠，小便黄，大便不爽，舌质红，苔黄腻，脉弦滑。

【按语】 29例患者除1例孕60天时自然流产，分娩21例胎儿全部存活，余7例保胎成功，继续服药。总有效率96.8%。

【方二】 茵陈当归汤

【组成】 茵陈30克，当归30克。

【治则】 清热利湿，养血活血。

【证候】 湿瘀。

死胎及流产史，此次孕后感腹刺痛，或胀痛不适，白带多，色黄质稠，口干喜冷饮，小便赤短，大便结，舌黯红，苔黄腻，脉弦涩。

【按语】 茵陈为菊科植物茵陈的幼茎叶，在我国分布很广，其味苦辛，微寒，入脾、胃、肝、胆经。《神农本草经》中列为上品，谓其能除热结，退黄疸，久服轻身益气耐老。茵陈为传统的清热退黄，疏肝利胆之要药。药性平和，有苦寒而不伤正，清热而不败胃的特点，非常适宜妊娠期用药。当归，味甘，性辛温，归肝、心、脾三经，有补血，活血，止痛，润肠之功效。《神农本草经》曰："主妇人漏下，绝子，诸恶疮疡，金疮。"妇人怀孕后大多有气血虚弱的表现，当归补气血而安胎，与茵陈合用去黄安胎，相得益彰。82 例患者经茵陈当归汤治疗后，总有效率 92.79%。

【方三】 凉血化瘀汤

【组成】 当归 10 克，丹皮 10 克，茜草 10 克，丹参 12 克，益母草 15 克，赤芍 6 克，红花 3 克，生地 12 克，青皮 10 克，茵陈 12 克，栀子 10 克，蒲公英 15 克。

【治则】 活血祛瘀，清热凉血。

【证候】 血瘀。

疑母儿有 ABO 血型不合，此次孕后感腹刺痛，或胀痛不适，舌黯红，苔黄，脉弦涩。

【按语】 本方中的丹皮、丹参、赤芍、茜草、益母草、红花活血化瘀；当归养血活血；生地养阴；茵陈、栀子、蒲公英清热；青皮理气。诸药为伍能使机体气血通调，从而改善了胎儿宫内的气血运行，使胎元得以充养。气虚加党参、黄芪；浮肿加赤小豆、猪苓、茯苓；阴虚者加北沙参、石斛、茯苓；血压偏高者加草决明、夏枯草。

【方四】 何嘉琳经验方

【组成】 绵茵陈 20 克，制大黄 10 克，焦山栀 15 克，川断 12 克，桑寄生 15 克，杜仲 15 克，苎麻根 15 克，川连 5 克，炒枣仁 12 克，生地炭 12 克，黄芩 10 克。

【治则】 滋肾清热，利湿安胎。

【证候】 湿热。

母儿有 ABO 血型不合，婚后多次流产，孕后阴道少量流血，腰酸，口苦不寐，精神紧张，舌红苔黄，脉细滑。

【按语】 母儿 ABO 血型不合，乃母体孕后气血受阻，运化失司，湿热内蕴，熏蒸胎儿，重者可致胎黄，甚则可致死胎。药用茵陈蒿汤清热利湿，配合川断、杜仲、桑寄生补肾安胎，生地、阿胶珠、黄芩清热止血，并酌加活血化瘀药；对胎漏不止，精神紧张者，以黄连配制大黄，清火宁心安胎，每获良效。同时中医学的发展须打破封闭模式，以中医辨证为基础，充分利用现代诊疗技术，辨证与辨病相结合，可效如桴鼓。

【方五】 自拟方

【组成】 绵茵陈，北芪，田基黄，玉米心，大枣，钩藤，蝉蜕等

【治则】 清热利湿，养血安胎。

【证候】 湿热。

有死胎妊娠史，疑母儿有 ABO 血型不合；皮肤瘙痒，白带多，色黄质稠，小便黄，舌质红，苔黄腻，脉弦滑。

【按语】 祖国医学认为，妊娠期间，阴血下注冲任以养胎，易致阴血聚下，气滞湿郁，因而常有湿热之象，有产前多热、产后多虚之说。据临床观察，ABO 血型不合所致的新生儿黄疸属中医湿热黄疸。因此选用茵陈、黄芪，一清一补，辅以玉米心、田基黄清热利湿，大枣健脾益气生津，钩藤、蝉蜕清热息风定惊。诸药合用，有清热利湿，解毒利胆，养血安胎之功。考虑妊娠期间用药的特殊性，本方选药以性味甘平为主，清补结合，容易被孕妇接受，能坚持服用至足月。

（十五）产褥中暑

产褥中暑是指在产褥期因高温环境中，体内余热不能及时散发引起中枢性体温调节功能障碍的急性热病，表现为高热、水、电解质紊乱、循环衰竭和神经系统功能损害等。本病起病急骤，发展迅速，处理不当可遗留严重的后遗症，甚至死亡。

【方一】 **生脉保元汤**

【组成】 太子参 15 克，麦冬 10 克，五味子 10 克，黄芪 15 克，甘草 10 克，肉桂 2 克，炒白芍 15 克。

【治则】 益阴敛阳，补血益气。

【证候】 气阴两虚。

产后昏冒，多汗，大便坚，呕不能食，口渴，便闭，心悸，不寐，食少，筋脉拘挛。

【按语】 本方适用平素血虚气弱，复因产后失血过多，以致营阴下夺，气随血脱而致的产后郁冒证。下红逾半月不尽加茜根炭 15 克；失眠者加柏子仁 10 克、枣仁 10 克；心悸，筋脉拘挛者加煅龙骨 15 克；便秘者加全瓜蒌 15 克；纳差、苔白腻者加炒白术 10 克；病程较长，贫血重者加黄精 15 克、当归 10 克。治疗产后郁冒证 90 例，其中痊愈（昏冒、多汗、大便坚、呕不能食等主症消失，口渴、便闭、心悸、不寐、食少、筋脉拘挛等次症和体征相应改善）62 例，有效（主症明显改善）24 例，无效（主症未减轻）4 例。总有效率 95.36%。

【方二】 **柴胡参归汤**

【组成】 柴胡 6 克，酒炒黄芩 6 克，清半夏 9 克，竹茹 4.5 克，党参 9 克，当归 9 克，炒白芍 9 克，枳壳 4.5 克，甘草 3 克。

【治则】 发汗散邪，调和阴阳。

【证候】 阴阳失和。

产后微发寒热，眩晕闷乱，呕不能食，大便反坚。

【按语】 血虚亡津复有客邪，方可投此方，使邪随微汗而解，若认症不确，误投此方则恐偾事。

（十六）产后缺乳

产妇产后乳汁甚少或完全无乳，称为产后缺乳，又称乳汁不足。中医认为，乳汁为脾胃气血化生，其正常分泌还需依赖于肝气的疏泄功能。

【方一】 哈氏通乳丹

【组成】 炙黄芪12克，野党参12克，秦当归12克，天花粉12克，原寸冬9克，炒白术9克，生麦芽15克，王不留行12克，钟乳石12克，净漏芦9克，穿山甲6克，方通草3克，另用猪蹄一对，煎汤代水。

【治则】 补益气血，舒郁通乳。

【证候】 气血虚弱。

产后乳汁不足，量少清稀，自漏，乳房柔软无胀，面色少华，神疲气短，心悸怔忡，纳少，舌淡，苔薄白，脉细弱。

【按语】 该方补血益气，治疗虚证而兼有郁滞的产后乳汁不足。方中党参、白术、黄芪等健脾益气；当归、花粉、麦冬等养血滋液；猪蹄补血通乳。诸药补气血，滋化源，用其治本。佐以王不留行、穿山甲通络；钟乳石、净漏芦下乳，俾补中有疏，相得益彰。方中重用生麦芽，不仅鼓舞胃气而助消化，且能疏畅气机，以助肝用，俾中州得运，升降有权，则化源自滋，乳水自充。在服药后3小时以湿热毛巾敷两乳，并轻轻按揉，以助乳腺之通畅，对疗效有很大作用。

【方二】 催乳汤

【组成】 党参15克，北芪12克，当归20克，大枣10克，王不留行10克，将上药加猪蹄半斤，同煎成汤。

【治则】 益气补血，通经下乳。

【证候】 气血虚弱。

产后乳汁不足，量少清稀，面色少华，神疲气短，纳少，舌淡，苔薄白，脉细弱。

【按语】 分娩后乳汁开始分泌，产后第2～3天乳汁增多，是正常产妇最初出现乳胀的时间，有少数产妇第2～2天仍乳汁稀少，乳房无胀感，甚至以后更长的日子都不会出现乳胀的感觉，奶汁不能满足婴儿的需要，《傅青主女科》云："乳乃气血之所化而成也，无血固不能生乳汁，无气亦不能生乳汁"。此为产时耗伤气血，而出现产后气血虚弱，因而影响乳汁的生成，虽有乳汁分泌，但乳汁稀少，远不够婴儿所需。催乳汤中党参、北芪、当归、大枣补气养血，能使乳汁生成旺盛；王不留行通经下乳，使乳胀而乳汁通畅，因而对未能正常乳汁充盈者可在服汤后产生良好效果。

【方三】 益源涌泉饮

【组成】 党参、黄芪、当归、羊乳各30克，熟地黄15克，焦白术12克，天花粉、王不留行各9克，通草5克。

【治则】 益气养血，宣通乳络。

【证候】 气血虚弱。

产后乳汁不足，乳房柔软无胀，神疲气短，舌淡，苔薄白，脉细弱。

【按语】 本方以党参、黄芪、当归、熟地黄、白术壮脾胃，补气血，以资化源；配以天花粉养胃阴而生乳源；羊乳强壮补气而通乳；加王不留行、通草宣通乳络，促进乳汁分泌。总之,气血充沛,则乳汁自生,故用之效佳。

【方四】 涌泉汤

【组成】 黄芪20克,当归、漏芦、王不留行各12克,熟地黄15克,猪蹄1个

【治则】 补益脾肾,益气养血。

【证候】 气血虚弱。

新产乳汁分泌不足,乳房不胀,无硬结,纳差神疲。

【按语】 缺乳之治疗大法,乃虚者宜补而行之,实者宜疏而通之,因其乳汁资于血而化于气,其源在脾,其根在肾,其行在肝。故对此病的治疗,多从脾胃、肝肾入手,本方以补脾肾,益气血为主,参以理气通络之漏芦、王不留行,以达到补中有疏,行中有补,祛邪不伤正,扶正不碍邪的目的,因而取得较好的疗效。

【方五】 疏风活络通乳饮

【组成】 防风4.5克,海桐皮12克,豨莶草9克,威灵仙9克,川断12克,秦当归12克,杭白芍9克,东白薇9克,刘寄奴12克,王不留行12克,净漏芦12克,穿山甲4.5克,炒青皮4.5克,北细辛1.5克。

【治则】 疏风养血,活络化瘀。

【证候】 感受风寒。

产后乳汁分泌不足,乳房不胀,无硬结,适宜治疗感受风寒血脉壅滞,乳管不畅而致的实证乳汁不行。

【按语】 该方疏风通络,哈氏认为方中刘寄奴、青皮、王不留行、穿山甲、净漏芦等行气活血,通络下乳;川断、当归、杭芍、白薇等补肾养血,滋液通乳;防风、海桐皮、威灵仙、豨莶草、细辛等疏风胜湿,宣痹通络,此虽非下乳之品,但能针对病因,祛邪通络,俾血脉宣畅,乳水自行。

【方六】 资生散

【组成】 人参100克,鹿茸50克,熟地黄100克,黄精200克,山萸肉75克,当归、淡菜、巴戟天各100克,鲍鱼75克,熟附子50克,菟丝子100克,五味子75克,淫羊藿100克,石菖蒲100克,甘草50克,胎盘一具,共为细末,每次5克,日服3次。

【治则】 温补肾阳,填精养血。

【证候】 肾亏阳虚,精血不足。

产后乳汁全无,伴见畏寒肢冷,毛发脱落,羸弱,闭经。

【按语】 该方主治肾亏阳虚,精血不足所致之缺乳。服药期间出现发热口干者,可用麦门冬15克、枸杞子30克,开水浸泡代茶饮,并继续服前药。

(十七)盆腔炎

盆腔炎是女性生殖器官及其周围结缔组织和盆腔腹膜受细菌侵袭发生炎症的统称。根据发病部位的不同,有宫体炎、附件炎(输卵管炎、卵巢炎)、盆腔结缔组织炎及盆腔腹膜炎等。引起盆腔炎的病原体种类繁多,有溶血性链球菌、金黄色葡萄

球菌及大肠杆菌等。盆腔炎大多是由于病原体经生殖道或经期子宫内膜剥脱面以及手术的创面侵入生殖器所致。致病菌可由肛门、外阴进入阴道，沿黏膜上行，通过子宫颈、子宫内膜，沿输卵管蔓延至卵巢、腹腔；也可经血行播散至生殖器官；或经淋巴系统蔓延至盆腔；邻近器官的感染，如阑尾炎、结肠憩室炎等可直接播散到输卵管与子宫。盆腔炎有急性与慢性之分。急性盆腔炎者发病急，病情较重，患者皆有不同程度的发冷、发烧和小腹痛。有时泌尿道也可出现受激惹或压迫症状，如尿痛、尿频、排尿困难等症。慢性盆腔炎常为急性盆腔炎未能彻底治疗，病情常较顽固，多形成包块，且与周围粘连，不易彻底治愈。

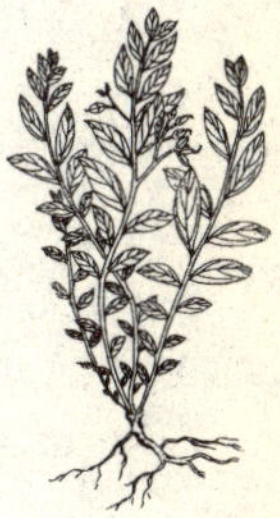

【方一】 加减止带方

【组成】 黄柏6克，炒栀子6克，赤芍12克，丹皮10克，牛膝10克，泽泻10克，茯苓15克，白花蛇舌草25克，蒲公英20克，生苡仁30克。

【治则】 清热利湿，祛瘀散结。

【证候】 湿热瘀阻。

低热起伏，下腹胀痛或坠痛，痛及腰骶，或腹痛拒按，带下量多，色黄或有臭味，尿短黄，纳差，舌质暗，或有瘀斑瘀点，苔黄腻，脉弦滑。

【按语】 方中黄柏、炒栀子、白花蛇舌草、蒲公英清热毒，泻火燥湿；赤芍、丹皮、牛膝清热凉血，活血化瘀；泽泻、茯苓利尿清热；生苡仁清热健脾除湿；全方共奏清热利湿，活血化瘀之功。若有盆腔炎性包块，可用三棱10克、莪术10克以消癥散结。此型常见于慢性盆腔炎病程较短，或急性发作者。

【方二】 盆炎消

【组成】 当归10～15克，赤白芍各12～15克，白芷10克，生蒲黄(包)10克，五灵脂10克，桃仁10～15克，元胡12～15克，川楝子10克，公英15～30克，车前子15克，路路通15克，枳壳10克，川断15克。

【治则】 清热解毒利湿，活血止痛消症。

【证候】 热毒。

小腹疼痛拒按，腰骶酸困，面色晦暗，情绪不佳，食欲不振，二便尚调，劳累后腹痛加重，舌暗，苔白腻，脉细弦涩。

【按语】 方中当归、赤白芍养血活血祛邪；桃仁祛瘀而通畅胞脉；生蒲黄、五灵脂活血散结而止痛；公英、车前子、路路通解毒利湿通络消症；元胡、川楝子、枳壳理气活血使气机通畅。慢性盆腔炎的病位在子宫、胞络，胞络系于肾，故方中川断补肾活血，强腰脊是本方的一个特点。小腹疼痛明显加乳香、没药、川芎；带下量多色黄加苡仁、椿根皮；附件区有炎性包块加三棱、穿山甲、皂刺；如慢性盆腔炎病程长，表现为小腹发凉、发胀则去川楝子，加小茴香、木香、桂枝；伴腰酸困加杜仲、怀牛膝；若同时月经不调，见经行腹痛或下血块多，则加泽兰、益母草以活血化瘀利湿为治。

【方三】 柴枳败酱方

【组成】 柴胡，枳实，赤白芍，甘草，丹参，制香附，酒大黄，牛膝，三棱，莪术，红

藤，败酱草

【治则】 清热败毒，活血化瘀止痛。

【证候】 热毒血瘀。

下腹痛或腰痛，白带增多，色黄，下腹疼痛拒按，口干口臭，大便干结，舌红，苔黄厚，脉弦数或弦滑。

【按语】 治疗盆腔炎属热重于湿者，B 超可见盆腔积液。这一类型多是慢性盆腔炎急性发作的患者。刘老在用柴枳败酱方时，常加蒲公英 30 克清热解毒；如果白带粘稠，舌苔腻者，加黄柏 9 克清热除湿；伴经期延长，加炒贯众 30 克活血止血、炒地榆 30 克凉血止血；全方清热败毒，活血化瘀止痛，可以改善盆腔充血、水肿、粘连的状况，吸收盆腔积液，从而达到治疗目的。病程较长，因湿性粘滞，多缠绵或反复难愈，又与瘀血胶着于下焦，阻碍气血正常运行，致使腹痛反复发作。

【方四】 四逆散

【组成】 柴胡 10 克，枳实 15 克，赤芍 15 克，甘草 10 克，川芎 10 克，当归 10 克，桃仁 10 克，红花 10 克，丹参 30 克，元胡 10 克，路路通 10 克。

【治则】 理气活血，化瘀止痛。

【证候】 气滞血瘀。

下腹胀痛，腰骶酸痛，情志抑郁，，善叹息，易烦躁，两胁胀痛，经前乳房胀痛，月经不畅，有血块，色黯，或不孕，舌质暗红，或有瘀点，苔薄白，脉弦细。

【按语】 方中柴胡疏肝解郁，通调气机；枳实下气破结，与柴胡合用升降调气；甘草健脾益气；赤芍、川芎、当归、桃仁、红花、丹参活血养血，祛瘀止痛；元胡活血行气止痛；路路通化瘀通络。全方疏肝理气，活血化瘀止痛。输卵管梗阻者可加蜈蚣 5 条，水蛭 3 克（冲服），穿山甲 10 克以活血化瘀。此型多见于慢性输卵管卵巢炎、慢性结缔组织炎、输卵管梗阻者。

【方五】 少腹消症汤

【组成】 黄芪、党参、白术、当归、丹参、桃仁、红花、牡丹皮、赤芍、枳壳、延胡索、香附、木香、甘草

【治则】 益气化瘀，活血止痛。

【证候】 气虚血瘀。

下腹坠胀疼痛，伴腰酸，白带多，呈脓性分泌物，色黄，舌紫暗，苔黄厚腻，脉沉弦。

【按语】 如兼湿毒内侵，用本方合二妙散，加蒲公英、败酱草、白花蛇舌草、两面针；兼瘀热者加大黄炭、金银花、连翘、鱼腥草；兼寒凝去牡丹皮、赤芍，加小茴香、干姜、肉桂；肝经湿热加白花蛇舌草、大黄炭、川楝子、泽泻、蒲公英；肝肾两亏用本方合二至丸加肉苁蓉、白花蛇舌草、穿山甲等。临床用于治疗慢性盆腔炎。

【方六】 仙方活命饮

【组成】 蒲公英、红藤、败酱草各 15 克，金银花、天花粉、白芷、赤芍、浙贝母、

防风、当归、皂角刺各 10 克，乳香、没药各 4 克，陈皮 12 克，生甘草 5 克。

【治则】 清热解毒，行气活血。

【证候】 热毒壅盛。

高热寒战，腹痛拒按，带下黄浊秽臭，口干舌燥，恶心呕吐，舌质红，苔黄腻，脉滑数。

【按语】 仙方活命饮源自宋代陈自明的《妇人大全良方》，具有清热解毒，消肿溃坚，活血止痛之功，主治疮疡肿毒初起，后世广泛应用于妇、内、外等各科领域。马老在方中加用蒲公英、红藤、败酱草助金银花以清热解毒，消散疮肿；当归、赤芍活血散瘀；乳香、没药活血止痛；防风、白芷畅行营卫，疏风散结；浙贝母、天花粉清热排脓；皂角刺以攻坚结，使药达病所；生甘草清热解毒，共为佐使。现代本方广泛应用于妇科疾病如盆腔炎、盆腔脓肿等，收到良好的效果，是对本方运用的发展。

【方七】 除湿化瘀方

【组成】 当归、川芎、赤白芍、白术、茯苓、泽泻、柴胡，枳实、甘草、延胡索、川楝子

【治则】 健脾除湿，活血化瘀。

【证候】 湿瘀互结。

下腹隐痛，多喜按，或腰痛，白带增多，口干不欲饮，大便溏或正常，食欲欠佳，肢乏体倦，舌红或淡黯，舌边多有齿印，苔白腻或灰，脉沉软或沉滑。

【按语】 治疗盆腔炎湿瘀互结者，证见白带色黄，加蒲公英 30 克、黄柏 9 克清热除湿；腰痛较甚者，加牛膝 12 克、乌药 9 克行气活血，强腰膝止痛；经前乳房胀痛者，加郁金、制香附各 9 克舒肝理气开郁。辨证要点是脾虚有湿，兼夹瘀血。其证常见舌边多有齿印，舌苔灰白。这一类型的慢性盆腔炎患者，病程较长。因湿性粘滞，多缠绵或反复难愈，又与瘀血胶着于下焦，阻碍气血正常运行，致使腹痛反复发作。

【方八】 清热化湿汤

【组成】 云茯苓 12 克，赤芍 10 克，丹皮 12 克，川桂枝 3 克，败酱草 30 克，红藤 20 克，鸭跖草 20 克，金铃子 10 克，延胡索 10 克，柴胡 5 克，怀牛膝 10 克。

【治则】 清热利湿，解毒祛瘀。

【证候】 湿热邪毒。

下腹隐痛，白带增多，色黄气秽，口渴便坚，舌质偏黯，舌苔薄微黄，脉细弦。

【按语】 方中桂枝温通辛散活血；赤芍、丹皮、延胡索凉血活血，行瘀止痛；重用红藤、败酱草、鸭跖草清热解毒，破血消痈；柴胡、金铃子疏肝理气，杀虫抑菌。全方具有清热解毒，活血化瘀，行气止痛，利湿消肿之功效。蔡老临证运用此方时有变通，兼有炎性肿块者加桃仁泥、皂角刺、海藻；赤白带下者加椿根皮、鸡冠花。综观上述方药及变通诸法，充分体现了蔡老师古而不泥古的治学态度和丰富的临床经验。

（十八）子宫肌瘤

子宫肌瘤是最常见的女性生殖器良性肿瘤，是由子宫平滑肌细胞增生形成的，

故又称为子宫平滑肌瘤。多见于中年妇女，与长期雌激素刺激有关。大小不定，小的为黄豆或蚕豆大，大的可达数十公斤。主要症状有子宫出血，或月经量增多、经期延长、周期缩短。如出血量过多或经期过长，常常造成严重贫血。较大的子宫肌瘤可压迫膀胱引起尿频或尿潴留；压迫输尿管可造成输尿管和肾盂积水，有些子宫肌瘤可引起白带增多、不孕，一旦妊娠，也容易发生流产。

【方一】 益气消癥汤

【组成】 黄芪30克，党参10克，三棱10克，莪术10克，香附10克，桃仁10克，红花10克，当归10克，昆布10克，山甲珠10克，夏枯草10克，王不留行10克。

【治则】 益气行血，软坚散结。

【证候】 气虚血瘀。

神疲乏力，懒言少气，头晕目眩，经行量多，腹痛或有血块，肛门坠胀，苔薄白，舌淡紫，脉细弦。

【按语】 本方疗效与肌瘤发生部位有关，肌壁间或向浆膜突出的肌瘤，且子宫大小如孕2月以下者，效果较好；黏膜下肌瘤效果差。更年期患者预后较好，若用中药控制症状俟绝经后，肌瘤即随子宫自然萎缩，但对月经过多或持续出血者，应作诊刮术，以除外子宫恶性肿瘤。出血过多去红花、桃仁、当归，加参三七5克（冲服）、龙骨18克、牡蛎18克、海螵蛸12克、茜草12克、阿胶12克；下腹寒者加吴茱萸7克、小茴香7克、肉桂5克；失眠者加夜交藤12克、远志9克、炒枣仁20克。41例患者经治疗后，治愈（子宫恢复正常大小，症状消失）9例，好转（子宫肌瘤或结节缩小，症状消失或好转）14例，有效（子宫未见明显缩小，但症状基本消失或好转）10例，总有效率为80.49%，无效（治疗后症状与体征均无变化）8例。

【方二】 橘荔散结丸

【组成】 荔枝核、橘核、莪术、风栗壳、益母草、生牡蛎、海藻、川楝子、乌药、小茴香川椒、党参、首乌

【治则】 行气散结，软坚敛涩，益气活血。

【证候】 气滞血瘀。

经行不畅，少腹胀痛或刺痛，两乳胀痛，精神抑郁，烦躁易怒，苔薄白，舌黯，脉弦涩。

【按语】 本方由《济生方》之橘核丸和《景岳全书》之荔枝散加减化裁而来，方中荔枝核、橘核、风栗壳、小茴香、川楝子、乌药理气散结，止痛消症；莪术行气破血，攻逐积滞；海藻、生牡蛎软坚散结；党参补气益血健脾；川断补肾舒筋；益母草活血调经，行血散瘀，能明显增强子宫肌肉的收缩力和紧张性。总观全方，能攻能守，寓补于攻，寄消于散，起到行气散结，软坚敛涩，益气活血之效。利用该药治疗150例子宫肌瘤患者，研究表明能使瘤体缩小，症状改善，并能提高患者NK细胞的活性，药理实验证明具有降低雌激素水平，抑制离体子宫平滑肌作用，对减少子宫出血量、子宫肌瘤逐渐萎缩具有一定意义；具有轻度抗凝和抑制血栓形成，防止瘀血留滞作癥，有利于子宫肌瘤的治疗。

【方三】 养血化症汤

【组成】 鸡血藤、当归、赤芍、莪术、牡丹皮、益母草、夏枯草、海藻、水蛭、香附、王不留行、鸡内金

【治则】 活血化瘀，软坚消块，佐以扶正。

【证候】 寒凝血瘀。

畏寒肢冷，下腹冷痛，腰尻酸痛下坠，得暖则舒，经行量少，腹痛加剧，苔薄白，舌质黯，脉沉弦。

【按语】 本方以苦甘温之鸡血藤、辛甘温之当归、甘平之鸡内金、辛甘平之王不留行为主药，能补血活血，补中有行，行中有补，莪术之辛温宣导血脉，破血化瘀，赤芍、益母草、牡丹皮性俱微寒，而益母草味又甘辛，取其既能活血散瘀，又能清冲任之伏火，夏枯草辛苦寒，能软坚消块，破瘀不伤新血；香附辛苦平，行气开郁，宣导血行，全方以辛甘温为主，寒温并用，辛甘同施，辛能开能散，甘温则能补能行，寒则可清火郁之伏火，咸可软坚消块，促进包块之缩小或消失，在扶助气血中佐以攻伐之剂，标本并治，是治疗肌瘤的主方。经行量多，色黯夹块加刘寄奴、泽兰；出血期加山楂炭、大小蓟、三七化瘀止血。

【方四】 消瘀化癥汤

【组成】 党参12克，制香附12克，天葵子12克，紫石英15克，生贯众、半枝莲、木馒头各30克，鬼箭羽、海藻各20克，甘草9克。

【治则】 清热化瘀，破癥散结。

【证候】 瘀热互结。

自觉内热，午后发热，口渴喜饮，头痛，溲赤便秘，下腹疼痛，月经量多，苔薄黄而干，舌红，脉数。

【按语】 方中贯众、半枝莲、海藻、鬼箭羽、天葵子化瘀软坚，清热散结，贯众、鬼箭羽既有破瘀散结之力，又有疗崩止血之效。对于子宫肌瘤兼有出血过多者尤其适宜。党参、香附、益气解郁，紫石英重镇安神并疗痈肿，甘草解毒调和诸药，共奏清热化瘀，破症散结之功。气滞血瘀型，加当归9克、丹参12克、金铃子9克、延胡索9克、三棱12克、制香附9克；经血过多者上方去天葵子、海藻、三棱，加花蕊石30克、鹿衔草12克、参三七、血竭粉各2克(吞)；阴虚火旺型，去党参、紫石英，加生熟地各9克、炙龟板12克、北沙参12克、夏枯草12克、白薇9克、桑寄生12克；脾虚气弱型，去首乌、天葵子，加黄芪15克、白术、白芍各9克、淮山药15克、炙升麻9克、金狗脊12克；偏阳虚者加炮姜炭6克、煅牛角腮12克、赤石脂15克、禹余粮15克。经血多瘀块者加鹿衔草12克、炒五灵脂12克；小腹痛加金铃子9克、延胡索9克；腰酸痛加桑寄生12克、金狗脊12克；乳房胀痛加全瓜蒌12克、路路通9克；白带多加马鞭草12克、白芷炭9克；便秘加火麻仁12克。

【方五】 附桂消癥汤

【组成】 制香附、川楝子、八月札、桂枝各9克，丹参、藤梨根、鳖甲各15克，夏枯草、桃仁红花各12克。

【治则】 温经通脉，破瘀消癥。

【证候】 寒凝气滞。

畏寒肢冷，下腹冷痛，得暖则舒，苔薄白，舌质黯，脉沉弦。

【按语】 方中制香附、川楝子、八月札理气散结止痛，使气行则血行，丹参、桃仁、红花、鳖甲活血破瘀积之功强，与前三味药配伍，共为本方之主药，桂枝性温，功能温经散寒，通利胞脉；夏枯草、藤梨根散结消肿，与桂枝同为本方之佐药，诸药合用，共奏理气活血，温经通脉，破瘀消癥之功效。气虚加黄芪、党参各15克；血虚加阿胶9克、生地黄18克；月经量多加蒲黄、血余炭各9克、茜草根15克；腹痛者加延胡索、五灵脂各9克，白带多加白术、淮山药各15~30克；腰痛加杜仲、续断各9克；大便干结加火麻仁15克；不孕加枳实、娑罗子各9克、路路通12克。

【方六】 消坚汤

【组成】 桂枝5克，赤芍10克，丹皮10克，茯苓12克，桃仁泥10克，三棱10克，莪术10克，鬼箭羽20克，水蛭5克，夏枯草12克，海藻10克。

【治则】 消癥散结。

【证候】 瘀血内停。

月经先期，经行量多，色黯有块，经行乳胀，苔薄白，舌质黯，脉细弦。

【按语】 方以桂枝茯苓丸为主，桂枝辛散温通；丹皮、赤芍破瘀结，行血中瘀滞；茯苓渗湿下行；三棱、莪术逐瘀通经消积；鬼箭羽既有破瘀散结之功，又有疗崩止血之效；水蛭破血消癥，《神农本草经》曰："逐恶血，瘀血，月闭，破血癥积聚，利水道。"全方具有消癥散结的功效。子宫肌瘤之部份患者往往经量偏多或妄行，该方应在经净后服，3个月为1疗程。此外临诊时应结合患者素体强弱、病邪轻重，随症加减。早期患者一般体质较盛，宜攻为主。后期因长期出血，导致气血两亏，则可加扶正化瘀的药物，如党参、黄芪、黄精等，不宜急于求成。更年期前后患有子宫肌瘤者，应断其经水，促使肌瘤自消。蔡老师每选用苦参、寒水石、夏枯草平肝清热，消瘤防癌。

【方七】 活血软坚散结方

【组成】 丹参、赤芍、五灵脂、生蒲黄、当归、夏枯草、穿山甲、莪术、生山楂、黄芪、香附等

【治则】 活血软坚散结。

【证候】 血瘀。

经期延长，经量过多，经色紫黯有块，小腹或乳房胀痛等。

【按语】 方中丹参、赤芍清热活血，莪术破血逐瘀，行气化瘀，与赤芍、丹参相配，化症之力更强，三药共为君药；夏枯草入肝胆经，清热散结平肝，生山楂助脾健胃，消肉食，并入血分，活血散瘀而消症，穿山甲活血通络，配莪术、夏枯草逐瘀消症，五灵脂、生蒲黄活血化瘀止血，黄芪补肺脾之气，走而不守，当归补血活血，气血旺盛易于瘀血消散，且子宫肌瘤多见虚实夹杂之证，用药时间较长，黄芪、当归养血，符合经旨："养血积自除。"更加少量香附疏肝理气，利三焦，解六郁，气行则血行，气血畅

行则不易瘀滞，女子以肝为先天，肝主疏泄，方中诸药皆入肝经，既能直达病所，又能助肝之疏泄作用。

【方八】 枯仁消癥汤

【组成】 夏枯草15克，薏苡仁24克，鳖甲30克，生牡蛎30克，浙贝母10克，丹参15克，当归12克，山楂肉15克。

【治则】 化瘀消痰，软坚散结。

【证候】 痰瘀互结。

月经量增多，色淡无块，平素白带较多，色白质稀，伴头昏，体倦乏力，纳差，精神不振，面色萎黄，舌质淡，边有齿痕，脉弦细。

【按语】 方中夏枯草为化痰软坚散结之要药，鳖甲、生牡蛎软坚散结，浙贝母亦可化痰软坚散结，薏苡仁健脾渗湿而杜生痰之源，且药性平和能养胃气，使诸药攻不伤正，当归、丹参活血化瘀，山楂既能消癥化血块，又能消食开胃，与薏苡仁相配更加强健脾益胃之效。本方融化瘀消痰软坚散结之品于一炉，攻补兼施，攻而不峻，久服常服，使有形之癥块于无形之中逐渐消散。瘀血较重者可加赤芍、桃仁、川芎；兼气滞者加香附、柴胡；兼气虚者加黄芪、太子参；肾虚者加续断、桑寄生、鹿角霜；小腹胀痛者加全栝楼、乌药。

【方九】 知柏消瘤饮

【组成】 知母、黄柏、三棱、莪术、玄参、牡蛎、夏枯草、海藻、半枝莲

【治则】 清泄肾火，活血消癥，软坚散结。

【证候】 肾虚血瘀。

腰骶酸痛，久站或性交后加剧，带多色清，性欲淡漠，小便频数，头晕乏力，苔薄，舌质暗红，脉沉细而弦。

【按语】 气血不畅，瘀血凝结，滞于胞中而成癥，故用三棱、莪术行气破血消癥，玄参咸能软坚，牡蛎软坚散结，海藻软坚消痰散结，夏枯草清火散结，半枝莲清热解毒。该病常伴月经过多或淋漓不尽，认为一是因于瘀血内阻致血不归经，另外尚由于火热迫血妄行，此火乃肾火，故用知母、黄柏清泻肾火。据现代药理研究，知母能降低神经系统的兴奋性，配黄柏可降低性神经系统的兴奋性，故可降低性激素，对依赖雌激素生长的子宫肌瘤有一定疗效。

（十九）卵巢囊肿

卵巢囊肿是指卵巢内有囊性的肿物形成，可分为肿瘤性和非肿瘤性两类。通常人们说的卵巢囊肿是指非肿瘤性的一类。非肿瘤性卵巢囊肿又称非赘生性卵巢囊肿，大多是卵巢的功能性囊肿，包括卵泡囊肿、黄体囊肿、黄素囊肿、炎症性卵巢囊肿以及子宫内膜异位囊肿。

【方一】 卵巢囊肿方

【组成】 桑寄生、萆薢、瞿麦、生薏苡仁、三棱、莪术各30克，桂枝、炒杜仲、当

归、赤芍、牡丹皮、延胡索、栀子、牛膝各15克，川楝子、穿山甲片各9克，丹参20克。

【治则】 益肾除湿，活血消瘀。

【按语】 卵巢囊肿当属中医之“肠覃”，《灵枢·水胀篇》云：“寒气客于肠外，与卫气相搏，气不得营，因有所系，癖而内著，恶气乃起，息肉乃生……久者离岁，按之则坚，推之则移，月事以时下。”张景岳认为：“其非血病，盖由汁沫所聚而生。”哈老认为卵巢囊肿的形成多由痰湿、瘀血结聚所致。肾阳虚，气化失常，致水聚为湿，痰湿阻滞脉络而成湿瘀互结之症，故以桑寄生、炒杜仲温肾阳以治其本，以萆薢、瞿麦、薏苡仁化湿利湿，当归、赤芍、丹参、牛膝活血化瘀，牡丹皮、栀子清热凉血，辅以穿山甲、三棱、莪术、川楝子、延胡索以破瘀消症通络，诸药共奏益肾除湿，活血消症之效。哈老经期前后喜欢用疏调之法，领邪外出，如用柴胡、青皮、香附等疏调肝气。

【证候】 肾虚湿瘀。

卵巢囊肿，带多质稀，乳不胀，腰酸，左少腹隐疼，烦躁，经前后潮热自汗，脉沉滑细，舌淡红。

【方二】 *消囊散结汤*

【组成】 当归15克，熟地黄15克，赤芍12克，桃仁10克，川芎10克，茯苓10克，莪术10克，薏苡仁20克，玄参15克，浙贝母10克，路路通15克，怀牛膝12克，甘草6克。

【治则】 活血消瘀，化痰消症。

【证候】 气滞湿瘀。

下腹坠胀不适，腰痛乏力，精神不振，面色憔悴，下腹痛，舌质暗淡，苔薄白，脉细滑。

【按语】 方中桃红四物汤补血和血，祛瘀通络为主；薏苡仁、茯苓、甘草配党参、浙贝母健脾利湿，淡渗下行，化痰消症；莪术、路路通、香附行气破血，软坚散结；怀牛膝补益肝肾，引药下行。在寒热错杂、虚实难辨的情况下，更应仔细分清主次，予温通或寒解、淡渗或补益，先攻后补或攻补兼施，治标或治本，祛邪不忘扶正，扶正避免留寇，时时顾护脾胃。先天不足，后天失养，心悸气短，纳差乏力，头晕失眠者，可加党参、黄芪、山药、酸枣仁、肉苁蓉、五味子；血压偏高酌加夏枯草、益母草、槐米；形体肥胖，口干不欲饮水，时吐痰涎，带下量多，淋漓不断，舌体胖，苔厚腻，脉濡者，加苍术、白术、半夏、竹茹、海藻、昆布等；气滞血瘀疼痛，胸痞乳胀，经期后延，有块不畅，舌质暗，脉沉细涩者，加鸡血藤、柴胡、泽兰、穿山甲、乌药、香附等。月经不调及不孕，根据情况选加菟丝子、淫羊藿、黄精、首乌、枸杞子、鹿角胶、肉苁蓉、巴戟天等；盆腔炎、附件炎等，贯众、连翘、蒲公英、白花蛇舌草等酌情加减。

(二十)外阴白色病变

外阴白色病变是指妇女外阴皮肤黏膜失去正常色泽，伴见阴部瘙痒、干涩疼痛的病变，癌变率2‰。曾名外阴白斑、外阴色素减退、外阴白色病损。因其病变的特殊部位及瘙痒难忍的特殊症状，严重影响患者的日常生活、工作，影响夫妻生活，甚者痛不欲生。西医多以激素治疗为主，但停药后易复发和导致激素依赖。

【方一】 归芍左归饮

【组成】 当归、白芍、熟地、枸杞、何首乌

【治则】 滋阴养血,祛风止痒。

【证候】 肝肾阴虚。

阴部干涩,萎缩,粗糙,变白,皲裂,外阴瘙痒,疼痛。

【按语】 方中当归、白芍、熟地、枸杞养血,加何首乌以增养血之力,充分体现了"治风先治血,血行风自灭"的古训。临床用药灵活加减,偏热伴见发热、月经先期等,加丹参养血活血而兼凉血之功,少用或不用当归;祛风止痒加白鲜皮、苦参、白芷、荆芥、紫荆皮等;汗多、失眠、心慌加生脉散。既有阴虚血燥生风,又有湿热下注,伴见白带多,尿黄,口苦,舌苔黄腻,治以滋阴养血,祛风止痒,佐以清利湿热为法,方用归芍左归饮合四妙丸加祛风止痒药。

(二十一)子宫内膜异位症

具有生长能力及功能的子宫内膜组织出现在子宫腔以外部位者,称为子宫内膜异位症。当内膜在子宫肌层内生长,且局限于子宫者,为内在性子宫内膜异位症,又称子宫肌腺病;内膜侵犯子宫肌层以外的组织,称外在性子宫内膜异位症,其中以卵巢最为常见,此外子宫骶骨韧带、子宫下段后壁浆膜层以及子宫直肠陷凹、乙状结肠的盆腔腹膜、阴道直肠膈等处也较为常见,多发生于生育年龄妇女,近来发病率明显增高。

【方一】 加味桂枝茯苓丸

【组成】 桂枝、茯苓、丹皮、赤芍、白芍、三棱、莪术、川楝子各10克,延胡索12克,丹参12克,夏枯草15克,山慈姑6克。

【治则】 活血止痛,消症散结。

【证候】 血瘀。

经前或经期小腹胀痛,拒按,经行不畅有块,血块排出后疼痛减轻,或不孕,经前乳房胀痛,舌紫暗或有瘀点,脉弦或弦滑。

【按语】 方中桂枝辛温通血脉而消瘀血;芍药行血中之滞,缓挛急以止痛;桃仁、丹皮破血祛瘀;茯苓祛痰利水,使水去痰行,与前药共奏祛瘀消症之效;加三棱、莪术等以增强活血止痛,消症散结之力。

【方二】 陈大蓉经验方

【组成】 经前期方:香附12克,枳壳10克,玄胡12克,当归12克,赤芍12克,川芎6克,牛膝12克,蒲黄12克,五灵脂10克,血竭6克,炙没药6克,三七粉3克(吞服),姜黄12克。

经后方:桂枝9克,茯苓30克,桃仁12克,赤芍12克,丹皮12克,木香10克,莪术15克,水蛭粉6克(冲服),地鳖虫10克,鳖甲、炮甲各12克(先煎),海藻30克,牛膝12克,胆星12克,白芥子9克,甘草6克。

【治则】 行气活血化瘀,消痰软坚散结。

【证候】 气滞血瘀痰湿。

痛经进行性加重，经期延长，经期下腹疼痛及肛门坠胀难忍，甚则伴大汗、恶心呕吐，经量中，有血块，块下痛减；腰骶酸胀，白带量多，色白质稠，舌淡红苔白腻脉弦细。

【按语】 经前经期方以古方血竭散为主方加减而成。兼血崩有块者，加花蕊石30克、煅牡蛎30克，三七粉可加至6克；兼气虚经漏者，加黄芪30克、升麻10克；腹痛重者，加肉桂6克、乌药12克、九香虫10克；经后方合并卵巢囊肿者，加威灵仙12克、皂角刺20克、黄药子9克、鸡内金10克。据报道，单用水蛭治疗此病亦有较好疗效。认为水蛭最擅攻逐瘀血，既能促使症瘕内瘀血溶解吸收，又能通调水道消除痰结，但由于水蛭粉对胃肠道有不良刺激，宜装入胶囊服用为妥，用量控制在15克以内为宜。

【方三】 王子瑜调周疗法

【组成】 经前期方：丹参、赤芍药、白芍药、桃仁、水蛭、乌药、延胡索、没药

经后方：熟地黄、白芍药、川芎、党参、当归、黄芪

【治则】 活血化瘀，消症散结，祛瘀生新。

【证候】 气滞血瘀。

经行腹部疼痛难忍，月经量少，有大血块，血块下则痛减，腹冷，腰坠痛，肛门坠痛，进行性加重，经前脾气暴躁，乳房胀痛，大便干燥，舌质紫黯，脉弦涩。

【按语】 经前期方加减：痛甚加血竭粉；肛门坠痛加荔枝核；经血夹块加石见穿、莪术；子宫腺肌症加苏木、皂刺；四肢厥冷加制川乌；恶心呕吐加吴茱萸、川椒等；合并卵巢囊肿者加桂枝茯苓丸；腰痛者加生杜仲。诸药合用，气血调畅，“通则不痛”。经后方加减：肥胖加丹参、枳实、白术；纳差加砂仁；腰痛者加续断、杜仲、菟丝子；大便干加肉苁蓉、女贞子；痤疮加刺蒺藜、蒲公英；输卵管不通加王不留行、炮穿山甲；阳虚者加巴戟天、石楠叶；耳鸣者加灵磁石；大便不成形者加白术。诸药合用，扶正驱邪。

【方四】 血竭散

【组成】 血竭粉（吞服）2克，蒲黄（包煎）15克，莪术9克，三棱9克，延胡索9克，川楝子9克，青皮9克，柴胡9克，生山楂9克。

【治则】 活血化瘀，软坚散结。

【证候】 气滞血瘀。

腹部包块，痛经，少腹胀痛，经前乳胀等。

【按语】 方中以血竭破积血，生新血，消滞定痛为君；蒲黄活血化瘀，善治瘀结腹痛为臣；佐以三棱、莪术、山楂，均为破血散瘀之佳品，功能消散积聚症瘕；柴胡、青皮、延胡索、川楝子功擅疏肝理气止痛，又有健脾和胃、消积化滞之功效。全方配伍，具有活血化瘀，软坚散结，行气止痛，扶正达邪之功。经前乳胸胀痛，行经量少腹痛剧烈者，蒲黄宜生用；若经量多者，原方服至行经期即停止。经量少者，可加丹参、赤芍；痛甚者加炙乳香、没药。经量多且有瘀块者，去莪术、三棱、川楝子、延胡索，蒲黄

宜炒用，并加五灵脂、仙鹤草、益母草、大黄炭、三七。经量多且伴有肛门坠胀、大便次数增多者，蒲黄宜炒炭用，并加煨生姜、山楂炭、大黄炭、牛角鳃。下元虚寒，少腹冷痛者，加葫芦巴、炒小茴香。脾虚纳呆者，加党参、炒白术。伴有盆腔炎症者，加刘寄奴、石见穿、红藤、牡丹皮、蒲公英等。

【方五】 ***韩冰经验方***

【组成】 丹参30克，三棱、莪术、王不留行、橘核各20克，路路通、当归、香附各10克，炙乳香、炙没药、肉桂各6克。

【治则】 疏肝理气，通经活血。

【证候】 气滞血瘀。

痛经呈进行性加重，每次经前心烦易怒，乳房胁肋胀痛，月经量少，经色紫黑有血块，小腹胀痛，拒按，血块排出后腹痛减轻，肛门憋坠感，舌质暗有瘀点，脉弦涩。

【按语】 此方为活络效灵丹、少腹逐瘀汤加减化裁而成。方中主药丹参益冲任，入手少阴、厥阴经血分，养血活血，生新血，去宿血，开心腹结气，调妇女经脉；三棱苦平，入厥阴经血分，莪术辛苦温，入足厥阴经气分，二药一为破血中之气，一为破气中之血，故一切气血凝结作痛，症瘕坚硬作痛，用之堪称主力；王不留行，《本草纲目》谓："能走血分，乃阳明冲任之药"，《得配本草》记载："王不留行甘苦平，入心肝二经血分"，配路路通加强化瘀通络之力；炙乳香、炙没药入手少阴经气分，入十二经血分，二药配合功专行气活血，散血消肿而定痛；当归性温味甘辛，入手少阴、足厥阴、太阴经血分，血中气药，行气活血，养营调气，合肉桂逐沉寒，配气病之总司香附，善走亦能守，善行气分亦入血分，能和血气，化凝血，去旧血，生新血，佐橘核入肝经，理气散结止痛。全方配伍，具有行气活血、疏通冲任，通络止痛之功效。如见月经量多，淋漓不断者，加蒲黄炭15克，花蕊石10克，琥珀粉6克；腹痛较剧者，加川楝子、延胡索各10克，沉香6克，细辛3克；若血块量多，排出不畅者，加月季花10克，益母草30克；若兼腹胀者，加乌药、荔枝核各20克。

【方六】 ***内异消***

【组成】 三棱、莪术、菟丝子、仙灵脾、水蛭、地鳖虫、穿山甲

【治则】 补肾祛瘀，通络止痛。

【证候】 肾虚血瘀。

经行腹痛，痛引腰骶，肛门坠胀，经常腰酸，头晕耳鸣，月经先后不定期，神疲乏力，眼眶发黑，孕后易流产，继发不孕，苔薄质黯，脉细。

【按语】 本方主要用于肾阴亏虚兼有瘀阻所致的子宫内膜异位症和由此导致的剧烈痛经，还有肾亏瘀阻所致的输卵管梗阻、卵巢肿瘤、子宫肌瘤等，以及由其引起的不孕症均可应用本方。全方在"肾亏瘀阻"学术观点指导下，立补肾通络之大法。方中三棱、莪术活血化瘀为君药，配以虫类药如水蛭、地鳖虫、穿山甲搜剔破瘀散结，增强祛瘀通络止痛之力以为臣药；水蛭入血分而不伤气分，除瘀血而不伤新血；菟丝子、仙灵脾补肾藏精，以助孕而为佐使。诸药合用，共奏补肾祛瘀，通络止痛之功。如月经不调加当归、川芎；肛门坠胀加黄芪、升麻；神疲乏力加党参、黄芪；伴

有低热加地骨皮、青蒿；湿热重加土茯苓、萆薢；痰湿重加苍术、石菖蒲；痛经剧加延胡、白芷。

【方七】 俞氏内异方组

【组成】

水煎剂：黄芪12克，蒲黄15克，桃仁12克，仙灵脾12克，水蛭9克等，每日一剂分两次服。

灌肠方：黄芪9克，生蒲黄15克，五灵脂12克，乳香3克，没药3克等，于非月经期每日睡前保留灌肠。

外敷方：乌头9克，艾叶9克，鸡血藤30克，防风20克，红花15克等，每日一次。

连续治疗3个月为一个疗程。

【治则】 益气补肾祛瘀。

【证候】 肾虚血瘀。

渐进性痛经，经期少腹、腰骶部不适，进行性加剧；周期性直肠刺激症状，进行性加剧；后穹窿、子宫骶骨韧带或子宫峡部触痛性结节；附件粘连包块伴包膜结节感，输卵管通畅；舌质紫暗或舌体瘀斑、瘀点，舌下脉曲张瘀血；或腰痛拒按，月经紊乱，色黑有块；脉涩或结代。

【按语】 黄芪扶正祛邪以提高机体免疫力，选用虫类药水蛭，以消散症瘕积聚。仙灵脾以改善卵巢－垂体－性腺轴的功能，全方共奏益气化瘀，补肝肾作用，促进瘀血吸收，疏解结缔组织，改善局部粘连，调节卵巢－垂体－下丘脑性腺轴功能，提高内分泌功能，达到祛邪兼顾本，化瘀不伤正。

【方八】 化瘀通腑方

【组成】 党参15克，黄芪15克，大黄1克，鳖甲3克。

【治则】 活血化瘀，通畅腑气。

【证候】 血瘀腑实。

痛经、盆腔痛、性交痛、肛门胀痛、大便不畅等症以及形成包块。

【按语】 本病病变所处部位在妇女盆腔，属中医的下焦。瘀血和粘连影响腑气通畅，反过来加重盆腔气血的瘀滞，出现临床以“痛”为主的症状。如痛经、肛门痛、盆腔痛、腰骶部酸痛、性交痛等。所以治疗上以活血化瘀为主，同时强调腑气通畅的重要意义。六腑以通为顺，腑气通畅，气血流畅，症状亦得缓解。根据“血瘀宜化，腑气宜通”的中医治则，创立化瘀通腑法，以大黄为主药加减治疗子宫内膜异位症，取得了较好的疗效。据临床治疗189例分析，总有效率达85.47%，且无副作用。不少患者经数次诊治，痛经等症状明显减轻。

【方九】 祛瘀解毒方

【组成】 红藤30克，玫瑰花30克，金银花15克，连翘15克，丹参15克，赤芍15克，丹皮12克。

【治则】 清热解毒，活血祛瘀散结。

【证候】 瘀毒。

痛经，逐渐加重，月经不调，经行不畅，腰骶酸痛，不孕，或平时腹痛，性交痛，经期低热，经期直肠刺激症状，舌质紫暗，脉涩。

【按语】 方中以红藤、玫瑰花为主药，红藤性味苦平，有清热解毒，活血散结止痛的作用；玫瑰花性味酸、涩、平，行气解郁、和血散瘀，兼能解毒，有药理研究证实，玫瑰花水煎剂能解除口服锑剂的小鼠毒性。金银花、连翘清热解毒，消痈散结，连翘兼散气血积聚；丹参活血化瘀消痈通络，为妇科要药；丹皮、赤芍清热解毒、凉血活血散瘀。

（二十二）不孕症

婚后有正常性生活，未避孕，同居2年而未能受孕者称为不孕症。据统计未避孕的夫妇，60%在婚后6个月内怀孕，80%在9个月内，85%～90%在一年内怀孕，约有4%在婚后第二年怀孕。如婚后2年未孕，可称不孕症。婚后性生活明显异常或结婚较晚（30岁以上）者可提前就医检查。根据不孕的原因可分为相对不孕：指夫妇一方因某种因素阻碍受孕或使生育能力降低，导致暂时性不孕，如该因素得到纠正，仍有受孕可能者；绝对不孕：指夫妇一方有先天或后天解剖生理方面的缺陷，无法纠正而不能受孕者。原发不孕指婚后从未受孕；继发不孕为曾经怀孕而后又不孕者。

【方一】 排卵汤

【组成】 柴胡6克，赤芍10克，白芍10克，鸡血藤10克，坤草10克，泽兰10克，苏木10克，刘寄奴10克，淮牛膝10克，生蒲黄10克，女贞子10克，覆盆子10克，菟丝子10克，枸杞子10克。

【治则】 补肾调经，调理冲任。

【证候】 肾虚。

婚久不孕，月经不调或停闭，经量或多或少，色黯，头晕耳鸣，腰酸膝软，精神疲惫，小便清长，舌淡，苔薄，脉沉细。

【按语】 本方主治妇女不孕症，月经失调不排卵者。用法：凭基础体温，低温相服3～6剂，至高相三天即可停药。方中以柴胡、白芍舒肝解郁，敛阴调经；赤芍、鸡血藤、坤草和血调经；刘寄奴除新旧之瘀血，泽兰入厥阴经，能行血利水；淮牛膝为肝肾引经药，以泻恶血，引药下行，使瘀结消散，气血得以畅行；女贞子、覆盆子滋补肝肾，疗肾水亏虚；枸杞子滋肝补肾，填精补血，菟丝子温补三阴经以益精髓，其性柔润，故温而不燥，补而不峻，既益阴精，又助肾阳，使阳生阴长，有促进性腺机能的作用。全方能够温煦蕴育卵泡，促使卵巢排卵，对卵巢机能不足起着激活诱导作用。阴虚内热加青蒿、地骨皮、生地、元参；烦躁胸闷、乳胀者加青皮、香附、木香；经行腹痛加元胡、川楝子；血瘀闭经加茜草、归尾、红花；积聚结块加三棱、莪术、水蛭、土鳖虫；肾阳虚加补骨脂、鹿角片、肉桂、熟附子、葫芦巴；血虚加当归、熟地、阿胶；无排卵型功血于方中易蒲黄炭，减去刘寄奴、苏木、赤芍、泽兰，加生龙骨、生牡蛎、地榆、乌贼骨、茜草炭，诸药以常用量为准。

【方二】 调冲促孕汤

【组成】 当归10克，熟地黄10克，白芍10克，太子参10克，巴戟天10克，菟丝子10克，枸杞子10克，淫羊藿10克，山萸肉10克，覆盆子10克，制首乌10克，山药15克，河车粉3克，鹿角霜10克。

【治则】 滋肾填精，调理冲任。

【证候】 肾精亏虚。

婚久不孕，月经不调或停闭，经量或多或少，子宫发育不良，性欲淡漠，小便频数，腰酸乏力，头晕耳鸣，精神疲惫，舌淡，苔薄，脉沉细。

【按语】 方中当归养血调经，以通气血；白芍敛阴柔肝，通顺血脉，川芎搜肝气以活血；熟地黄、山萸肉滋补肾阴；太子参、山药补气养胃以滋化源；菟丝子、枸杞子、覆盆子、何首乌填精益髓，巴戟天、淫羊藿峻补命门，从阴引阳；紫河车血肉有情之品大补奇经；鹿角是血肉之精，通督脉，振兴阳气以化阴。偏气虚太子参易党参12克，加黄芪15克；血虚加阿胶15克；阳虚加熟附子9克、肉桂1.5克、补骨脂10克、仙茅10克；阴虚内热加龟甲15克、生地黄、牡丹皮、女贞子各10克；月经量少加益母草12克、鸡血藤、川芎各10克；月经量多加茜草炭6克、乌贼骨15克、侧柏叶10克；白带如水加芡实15克、乌贼骨15克。

【方三】 石英毓麟汤

【组成】 紫石英、川椒、川芎、续椒、川牛膝、仙灵脾、菟丝子、枸杞子、香附、当归、赤芍、白芍、桂心、丹皮

【治则】 温肾养肝，调经助孕。

【证候】 肾虚。

排卵功能障碍，婚久不孕，月经后期，闭经，子宫发育不良，腰膝酸软，性欲淡漠，头晕耳鸣，精神疲惫，舌淡，苔薄，脉沉细。

【按语】 排卵功能障碍是女性不孕症、月经后期、闭经等疾病的常见原因，肾虚是其根本，因肾主生殖，为生胎之源，亦是月经之本，在肾－天癸－冲任轴（现代医学下丘脑－垂体－卵巢轴）中起主导作用，肾虚则胎孕难成，肾虚血海不能按时满溢则月经后延，源流断竭则经闭。临床所见排卵障碍患者多有不同程度的肾虚表现，如腰膝酸软，性欲淡漠等，对无明显症状者，亦当以肾虚论，故以补肾为大法，创立了石英毓麟汤。动物实验表明，该方可显著提高血浆促卵泡激素、黄体生成激素水平，使血浆雌二醇、孕酮含量呈增加趋势，可使卵巢和子宫重量增加，并使用药组排卵数有所增加。

【方四】 蔡小荪不孕症经验方

【组成】

育肾通络方（孕Ⅰ方）：茯苓12克，生熟地各10克，怀牛膝10克，路路通10克，炙甲片10克，公丁香2克，仙灵脾12克，石楠叶10克，制黄精12克，桂枝3克。

育肾培元方(孕Ⅱ方):云茯苓12克,生熟地各10克,仙茅10克,仙灵脾12克,鹿角霜10克,紫石英12克,巴戟肉10克,苁蓉10克,熟女贞10克,麦冬12克。

四物调冲汤:当归10克,川芎6克,大生地10克,芍药10克,制香附10克,牛膝10克,陈皮5克,

【治则】 补肾调经。

【证候】 肾虚。

用于不孕、月经失调甚至闭经等症,参考基础体温,单相或双相不典型者,舌淡,苔薄,脉沉细。

【按语】 治疗不孕症以调经为重,而调经之道,在于明审月经周期之节律,根据不同时期的生理特点,进行适时适当的治疗,方能事半功倍。女子生理随着阴阳消长、气血盈亏而出现月经期、经后期、经间期、经前期的变化。蔡老将月经四期生理与病理特点有机结合,制定出“育肾助孕周期调治法”,即月经期以理气调经之“四物调冲汤”加减治疗;经后期以育肾通络之“孕Ⅰ方”为基础,当补则补,当泻则泻,肝郁者疏肝,脾虚者健脾,痰阻者祛痰,血瘀者化瘀;经间期及经前期以育肾培元之“孕Ⅱ方”为主,同时以测基础体温作为辨别肾气强衰的参考指标。大量的临床病例表明,基础体温单相或双相不典型者,以偏肾阳虚为多,故用孕Ⅱ方温煦肾阳,兴旺命火尤为重要,可促排卵,健黄体,受孕致育。育肾通络方中用茯苓、黄精补脾和中填精;生熟地养血益肾填精;牛膝下行补肾益精;路路通能通十二经脉,公丁香辛香入肾壮阳,配路路通以通络;仙灵脾、石楠叶补肾助阳益精;桂枝温经通络;甲片其性走窜,贯通经络。全方阴阳并调,疏通胞脉,创造受孕条件。育肾培元方中茯苓、生熟地和中益脾肾,滋阴养血;仙灵脾、仙茅补肝肾,助阳益精;鹿角霜补肾益气,生精助阳;巴戟肉、苁蓉温肾助阳;紫石英温宫助孕;女贞子治肝肾阴亏,强腰膝;麦冬与女贞子相配以抑制诸阳药之偏温,以使阴阳平衡而相得益彰。全方补肾助阳,健全黄体,以利孕育。

【方五】 ***滋肾种子汤***

【组成】 山茱萸、生地黄、女贞子、旱莲草、紫河车、当归、白芍等

【治则】 滋养肾阴。

【证候】 肾阴虚。

不孕,月经常提前,经量少或月经停闭,色鲜红,行经时间延长,甚则崩中漏下,腰酸膝软,五心烦热,失眠多梦,舌红,苔少,脉细或细数。

【按语】 结合妇女月经周期不同阶段用药,提出“调治月经周期法”,治疗由生殖内分泌功能紊乱所致的月经失调性不孕。具体应用方法是:经后至排卵期前为冲任、胞宫气血复常之时,是肾中阴阳由阴转阳时期,治宜滋养肾阴为主,稍佐温肾补气之品,肾阴充实则能发挥肾阳功能。常用经验方滋肾种子汤,或用左归丸(熟地黄、山药、山茱萸、枸杞子、川牛膝、菟丝子、鹿角胶、龟板胶等),使天癸充盛,促使卵泡发育成熟。排卵期可在此基础上加行气活血之品,如丹参、当归、乌药等,促卵泡破裂排卵。排卵期后至月经前期,此期由阳入阴,阳消阴长,子宫内膜充血增厚,此阶段宜平补阴阳,常用归肾丸(熟地黄、山药、山茱萸、茯苓、当归、枸杞子、杜仲、

菟丝子等)治疗,使肾得封藏,黄体功能健全,有利于受精卵着床孕育。肾功能充盛,肾精充盈,则易受孕且胎壮而安。

【方六】 促卵泡发育合剂

【组成】 女贞子、何首乌、旱莲草、当归、枸杞子、肉苁蓉、山茱萸各15克,菟丝子20克,龟板12克。

【治则】 补肾调冲。

【证候】 肾虚。

黄体功能不全性不孕,月经周期正常,但经期延长,经量不多。

【按语】 月经周期第6天开始服药,连服7天为1疗程。偏于阳虚者加巴戟天、制附子(先煎)、淫羊藿各15克、仙茅10克;偏于阴虚者加黄精15克;子宫发育不良者加紫石英30克、生山药、茺蔚子各15克、紫河车(冲服)10克;基础体温上升不良者加肉苁蓉20克、仙茅10克;大便秘结者加瓜蒌20克、火麻仁20克;阴部瘙痒者加地肤子15克、栀子10克。主治黄体功能不全性不孕症。

【方七】 益阳渗湿汤

【组成】 熟地黄30克,山药30克,白术30克,茯苓30克,泽泻20克,枸杞子30克,巴戟天30克,菟丝子30克,肉桂20克,熟附子20克,鹿角胶30克,补骨脂30克,陈皮10克,甘草20克,续断12克。

【治则】 温肾壮阳,调理冲任。

【证候】 肾阳虚。

婚久不孕,月经后期,量少色淡,甚则闭经,平时白带量多,腰痛如折,腹冷肢寒,性欲淡漠,小便频数或不禁,面色晦黯,舌淡,苔白滑,脉沉细无力。

【按语】 山药、白术健脾益生化之源,茯苓、陈皮健脾理气,熟地黄、枸杞子养血调经,鹿角胶、巴戟天、肉桂、熟附子温肾助阳。川断、菟丝子、补骨脂补肾壮阳。带下清稀,量多,加鹿角霜、金樱子固涩止带;月经后期量少,加当归、川芎、怀牛膝;兼肝气郁结者,加郁金、佛手、乌药。

【方八】 暖宫壮阳汤

【组成】 当归,附片,干姜,肉桂,乌药,淡吴萸,川芎,甘草,白芍,延胡索,紫石英,菟丝子

【治则】 温肾壮阳,散寒暖宫。

【证候】 肾阳虚。

婚久不孕,月经后期或经闭,经行不畅,少腹疼痛,热熨痛减,并伴有形寒畏冷,手足不温,面色恍白等症。

【按语】 吴茱萸散寒止痛,开郁化滞,调理冲任为君;延胡索活血行气止痛为臣;佐以当归、白芍缓急止痛;配以紫石英、川芎、乌药、枳壳、附片、肉桂等以助君、臣、佐更增温宫散寒,化瘀行气止痛之效。全方通涩并举,祛瘀生新,宫寒散,气血通,则病自消。

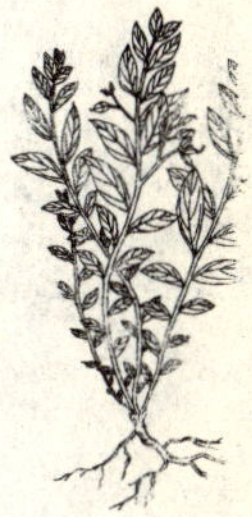

第四章　儿　　科

一、症状

(一)腹痛

腹痛,是指胃脘以下,脐之四旁以及耻骨以上部位发生的疼痛。包括大腹痛、脐腹痛、少腹痛和小腹痛。大腹痛,指胃脘以下,脐部以上腹部疼痛;脐腹痛,指脐周部位的疼痛;少腹痛,指小腹两侧或一侧疼痛;小腹痛指下腹部的正中部位疼痛。小儿腹痛,是儿科临床常见病症之一,涉及范围广,许多内外科疾病均可出现。本节所论述的内容是指无外科急腹症的小儿腹痛。

【方一】　附子粳米汤合乌梅丸加减

【组成】　附子9克,肉桂粉3克(后下),炮姜3克,党参9克,乌梅6克,细辛3克,五味子3克,椒目3克(炒出汗),粳米30克,甘草3克。

【治则】　扶元温下。

【证候】　腹部中寒。

腹痛阵作,痛处喜暖,遇冷加剧,肠鸣或兼吐泻,口不渴,或喜热饮,小便清利,舌淡红,苔白滑,脉沉弦紧。

【按语】　本证由中焦虚寒而起,损及脾阳,加之日久失治,脾失运化,故腹痛下利不止,用金匮附子粳米汤合乌梅丸加减,以温运脾阳,使元气渐复,病即痊愈。

【方二】　正气天香散加味(《证治准绳》)

【组成】　制香附6克,台乌药6克,紫苏梗6克,淡干姜6克,青皮6克,陈皮6克,炒白芍12克,炙甘草6克,炒枳实6克,延胡索6克。

【治则】　温中理气。

【证候】　腹部中寒。

腹部阵痛,得温则舒,遇冷则剧,面色苍白,腹部拒按,多有受凉或服食冷饮史,或有呕吐、腹泻,或大便可正常,舌苔白,脉滑。

【按语】　本方大队气药中香附为君,辛散苦泄,通行十二经八脉之气,解六郁"专治里急为病"(《本草正义》)。"香附血中行气,乌药气中和血"(《本草正义》)。二药同用,气血皆和畅条达。李时珍谓:"香附得紫苏行气宽中,温中止痛。"更加白芍、甘草缓急止痛。干姜温中散寒,并能引气药入血。诸药相配,相得益彰,共奏温中散寒、调气理滞、和胃通络之功。

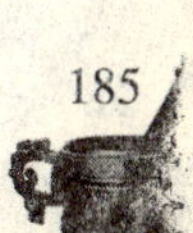

【方三】 芍药甘草汤加味

【组成】 附子15克，肉桂10克，白芍30克，甘草15克，桃仁10克，红花10克。

【治则】 辛温散寒，缓急止痛。

【证候】 腹部中寒。

腹痛阵作，得温则舒，遇冷则剧，面色苍白，腹部拒按，肠鸣或兼吐泻，口不渴，或喜热饮，小便清利，舌淡红，苔白滑，脉沉弦紧。

【方四】 木香槟榔丸《儒门事亲》

【组成】 木香3克，槟榔3克，青皮3克，陈皮3克，莪术3克，黄连3克，黄柏5克，大黄5克，香附10克，牵牛子10克。

【治则】 行气导滞，攻积泄热。

【证候】 乳食积滞。

脘腹胀满，疼痛拒按，不思乳食，嗳腐吞酸，痛则欲便，便后痛减，夜卧不安，手足心热，舌质红，苔厚腻，脉沉滑。

【按语】 方中木香行气止痛，健脾和胃；槟榔破积下气；陈皮理气健脾，和胃止呕；枳壳理气宽胸，行滞消积；黄连清热燥湿，泻火解毒；香附升降诸气，解郁止痛；鸡内金健脾胃，消食积；莱菔子消食，除胀降气；六曲健脾和胃，消食化滞。诸药合用，共奏消食导滞，行气和中之功。

【方五】 自拟健脾消食汤（经验方）

【组成】 党参、茯苓、白术、甘草、陈皮、山楂、内金、神曲、槟榔、广木香

【治则】 健脾消食，行气止痛。

【证候】 乳食积滞。

进食前、后腹痛，以脐周为主，痛时拒按，伴脘腹胀满，矢气酸臭，不思饮食，夜卧不安等。

【按语】 本方以四君子汤补气健脾，使原本不足又复因乳食所伤的脾气得以旺盛，而运化有力；配合山楂、内金、神曲消积化食；陈皮、广木香、槟榔行气导滞。用药剂量根据患儿年龄、体征、体质等情况而定。积久化热者加黄连；大便不通者加枳实、生大黄；腹满甚者加莱菔子、枳壳。

【方六】 小承气汤加味《伤寒论》

【组成】 大黄10克（后下）、厚朴8克，枳实8克，麻仁15克，银花10克。

【治则】 泻下热结，行气止痛。

【证候】 胃肠结热。

腹痛胀满，疼痛拒按，潮热，大便秘结，烦躁，口渴喜冷，唇红舌红，苔黄而干，脉弦滑或沉实。

【按语】 由于燥热之邪闭结于里，气滞不行，故腹痛胀满；阳热内扰，热伤津液，故烦躁口渴；肠道燥热郁结，津伤气滞故大便秘结。方中大黄苦寒泄热，荡涤肠

胃;枳实、厚朴苦温行气,破结除满;火麻仁、金银花清热润肠,共奏泻下热结之效,而止腹痛。

【方七】 柴胡建中汤

【组成】 柴胡10克,半夏5克,党参5克,炙甘草3克,桂枝5克,白芍12克,生姜4.5克,大枣5枚,饴糖30克(冲入)

【治则】 温中止痛。

【证候】 脾胃虚寒。

腹痛绵绵,时作时止,痛时喜温喜按,手足清冷,面色㿠白,精神倦怠,大便稀溏,唇舌淡白,脉沉细。

【按语】 小儿虚寒腹痛是一种植物神经功能失调性疾病,10岁以下儿童多见,临床多误作虫积腹痛治疗。笔者认为:小儿嗜食生冷水果,感受寒邪,日久形成脾胃虚寒。寒主收引,寒凝气滞,气血壅滞不畅,引起腹痛。《小儿卫生总微论方》曰:“小儿心腹痛者,由脏腑虚而寒冷之气所干。”《幼幼集成》所谓腹痛“有虚实之分,不可不辨,……可按者为虚,拒按者为实。久病者多虚,暴病者多实。”故以温中补虚,柔肝缓急的柴胡建中汤治疗,效果满意。治疗期间,禁食生冷水果,忌暴食等。

【方八】 小建中汤加减

【组成】 肉桂3克(后下),桂枝5克,炒白术9克,草果6克,淡吴茱萸3克,川椒目3克(炒出汗)、大腹皮9克,肉豆蔻6克,炙甘草5克,槟榔3克,饴糖30克(冲入)

【治则】 温中散寒止痛。

【证候】 脾胃虚寒。

腹痛绵绵,时作时止,痛处喜温喜按,常反复发作,持续数日,面色㿠白,神疲倦怠,纳少,便溏,形寒怕冷,舌淡红,苔白,脉弱。

【按语】 病之本由寒邪犯胃,中阳不振,寒凝则气滞血泣,气机不利,脉络拘急,而致腹痛腹胀。正如《幼科释》中曰“寒积腹痛者,由渐受寒,寒气结于脾经遂致作痛”。故治以小建中汤加味,温中散寒,寒得温则化,气得热则散,阳气敷布,气机疏通,则腹痛自止。

【方九】 小建中汤加良附丸合方

【组成】 炙桂枝9克,炒白芍12克,淡干姜6克,炙甘草6克,炙黄芪30克,炒白术9克,制香附6克,高良姜6克,茯苓12克,大枣3枚。

【治则】 温中益气散寒。

【证候】 脾胃虚寒。

腹痛绵绵,时作时止,痛时喜温喜按,形寒怕冷,面色㿠白,神疲倦怠,大便稀溏,舌淡苔白,脉沉细。

【方十】 五香散

【组成】 乳香30克,木香30克,丁香30克,檀香30克,沉香30克,砂仁30克,甘松30克,川朴30克,枳实30克,益智仁30克,陈皮30克,苍术30克,神曲60克,麦芽60克,内金60克,山楂60克,甘草60克。

【治则】 行气温中,散寒止痛。

【证候】 脾胃虚寒。

腹痛绵绵,时作时止,痛时喜温喜按,手足青冷,面色㿠白,精神倦怠,大便稀溏,舌淡白,脉沉细。

【按语】 方中木香、丁香、檀香、沉香、乳香辛温入脾胃经,功能散寒止痛;益智仁、砂仁行气宽中;陈皮、川朴、枳实、甘松、苍术理气健脾;神曲、麦芽、内金、山楂健胃消食。

(二)呕吐

呕吐是因胃失和降,气逆于上,以致乳食由胃中上逆经口而出的一种常见病症。古人谓有声有物谓之呕,有物无声谓之吐,有声无物谓之哕。由于呕与吐常同时发生,故多合称呕吐。本证发生无年龄和季节的限制,而以婴幼儿及夏季易发生。凡内伤乳食,大惊卒恐,以及其他脏腑疾病影响到胃的功能,而致胃气上逆,均可引起呕吐。如能及时治疗,预后尚好。经常或长期呕吐,则损伤胃气,胃纳失常,可导致津液耗损,气血亏虚。呕吐常见于各种疾病中,如各种感染性疾病、梗阻性疾病和神经系统疾病等。

【方一】 消乳丸《婴童百问》

【组成】 香附2克,甘草1克,陈皮1克,砂仁2克,神曲2克,麦芽2克,生姜1克。

【治则】 消乳化滞,行气散满。

【证候】 乳食积滞－乳积者。

嗳腐吞酸,呕吐宿乳,脘腹胀满,厌食,夜卧不安,大便酸臭,吐后反觉舒适。舌质微红,苔白厚腻,脉弦。

【按语】 ①本方证以小儿口中有乳酸味,腹胀,时时啼哭,苔白腻为辨证要点。②本方可用治小儿消化不良。常用麦芽、砂仁、神曲消乳化积;香附、陈皮理气导滞;谷芽、茯苓和中健脾。

【方二】 保和丸《丹溪心法》

【组成】 山楂18克,神曲6克,半夏9克,茯苓9克,陈皮6克,连翘6克,莱菔子6克。

【治则】 消食和胃。

【证候】 乳食积滞－食积者。

嗳腐吞酸,呕吐宿食,脘腹胀满,厌食,夜卧不安,大便酸臭,吐后反觉舒适。舌质微红，苔白厚腻，脉弦。

【按语】 食积者，选保和丸加减。常用山楂、神曲、莱菔子消食化积，其中山楂消肉积，神曲、莱菔子善消面食之积。配香附、陈皮行气宽中；茯苓、半夏健脾化湿；连翘清解郁热。腹胀明显加木香、厚朴、枳实行气导滞除胀；腹痛拒按，大便秘结加大黄、槟榔下积导滞；恶心呕吐加竹茹、生姜和胃降逆止呕；大便稀溏加扁豆、薏苡仁健脾渗湿，消中兼补；舌红苔黄，低热口渴加胡黄连、石斛、天花粉清热生津止渴。

【方三】 小陷胸汤加味

【组成】 全瓜蒌20克，黄连3克，半夏10克，枳实6克，生姜2片，荷叶3克。

【治则】 宽胸散结，和胃降逆。

【证候】 乳食积滞。

嗳腐吞酸，呕吐乳食，吐后舒适，脘腹胀满，厌食，夜卧不安，大便酸臭，舌质微红，苔白厚腻，脉弦。

【按语】 全瓜蒌清热化痰，下气宽胸，黄连清热降火，半夏降逆消痰散结，除痞满，与黄连合用辛开苦降，二药配合既能消痰浊之积，又开气郁之痞，辅以枳实理气导滞，佐以生姜、荷叶和胃降逆，综合全方具有宽胸散结，清化痰浊，和胃降逆之功。

【方四】 藿连汤《幼幼集成》

【组成】 藿香3克，黄连2.1克，厚朴3克，生姜3片，大枣3枚

【治则】 清热泻火，和胃降逆。

【证候】 胃热气逆。

呕吐频繁，食入即吐，吐物酸臭，身热烦躁，胃脘疼痛，口渴喜饮，大便臭秽，或秘结不通，舌红苔黄，脉滑数。

【按语】 若热甚吐剧，加石膏、黄芩、竹沥、青黛，此类剧烈呕吐多属温热疾病之痰火上逆，宜大剂清热泻火，甚至可配合通下降逆，适加大黄、芒硝、枳实之类。若兼感暑湿，可用藿连汤加滑石、芦根、荷梗、佩兰叶之类。若为积滞化热而致呕吐者，宜清热导滞、和胃降逆，轻者可用消食清郁汤（《万病回春》）方：姜半夏、陈皮、茯苓、神曲、麦芽、山楂、枳壳、香附、苍术、藿香、姜黄连、川芎、甘草、栀子）去川芎，重者可用清热和胃丸（《医宗金鉴》）方：黄连、栀子、连翘、竹茹、麦冬、山楂、神曲、麦芽、陈皮、枳实、大黄、甘草）。

【方五】 黄连汤合温胆汤加味

【组成】 藿香10克，川厚朴10克，黄连1.5克，大腹皮10克，半夏10克，甘草5克，陈胆南星10克，竹茹5克，枳实5克，生姜2片，茯苓10克，大黄4.5克。

【治则】 消食化滞，清热和胃。

【证候】 胃热气逆。

呕吐频繁，甚则食入即吐，呕吐物酸臭，身热烦躁，胃脘疼痛，口渴喜饮，大便臭秽，或秘结不通。舌红，苔黄，脉滑数。

【按语】 藿香、川厚朴、腹皮芳香化食，健脾止呕；陈皮、枳实、大黄调和胃气，

涤肠通腑;半夏、陈胆南星、竹茹降逆止呕,化食滞;黄连、生姜寒热并用,清热泻火,和降止呕;茯苓、甘草健脾和中。

【方六】 丁香柿蒂散

【组成】 人参6克,茯苓5克,橘皮3克,半夏3克,高良姜3克,丁香3克,柿蒂3个,生姜2片,甘草2克。

【治则】 温中止呕,和胃降逆。

【证候】 脾胃虚寒。

起病较慢,病程较长,呕吐时作时止,吐物多为清稀痰水或不消化食物。伴面色苍白,精神疲倦,四肢欠温,食少不化,腹痛便溏,唇舌淡白,脉细无力。

【按语】 本方所治的呃逆属胃气虚寒,胃失和降,气逆干上所致。方中丁香温胃散寒,下气止呃;柿蒂性温而苦涩,专止呃逆,两药相配,专治胃寒之呃逆为主药,用生姜、草蔻、砂仁、白豆蔻、吴茱萸温中散寒和胃,以助止呃;乌药、川朴、枳实、姜半夏具行气、化痰消滞之功。诸药相得能使胃寒去,逆气平,胃气复,则呃逆自止,胸痞可除。

【方七】 和胃汤《医宗金鉴》

【组成】 陈皮,姜半夏,砂仁,苍术,厚朴,藿香,香附,甘草,山楂,神曲,生姜

【治则】 理气和胃,温中止呕。

【证候】 脾胃虚寒。

起病较慢,病程较长,呕吐时作时止,饮食稍不慎即吐,时作时止,平时手足不温,大便稀薄,倦怠乏力,舌淡白,脉细无力。

【按语】 根据中医理论"久病多瘀"、"久病入络",选用桃红四物汤加减治疗,桃仁、红花、川芎、赤芍活血化瘀,瘀去则营血运行流畅,即"血行风自灭";配合当归、生地和血养血,使瘀血去而又不伤血。主药当归等经现代药理研究证实有降低毛细血管通透性及抗组胺作用,另外,血瘀并非慢性荨麻疹的唯一证候,临床中还应强调辨证施治才能收到好的治疗效果。

【方八】 丁香柿蒂汤合旋覆代赭汤加减

【组成】 丁香3克,柿蒂3个,党参10克,干姜3克,半夏10克,煅代赭石15克,白术10克,附子5克,吴茱萸3克,甘草5克。

【治则】 益气温中,和胃降逆。

【证候】 脾胃虚寒。

起病较慢,病程较长,呕吐时作时止,吐物多为清稀痰水或不消化食物,伴精神不振,面色苍白,手足不温,大便稀薄,舌淡白,脉细无力。

【按语】 患者脾胃虚寒,中阳不振,不能腐熟水谷,运化失职,故饮食稍有不慎则呕吐,阳虚不能温煦敷布则四肢不温,面色白。大便溏薄,舌淡苔白,脉细无力,乃脾阳不振之候。方中丁香、干姜、柿蒂、吴萸温中散寒,降逆止呕;党参、白术、甘草健脾益气和中;附子温阳散寒;半夏、代赭石和胃降逆。

【方九】 *解肝煎加减*

【组成】 陈皮6克,半夏6克,厚朴6克,茯苓6克,苏叶3克,芍药3克,砂仁3克。

【治则】 疏肝理气,和胃降逆。

【证候】 肝气犯胃。

呕吐酸苦水,嗳气,胸胁胀痛,精神郁闷,易怒易哭,或惊恐不安,舌边红,苔微腻,脉弦数。

【按语】 白芍缓肝急;苏叶、苏梗疏肝气;砂仁、厚朴调理脾胃气机;陈皮、法半夏降逆止呕。肝火犯胃致吐,用左金丸合四逆散清肝理气和胃;火郁伤阴,加北沙参、石斛清养胃阴;呕吐黄苦水者加柴胡、黄芩清利肝胆。如胁肋胀痛,加白芥子3克,如胸膈气滞,加枳壳、香附,藿香。

(三)泄泻

泄泻是以大便次数增多,粪质稀薄或如水样为特征的一种小儿常见病。本病一年四季均可发生,以夏秋季节发病率为高,不同季节发生的泄泻,证候表现有所不同。2岁以下小儿发病率高,因婴幼儿脾常不足,易于感受外邪、伤于乳食,或脾肾气阳亏虚,均可导致脾病湿盛而发生泄泻。轻者治疗得当,预后良好;重者下泄过度,易见气阴两伤,甚至阴竭阳脱;久泻迁延不愈者,则易转为疳证。

【方一】 *蚕矢汤加荷叶*

【组成】 晚蚕砂15克,生薏仁12克,木瓜9克,大豆黄卷12克,黄连9克,半夏3克,黄芩3克,通草3克,焦山栀5克,陈吴茱萸1克,荷叶6克。

【治则】 清暑化湿,和中止泻。

【证候】 湿热泻。

湿重于热者,证见微热,水便为主,小便不利,往往伴有呕吐、食欲不振、身倦乏力、口渴不多饮,舌苔白或淡黄腻。

【按语】 晚蚕砂为君药,引浊下趋,化浊归清,主治湿热内蕴之吐泻转筋。荷叶苦涩性平,非但清暑利湿,且擅升发阳气,裨助脾胃。

【方二】 *藿香左金汤加减*

【组成】 藿香9克,吴萸0.5克,川连3克,陈皮6克,姜半夏4.5克,炒枳壳4.5克,前仁4.5克,赤茯苓10克,滑石9克,木通3克,泽泻6克,猪苓4.5克。

【治则】 利湿清热,化滞通痞。

【证候】 湿热泻。

湿重于热者,证见微热,水便为主,小便不利,往往伴有呕吐、食欲不振、身倦乏力、口渴不多饮,舌苔白或淡黄腻。

【按语】 身热或暑季发病或病程超过3天加青蒿;热重加黄连;呕吐加竹茹、枇杷叶;夹食滞加楂肉、谷麦芽;伤阴加木瓜、乌梅、白芍。年龄大者,酌增其量。

【方三】 大苦辛汤合香连化滞丸

【组成】 厚朴3克,黄芩10克,广木香3克,黄连15克,陈皮5克,茯苓10克,泽泻10克,生姜皮1克,炒白术10克,白芍10克,神曲10克,鸡内金10克。

【治则】 辛开苦降,清利湿热。

【证候】 湿热泻。

热重于湿者,证见泄利如注,粪色深黄,臭味异常,便次多,常伴有发热、烦躁口渴、小便短赤,舌质红,苔黄而干。

【按语】 方中黄芩、黄连、泽泻清热利湿;厚朴、木香行气消胀;陈皮、茯苓、白术健脾助运;白芍缓急止痛;神曲、鸡内金消食导滞;生姜皮利湿健胃,且有反佐之意。诸药合用,收效显著。

【方四】 加味玉露散

【组成】 寒水石15-20克,石膏15-20克,甘草2克,茯苓5克,猪苓5克,泽泻5克,滑石10克,通草5克,黑栀子5克。

【治则】 清热泻火,利水渗湿。

【证候】 湿热泻。

热重于湿者,证见泄利如注,粪色深黄,臭味异常,便次多,常伴有发热、烦躁口渴、小便短赤,舌质红,苔黄而干。

【按语】 寒水石、石膏清热泻火,除烦止渴;滑石、甘草为六一散,清热解毒,利水;甘草调和胃气;茯苓、猪苓利水渗湿;泽泻泻热利水;通草清热利湿,通利小便;黑栀子泻火除烦,清热利湿;全方重在清热泻火,淡渗利水。呕吵甚加姜莲4克、竹茹4克;烦渴甚加羚羊角1-2克。

【方五】 藿香正气散加减

【组成】 藿香15克,紫苏5克,白芷5克,桔梗10克,白术10克,厚朴10克,半夏曲10克,大腹皮5克,茯苓5克,陈皮10克,甘草12克。

【治则】 疏风散寒,化湿和中。

【证候】 风寒泻。

泄泻清稀,中多泡沫,臭气不甚,肠鸣腹痛,可有形寒发热,舌苔薄白,脉浮。

【按语】 藿香、苏叶、白芷、生姜疏风散寒,理气化湿;半夏、陈皮、苍术温燥寒湿,调理气机;茯苓、甘草、大枣健脾和胃。大便质稀色淡,泡沫多,加防风炭以祛风止泻;腹痛甚,里寒重,加干姜、砂仁、木香以温中散寒理气;腹胀苔腻,加大腹皮、厚朴顺气消胀;夹有食滞者,去甘草、大枣,加焦山楂、鸡内金消食导滞;小便短少加泽泻、车前子渗湿利尿;恶寒鼻塞声重加荆芥、防风以加强解表散寒之力。

【方六】 自拟和中散

【组成】 炒苍术,羌活,陈皮,姜川朴,藿香,砂仁,焦山楂,制香附,香白芷

【治则】 解表和中。

【证候】 风寒泻。

小儿便稀多泡沫，臭气不甚，肠鸣腹痛，伴发热，鼻塞。舌苔薄白，脉浮。

【方七】 参麦散加味

【组成】 党参 10 克，麦冬 10 克，五味子 4 克，淮山药 10 克，扁豆 10 克，葛根 6 克，茯苓 6 克，鸡内金 2 克，连翘 5 克。

【治则】 益气生津，健脾止泻，消食化乳。

【证候】 伤食泻。

大便稀薄而腐臭，脘腹胀满，痛则欲泻，泻后痛减，不思饮食，嗳气酸臭，舌苔腻，脉滑。

【按语】 小儿脏腑娇嫩，气血未充，生机蓬勃，发育迅速，乃系纯阳之体，泄泻日久必伤津耗液。方中党参、麦冬、五味子益气生津；淮山药、扁豆益脾止泻；葛根解肌生津；连翘解毒消食；茯苓健脾利湿；麦芽、鸡内金消食化乳。必须随症加减，大肠有余热者加黄连；泄泻甚者加乌梅收敛止泻；腹痛者加白芍和营止痛；大便有粘液者加白头翁清热凉血；小便不利者加苡仁分清止泻。药量也要根据年龄大小适当调整。

【方八】 自拟加味平胃汤

【组成】 炒苍术，姜川朴，广陈皮，炒枳实，炒白术，姜半夏，云茯苓，焦三仙，莱菔子，砂仁

【治则】 消食和胃。

【证候】 伤食泻。

脘腹胀满，饱闷恶食，嗳腐吞酸，腹痛则泻，泻后痛减，泻下不畅，粘而秽臭，舌苔腻，脉滑或弦紧。

【方九】 诃苓汤加减

【组成】 茯苓 5 克，白术 5 克，诃子 5 克，苍术 5 克，乌梅 5 克，神曲 3 克，薏苡仁 10 克，山药 3 克，扁豆 3 克，党参 5 克，白屈菜 10 克。

【治则】 健脾益气止泻。

【证候】 脾虚泻。

大便稀溏，水谷不化，不思乳食，面色萎黄，神疲倦怠，舌淡苔白，脉细软无力。

【按语】 诃苓汤组成以党参、茯苓、白术为主药以益气健脾，辅以山药、白扁豆、薏苡仁等助健脾益气之力。乌梅、白屈菜涩肠止痛、止泻，神曲消食和胃，能化水谷宿食，散积滞而健脾暖胃，苍术燥湿运脾，诃子苦涩降敛。现代研究证明，诃子含有大量鞣质，有很强的收涩作用，是治疗小儿泄泻久泻不止的良药。诸药合用，除其湿，补其虚，行其滞，调其气，脾虚得运，运化得司，湿必除，而泻必止，从而达到治疗目的。

【方十】 七味白术散加减

【组成】 太子参 10 克，炒白术 10 克，白芍 10 克，炙甘草 3 克，广木香 3 克，藿

香10克,葛根10克,茯苓10克,焦三仙各10克。

【治则】 健脾止泻。

【证候】 脾虚泻。

久泻不愈,或时泻时止,食欲不振,神疲面黄,舌淡苔白,脉细软无力。

【按语】 泄泻,大便无臭秽,面色萎黄,肛门无红肿,舌质淡红,苔白,脉沉细等一派脾胃虚弱之象。治疗常选用钱乙之七味白术散加减。方中四君健脾助运;木香、藿香、葛根三味药芳香醒脾,升发脾胃清阳之气。诸药合用,配伍精当,临证若辨证准确,每每收功。

(四)厌食

厌食是小儿时期的一种常见病症,临床以较长时期厌恶进食,食量减少为特征。本病可发生于任何季节,但夏季暑湿当令之时,可使症状加重。各年龄儿童均可发病,以1~6岁为多见。城市儿童发病率较高。患儿除食欲不振外,一般无其他明显不适,预后良好,但长期不愈者,可使气血生化乏源,抗病能力下降,而易罹患他症,甚或影响生长发育转化为疳证。中医称"纳呆"、"恶食"等。

【方一】 化积养胃汤(毕可恩教授自拟方)

【组成】 天冬10克,麦冬10克,枳实6克,焦山楂6克,连翘6克。

【治则】 消积养胃。

【证候】 脾失健运。

胃纳不馨,或食而无味,面黄少华,脘腹胀满,大便不化,舌苔薄白腻,脉滑。

【按语】 天冬、麦冬养胃生津;枳实、焦楂消食化积;连翘一味清解郁热。诸药合用,共奏消食化积、养胃生津之功。

【方二】 健脾和胃煎

【组成】 苍术5-10克,白术5-10克,太子参6-9克,茯苓5-10克,焦三仙各5-10克,鸡内金3-9克槟榔3-5克,莪术3-5克,甘草3-5克。

【治则】 运脾和胃消食。

【证候】 脾失健运。

脘腹胀满,纳食差,或食而无味,面黄少华,大便不化,舌苔薄白腻,脉滑。

【按语】 手足心热、夜间咬齿磨牙、口干舌红者,加胡黄连3-5克;口渴者,加石斛5-10克;大便秘结者,加火麻仁3-5克;易出汗者,加黄芪5-10克;腹胀者,加枳实3-5克;吐涎者,加益智仁3-5克。

【方三】 二陈汤加减

【组成】 陈皮3克,半夏3克,茯苓10克,炙甘草3克,枳壳5克,郁金5克,焦三仙各10克,鸡内金10克,香稻芽10克。

【治则】 健脾理气消食。

【证候】 脾失健运。

胃纳不馨，或食而无味，面黄少华，脘腹胀满，大便不化，舌苔薄白腻，脉滑。

【按语】 二陈汤健脾理气，加焦三仙、香稻芽消食和中，鸡内金加强运脾消食的功能，枳壳、郁金有行气的作用。

【方四】 消滞健脾汤

【组成】 神曲10克，麦芽10克，山楂10克，陈皮6克，连翘10克，半夏10克，鸡内金10克，党参10克，山药15克，枳实6克。

【治则】 健脾消滞。

【证候】 脾失健运。

面色萎黄，不思饮食，脘腹胀满，大便不化，舌苔薄白腻，脉滑。

【按语】 消滞健脾汤中，神曲、麦芽、山楂、枳实消食导滞；连翘、半夏清郁热，和胃降逆；党参、山药、鸡内金、陈皮健脾理气，消积除胀，加速胃的排空。诸药合用，共奏消食导滞，健脾消积之功。再配合针刺四缝穴，加强健脾消积之功效。临床应用于治疗小儿厌食症可收到满意的疗效，且无副作用。若腹胀甚，大便硬结，可加木香6-8克，槟榔6-8克，以加强行气导滞之功；若烦躁哭闹甚者，可加胡黄连6-8克，竹叶6-8克，以清热除烦；若见指甲有白花点，巩膜有虫斑者，可加乌梅8-10克，使君子8-10克，以驱虫；若面色萎黄消瘦乏力，大便稀烂，舌淡红苔薄白者，加白术6-8克，茯苓6-8克，黄芪10-15克，以健脾补中，渗湿止泻。

【方五】 异功散加味《小儿药证直诀》

【组成】 人参9克，陈皮6克，白术9克，茯苓9克，甘草9克。

【治则】 健脾益气，佐以助运。

【证候】 脾胃气虚。

不思进食，或有拒食，面黄神疲，进食稍多，则大便不通或溏泄，舌质淡，舌苔薄白，脉细软。

【按语】 常用党参、白术、茯苓、甘草健脾益气；陈皮醒脾助运；神曲、鸡内金消食助运。苔腻便稀者，去白术，加苍术、薏苡仁燥湿健脾；大便溏薄加炮姜、肉豆蔻温运脾阳；饮食不化加焦山楂、炒谷芽、炒麦芽消食助运；汗多易感加黄芪、防风益气固表；情志抑郁加柴胡、佛手解郁疏肝。

【方六】 自拟参芪益元汤

【组成】 黄芪，党参，焦术，茯苓，生山药，鸡内金，山楂，菟丝子，枸杞

【治则】 健脾益气和胃。

【证候】 脾胃气虚。

不思进食，或有拒食，面黄神疲，形体瘦弱，进食稍多，大便即稀，舌质淡，舌苔薄白，脉细软。

【按语】 伴低热，手足心热者，加胡黄连；口干，唇燥，甚至口唇皲裂起皮者，加麦冬、石斛；素体虚弱，易患病者，加黄精，并加重黄芪用量；遗尿或小便清长，或饮水

后0.5h内即小便者，加益智仁；大便干结者，加火麻仁。

【方七】 六君子汤加减

【组成】 太子参10克，黄芪15克，茯苓10克，炒白术10克，白芍10克，炙甘草3克，青陈皮各3克，半夏5克，焦三仙各10克，炙鸡内金10克，香稻芽10克。

【治则】 健脾消食和胃。

【证候】 脾胃气虚。

不思进食，面黄神疲，进食稍多，大便即稀，舌质淡，舌苔薄白，脉细软。

【按语】 太子参是补气药中的一味清补之品，有近似人参的益气生津、补益脾肺的作用，配以黄芪加强补气功效，青陈皮、半夏有运脾、行气之用，焦三仙、炙鸡内金、香稻芽共同起到消食、运脾、和胃的功效。若见面色青黄、性急烦躁者，加钩藤、菊花以健脾舒肝；腹泻日久者，用四君子汤加煨木香、肉豆蔻、葛根、黄连、生姜、大枣以温煦脾阳，清热除湿。

【方八】 养胃增液汤加减

【组成】 南沙参10克，麦冬10克，生地10克，石斛10克，玉竹10克，山药10克，扁豆10克，焦三仙10克，鸡内金10克，香稻芽10克，火麻仁10克。

【治则】 滋脾养胃，佐以助运。

【证候】 脾胃阴虚。

不喜进食，口干多饮，大便干结，形体偏瘦，或皮肤干燥，舌红少津，脉细。

【按语】 南沙参、麦冬、生地、石斛、玉竹酸甘化阴，养胃生津；山药、扁豆健脾；焦三仙、炙鸡内金、香稻芽伍用以运脾消食；火麻仁以润肠通便。口渴烦躁者，加天花粉、芦根、胡黄连清热生津除烦；大便干结加火麻仁、郁李仁、瓜蒌仁润肠通便；夜寐不宁，手足心热加丹皮、莲子心、酸枣仁清热宁心安神；食少不化者，加谷芽、神曲生发胃气；兼脾气虚弱加山药、太子参补益气阴。

【方九】 益胃汤加减

【组成】 北沙参，麦冬，天花粉，石斛，鸡内金，山楂，乌梅，黄连，槟榔

【治则】 养胃育阴。

【证候】 脾胃阴虚。

不思饮食，口干多饮，大便干结，形体偏瘦，舌红少津，脉细。

【按语】 北沙参、麦冬、天花粉、石斛、乌梅养阴益胃增液；黄连佐天花粉、石斛以清热生津；鸡内金、山楂、槟榔理气和胃导滞，使全方养而不滞，滋而不腻。

(五)疳证

疳证是由喂养不当或多种疾病影响，导致脾胃受损，气液耗伤而形成的一种慢性疾病。临床以形体消瘦，面色无华，毛发干枯，精神萎靡或烦躁，饮食异常为特征。本病发病无明显季节性，各种年龄均可罹患，临床尤多见于5岁以下小儿。因其起

病缓慢，病程迁延，不同程度地影响小儿的生长发育，严重者还可导致阴竭阳脱，卒然变险，因而被古人视为恶候，列为儿科四大要证之一。本病经恰当治疗，绝大多数患儿均可治愈，仅少数重症或有严重兼症者，预后较差。

【方一】 董氏苏脾饮

【组成】 柴胡6克，山楂6克，鸡内金6克，枳壳6克，炒五谷虫9克。

【治则】 消补兼施。

【证候】 疳气。

面色萎黄，消瘦，毛发稀疏，厌食或食欲不振，精神疲乏，夜卧不安，易发脾气，大便或溏或秘，舌质偏淡，苔白。

【按语】 董氏苏脾饮为董廷瑶教授以消补兼施之法，恢复其脾胃化机。此方中药用柴胡、山楂、鸡内金、枳壳、炒五谷虫等，合奏理气疏肝运脾消食之功。待患儿疳化以后，则用参苓白术散加减调理。

【方二】 健脾散

【组成】 党参12克，茯苓12克，焦白术10克，炒扁豆10克，莲肉10克，神曲10克，山药10克，炙甘草10克，炒苍术6克，砂仁3克，陈皮3克。

【治则】 健脾消积。

【证候】 疳气。

面色萎黄，消瘦，毛发稀疏，厌食，神疲，夜卧不安，易发脾气，大便或溏或秘，舌质偏淡，苔白，脉弱。

【按语】 如食滞苔厚腻者，加鸡内金，久泻不止加肉豆蔻、石榴皮或罂粟壳。若兼有脾阴虚的情况，可去砂仁、陈皮，易党参为太子参，加玉竹、黄精、石斛、麦冬，五味子等滋补脾阴之药。诸药甘淡而平，滋而不腻，唐容川认为是"滋补脾阴之秘法。"

【方三】 自拟健脾养肝汤

【组成】 兰花参10～15克，炒白术6－9克，钩藤6－9克，白芍6－9克，青皮3－6克，焦山楂9－12克，茯苓9－12克，炒麦芽9－12克，菊花3－6克，甘草1－2克。

【治则】 健脾益气消积。

【证候】 疳气。

形体略消瘦，面色萎黄少华，毛发稀疏，厌食，精神欠佳，易发脾气，大便或溏或秘，舌质淡，苔薄白，脉弱。

【按语】 兰花参健脾助运，而无温燥之弊，配米炒白术、茯苓健脾除湿，以促运化；焦山楂、炒麦芽消滞和中，开胃醒脾；菊花、钩藤清热凉肝，平肝抑木，白芍濡润，柔肝平肝以滋养肝阴，青皮疏肝理气，调达气机。全方培土抑木收健脾养肝之效。

【方四】 淮金散

【组成】 淮山药200克,鸡内金50克,糯米250克。先将糯米淘洗晒干,用文火炒微黄,入淮山药继续炒15分钟,再加入鸡内金继炒5分钟,起锅稍凉,筛去焦屑及杂质,磨成粉即成。

【治则】 健脾消积。

【证候】 疳积。

形体明显消瘦,腹胀大如鼓,青筋暴显,面色萎黄无华,毛发稀疏,精神不振,懒言少语或躁扰不安;部分患儿有异食,如喜食泥土、纸屑等。舌质淡嫩或偏红,苔厚腻,脉弦细。

【按语】 山药有甘缓温补脾胃之功效;鸡内金有消食而助运之作用;糯米滋养中脏为佐使。三药制成散剂,补中有消,消补兼施,促使脾胃纳运升降正常,疾病得愈。

【方五】 健胃理脾汤加味

【组成】 茯苓10克,白术10克,淮山药10克,炒谷麦芽各10克,槟榔6克,台乌6克,炒枳壳5克,炮姜5克,陈皮5克,砂仁5克,泡参12克,广香3克。

【治则】 益气养胃,温补脾阳。

【证候】 疳积。

形体明显消瘦,肚腹膨胀,甚则青筋暴露,面色萎黄无华,毛发稀黄如穗结,精神不振,或易烦躁激动,睡眠不宁,或伴有揉眉挖鼻,咬指磨牙,动作异常,食欲减退,或多吃多便,舌质淡嫩或偏红,苔厚腻,脉弦细。

【按语】 泡参、白术、茯苓、山药、陈皮、炮姜、砂仁,健脾益气;槟榔、台乌、枳壳、广香,理气导滞;炒谷麦芽化食消积,全方共奏益气养胃,温补脾阳之功.

(六)积滞

积滞是小儿因内伤乳食过久,停聚不化,气滞不行所致的一种慢性胃肠疾患。临床以不思乳食,腹胀、腹泻或便秘、呕吐等为主要症状。其病因主要是喂养不当,或乳食不节,或感受外邪,从而伤及脾胃,使运化失常所致。《素问·痹论篇》有:"饮食自倍,肠胃乃伤"之说。

【方一】 和胃消食汤(马新云教授自拟)

【组成】 焦三仙、川朴、鸡内金、砂仁、连翘、陈皮、茯苓

【治则】 和胃消食。

【证候】 乳食内积。

偏于伤食积滞者,呕吐酸馊食物残渣,腹部胀痛拒按,烦哭不宁不思饮食,大便臭秽,腹痛欲便,便后痛减,或伴低热。

【按语】 腹痛腹胀为食滞肠胃,气机不畅,加炒莱菔子5克,以理气消胀;胃脘胀满呕吐泛恶者为食滞中州,胃失和降,加枳壳4克、藿香6克,以宽胸降逆止呕;身热而烦,舌红苔薄黄者为食积化热,加胡黄连4克,以清泄肝热。

【方二】 自拟化积Ⅱ号方

【组成】 连翘6-15克,茵陈6-12克,滑石6-12克,鸡内金6-12克,炒山楂6-12克,炒麦芽6-12克,炒六曲6-12克,槟榔6-12克,白蔻仁3-6克,藿香3-6克,黄连1.5-6克,枳壳1.5-6克。

【治则】 消食清热导滞。

【证候】 乳食内积。

偏于伤乳积滞者,呕吐乳片,口中有乳酸味,不欲吮乳,腹满胀痛,大便酸臭。舌红苔腻,脉弦滑。

【按语】 伴外感者加荆芥、薄荷;伴发热者加柴胡、葛根、钩藤;伴咳嗽者加桑白皮、桔梗;伴口疮者加生地;合并水痘者加紫草、大青叶、蝉蜕;合并腮腺炎者加夏枯草、大青叶;若舌质红苔少或口渴者,上方去黄连、滑石、藿香,酌加石膏、麦冬之类。临床根据不同年龄及体质适当增减剂量。上药先用温水泡30min,水量以没过药面为宜,然后于煮沸后文火煎10-15min,每日1剂分3次服。服药期间饮食应清淡易消化,切忌生冷及辛辣厚腻。

【方三】 消疳理脾汤加减

【组成】 三棱5克,莪术5克,青皮3克,陈皮3克,黄芩5克,大黄3克,麦冬5克,神曲5克,胡黄连5克,山楂5克,谷芽5克,甘草2克。

【治则】 破积通下,清利消导。

【证候】 乳食内积。

偏于伤食积滞者,呕吐酸馊食物残渣,腹部胀痛拒按,烦哭不宁,不思饮食,大便臭秽,腹痛欲便,便后痛减,或伴低热。

【方四】 自拟消积丸

【组成】 藿香8克,山楂10克,神曲10克,麦芽10克,连翘10克,陈皮5克,莱菔子10克,木香5克,砂仁6克,厚朴6克,白术10克,茯苓10克。

【治则】 健脾消积。

【证候】 脾虚夹积。

面色萎黄,困倦无力,不思乳食,食则饱胀,腹满喜按,或呕吐,大便稀,夹有不消化乳食,唇舌淡白,苔白腻,脉沉细弱。

【按语】 山楂、神曲、麦芽消积去滞;陈皮、木香、砂仁理气消滞;莱菔子、厚朴下气消食;藿香化湿醒脾;食积易于生湿化热,故又以茯苓、白术健脾渗湿止泻,连翘清热散结。

【方五】 健脾消积汤

【组成】 党参15克,茯苓12克,炒苍术3克,炒陈皮3克,炒麦芽15克,炒谷芽15克,生山楂15克,生甘草3克,砂仁4克,炒鸡内金10克,蝉衣3克,钩藤3克。

【治则】 健脾消积。

【证候】 脾虚夹积。

面色萎黄,倦怠无力,不思乳食,食则饱胀,腹满喜按,舌淡白,苔白腻,脉沉细弱。

【按语】 若脾气虚加炙黄芪15克、炒白术10克;腹痛加木香5克、厚朴4克、槟榔3克;干哕、呕吐加藿香5克、白豆蔻3克;湿盛加泽泻5克、车前子6克;湿热较甚、尿黄加黄连3克、茵陈5克;腹胀便难加制大黄3克、枳实3克、生白术10克;化热可加连翘10克、蒲公英15克;虚中夹实加红参3克;化热伤阴加沙参8克、玉竹5克、麦冬5克。

(七)口疮

小儿口疮,以齿龈、舌体、两颊、上颚等处出现黄白色溃疡,疼痛流涎,或伴发热为特征。若满口糜烂,色红作痛者,称为口糜;溃疡只发生在口唇两侧,称为燕口疮。本病可单独发生,也可伴发于其他疾病之中。一年四季均可发病,无明显的季节性。发病年龄以2~4岁为多见,预后良好。若体质虚弱,则口疮可反复出现,迁延难愈。

【方一】 银翘散《温病条辨》

【组成】 金银花15克,连翘15克,桔梗6克,荆芥4克,淡豆豉5克,薄荷6克,牛蒡子6克,竹叶4克,芦根6克,甘草5克。

【治则】 疏风散火,清热解毒。

【证候】 风热乘脾。

以口颊、上腭、齿龈、口角溃烂为主,甚则满口糜烂,周围焮红,疼痛拒食,烦躁不安,口臭,涎多,小便短赤,大便秘结,或伴发热,舌红,苔薄黄。

【按语】 金银花、连翘清热解毒;薄荷、牛蒡子疏风散郁火;竹叶、芦根清心除烦;甘草解毒调和诸热。发热不退,加柴胡、黄芩、生石膏清肺胃之火;大便秘结者,加生大黄、玄明粉通腑泻火;疮面色黄糜烂者,加黄连、薏苡仁清热利湿。

【方二】 钱育寿主任医师自拟方

【组成】 南沙参10克,玄参10克,石斛10克,生石膏(先煎)30克,碧玉散(包)10克,人中黄5克,连翘15克,茅根30克,芦根30克,竹茹10克,竹叶10克,全瓜蒌30克。

【治则】 甘寒护阴,清热生津。

【证候】 风热乘脾。

以口颊、上腭、齿龈、口角溃烂为主,甚则满口糜烂,周围焮红,疼痛拒食,烦躁不安,口臭,涎多,小便短赤,大便秘结,或伴发热,舌红,苔薄黄,脉数。

【按语】 口服有困难者均采用中药保留灌肠或直肠点滴,每日2次。随症加减:兼有发热者加豆豉10克,银花10克,紫花地丁各15克;满口糜烂、色红疼痛或有出血者加生地15克,知母10克,泽泻10克。口舌严重糜烂者均酌情配合珠黄散或锡类散局部外敷,对个别发超过39.5℃以上者,临时予以西药退热剂,凡不能进食者均予静脉补充水电解质1-3天。

【方三】 清凉饮

【组成】 玄参6克,甘菊6克,银花6克,薄荷4克,生草3克。

【治则】 清热解毒泻火。

【证候】 风热乘脾。

以口颊、上腭、齿龈、口角溃烂为主,甚则满口糜烂,周围焮红,疼痛拒食,烦躁不安,口臭,小便短赤,大便秘结,舌红,苔黄,脉数。

【按语】 用温开水泡服,代替开水频饮,越多越好,3天为1病程。另:吴茱萸10克碾粉用醋调制成小圆饼敷双足涌泉穴,外包纱布以纸胶固定,穿上袜子防脱落,连敷两个晚上,白天除去。另高热病人酌情使用退热剂、输液等。方中选银花、甘菊清热解毒,玄参、薄荷利咽消肿,甘草缓和药性、调味。吴茱萸外敷双足涌泉穴,引火下行。《本草纲目》"咽喉,口舌生疮者以茱萸末醋调,贴两足心,移夜便愈。其性虽热,而能引热下行,盖亦从治之义。"小儿口疮常规用锡类散,养阴生肌散、西瓜霜吹疮面,引起疮面疼痛,药面易被涎水冲淡、吞食,且效果不显。笔者用中药内服不需煎煮、方便、口感好,用温开水泡服,取其味不过分甘甜易饮之意,加上外敷亦无痛苦,家长患儿易接受。

【方四】 口疮清饮

【组成】 生石膏(先煎)10-30克,川连3-6克,黄芩9克,焦山栀9克,连翘9克,薄荷(后下)5克,淡竹叶10克,生军(后下)3克。

【治则】 清上泻下。

【证候】 心火上炎。

舌上、舌边溃烂,色赤疼痛,心烦不安,口干欲饮,小便短黄,舌尖红,苔薄黄。

【按语】 笔者采用清热解毒泻火为主的口疮清饮以清上泄下,通透三焦,方中以生石膏、黄连、黄芩、山栀之大苦大寒,泻中焦气分之火;配连翘、薄荷轻扬清上以通达宣泄;伍生军、淡竹叶泻腑实、清心火,并引三焦火热从水道、谷道而出。全方共奏清上泄下之功,用于治疗口疮疗效确切。

【方五】 自拟口疮饮

【组成】 生石膏(先煎)5-15克,生地黄3-8克,知母3-6克,天冬3-10克,麦冬3-10克,黄连1-4克,生大黄(冲)2-8克,灯芯草3-5克,淡竹叶3-12克,木通2-6克,生甘草1-4克,丝瓜络5-10克。

【治则】 清心养阴泄热。

【证候】 心火上炎。

舌上、舌边溃烂,色赤疼痛,烦躁不安,口干欲饮,小便短赤,舌尖红,苔薄黄,脉数。

【按语】 口疮饮方中以生石膏、知母善清胃火;生大黄、黄连清热毒降心火;生地黄、天冬、麦冬滋阴;木通、淡竹叶、生甘草引火下行;灯芯草、丝瓜络泻心火疗口疮。本方既有玉女煎清胃滋阴之功,又有泻心汤清泻热毒之效,还有导赤散清心养阴引火下行之利,全方寓清解热毒、滋阴泻火于一炉,药中病机,故显良效。高热者,重用生石膏、淡竹叶；胃火炽盛，便坚欠畅腑实者重用生大黄，加玄明粉、枳实；阴虚火旺，咽红口干舌燥者去石膏减生大黄，重用天冬、麦冬、生地黄，加北沙参、肉桂；脾胃虚弱食欲减退者，加焦白术、炒鸡内金、茯苓。

【方六】 口疮八味散

【组成】 大青叶30克，鲜生地30克，生石膏30克，鲜芦根25克，黑玄参15克，京赤芍10克，粉丹皮10克，生甘草3克。

【治则】 清热养阴，活血凉血。

【证候】 心火上炎。

舌上、舌边溃烂，色赤疼痛，心烦不安，口干欲饮，小便短黄，舌尖红，苔薄黄腻。

【按语】 小儿口疮多为实热证，故治疗以清热为主，由于热病耗津伤阴，加上小儿阴常不足，尚须兼顾养阴。方中生石膏、鲜芦根性甘寒，清热泻火，生津止渴；大青叶解毒力强，又能凉血，对此症有良效；生地、玄参养阴清热，兼能通便；丹皮、赤芍既凉血又能清心除热，散血化瘀；再调以甘草，和中解毒，缓和生石膏、大青叶的峻烈作用，药虽八味，功效擅一。

【方七】 导赤散加减（曹颂昭自拟方）

【组成】 细生地10克，木通3克，人中黄5克，黄连1.5克，丹皮10克，赤芍10克，黄芩10克，茵陈10克，瓜蒌仁12克。

【治则】 清心泄热，导火下行。

【证候】 心火上炎。

舌上、舌边溃烂，色赤疼痛，心烦不安，口干欲饮，小便短黄，舌尖红，苔薄黄。

【按语】 导赤者，导心经之热从小肠而出。方中生地滋肾凉心；竹叶清心泻火；木通通利小便、导热下行；甘草梢泻膀胱之热。本方泻火而不伐胃，利水泄热而不伤阴。用于小儿娇嫩之体较为适宜。但若心经热盛，尚须加川连直泻其心。

二、病名

（一）支气管炎

支气管炎属中医咳嗽范畴，是小儿肺部疾患中的一种常见证候。临床上分为急性支气管炎和慢性支气管炎两类。急性支气管炎是指支气管粘膜的急性炎症可由病毒引起，也可由细菌如流感杆菌，肺炎双球菌和链球菌等引起，或者是病毒和细菌合并感染。慢性支气管炎是指反复多次的支气管感染，病程超过2年，每年发作时间超过2个月，有咳、喘、炎、痰四大症状，X线胸片显示间质性慢性支气管炎、肺气肿等改变。常继发上呼吸道感染，也可为麻疹、百日咳、流感等传染病的一种表现。好发于冬春季节。急性支气管炎由风邪袭肺、肺失宣畅、肃降失常所致，属外感咳嗽；慢性支气管炎多系素体虚弱，肺脾不足，痰浊内生，复感外邪，使肺的清肃失常而成,属于内伤咳嗽。

【方一】 止嗽散《医学心悟》

【组成】 桔梗 6 克,荆芥 6 克,紫菀 10 克,百部 10 克,白前 10 克,甘草 6 克,陈皮 6 克。

【治则】 止咳化痰,疏表宣肺。

【证候】 风寒咳嗽。

初起咳嗽频作,喉痒声重,痰白稀薄,鼻塞流涕,恶寒无汗,发热头痛,或全身酸痛,舌苔薄白,脉象浮紧。

【按语】 本方温润和平,温而不燥,润而不腻,散寒不助热,解表不伤正,既无攻击太过之虞,又无闭门留寇之势,随症加减临床疗效甚好。外感风寒通常可加杏仁、苏叶,如清涕多可加防风、白芷;痰多清稀可加法半夏、茯苓;咳嗽相对较轻者加蝉蜕、僵蚕;如果咳嗽相对较重则加海浮石、葶苈子;如咳嗽阵发、连声不止者再加地龙。

【方二】 宣消散(经验方)

【组成】 荆芥穗 6 克,麻黄 6 克,苏叶 6 克,薄荷 6 克,北杏仁 6 克,焦三仙各 10 克,番泻叶 3 克。

【治则】 健脾消积,宣肺止咳。

【证候】 风寒咳嗽。

咳嗽初起,外感风寒者。证见咳嗽频作,喉痒声重,痰白稀薄,鼻塞流涕,恶寒无汗,发热头痛,或全身酸痛,舌苔薄白,脉象浮紧。

【按语】 脾土肺金,为母子之脏,“肺为生痰之源,脾为贮痰之器”,小儿脾常不足,易生积滞,因而健脾运脾,消积导滞,子病治母,杜其生痰之源是小儿咳喘的重要治疗原则。临证应辨属虚属实,虚者健脾运脾兼以化痰消积,实者祛邪导滞参以止咳平喘。陈老治此虽亦运用宣肺化痰、止咳平喘等法,但始终不离乎调理脾胃之剂常将健脾运脾消积之法贯穿于整个病程的治疗之中。陈老认为:咳嗽之初,外邪束表,当发表祛邪,配用三仙、等运脾消积,少量番泻叶疏理肠胃气机,消食导滞,使表邪得散,积滞内消内外不相并,则病可速愈。

【方三】 自拟桑杏宣肺汤(经验方)

【组成】 薄荷 10 克,荆芥 6 克,浙贝母 10 克,大青叶 10 克,杏仁 6 克,桔梗 6 克,鱼腥草 10 克,前胡 6 克,枇杷叶 6 克。

【治则】 宣肺解表,苦寒泄热。

【证候】 风热咳嗽。

咳嗽不爽,痰黄粘稠,不易咯出,口渴咽痛,鼻流浊涕,伴有发热头痛,恶风,微汗出,舌苔薄黄质红,脉象浮数。

【按语】 方中薄荷、荆芥解表疏风,驱邪外出;大青叶苦寒清热;浙贝母、前胡、杏仁、桔梗解表化痰;鱼腥草、前胡、枇杷叶止咳化痰;若热重者,宜加金银花、连翘、黄芩、焦栀子。

【方四】 桑杏前桔汤(经验方)

【组成】 桑叶10克,杏仁10克,前胡10克,桔梗5克,陈皮5克,制半夏5克,炙百部10克,炙紫菀10克,炙款冬花10克,枇杷叶10克,甘草5克。

【治则】 宣肺利气,降逆止咳。

【证候】 风热咳嗽。

咳嗽,痰黄粘稠,咯痰不爽,口干,咽痛,鼻流黄涕,伴有发热,汗出,恶风,头痛,舌苔薄黄质红,脉象浮数。

【按语】 本方中应用桑叶、杏仁、桔梗为君药,宣通肺气,达邪外出;前胡、紫菀、款冬花、枇杷叶取其降逆止咳为臣,君臣相伍,肺得宣降,则咳嗽自平;百部为治咳要药,性温润和平,咳嗽无论寒热皆可用之,半夏、陈皮有化痰止咳之效,三味共济以止咳化痰、通利肺气为佐;甘草调和为使。诸药合用,共奏宣通肺气、降逆化痰止咳之效。

【方五】 苏葶四子化痰汤(经验方)

【组成】 苏子10克,葶苈子10克,莱菔子10克,桑白皮10克,旋复花10克,胆星6克。

【治则】 肃肺降逆,理气祛痰。

【证候】 痰多咳嗽。

咳嗽频频,痰滞,恶心,舌苔白腻或黄腻,脉滑。

【按语】 方中葶苈子泻肺消痰,为治痰多咳嗽之要药,泻肺而不伤正,只要确属实证即可大胆用之,剂量可用至10克左右,未发现任何副作用。苏子降气豁痰,莱菔子祛痰下气,桑白皮化痰止咳,以上四药合用,功效卓著。更兼旋复花、胆南星肃肺化痰,使气顺痰消则诸症自愈。

【方六】 消积散合银杏散

【组成】 焦三仙各10克,鸡内金10克,陈皮6克,炒扁豆10克,白果仁10克,小茴香6克,甜杏仁6克,麻黄6克。

【治则】 运脾消积,温化痰饮。

【证候】 痰多咳嗽。

咳嗽声重,痰多恶心,舌苔白腻,脉滑。

【按语】《素问·咳论》云"五脏六腑皆令人咳,非独肺也",各种原因引起的肺气升降失常均可导致咳喘,然小儿多责之脾胃功能失调这是由小儿生理特点所决定的。小儿若草木方萌,生机旺盛,所需各种营养成分较多而营养来源于脾胃,赖脾胃受纳运化功能来完成,故小儿脾胃负担较重。另一方面,小儿脏器稚嫩,脾常不足加之乳食不知自节,故易伤于乳食而形成积滞。陈和认为积滞作为病理产物,一方面阻碍脾胃气机,进而影响受纳运化功能,使积滞加重,形成恶性循环,久之脾虚不运聚湿生痰;另一方面积滞日久生热,灼津为痰,痰积互结,相互滋生,痰既成,咳喘生。

【方七】 麻杏苡仁温肺汤(经验方)

【组成】 麻黄6克,杏仁6克,生薏仁15克,细辛1克,干姜6克,白芥子6克,甘草6克。

【治则】 燥湿祛痰,温肺平喘。

【证候】 痰湿咳嗽。

咳嗽痰壅,色白而稀,胸闷纳呆,神乏困倦,舌质淡红,苔白腻,脉滑。

【按语】 本证非温不能散其寒,非宣不能开其壅,非降不能平其喘。故用自拟麻杏苡仁温肺汤治疗,药用麻黄、杏仁温开肺气,生薏仁温燥痰湿,细辛、干姜温化寒痰,芥子辛散温通,温肺祛痰,甘草止咳,调和诸药。方中所用之品多辛温燥热,若辨证无误则效如桴鼓。

【方八】 百麦润肺汤(经验方)

【组成】 百部6克,南沙参15克,北沙参15克,麦冬15克,百合10克,川贝10克,地骨皮15克,甘草6克。

【治则】 润肺化痰,益气养阴。

【证候】 阴虚燥咳。

干咳少痰或痰滞不爽,咽红充血,手心灼热,舌红苔薄,脉象细弦或细数。

【按语】 方中百部为润肺良药,但其味苦,小儿较难接受,故剂量一般不超过6克;南、北沙参、麦冬益气养阴;百合、川贝母润肺燥、清肺热;地骨皮除虚热;甘草止咳调和诸药。本方治疗气阴两虚之久咳甚为合拍。

(二)支气管肺炎

支气管肺炎又称小叶性肺炎,为小儿时期常见的肺系统疾病之一。临床以发热、咳嗽、气促、鼻煽、肺部中小湿啰音为主要特征。四季均可发病,尤以冬春季节气温骤变时多见,好发于婴幼儿。本病属于中医肺炎喘嗽范畴。主要由于外邪犯肺,肺气郁阻,日久生热,炼津为痰,痰阻肺络,壅塞气道,不得宣通,致肺气上逆所成。

【方一】 小青龙汤加味《伤寒论》

【组成】 麻黄6克,桂枝6克,生白芍6克,细辛3克,清半夏6克,陈皮3克,紫菀6克,款冬花6克,前胡6克,五味子3克,甘草3克。

【治则】 辛温开肺,化痰止咳。

【证候】 风寒闭肺。

恶寒发热,无汗,呛咳不爽,呼吸气急,痰白而稀,口不渴,咽不红,舌质不红,薄白或白腻,脉浮紧,指纹浮红。

【按语】 咳喘不能平卧者加白芥子、炒卜子,此型慎用寒凉之品。

【方二】 宣肺止喘汤(王烈教授自拟方)

【组成】 麻黄,杏仁,甘草,苏子,款冬花,清半夏

【治则】 宣肺止喘。

【证候】 风寒闭肺。

恶寒发热,无汗,呛咳不爽,呼吸气急,痰白而稀,鼻塞流涕,苔薄白或白腻,脉浮紧,指纹浮红。

【按语】 用于肺炎之初,寒邪闭肺,其喘伴有寒象者。

【方三】 清肺汤加味(经验方)

【组成】 大青叶 10 克,桑白皮 8 克,川贝 6 克,紫菀 6 克,款冬花 6 克,杷叶 6 克,僵蚕 3 克,蝉蜕 3 克,甘草 3 克。

【治则】 辛凉开肺,止咳化痰。

【证候】 风热闭肺。

风温闭肺的轻证。发热恶风,咳嗽气促,微有汗出,口渴痰多,咽部红赤,舌苔薄白微黄,脉象浮数。

【按语】 热重加黄芩、大热加生石膏以清热化痰为主,不选涤痰之品。

【方四】 麻杏石甘汤加味《伤寒论》

【组成】 麻黄 4.5 克,杏仁 6 克,生石膏 15 – 20 克,甘草 3 克,板蓝根 9 – 15 克,黄芩、银杏、苏子、葶苈子各 9 克。

【治则】 清热宣肺,化痰止咳。

【证候】 风热闭肺。

风温闭肺的重证。证见高热不退,咳嗽频频,气急鼻煽,涕泪俱无,喉中痰鸣,口渴烦躁,面色红赤,小便黄少,大便不畅,舌苔黄,质红而干,脉象浮数而滑。

【按语】 毒热盛者,加大青叶、银花、蚤休、僵蚕,大便干结者加大黄。

【方五】 肺炎合剂(郑惠伯经验方)

【组成】 麻黄 3 克,杏仁 5 克,石膏 30 克,虎杖 6 克,银花 15 克,大青叶 15 克,柴胡 10 克,黄芩 10 克,鱼腥草 20 克,青蒿 15 克,贯众 10 克,紫河车 5 克,地龙 5 克,僵蚕 10 克,野菊花 10 克,甘草 5 克。

【治则】 清热解毒,开闭化痰。

【证候】 风热闭肺。

发热,咳嗽,喉间痰鸣,喘息甚则鼻煽,呼吸急促,唇绀,苔黄,脉浮数,指纹深红紫暗。

【按语】 方中麻黄、杏仁、石膏、甘草宣肺、开闭、清热;僵蚕、地龙、紫河车、虎杖清热解毒,祛痰止咳,活血行瘀通便,以促进肺部炎症的吸收;银花、大青叶、柴胡、黄芩、青蒿、贯仲、野菊花,清热解毒,以抗病原菌和病毒;鱼腥草清热解毒,配合地龙以利尿,消炎,消肿。本方源于《伤寒论》麻杏石甘汤,在原方基础上增加药物甚多,以求力大效宏。

【方六】 五子定喘汤加味(经验方)

【组成】 白芥子6克,炒卜子6克,葶苈子6克,牛蒡子6克,苏子6克,地龙6克,炙麻黄6克,杏仁6克,生石膏15克,川贝6克,甘草3克。

【治则】 清热泻肺平喘。

【证候】 痰热闭肺。

发热烦躁,咳嗽而喘,呼吸困难,气急鼻煽,口唇紫绀,面赤口渴,喉间痰鸣,声如拽锯,胸闷胀满,泛吐痰涎,苔黄质红,脉象弦滑。

【按语】 泻肺行水之葶苈子,白芥子等要中病即止,临床以喘促缓解为标准,不可久用,免伤正气。

【方七】 麻杏石甘汤加葶苈大枣泻肺汤《金匮要略》

【组成】 麻黄6克,杏仁6克,生石膏15克,桑白皮6克,浙贝6克,枸杞叶10克,鱼腥草15克,甘草3克。

【治则】 清热开肺,止咳化痰。

【证候】 痰热闭肺。

发热咳嗽,气喘鼻煽,口唇紫绀,面赤口渴,喉间痰鸣如拽锯,胸闷胀满,泛吐痰涎,苔黄质红,脉象弦滑。

【按语】 用于高热烦躁,咳嗽痰多者,可加瓜蒌、海浮石、天竺黄。

【方八】 清肺通腑汤(经验方)

【组成】 金银花10克,鱼腥草10克,黄芩9克,桔梗9克,瓜蒌12克,枳实10克,大黄8克,杏仁10克,甘草5克,芒硝3克。

【治则】 清肺化痰,解毒通腑。

【证候】 痰热闭肺。

发热烦躁,咳嗽而喘,呼吸困难,气急鼻煽,口唇紫绀,面赤口渴,痰鸣如拽锯,胸闷胀满,苔黄质红,脉象弦滑。

【按语】 清肺通腑汤中金银花、连翘、鱼腥草、黄芩、枳实、芒硝、大黄清热解毒,通腑泻热,以釜底抽薪,使热退咳喘腹胀缓解;瓜蒌、桔梗、杏仁宣肺化痰止咳;甘草调和诸药,具有提高机体免疫力作用。诸药合用,共奏清肺化痰,解毒通腑之功,收到了很好的治疗效果。咳剧痰多者,加川贝母6克、天竺黄3~5克;热重便秘者加桑白皮6~10克、山栀5-9克、芒硝3-6克。

【方九】 人参五味子汤加二陈汤(《幼幼集成》《太平惠民和剂局方》)

【组成】 人参6克,茯苓6克,白术6克,五味子3克,紫菀3克,款冬花3克,半夏6克,陈皮3克,甘草3克。

【治则】 健脾益气,止咳化痰。

【证候】 脾虚痰阻。

常见于慢性肺炎患者,症见低热起伏,长期咳嗽痰多,面色萎黄,神疲乏力,动则汗出,纳呆,便溏,舌淡,苔白滑,脉细软。

【按语】 脾虚痰盛患者,不可见痰化痰,当健脾益气,阻生痰之源。

【按语】 热盛者,加全瓜蒌,花粉等。

【方十五】 射干麻黄汤加减

【组成】 麻黄4.5克,射干9克,细辛3克,五味子、葶苈子、杏仁、苏子各6克,附片2克,鹅管石9-15克。

【治则】 温肾暖肺,降气平喘。

【证候】 肺肾虚喘息型。

此型多见于体质虚胖小儿,体温不甚高且喘憋较重者。系肺肾气虚,邪实闭肺所致,属喘憋性肺炎。

【按语】 四肢冰冷者,加桂枝;心率快,脉细数者,去麻黄加生脉散;喘不止者,加地龙;体温较高者,加板蓝根、银花、连翘;喘止痛缓者,酌加胡桃仁、补骨脂等。

(三)支气管哮喘

支气管哮喘为儿科临床常见的呼吸道疾病,以发作性哮鸣、气喘、伴咳嗽及痰声为特征,具有反复发作、迁延难愈的特点,常在幼儿时期起病、男孩多于女孩,气候交接时发病率较高,反复发作。重型病人迁延日久,缠绵难愈,影响生长发育。部分病人可在青春期前后终止发作。属中医学"哮证"范畴。

中医认为本病病因是宿痰内伏于肺,脾肺肾三脏功能失调,复感外邪,饮食不当、冷暖失宜、情志不畅等诱因引触,痰随气升,气因痰阻,相互搏结,壅塞气道,肺失宣降即喘促哮鸣。由于诱发病因和病理反应的不同,故临床又有寒、热、虚、实的表现。

【方一】 麻杏石甘汤合三子养亲汤、二陈汤加减

【组成】 麻黄6克,杏仁6克,石膏15克,甘草6克,葶苈子15克,苏子6克,萝卜子10克,陈皮6克,半夏6克,茯苓10克。

【治则】 平喘化痰。

【证候】 发作期(风寒外束,痰热内蕴型)。

发作时,痰随气升,气因痰阻,相互搏结,阻塞气道,宣降失常,而见气息喘促。寒邪或风热使肺气闭塞,痰热内郁,使肺气上逆,出现痰阻气促。

【按语】 《证因脉治·哮喘》云:"哮病之因,痰饮留伏,结成巢臼,潜伏于内,偶有七情之犯,饮食所伤,或外有时令风寒束其肌表,则哮喘之症作矣。"方中麻黄宣肺解表,石膏清泄肺热,两者相制为用,既能宣肺,又能泄热;苦杏仁降利肺气,与麻黄相配则宣降相因,合石膏则清肃协同;三子养亲汤以葶苈子易白芥子,加其泻肺平喘之力而存其降气消痰之功,并避免白芥子温热燥烈之性,适当配以地龙、桑白皮以泻肺平喘;"脾为生痰之源,肺为贮痰之器",治痰多从脾肺论治,取二陈汤燥湿化痰,以酒制陈皮易橘红,既能理气化痰,又能调胃和中,减诸药苦口之味,尤适用于儿科;加用鹅管石、前胡、浙贝母等,共达祛痰之效。痰热之象明显者可加用黄芩、天

竺黄、鱼腥草等清热化痰，或易二陈汤为温胆汤；兼有胸闷者加枳壳、厚朴宽胸理气；咳甚者加用旋覆花以降逆化痰止咳。邪去则正安，痰去则喘平。

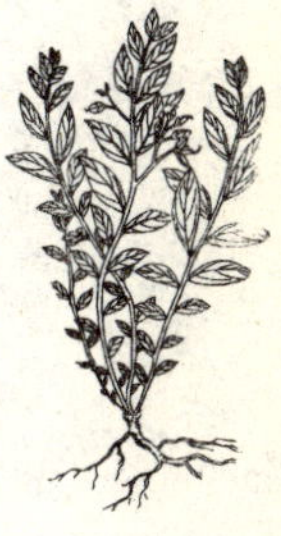

【方二】 宣肺平喘汤加减（王霞芳经验方）

【组成】 炙麻黄、黄芩、紫菀、炙百部、橘皮、橘络各6克，杏仁、辛夷、姜半夏各9克，苍耳子、炙苏子、款冬、僵蚕各10克，炙甘草3克。

【治则】 宣肺降气，祛痰平喘。

【证候】 发作期（风寒外束，痰热内蕴型）。

素体痰多肺热的儿童，每因复感风寒致哮喘咳嗽，痰多黄稠难咯，气急难卧，舌苔黄腻，脉滑数。

【按语】 可加用葶苈子、莱菔子、广地龙以加强化痰通络、解痉平喘之功；若肺热重可加重黄芩；若鼻部症状较重可加辛夷、苍耳子、蝉衣；盗汗多者加用麻黄根。

【方三】 玉屏风散合二陈汤加减

【组成】 黄芪15克，白术10克，防风10克，陈皮6克，半夏6克，茯苓10克，甘草6克。

【治则】 培正固本。

【证候】 缓解期（缓则补肺脾肾，意在扶正）。

哮喘以宿痰内伏为痼疾，与素体肺、脾、肾三脏功能失调有关。小儿脏腑娇嫩、形气未充是其生理特点，其中尤以肺脾娇嫩、肾气未固为多见。

【按语】 玉屏风散以益气固表药为主，配伍少量祛风解表之品，补中寓散，固表不留邪，祛邪不伤正；二陈汤中的茯苓与玉屏风散中的白术都具健脾之力，且二陈汤还具有理气燥湿化痰功效，在固本的同时不忘祛邪；紫河车温肾补精、益气养血，现代医学研究表明其有提高机体免疫力功效，在缓解期可适当配伍以提高患儿体质。临床用药当视具体情况而有所侧重：若患儿自汗多，加用煅龙骨、煅牡蛎、浮小麦敛汗；若食欲不振，加神曲、麦芽、谷芽、山楂健胃助运；若喉中痰多，易二陈汤为温胆汤，加前胡、紫菀、鹅管石等以清宿痰；若余邪未尽、痰热明显，暂不用紫河车，恐血肉有情之品滋腻留邪。

【方四】 柴胡疏肝散加味

【组成】 陈皮醋炒、柴胡各6克，川芎、香附、枳壳麸炒、芍药各5克，炙甘草3克。

【治则】 疏肝理气，止咳平喘。

【证候】 肝郁气滞型。

症见咳嗽气喘，夜间咳甚，痰少难咯或无痰，胸闷胁胀，心悸少寐，舌质红，苔薄白，脉弦。

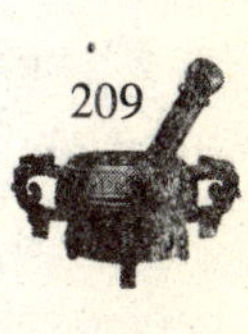

【按语】 因忧思、抑郁、恼怒等不良刺激而致肝失条达、气机不畅，从而影响肺失宣肃而致哮喘。肝喜条达，主疏泄而藏血，其经脉布胁肋，循少腹。因情志不遂，木失条达，肝失疏泄，而致肝气郁结。气为血帅，气行则血行，气郁则血行不畅，肝经不利，故见胁肋疼痛。《内经》说："木郁达之"，治宜疏肝理气之法。方中用柴胡疏肝解郁为君药。香附理气疏肝，助柴胡以解肝郁；川芎行气活血而止痛，助柴胡以解开经之郁滞，二药相合，增其行气止痛之功，为臣药。陈皮、枳壳理气行滞；芍药、甘草养血柔肝，缓急止痛，为佐药。甘草兼调诸药，亦为使药之用。诸药相合，共奏疏肝行气，活血止痛平喘之功。

(四)病毒性心肌炎

病毒性心肌炎是病毒侵犯心脏，引起局限性或弥漫性心肌炎性病变的疾病。临床小儿患者表现轻重悬殊，病程长短不一，轻者可无症状，重者可致心力衰竭、阿－斯综合征、猝死或转为慢性。中医学中尚无特定病名与本病相对应，辨证涉及温病、心悸、怔忡及胸痹。

【方一】 玄参升麻汤加减

【组成】 玄参10克，升麻10克，生甘草6克，桔梗10克，牛蒡子10克，山豆根10克，锦灯笼3克，紫丹参10克，苦参10克，蚤休10克，万年青10克。

【治则】 清热利咽。

【证候】 外邪袭表型。

小儿病毒性心肌炎初起阶段，常见发热，或微恶风寒，咽痛，咳嗽，胸闷，心率加快，舌苔薄白，舌尖红赤，脉象浮数。

【按语】 少阴经脉循喉咙，故咽喉为肺之通道，呼吸之门户，外邪留恋，热郁心肺，每从咽喉部位反映出来。病毒性心肌炎患儿在病程的发生、发展演变中，常出现急、慢性咽炎，扁桃体炎而加重心肌的损害，使病情辗转难愈。因此，临床上患儿常感咽痛或咽喉不利，有痰而咯吐不爽，或感音哑或无自觉症状而仅咽红或暗红时，为避免病邪留连，宜以清热利咽治法为主，常用玄参升麻汤加减。玄参、升麻清热解毒；生甘草、桔梗清利咽喉，牛蒡子、山豆根、锦灯笼解毒利咽；紫丹参、苦参、蚤休、万年青，养心调律。切忌酸涩补敛，强遏留邪，否则病毒愈陷愈深，肺卫之邪难泄，则作困兽斗。

【方二】 苍耳子散加减

【组成】 苍耳子6克，辛夷10克，薄荷10克，细辛3克，葱根10克，茶叶6克，丹参10克，苦参10克，蚤休10克。

【治则】 疏风通窍。

【证候】 外邪袭表型。

发热，或微恶风寒，咽痛，咳嗽，胸闷，心率加快，舌苔薄白，舌尖红赤，脉象浮数。

【按语】 鼻为肺窍，肺气畅利则呼吸通爽，嗅觉灵敏。外邪留连，肺气不宣，往往出现鼻塞不通，时流浊涕，嗅觉减弱，形成急、慢性鼻炎，鼻窦炎。病毒性心肌炎患儿亦常有此现象，缠绵不愈。因此临床时如遇长期鼻塞不通，流涕增多，发音共鸣障碍，说话重浊不清，口式呼吸，睡眠易醒，是为肺卫郁滞，邪浊扰窍所致，应以疏风通窍为主，可用苍耳子散加减。苍耳子、辛夷上通九窍，疏散风热；薄荷、细辛散风破结，清利头目；葱根升阳通气；茶叶能清火降浊，丹参、苦参、蚤休调心通络，则风热得散，清升浊降而留连之邪自去。

【方三】 宣白承气汤加味

【组成】 杏仁6克，石膏15克，黄芩10克，山栀10克，丹参10克，苦参10克，蚤休10克，万年青10克，瓜蒌10克，大黄10克。

【治则】 宣肺通腑。

【证候】 外邪袭表型。

小儿病毒性心肌炎初起阶段，常见发热，或微恶风寒，咽痛，咳嗽，胸闷，心率加快，舌苔薄白，舌尖红赤，脉象浮数。

【按语】 肺与大肠相表里，肺气清肃下行，大肠才能顺利通降，病毒性心肌炎病变之初，往往因肺气不利而发热，咳嗽，痰盛，呼吸喘促，腹部胀满，大便秘结，心悸不已，神烦不宁，脉来间歇，舌苔黄腻。由于热邪炼液，痰闭肺窍，扰动心神，急当宣肺清热，涤痰通腑，可用宣白承气汤加丹参、苦参、蚤休、万年青、黄芩、山栀等，方中杏仁、石膏、黄芩清热宣肺；山栀、丹参宁心除烦；苦参、蚤休、万年青调节心律；瓜蒌、大黄涤痰通下。此时不宜单用开肺之法，因痰热壅肺，肺气胀满，气机将绝，开之则愈促其肺气闭绝，犹如扬汤止沸，加重心阴耗损，不如釜底抽薪，急下存阴，通利大肠，适足减轻肺之壅塞，临床症候，因亦改善，但不宜久用，杀其势即可。

【方四】 栀子豉汤合半夏泻心汤加减

【组成】 淡豆豉10克，桔梗10克，黄芩10克，郁金10克，枳壳10克，山栀10克，蚤休10克，丹参10克，苦参6克，卷柏10克，半夏6克，干姜3克。

【治则】 清热化痰，宁心安神。

【证候】 痰热内阻型。

胸闷，咳嗽，气粗而咽喉不利，心悸而烦躁乏力，舌苔厚腻，脉象歇指。

【按语】 痰热阻肺，则宣降失司，故咽喉不利，咳嗽，气粗而胸闷。痰热内蒸，心神不能自持，则心悸而烦躁乏力，舌苔厚腻，出现脉象歇指。证属热伤心肌，扰动心神。应迅速阻止病邪内传加重病情，急宜清热化痰，宁心安神。淡豆豉、桔梗、黄芩清热利咽；郁金、枳壳、山栀、蚤休、丹参、苦参清热除烦，养心通窍；卷柏活血化瘀；半夏、干姜以清开中焦肺胃痰实，涤痰宁心。痰热得清，病势即缓，从而达到邪去正安的目的。淡豆豉、桔梗、黄芩清热利咽；郁金、枳壳、山栀、蚤休、丹参、苦参清热除烦，养心通窍；卷柏活血化瘀；半夏、干姜以清开中焦肺胃痰实，涤痰宁心。痰热得清病势即缓，从而达到邪去正安的目的。

【方五】 葛根芩连汤加减

【组成】 葛根12克，黄芩10克，黄连10克，陈皮10克，木香10克，厚朴10克，茯苓10克，苦参10克，卷柏10克。

【治则】 清化湿热，宁心安神。

【证候】 湿热扰心型。

心悸，心律失常，伴有身重，体倦，纳呆，腹涨，舌红苔黄腻，脉濡。

【按语】 湿困脾阳，则运化失司，加之患者素体虚弱，致湿蕴化热，形成湿热扰心，出现心悸，心律失常。若湿热蕴阻中焦熏蒸肝胆，肝失疏泄，胆液不循常道，泛溢熏染肌肤，出现黄疸。治宜清化湿热，宁心安神。葛根、黄芩、黄连清上焦之热；陈皮、木香、厚朴、茯苓健脾理气；苦参、卷柏清热燥湿，活血化瘀。

【方六】 炙甘草汤合生脉饮加减

【组成】 太子参10克，麦冬10克，五味子6克，炙甘草6克，桂枝6克，白芍10克，阿胶10克。

【治则】 益气养阴。

【证候】 气阴两伤。

心悸，面色无华，气短，自汗，盗汗，舌红，脉细而弱。

【按语】 血属于阴，久病血虚，不能养心则心悸，不能上荣于面则面色无华。心气虚弱，鼓动无力，气血不能正常运行则脉细而弱，气短，自汗，盗汗，耗散津液，邪盛正衰可导致心失所养。故丹溪谓："人之所主者心，心之所养者血，心血虚，神气不宁，故惊悸之肇端。"宜以益气养阴主之，常用炙甘草汤太子参、麦冬、五味子、炙甘草益气复脉；桂枝、白芍、阿胶温经通络，养阴补血；自汗加生龙牡、炒白术丹参、苦参；盗汗加黄芪、生熟地、黄连、黄芩、黄柏、当归。此期多为病久多汗，耗损心血津液，形成气阴两虚，当慎防心力衰竭。

【方七】 养阴护心汤

【组成】 党参10克，麦冬15克，五味子6克，桂枝6克，丹参10克，生地10克，苦参10克，白芍10克，炙甘草6克。

【治则】 益气养阴，护心安神。

【证候】 气阴两伤。

心悸，心烦，面色无华，气短，口燥渴，自汗，盗汗，舌红，脉细而弱。

【按语】 小儿病毒性心肌炎属于祖国医学的风温，心悸，怔忡，胸痹，心水等范畴，其病机主要是邪毒内舍于心，损伤心之气阴，心脉瘀阻方中党参补中健脾益气温阳扶正；麦冬，生地滋心阴，养心血，充血脉；五味子与白芍酸收敛阴，并宁心安神；炙甘草益心气，补脾气，以资气血生化之源；桂枝，丹参温心阳，通心脉；苦参燥湿利水通脉，诸药合用使阴血足而血脉充，阳气盛而心脉通，诸症得除。

【方八】 玉竹葛根宁心汤

【组成】 玉竹12克，麦冬10克，葛根10克，太子参10克，丹参10克，沉香3克，降香3克，酸枣仁10克。

【治则】 益气养阴，理气活血，宁心复脉。

【证候】 气阴两伤。

面色萎黄，胸闷心悸，活动后尤甚，喜叹息，夜寐不安，乏力，舌红，苔薄腻，脉细数。

【按语】 方取玉竹、麦冬养阴生津，现代药理证实有营养心肌、强心利尿之功；葛根外以解表祛邪，内以养阴生津，尤能升举清阳，现代药理提示其有扩张冠状动脉、保护缺血缺氧的心肌和抗心律失常的作用；太子参益气养阴；丹参活血化瘀、养血安神，并能增加冠脉血流量，有利于消除局部缺血、缺氧、炎症、疤痕引起的异位节律，改善心功能；沉香、降香理气宽胸，与葛根相伍，一升一降，相得益彰，使气机升降有序，则心悸、胸闷可除；枣仁养血宁心安神。全方动静结合，寓通于补，补不滋腻，通不伤正，气血兼顾。临证时，可根据不同病情化裁变通：胸闷较甚者，加郁金、枳壳、瓜蒌皮；夜寐不宁者，加茯神、柏子仁；纳食不香者，加生熟谷芽、鸡内金；有早搏，脉律不齐者，加苦参；体虚汗多者，加绵黄芪、煅龙牡、白术；脉缓者，加桂枝；兼有外邪如咽红、扁桃体肿者，加僵蚕、连翘、紫花地丁；平时可加服中成药玉屏风散及生脉饮口服液以扶正固本。

【方九】 桃红四物汤合血府逐瘀汤加减

【组成】 桃仁10克，红花10克，川芎10克，赤芍10克，乌药10克，郁金10克，枳壳10克，当归10克，生地10克。

【治则】 祛瘀通络，佐以调养气血。

【证候】 瘀血内阻型。

心悸动，胸憋闷、疼痛，舌有瘀斑，脉涩而不流利。

【按语】 瘀血停滞，心气受阻，痰浊凝聚，瘀血痹阻于心脉，心脉气血运行不畅，故出现心悸动，胸憋闷、疼痛，舌有瘀斑，脉涩而不流利。桃仁、红花、川芎、赤芍活血化瘀，通络止痛；乌药、郁金、枳壳宽胸理气；当归、生地养血柔肝，气行则血行。

（五）尿崩症

尿崩症是指血管加压素又称抗利尿激素分泌不足（又称中枢性或垂体性尿崩症），或肾脏对血管加压素反应缺陷（又称肾性尿崩症）而引起的一组症群，其特点是多尿、烦渴、低比重尿和低渗尿。前者可见于任何年龄，通常在儿童期或成年早期发病，男性较女性多见，男女之比约2:1。后者是一种少见的多尿，由于对血管加压素无反应所致。本病归属于中医学“消渴”的范畴。

【方一】 消渴方加减

【组成】 天花粉18－24克，川黄连6－12克，生地黄12－24克，葛根12克，麦冬10克，石斛10克，丹参10克，藕汁10克（冲）。

【治则】 清热养阴，生津止渴。

【证候】 肺胃燥热。

烦渴多次，口干舌燥，尿频量多，大便秘结，舌边尖红，苔薄黄，脉数。

【按语】 方中重用天花粉生津清热，佐黄连清热降火，生地黄、藕汁、沙参、麦冬养阴增液，石斛、葛根以加强生津止渴，加入丹参以活血化瘀、滋阴养血。可酌加石膏、知母兼清胃火。全方配伍可起到清肺热、生津液、止消渴的功效。如伴有多食易饥,大便干燥,苔黄;脉滑实有力者,可酌加石膏、知母。

【方二】 六味地黄汤加减

【组成】 生熟地各15克,山药15克,萸肉15克,丹皮10克,茯苓10克,麦冬12克,五味子10克,元参15克,花粉15克,五倍子10克,桑螵蛸15克,生甘草30克。

【治则】 滋阴固肾。

【证候】 肾阴亏虚。

尿频量多,口渴唇燥,五心烦热,舌质红,苔薄黄,脉沉细。

【按语】 本症的根本在于肾阴亏耗。而六味地黄汤加减具有较强的滋阴固肾之功效。由于紧扣病机,证法相符,故能取得满意疗效。

【方三】 自拟方

【组成】 白干参4.5克,麦门冬6克,生黄连1.2克,竹叶心6克,莲子心9克,淡附片3克,益智仁3克,覆盆子6克,菟丝子6克,龟板6克,青龙齿9克,桑螵蛸4.5克。

【治则】 清上固下,益阴和阳。

【证候】 肾阴亏虚。

尿频量多,口渴唇燥,五心烦热,舌质红,苔薄黄,脉沉细。

【按语】 本证多因久病肾中之火不足,阴阳失调。阴沉于下,气虚不纳则溲频多;阳浮于上,津液内耗,则夜烦口渴。

【方四】 金匮肾气丸加减

【组成】 附子(先煎)10克,肉桂6克,生熟地各20克,山药10克,丹皮10克,茯苓10克,菟丝子10克,金樱子10克,黄芪16克,甘草6克。

【治则】 温阳滋肾固涩。

【证候】 阴阳两虚。

小便频数,面色黧黑,形寒畏冷,饮一溲一,舌淡,苔白,脉沉细无力。

(六)单纯性肥胖症

小儿肥胖症是指小儿体重超过按身高计算标准体重的20%。临床分为单纯性肥胖和症状性肥胖。本节只讨论前者。单纯性肥胖是由于摄入量过多,过多的热量转化为脂肪蓄积于体内所致。临床表现为均匀性肥胖,智力与性征发育正常,多见于学龄期儿童。

【方一】 温胆汤,平胃散加减

【组成】 姜半夏10克,陈皮6克,茯苓10克,枳实10克,竹茹6克,白术10克,莱菔子10克,生山楂10克,六一散(包煎)10克。

【治则】 化湿祛痰。

【证候】 痰湿内蕴。

素体肥胖，食欲尚振，伴有胸脘痞闷，有时喉间痰多，肢体沉重，倦怠乏力，舌质胖，苔薄白，脉滑。

【按语】 胸脘痞闷，加瓜蒌皮10克、枳壳6克；便秘，加生大黄（后下）6克、生决明子15克。

【方二】 香砂六君子汤加减

【组成】 白术10克，茯苓10克，姜半夏10克，陈皮6克，甘草6克，木香6克，砂仁（后下）3克，泽泻10克，厚朴10克。

【治则】 健脾燥湿。

【证候】 湿困脾胃。

嗜睡身重，纳谷欠佳，肢体倦怠，舌苔白腻，脉濡缓。

【按语】 嗜睡身重，加北秫米10克、石菖蒲10克；恶心，加竹茹6克、蔻仁（后下）3克。

【方三】 调胃承气汤加减

【组成】 生石膏（先煎）30克，知母10克，黄连3克，生大黄（后下）6克，焦山栀10克，芒硝10克，生地10克，甘草6克。

【治则】 清胃泻火。

【证候】 胃火炽盛。

胃纳特佳，喜食肥甘辛热之品，大便燥结，小溲短赤，舌质稍红，苔黄燥，脉滑数。

【按语】 便秘，加生决明子10克、瓜蒌仁10克；多食，加龙胆草10克、丹皮10克。

（七）肝糖原累积症

肝糖原累积症是酶缺陷所造成的先天性糖原代谢紊乱性疾病，是常染色体隐性遗传病。多数病例由于缺乏葡萄糖-6-磷酸酶，6-磷酸葡萄糖不能形成葡萄糖，从而引起糖原累积于肝肾而致病。属中医“癥瘕”、“积聚”范畴。

【方一】 加味健脾利肝汤（北京关幼波拟）

【组成】 黄芪10克，当归6克，白芍10克，白术4.5克，扁豆10克，党参10克，地龙3克，赤芍10克，丹参10克，泽兰12克，乌梅3克，郁金3克，香附6克，僵蚕6克，紫草5克，鸡内金10克，王不留行10克，败酱草15克，炒谷芽10克。

【治则】 健脾补气，养血补肝，活血化瘀，解毒散结。

【证候】 肝脾两虚。

患儿平时喜卧，多汗，经常腹泻，每天便溏7~8次，带有不消化食物，尿清色淡。

【按语】 肝糖原累积症，乃为一种先天性碳水化台物代谢异常性疾病，临床上较为罕见，目前西医尚无特殊的治疗方法。此病从其临床证候来看，与一般“虚损”或痞块症积不同，与古代病名之“息积”、“伏梁”除了腹部有形积块以外，症状也不完全相同。《素问》中将其列为奇病，而本病较其更为奇。由于怪病多从痰入手，所以，从患儿的整体情况进行辨证，从痰论治而获效。方中虽无杏仁、橘红等狭义化痰之品，而是补血养肝，健脾补气，调理气血，活血化瘀。气顺则痰易清，血活则痰易化，不但能使已经瘀结的痰血消除化散，而且阻断生痰之源，治痰之妙乃在此也。

【方二】 **四君子合归脾汤**

【组成】 党参、黄芪、当归、丹参、龙骨、牡蛎、牡丹皮各15克，炙鳖甲、鸡内金、茯苓各9克，白术、石斛、枸杞子、生地黄、黄芩、白花蛇舌草各12克，炙甘草、法半夏各6克，沙参10克。

【治则】 健脾柔肝，养阴活血，兼清利湿热。

【证候】 肝郁脾虚，湿热内蕴。

腹胀，便溏，口干喜饮，舌红、苔薄黄，脉弦滑。

【按语】 以健脾柔肝方法，方用四君子合归脾汤之意，配合养阴活血，清热利湿，调和营卫等法，辨证加减。方中以党参、茯苓、陈皮、法半夏、茯苓、白术益气健脾：少佐生地黄、枸杞子培补肝肾；疾病日久，气血津液运化失常，气滞则郁热内生，瘀血内结于胁下，形成痞块，故舌红、苔黄，口渴喜饮，皮肤瘀斑，腹内结块。治疗时兼顾血热及阴虚，结合清热养阴柔肝、活血软坚诸法。清热利湿则选用虎杖、黄芩、车前子、制大黄、白花蛇舌草等；养阴柔肝选用沙参、生地黄、石斛等养阴生津之品；活血凉血用虎杖、丹参、牡丹皮、当归、仙鹤草；软坚散结选用龙骨、牡蛎、鳖甲等。

【方三】 **扶元散加减**

【组成】 党参10克，白术10克，茯苓10克，熟地10克，黄芪10克，山药10克，当归10克，白芍10克，山萸肉10克，甘草6克。

【治则】 补益脾肾。

【证候】 脾肾虚弱。

形体矮小，体属虚胖，多汗无力，肌肉松软，食欲欠佳，大便稀薄，发育迟缓，肝脏肿大，舌苔薄白，脉细软。

【按语】 多汗，加龙骨(先煎)30克、碧桃干10克；纳呆，加鸡内金10克、谷麦芽各10克；形体矮小，加鹿茸(研吞)0.6克，河车粉(吞)0.9克；大便溏薄，加扁豆花6克，车前子(包煎)10克。

【方四】 **补阳还五汤加减**

【组成】 黄芪15克，当归15克，川芎10克，地龙10克，白芍10克，桃仁10克，红花10克，鸡血藤10克，甘草6克。

【治则】 益气活血。

【证候】 气虚血瘀。

自汗盗汗，反复感染疾病，大便溏薄，食欲不振，肝脾肿大，肝特大而坚实，据占右腹大部，呕吐恶心，舌质暗红，苔薄白，脉细涩。

【按语】 肝大坚实，加鳖甲(先煎)15克、丹参10克；呕吐，加姜竹茹6克、姜半夏 10 克;体虚无力,加党参 10 克,黄精 10 克、白术 10 克。

(八)性早熟

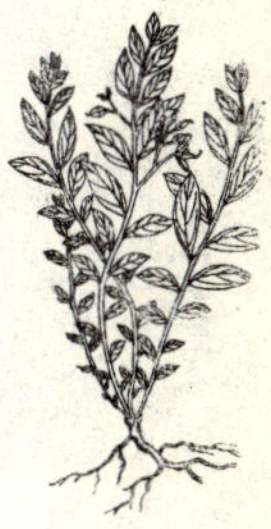

性早熟是指女孩 8 岁以前,男孩 10 岁以前,过早出现第二性征。性早熟的出现是由于各种原因过早地解除了下丘脑促性激素释放激素的抑制,从而较早地启动了下丘脑-垂体-性腺轴的发育,或部分性激素的异常分泌使性器官出现发育或成熟的表现。临床上分为真性、假性和不完全假性三类。本文是指真性性早熟中的特发性性早熟,女孩发病较男孩为高。中医对性成熟问题早有认识,认为在女性属于幼女经早。多由肾虚阴液不充、阴虚内热、扰动血室、肾失封藏所致。

【方一】 知柏地黄汤加减

【组成】 知母 10 克,黄柏 10 克,熟地 10 克,山萸肉 10 克,淮山药 10 克,茯苓 10 克,丹皮 10 克,泽泻 10 克,甘草 6 克。

【治则】 滋阴泻火。

【证候】 阴虚火旺。

月经提早来潮,男孩阴茎勃起,夜间泄精,形体较矮小,颧红唇赤,潮热盗汗,夜寐不安,口咽干痛,小溲短赤,大便秘结,舌质红,苔少,脉细数。

【按语】 心中烦热,加竹叶 6 克,莲子芯 3 克;潮热盗汗,加地骨皮 10 克、五味子 6 克、牡蛎(先煎)30 克。

【方二】 柴胡疏肝散加减

【组成】 柴胡 6 克,枳壳 6 克,白芍 10 克,香附 10 克,川芎 10 克,五灵脂 10 克,当归 10 克,茯苓 10 克,龙胆草 10 克,甘草 6 克。

【治则】 疏肝理气清热。

【证候】 肝气郁结。

乳房发育提早、胀痛,情绪不稳,易怒,食欲不振,带下赤白,胸闷不舒,男孩痤疮,声音低沉,阴毛、腋毛生长,苔薄,脉弦。

【按语】 胸闷不舒,加郁金 10 克、川楝子 10 克;赤白带下,加椿根皮 10 克、旱莲草 10 克。

(九)急性肾小球肾炎

急性肾小球肾炎是一种与感染有关的免疫反应性疾病,发病多与 A 组 B 型溶血性链球菌感染有关。临床以浮肿、血尿、尿少和高血压为主症。起病急骤,3~8 岁为好发年龄,除少数有心力衰竭、高血压脑病、肾功能衰竭等并发症外,预后一般良好。本病属中医“水肿”阳水范畴。

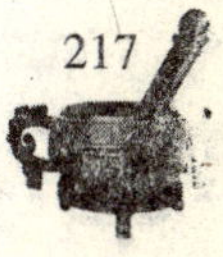

【方一】 麻黄连翘赤小豆汤

【组成】 麻黄 6 克,连翘 12 克,赤小豆 12 克,杏仁 9 克,桑白皮 12 克,白茅根 15 克,银花 12 克,桑叶 9 克,蝉蜕 9 克,玉米须 10 克。

【治则】 疏风利水。

【证候】 风水袭表证。

水肿大都先从眼睑开始，继而四肢，甚则全身浮肿，来势迅速，颜面为甚，皮肤光亮，按之凹陷易起，尿少或有尿血，伴发热恶风，咳嗽，咽痛，肢体酸痛，苔薄白，脉浮。

【按语】 本证多见于小儿急性肾炎，病程较短，病位较浅，主要为外邪引发肺、脾、肾功能失调所致，治当以祛邪为主。本方宣肺利水，清热解毒。方中麻黄、杏仁宣畅肺气，开通毛窍；赤小豆、桑白皮、白茅根、玉米须利水除湿，凉血解毒，使湿去热孤；再以蝉蜕、桑叶透邪于外，银花、连翘清解内热。全方合用，宣肺利水，透邪达表，清利湿热，凉血解毒，发汗、利水之功兼而有之，是辨证治疗急性肾炎的效方。浮肿尿少者加茯苓、泽泻、车前子；眩晕加菊花、钩藤、石决明；血尿加小蓟、紫草、旱莲草；消除尿中白细胞加白花蛇舌草、半枝莲、败酱草；消除管型加当归、川芎、益母草；湿热偏盛加黄芩、滑石、甘草；湿困脾胃加苍术、厚朴、白蔻仁。

【方二】 *越婢加术汤*

【组成】 麻黄3克，石膏9克，甘草3克，白术6克，薏仁米9克，猪苓9克，防风6克，茯苓9克，泽泻9克，五加皮9克，生姜皮4.5克。

【治则】 宣风清热，淡渗利水。

【证候】 风水袭表证。

水肿先从眼睑开始，继及四肢，甚则全身浮肿，来势迅速，以颜面为甚，皮肤光亮，按之凹陷即起，尿少或有尿血，伴发热恶风，咳嗽，苔薄，脉浮。

【按语】 本证由风水，盖内有水气，外感风邪，风水相博，肺气不肃，水道不通，溢于肌表，故尿少身浮，溲赤兼热。治用越婢汤宣肺清热：肺为水之上源，肺气宣降，则水道通调；脾为湿土，脾虚不运，则水不行，故佐以白术、茯苓健脾和中，泽泻、薏仁淡渗利湿。古方今用，灵活加减，效如桴鼓。

【方三】 *银翘散加减《温病条辨》*

【组成】 银花20克，连翘20克，桔梗10克，薄荷10克，荆芥10克，金钱草15克，白茅根15克，地龙10克，益母草10克，泽泻10克。

【治则】 祛风清热，辛凉解表。

【证候】 风热犯肺证。

水肿、尿少，发热、口渴、咽红、乳蛾肿大，舌质红、苔薄黄，脉象浮数或滑。

【按语】 本证由外感风热之邪从口鼻皮毛而入，首先犯肺，肺失通调，气不化水，水液潴留，而致小便不利，水液泛滥而成水肿。水肿甚而胸满气促者，加葶苈子15克、猪苓15克、泽泻15克；小便短赤，加木通10克、海金沙30克；血尿明显，加焦山栀10克、生蒲黄10克。

【方四】 *五味消毒饮合五皮饮*

【组成】 金银花15克，野菊花12克，蒲公英12克，紫花地丁15克，紫背天葵6克，桑白皮9克，陈皮9克，茯苓皮12克，大腹皮9克，生姜皮6克。

【治则】 清热解毒,淡渗利湿。

【证候】 湿热内蕴证。

发热烦躁,小溲短赤,浮肿较轻,或见皮肤疮疡,舌质红,苔黄腻,脉象滑数。

【按语】 两方合用清热解毒利水。肿甚者,加车前草、滑石、利水消肿;皮肤有疮疡者,加苦参、白鲜皮渗湿解毒;尿血明显者,加大蓟、小蓟、石苇、丹皮。

【方五】 自拟方(江育仁教授)

【组成】 浮萍、连翘、桑皮各9克,赤小豆、冬瓜皮、车前子各30克,大腹皮15克,陈皮、生姜皮、茯苓皮各6克。

【治则】 清热渗湿,解毒利水。

【证候】 湿热内蕴证。

发热烦躁,小溲短赤,浮肿较轻,舌红,苔黄腻,脉滑数。

【按语】 本证常见于疮毒内归患儿,或病程中期、后期,水肿减轻或消退之后,也可见于水肿持续阶段。小便赤涩加白花蛇舌草、石苇、金钱草清热利湿;皮肤湿疹加苦参、白鲜皮、地肤子燥湿解毒,除风止痒;大便秘结加生大黄泻火降浊;口苦心烦加龙胆草、黄芩泻火除烦。

【方六】 四苓散加减

【组成】 生白术4.5克,茯苓9克,猪苓9克,泽泻9克,车前草9克,童木通3克,宣木瓜6克,生薏米6克,生姜皮3.5克,白茅根9克,大蒜杆9克。

【治则】 健脾行水,清热利湿。

【证候】 湿热内蕴证。

发热烦躁,小溲短赤,浮肿较轻,舌质红,苔黄腻,脉滑数。

【按语】 本证水肿,属湿热困中,脾失健运,土虚水泛。丹溪有云:"凡属脾虚不能制水,治当补中行湿利小便。"宗其法用四苓散以健脾行水、清热利湿,佐薏米、山药、茅根以甘淡渗湿,车前草、木通、木瓜以泻热利湿,大蒜杆、生姜皮、以健脾去秽,投之收效。

【方七】 急性肾炎2号方

【组成】 车前子、大小蓟、泽泻各8克,凤尾草、炒蒲黄各10克,蒲公英15克,白茅根30克。

【治则】 清热利湿、消炎退肿。

【证候】 湿热内蕴证。

发热烦躁,小溲短赤,浮肿较轻,或见皮肤疮疡,舌质红,苔黄腻,脉象滑数。

【按语】 血尿明显加琥珀末3克(冲),加旱莲草10克;伴有咽炎、扁桃腺炎、中耳炎者,加黄芩10克、清黛3克;咳嗽者加桑白皮6克、鱼腥草10克;头晕、血压高者加怀牛膝10克、夏枯草10克。

（十）肾病综合征

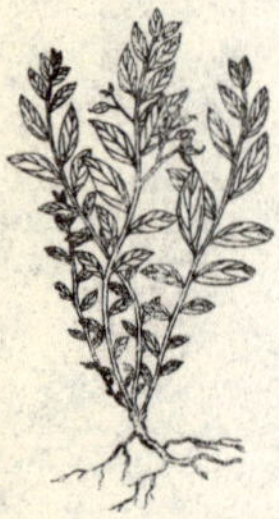

原发性肾病综合征为儿童期多见的肾脏疾病，以全身明显浮肿、大量蛋白尿、低蛋白血症、高胆固醇血症为其临床特点。本病在中医古代文献中属于“水肿”篇的阴水范畴，认为是脾肾阳虚、水湿停蓄所致。由于脾虚不能运化水液，肾虚不能温化水液，以致水湿潴留，溢于肌肤而发病。

【方一】　五草汤加减

【组成】　车前草 12 克，玉米须 15 克，白茅根 12 克，益母草 15 克，白花蛇舌草 10 克，丹参 6 克，紫珠草 10 克，蝉蜕 6 克，连翘 10 克，银花 12 克，甘草 5 克。

【治则】　清热解毒，利水祛湿。

【证候】　湿热蕴结。

证见皮肤感染，咽红咽痛，口干口苦，多汗，烦躁易怒，食欲亢进，小便短赤，大便秘结，舌质红赤，舌苔黄腻，脉象滑数。

【按语】　宋国维教授从临床实践出发，以活血化瘀为基本原则，结合清热、行水及益气等治疗方法辨证施治，把握祛邪与扶正的偏重酌情选用，使很多患儿取得了真正意义上的康复。

【方二】　补中益气汤合五苓散加减

【组成】　黄芪、党参各 9－15 克，白术 6 克，淮山药 15 克，广陈皮 4.5 克，茯苓、猪苓、泽泻 10 克，玉米须、白茅根各 20 克，葫芦壳 15 克，甘草 3 克。

【治则】　益气健脾利水。

【证候】　脾虚湿困。

全身浮肿，倦怠乏力，肢体困重，胸闷纳呆，腹胀，大便溏薄，舌胖质淡，苔白腻，脉象濡细或沉细无力。

【按语】　腹胀尿少者，加大腹皮、车前子；喘者加炙麻黄，胸闷纳呆者，加薏米仁、枳壳；呕吐者，加姜半夏。

【方三】　自拟方

【组成】　苏梗叶各 5 克，茯苓、川厚朴、猪苓、泽泻、抽心葫芦各 10 克，陈皮、半夏、白术、六曲各 9 克，太子参、麦冬各 10 克，知母 9 克。

【治则】　健脾利湿，佐以疏风清热。

【证候】　脾虚湿困。

全身浮肿，倦怠乏力，肢体困重，胸闷纳呆，腹胀，大便溏薄，舌胖质淡，苔白腻，脉象濡细或沉细无力。

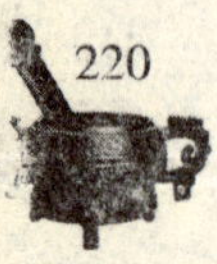

【按语】　《内经》云：“诸湿肿满，皆属于脾。”小儿脾常不足，每因饮食不节、寒温失调而伤其脾气，或外湿浸渍，脾失升降之职，遂致三焦气化不利，脾病水能制水，下流乘肾，肾失开阖之用而见肾病诸症。针对小儿肾病病机特点，以为病虽在肾，治应在脾，以调后天而补先天。故以健脾化湿以治本，兼以疏风清热以治标。方中苏梗叶辛温开腠以发其汗，兼以理气和中；厚朴、六曲、陈皮、白术以祛湿化浊，健运中宫；茯苓、泽泻、抽心葫芦、猪苓甘淡渗湿，以利其便；太子参益气健脾以固其本；佐知母、麦冬等，旨在养阴清热，以顾胃阴。

【方四】 肾病合剂

【组成】 苏梗叶、太子参、白术、茯苓、甘草、厚朴、枳壳、抽腰葫芦、泽泻、知母、麦冬、黄精

【治则】 健脾利湿。

【证候】 脾虚湿困。

全身浮肿，神疲倦怠，肢体困重，胸闷纳呆，腹胀便溏，舌胖质淡，苔白腻，脉濡细或沉细无力。

【按语】 方中苏梗叶辛温开腠以发其汗，太子参、白术、云苓、甘草、川朴、枳壳，借其香燥疏利，以健运中宫，祛湿化浊，重用抽腰葫芦，泽泻甘淡渗湿以利小便，又以知母，麦冬，黄精等味顾护里阴；以上诸药共奏健脾利湿，燥润相济之功，贯穿治疗肾病整个过程，但可根据不同证候，随证加减。

【方五】 补阳还五汤

【组成】 黄芪、茯苓各15克，红花、赤芍、当归各12克，山萸肉、牡丹皮、泽泻各10克，桂枝、制附子各6克。

【治则】 补肾活血利水。

【证候】 肾虚血瘀。

全身浮肿，面色黧黑，腰膝酸软，畏冷，尿少、尿频，或尿中混浊，舌暗红或舌有瘀斑，苔薄白，脉沉缓或细涩。

【按语】 有热象去桂枝、附子，加白茅根、黄柏；尿蛋白多加赤小豆、石苇等。

【方六】 固精丹合乌龙丹

【组成】 固精丹(由益智仁3分、石菖蒲5分、乌药3分、金樱子5分、芡实4分、黄芪5分、鸡内金3分等组成)，乌龙丹(由乌蛇2分、地龙3分、全蝎1分、蜈蚣1分、白花蛇0.15分、莪术3分、丹参5分、太子参5分、鳖甲3分、枸杞子4分组成)

【治则】 补肾固精，活血化瘀。

【证候】 肾虚血瘀。

全身浮肿，面色黧黑，腰膝酸软，畏冷，尿少、尿频，舌暗红或舌有瘀斑，苔薄白，脉沉缓或细涩。

【按语】 小儿正气亏虚，抵抗力不足，补肾固精，健脾利水，可有效地固摄精微，控制尿蛋白，故以固精丹以固护肾气；活血化瘀，以动求静，故以乌龙丹以活血化瘀，且活血化瘀常贯穿于本病治疗的始终，可有效改善高凝状态及微循环。水肿严重加用温阳利水的浮平散(党参3分，白术3分，附子2分，大毛3分，商陆1分，石苇2分，茯苓3分等)。

【方七】 黄芪鹿参汤

【组成】 生黄芪30克,鹿角胶6克,红参6克,鹿含草15克,肉苁蓉10克,炒白术6克,枸杞子10克,淫羊藿6克,生姜3片,大枣3枚

【治则】 培土温肾。

【证候】 脾肾阳虚。

全身高度浮肿,面色皖白,倦怠乏力,心慌心跳,腰酸畏冷,腹胀,尿少、尿频,大便溏薄,舌胖质淡,苔薄白或无苔,脉象沉缓或沉细无力。

【按语】 尿清短少加椒目3克,桂枝3克;大便溏泄加炒山药15克,煨肉蔻6克;肢体冰冷,畏寒心悸者,加熟附子10克,肉桂3克;腹肿甚加玉米须15克,冬瓜皮15克;血尿加旱莲草15克,鱼膘珠10克,当归10克,去生姜、淫羊藿。

【方八】 真武汤加减

【组成】 制附子、桂枝各6克,白术、补骨脂各12克,茯苓15克,泽泻10克。

【治则】 健脾补肾,温阳利水。

【证候】 脾肾阳虚。

全身高度浮肿,面色皖白,倦怠乏力,心慌不安,腰酸畏冷,腹胀,尿少、尿频,大便溏薄,舌胖质淡,苔薄白,脉象沉缓或沉细无力。

【按语】 湿滞加生薏苡仁、黄柏;尿蛋白多加山药、黄芪、金樱子。

【方九】 四君子汤加减

【组成】 党参、陈皮、白术各10克,黄芪、山药各15克,防己、桂皮各8克。

【治则】 健脾益气利水。

【证候】 肺脾两虚证。

全身浮肿,面色皖白,倦怠乏力,多汗,易感冒,纳呆腹胀,大便溏薄,舌胖质淡,苔薄白或无苔,脉象沉缓或沉细无力。

【按语】 阴虚加生地、知母、地骨皮;腹胀纳差加焦三仙、川朴、槟榔。

【方十】 补肾合剂加减

【组成】 苏梗,叶太子参,白术,云苓,甘草,川朴,枳壳,知母,麦冬,黄精,羌活,独活,前胡,藿香

【治则】 健脾益气。

【证候】 肺脾两虚证。

全身浮肿,神疲面晄,乏力,多汗,易感冒,纳呆腹胀,大便溏薄,舌胖质淡,苔薄白,脉象沉缓或沉细无力。

【按语】 从临床看脾胃气虚,易感时邪,导致肾病水肿复发,是这一时期的特点,故治疗当以健脾益气为主。方中苏梗叶辛温开腠以发其汗,太子参、白术、云苓、甘草、川朴、枳壳借其香燥疏化,以健运中宫,祛湿化浊,又以知母,麦冬,黄精等味顾护里阴;羌活、独活、前胡、藿香祛湿健脾;以上诸药共奏健脾利湿,燥润相济之功。

（十一）尿路感染

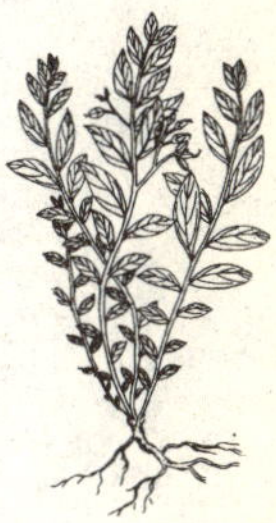

尿路感染是指细菌侵入泌尿道（如尿道、膀胱、输尿管、肾）所引起的感染。常见的病原菌有大肠杆菌，其次为变形杆菌、产气杆菌及副大肠杆菌等。小儿时期以女孩较多见，且易反复感染。本病属于中医学“淋证”、“腰痛”范畴。临床上分为急性和慢性两种。急性期大多数由于湿热下注、膀胱气化失常；慢性期则常有脾肾两虚、正虚邪恋的症状。

【方一】 龙肝泻胆汤加减

【组成】 龙胆草6克，山栀10克，黄芩10克，柴胡10克，生地10克，泽泻10克，车前子（包煎）10克，木通6克，甘草梢6克，甘露消毒丹（包煎）10克。

【治则】 清肝利胆，退热除湿。

【证候】 急性尿路感染（肝胆郁热）。

寒热往来，烦躁不安，口苦呕恶，食欲减退，小便短赤，舌质红，苔薄黄或黄腻，脉弦数。

【按语】 发热甚，加大青叶15克、蒲公英15克；胸胁胀痛，加延胡索10克、枳壳6克、丹参10克；呕吐，加姜竹茹6克、黄连3克；小便混浊，加萆薢10克、黄柏10克；便秘，加生大黄（后下）6克、厚朴6克。

【方二】 八正散加减

【组成】 萹蓄10克，瞿麦10克，木通6克，车前子（包煎）10克，滑石（包煎）16克，泽泻10克，甘草梢6克，山栀10克，银花10克，连翘10克。

【治则】 清热燥湿，利水通淋。

【证候】 急性尿路感染（膀胱湿热）。

发热恶寒，尿频、尿急、尿痛，腰酸乏力，或腹胀腰痛，舌质红，苔黄或白腻，脉濡数。

【按语】 尿痛明显，加土茯苓15克、紫花地丁10克；有结石，加石苇10克、海金沙10克、金钱草15克；血尿，加琥珀粉（冲）3克、茅根30克、茜草10克。

【方三】 知柏地黄汤加减

【组成】 知母6克，黄柏10克，丹皮10克，茯苓10克，泽泻10克，山药10克，生地10克，银花10克，连翘10克，女贞子10克，旱莲草10克。

【治则】 滋阴补肾，清热燥湿。

【证候】 慢性尿路感染（肾阴不足）。

低热盗汗，腰酸疼痛，头晕耳鸣，咽干唇燥，小便涩痛，舌红少苔，脉弦而数。

【按语】 尿频尿急，加滑石（包煎）15克、通草10克；头晕耳鸣，加枸杞子10克、菊花10克；腰膝酸软，加牛膝10克、川断10克，杜仲10克；夜寐不安，加夜交藤15克、合欢皮10克。

【方四】 香砂六君子汤加减

【组成】 党参10克,白术10克,茯苓10克,甘草6克,木香8克,陈皮6克,生地10克,山萸肉10克,泽泻10克,补骨脂10克,车前子(包煎)10克,砂仁(后下)6克。

【治则】 健脾补肾,利水化湿。

【证候】 慢性尿路感染(脾肾两虚)。

面目浮肿,神疲困倦,腰酸乏力,少腹坠胀,小便短涩,舌质淡,苔薄白,脉沉细无力。

【按语】 少腹拘急,加桂枝6克、乌药10克;浮肿,加黄芪10克、防已10克、大枣5枚;胸闷纳少,加神曲10克、佛手10克、谷芽10克。

(十二)癫痫

癫痫是由多种原因引起的阵发性、暂时性的脑功能失调,因脑部神经元异常的超同步化放电而引起。多数发作时口吐白沫或喉中发出异声,故俗称"羊痫风"。中医学称其为"痫证",认为先天禀受胎气,家族有痫、遗传小儿、生后而痫。或因小儿惊后成痫,或顽疾闭窍,或瘀血闭窍等,均可发而成痫。

【方一】 惊痫丸

【组成】 钩藤15克,白附子6克,石菖蒲15克,雄黄、青礞石各12克,甘草、陈胆星、天麻各15克,羌活24克,朱砂6克,广郁金9克,天竺黄15克,沉香6克,水连4.5克,全蝎、茯神、僵蚕、橘红各15克,明矾、檀香末各30克。

【治则】 熄风镇惊。

【证候】 发作期-惊痫。

突然惊恐意乱,不能自制,吐舌惊叫,面色时红时白,或有昏倒,苔薄舌红,脉弦滑。

【按语】 方系无锡曹氏儿科治疗小儿癫痫的有效验方。曹颂昭主任治癫痫,多宗此方之意,从心、肝、脾三经入手,重在化痰熄风镇惊,但药味有所精简。

【方二】 定痫丸《幼幼集成》

【组成】 节菖蒲9克,云茯苓10克,法半夏9克,太子参10克,陈皮、胆星各9克,炒白术6克,知母5克,全当归6克,龙齿10克,朱砂0.5克(冲)

【治则】 理气健脾,豁痰熄风。

【证候】 发作期-风痫。

发作时神昏,双目上视或斜视,面色红赤,手指抽动,颈项强直,苔薄白,脉弦滑。

【按语】 方意旨在若头晕目眩重者,加天麻以疏肝风;夜寐汗出者,加糯稻根、浮小麦、龙骨、牡蛎以敛液止汗、滋阴潜阳;胃不思纳者,加朴花、佛手、荷梗以调和胃气。

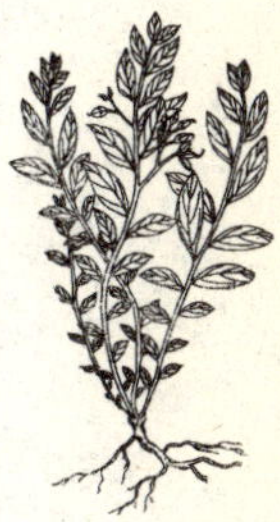

【方三】 定痫豁痰汤

【组成】 明天麻，钩藤，茯苓，地龙，制天虫，炒白芍，郁金，陈皮，陈胆星，当归

【治则】 熄风定痫，豁痰通窍活血。

【证候】 发作期－痰痫。

发作时痰浊壅盛，喉间痰鸣，口角流涎，瞪目直视，神昏，痴呆，面色无华，手足抽搐不明显，舌苔白腻，脉弦滑。

【按语】 方中明大麻熄风定痫止痉；钩藤平肝熄风、镇痉止搐；制天虫祛风化痰、定痫镇痉；地龙祛风定痫通络；陈胆星祛痰热、止惊痫（此药历代医家论述较多，认为此乃治痫之要药。如《婴童百问》曰：“南星调猪胆汁少许啖之则效”。）；辰茯苓健脾化痰，宁心定痫；当归、白芍和血活血；郁金清心解郁，行气破瘀；陈皮理气解郁，宽中化痰。临床运用时需根据具体病情加味，如痰涎壅盛阻塞气道者，加竹沥、半夏、天竺黄、浙贝、化橘红以顺气化痰；若食积内滞，舌苔厚腻不食者，加神曲、楂炭消食导滞；若惊惕不宁，时有惊叫者，加紫贝齿、白蒺藜宁心镇惊；如有外伤史，血滞心窍者，加川芎、丹参以活血祛瘀。

【方四】 涤痰汤《儿科准绳》

【组成】 节菖蒲、云茯苓9克，太子参10克，胆星、法半夏、橘红、青果各9克，琥珀0.5克（冲），竹茹5克。

【治则】 益气安神、豁痰熄风。

【证候】 发作期－痰痫。

发作时痰浊壅盛，喉间痰鸣，口角流涎，瞪目直视，神昏，痴呆，面色无华，手足抽搐不明显，舌苔白腻，脉弦滑。

【按语】 若苔黄便秘，痰声漉漉者，加瓜蒌、川连、郁金以清心涤痰，开胸散结；面色白，汗出偏虚者，可重用太子参或潞党参以扶其正；若情绪急躁，肝经热盛者，可加钩藤、生石决明以镇肝熄风。

【方五】 通窍活血汤加减

【组成】 川芎10克，赤芍10克，桃仁10克，红花6克，老葱10根、鲜姜3片，红枣5枚，麝香（冲）0.3克，黄酒1匙。

【治则】 活血化瘀，通窍定痫。

【证候】 发作期－瘀血痫。

多有外伤及产伤史，发作时抽搐，神昏窍闭，面黄肌瘦，舌紫少津，脉细涩。

【按语】 神昏抽搐，加石菖蒲10克、远志10克；舌黄肌瘦，加黄芪10克、党参10克；舌紫，加丹参10克、三七粉（吞服）3克。

【方六】 六君子汤加减

【组成】 党参15克，茯苓10克，白术10克，半夏10克，陈皮10克，山药10克，远志10克，石菖蒲10克等。

【治则】 健脾化痰。

【证候】 休止期－脾虚痰盛。

病程日久，越发越重，神疲乏力，面色无华，时作眩晕，食欲欠佳，大便稀薄，舌淡，苔薄白，脉细软。

【按语】 脾胃虚弱，水谷无以化生气血，故神疲乏力，眩晕纳呆，面色无华，大便稀薄。脾虚生痰，痰随气逆，故时发癫痫。本方健脾益气化痰。大便稀薄者，加山药、扁豆健脾益气；眩晕，舌淡者，加黄芪、龙眼肉、红枣补益气血；为防止癫痫时作，加钩藤、天麻、天竺黄、胆南星平肝熄风，化痰定痫。

【方七】 大补元煎加减

【组成】 熟地15克，山药10克，山萸白10克，杜仲10克，黄精10克，枸杞子15克，人参10克，龟板胶10克。

【治则】 滋养肝肾，填精补髓。

【证候】 休止期－肝肾阴虚。

症见抽搐频发，年深日久，时时眩晕，面色晦暗，两目干涩，健忘失眠，智力减退，腰酸腿软，大便干燥。舌红，苔少，脉细数。

【按语】 时作抽搐者加牡蛎、鳖甲；大便干燥者加何首乌；兼心脾不足者，合用紫河车丸。

（十三）脑积水

脑积水是指脑脊液积聚于脑室或蛛网膜下腔而致囟门不能应期闭合，头颅日渐增大，头缝开解等症。本病中医称之为“解颅”、“囟填”等，其产生原因与先天不足、后天失调及外感时邪有关，主要病机为肾虚脾弱，水湿内停，水邪痰热上犯，聚于颅内，导致头颅增大，颅囟骨缝开解，不能闭合。

【方一】 自拟方

【组成】 羚羊角粉0.2克（冲服），钩藤10克，僵蚕10克，蝉衣3克，姜黄10克，制大黄10克。

【治则】 熄风通络，利水消积，升清降浊。

【证候】 风水相结，上犯脑窍。

头颅增大，头缝增宽，头皮光急，青筋显露，烦躁易哭，舌质红，苔薄白，脉滑。

【按语】 肾虚明显者加熟地10克，山萸肉10克、泽泻10克；小便不利或小便短赤者加猪苓10克，茯苓10克、车前子（包煎）10克；神志昏愦者加菖蒲10克、郁金10克、气虚血亏者加黄芪15克、当归10克；气滞血瘀者加赤芍10克、丹参15克；食滞内停者加鸡内金10克，焦三仙各10克。

【方二】 通窍活血汤加减

【组成】 赤芍、川芎、桃仁、红花各3克，茯苓24克，泽泻、川牛膝、丹参各6克，红枣3枚，生姜3片，老葱3寸，麝香0.09克（冲服）

【治则】 活血化瘀，利水降浊，醒脑通窍。

【证候】 气血停滞，颅脑水瘀。

患儿头颅膨大畸形，青筋暴露，两目下视，视弱或失明，或聋哑、失语、语迟，智能低下，神情呆滞、四肢瘫痪，二便失禁等。

【按语】 临床应根据不同证情，灵活化裁。一般茯苓、川牛膝用量宜重；瘀象重者加用三七粉冲服。对于先天性解颅可加鹿角胶、桑寄生等药以补肾填精；抽搐者加钩藤、僵蚕、羚羊角（先煎），若羚羊角缺无者可用山羊角代之；因外伤所致者可加苏木、血竭、西红花等药。

【方三】 补肾地黄丸加减

【组成】 熟地10克，泽泻10克，丹皮10克，山萸肉10克，牛膝10克，山药10克，茯苓10克，鹿角胶（烊冲）10克，桂枝6克，龟版（先煎）15克。

【治则】 补肾益髓。

【证候】 肾气亏损。

囟门宽裂，颅缝开解，头颅日见增大，头皮光亮，青筋暴露，目珠下垂，面色㿠白，神志呆钝，或见五心烦热，舌质淡或红，苔少，脉细弱或细数。

【按语】 肾虚髓热，加知母6克、黄柏6克、牛骨髓15克；眼球震颤，加枸杞子10克、菟丝子10克、菊花6克；四肢拘急，加钩藤10克、羚羊角粉（吞服）1.5克。

【方四】 附子理中汤合五苓散加减

【组成】 人参6克，白术15克，干姜6克，附子3克，猪苓10克，茯苓10克，泽泻9克，桂枝3克。

【治则】 健脾祛湿，通阳利水。

【证候】 脾虚水泛。

面色萎黄，精神倦怠，囟门宽大，颅缝开解，头皮光亮，青筋显露，呕逆，躁扰，食欲不振，腹胀便溏，舌淡苔腻，脉缓而弱。

【按语】 脾虚食滞加山楂、焦麦芽；呕吐加半夏、竹茹、生姜；脑室梗阻者加丹参、桃仁、川芎、地龙等。

【方五】 犀角清络饮加减

【组成】 犀角（水牛角代）9克，生地9克，连翘9克，灯心草6克，丹皮10克，赤芍10克，桃仁6克，菖蒲6克。

【治则】 清热解毒，化瘀通络。

【证候】 热毒壅积。

面赤唇红，心烦躁扰，囟门高张，颅缝开解，头颅日见增大，头皮光亮，青筋显露，尿赤便秘，舌红苔黄，脉数。

【按语】 大便秘结者加生大黄；抽搐反复者加全蝎、钩藤、僵蚕，脑室梗阻者加水蛭、麝香、冰片等。

（十四）脑性瘫痪

脑性瘫痪是指颅内非进行性病变所引起的运动功能障碍，可伴有不同程度的智能迟缓。其运动障碍可分为痉挛、运动障碍（锥体外系）、共济失调和混和等型。中医称“五软”、“五迟”，多由先天禀赋不足、肝肾亏损、精血虚衰、筋骨痿弱或后天失调、护理不当、气血不足而引起四肢痿软无力或强直痉挛。

【方一】 调气和血汤

【组成】 党参、丹参、赤白芍、淮山药各12克，川牛膝、木瓜、五加皮各10克，甘草3克。

【治则】 益气和血。

【证候】 肝脾不足。

自出生后，多卧少动，项强不柔，抱起时两腿伸直、内旋，生长发育迟缓，步态不稳，动作笨拙，多为硬瘫，面黄形瘦，精神倦怠，少气懒言，舌淡，苔薄，脉细无力。

【按语】 方中党参、淮山、甘草补脾肺之气，或加黄芪入心脾肺，大补其气，气旺行血；丹参入心肝，行血化瘀，安神宁心；赤芍入肝脾，通顺血脉，二味行血而无攻破伤气之弊，血行则可载运其气。配伍白芍入肝脾酸收，使诸药行而有守，且白芍、甘草酸甘化阴养血柔肝舒筋；川牛膝、木瓜、五加皮皆入肝肾，有通经行血祛瘀，除湿强健筋骨作用。诸药相伍有益气行血，行守相济，五脏调和，气化血生，充养肌肉筋骨之功，使“足受血而能步，掌受血而能握，指受血而能摄”（《素问·五脏生成篇》）。若患儿以五软为主，则加黄芪大补其气；若兼颤抖、仰头，手足强硬不灵，则重用白芍15克、加全蝎1克、僵蚕6克柔肝熄风。厌食纳呆加楂曲各6克、麦芽15克消食运脾；便溏加白术、茯苓各10克健脾燥湿止泻；语言不利加菖蒲3克以化痰开窍宁心；自汗、盗汗则加浮小麦固表止汗。

【方二】 地黄饮子加减

【组成】 山萸肉、熟地、枸杞、骨碎补、川杜仲、肉苁蓉、茯苓、桑寄生、石菖蒲、远志、五味子各9克，甘草3克。

【治则】 补益肝肾，填精充髓，活血通络。

【证候】 肝肾亏损。

生长发育迟缓，精神呆滞，智力迟钝，天柱骨无力，头项倾斜，不能抬举，手足筋骨软弱或痉挛，不能握举站立，舌淡苔白，脉细弱。

【按语】 本方既补阳又补阴，治肝肾又疗四肢不收，强筋壮骨。若阴虚者加麦冬、生地、元参；脾胃虚加党参、白术、黄芪；腱反射亢进加白芍、木瓜、何首乌；语言或听力障碍加丹参、赤芍；下肢障碍加牛膝；上肢障碍加桑枝。

【方三】 虎潜丸

【组成】 虎胫骨15克，牛膝10克，陈皮9克，白芍6克，熟地黄10克，锁阳10克，当归10克，知母10克，黄柏10克，龟板15克，干姜6克，羯羊肉30克。

【治则】 补肾养肝。

【证候】 肝肾亏损。

生长发育迟缓，精神呆滞，智力迟钝，头项无力，倾斜，不能抬举，手足筋骨软弱或痉挛，不能握举站立，舌淡苔白，脉细弱。

【按语】 此证是因肝肾阴虚，精血不足，筋骨不强所致，故用知母、黄柏、熟地黄、龟板，滋阴壮水；当归，白芍，牛膝养血补肝而强筋；虎骨健骨，锁阳益精润燥，陈皮利气；干姜通阳；羊肉大补精血；使精血受益，肝肾得补，筋骨自然强壮，身壮复正。

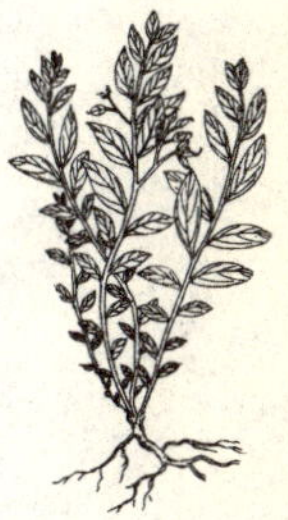

【方四】 补中益气汤加减

【组成】 黄芪10克，当归10克，党参10克，茯苓10克，升麻6克，柴胡6克，白术10克，甘草6克。

【治则】 益气健脾，温中补阳。

【证候】 脾胃虚弱。

面色萎黄，少气懒言，肌肉瘦削，四肢痿弱，手不能举，足不能立，涎出不禁，舌常伸出，咀嚼无力，舌质色淡，脉细弱。

【按语】 兼有肝肾不足，加熟地10克、山药10克、补骨脂10克；智力迟钝，加石菖蒲10克、益智仁10克、丹参10克。

（十五）轻微脑功能障碍综合征

轻微脑功能障碍综合征又称小儿多动症，是一种较常见的儿童行为障碍综合征。患儿智力正常或接近正常，活动过多，注意力不集中，情绪不稳定，冲动任性，并有不同程度学习困难。在学龄儿童中的发病率高达5%～10%。

【方一】 生脉散合安神定志丸加减

【组成】 西洋参，麦冬，五味子，生地黄，玄参，黄芪，天冬，柏子仁，酸枣仁，远志

【治则】 益气养阴，宁神定志。

【证候】 心肾两亏。

智力发育迟缓，自控能力差，多动，注意力不集中，学习成绩不佳，梦多，或遗尿，舌苔薄，脉缓。

【按语】 肾为先天之本，生髓充脑，肾虚则脑失所养，记忆力欠佳，注意力不集中，或遗尿等。心气不足，心阴受损，心火易旺而多动欠安，自控力差，梦多。梦多，加枣仁10克、首乌10克；遗尿，加益智仁10克、乌药10克、五味子6克；烦躁易动，加钩藤15克、珍珠母（先煎）30克；气血不足，加黄芪10克、当归10克、熟地10克、党参10克。

【方二】 自拟方

【组成】 生石决明30克（先煎），珍珠母15克（先煎），杭菊花10克，杭白芍12克，生地黄10克，枸杞子10克，女贞子10克，旱莲草10克，当归10克，石菖蒲10克，川郁金10克，百合10克，钩藤15克（后下），川楝子10克。

【治则】 滋养肝肾，舒肝理气。

【证候】 肾虚肝亢。

脾气倔犟，易激动，冒失，注意力不集中，手足多动，五心烦热，盗汗，大便秘结，舌苔薄，舌质红，脉细数。

【按语】 神情郁闷者，加柴胡、郁金、菖蒲舒肝理气；纳呆便溏者，加云茯苓、白术、荷叶等健脾升清阳之药。

【方三】 知柏地黄汤加减

【组成】 知母6克，黄柏10克，生地10克，山萸肉10克，山药10克，丹皮6克，茯苓10克，泽泻10克，钩藤15克，女贞子10克，牡蛎（先煎）30克，白芍10克。

【治则】 滋阴柔肝，补肾潜阳。

【证候】 肾虚肝亢。

脾气倔犟，易激动，冒失，注意力不集中，手足多动，五心烦热，盗汗，大便秘结，舌苔薄，舌质红，脉细数。

【按语】 肝肾阴血不足，加生熟地各10克、菟丝子10克、首乌10克；夜寐不安，加枣仁10克、远志10克：脾气急躁，加石决明（先煎）15克、天麻6克；便秘，加生大黄（后下）6克。

【方四】 归脾汤合甘麦大枣汤加减

【组成】 茯苓9克，白术6克，黄连9克，酸枣仁9克，太子参9克，当归9克，远志6克，甘草6克，浮小麦9克，五味子9克。

【治则】 养心健脾，益气安神。

【证候】 心脾不足。

神思涣散，注意力不能集中，神疲乏力，形体消瘦或虚胖，多动而不暴躁，言语冒失，做事有头无尾，睡眠不熟，记忆力差，伴自汗盗汗，偏食纳少，面色无华，舌淡嫩，苔少或薄白，脉虚弱。

【按语】 心主神明，脾主思，心脾两虚，故思想不集中，记忆力差，睡眠不熟，语言冒失。脾虚肝旺，故多动不静，做事有头无尾。脾虚运化不健，故纳呆食少，形瘦或虚胖，自汗盗汗。脾虚生化乏源，则面色无华，舌淡嫩。若思想不集中者，加益智仁、龙骨养心敛神；睡眠不熟者，加五味子、夜交藤养血安神；记忆力差，动作笨拙，苔厚腻者，加半夏、陈皮、石菖蒲化痰开窍。

【方五】 黄连温胆汤加减

【组成】 黄连6克，胆南星9克，龙骨15克，牡蛎15克，石菖蒲12克，半夏5克，陈皮6克，茯苓9克，竹茹9克，枳实9克，甘草6克。

【治则】 清热化痰，宁心安神。

【证候】 湿热内蕴，痰火扰心。

多动多语，烦急多怒，任性冲动，难以制约，神思涣散，注意力不集中，胸闷纳呆，痰多，口苦口渴多饮，便干溺赤，舌苔黄腻，脉滑数。

【按语】 方中黄连、胆南星清热化痰、清心除烦为君；加龙骨、牡蛎、石菖蒲以镇静安神、醒脑开窍为臣，更能加强君药清心开窍之功；佐枳实、陈皮、半夏燥湿化痰、理气宽中，茯苓、甘草健脾渗湿以祛生痰之源，且半夏辛温又能佐制黄连、胆南星苦寒之性；使以甘草调和诸药，生姜、大枣和脾胃且制半夏之毒。烦躁者加龙胆草4克、钩藤9克、竹叶4克、麻仁9克；喉间痰鸣重者加天竺黄9克、胆南星6克、僵蚕9克。

（十六）神经衰弱

神经衰弱是成人神经官能症的常见类型。但在少年儿童也不少见，主要表现为睡眠障碍。年龄越大症状越接近成人，症状较成人简单。长期精神活动过度紧张，使大脑皮层的兴奋和抑制过程发生功能失调是发病的主要原因，多见于学龄期儿童。中医称“不寐”、“心悸”等。

【方一】 温胆汤加减

【组成】 法夏9克，茯神9克，焦栀9克，郁金6克，石菖蒲6克，鲜竹茹12克，枳壳6克，炒枣仁10克，黄连6克，龙齿9克，琥珀9克（冲服），浙贝10克，夜交藤10克，远志12克，山楂9克。

【治则】 解郁化痰，清热宁神，和胃降逆。

【证候】 痰热中阻。

昼夜不眠，恶梦纷纭，如有鬼神作祟，不敢闭目，喉间粘痰，咯之不出，恶心欲呕，双眼红赤，眼周发黑，不欲饮食，精神不振，舌质红，苔黄厚腻，脉弦滑有力。

【按语】 方中半夏燥湿化痰，降逆和胃止呕；茯苓淡渗利湿；健脾化痰；陈皮辛香理气，和胃降逆，祛痰化浊；生姜味辛性温，温胃散寒止呕；竹茹性凉，清胃化痰止呕，二药相伍，互相制约，使其药性平和而降逆之功效倍增；枳实苦寒，破气降逆消痰；甘草和中健脾。诸药合用，具有除湿化痰、清胆和胃、降逆止呕之功。

【方二】 麦味地黄丸、交泰丸加减

【组成】 麦冬10克，五味子10克，生地10克，山萸肉10克，山药10克，丹皮6克，泽泻10克，茯苓10克，黄连1.5克，肉桂粉（吞）0.9克。

【治则】 滋阴泻火，养心安神。

【证候】 心肾不交。

头晕、头痛，夜寐欠安或不寐，烦渴梦多，急躁易怒，胸口发热，大便干结，舌质红，苔黄、脉细数或细弦。

【按语】 夜寐不安，加朱砂安神丸（包煎）10克；头晕头痛，加天麻10克、钩藤（后下）10克；便秘，加麻仁10克、当归10克；五心烦热，加知母10克，黄柏10克。

【方三】 归脾汤加减

【组成】 党参10克，黄芪10克，白术10克，硃茯神10克，枣仁10克，龙眼肉10克，木香6克，当归10克，远志10克，甘草6克，大枣5枚

【治则】 养心健脾，宁心安神。

【证候】 心脾两虚。

思睡而不易入睡，注意力不集中，学习成绩不佳，甚者健忘，少气懒言，食欲不振，心悸，便溏，舌质淡，苔薄白，脉细软无力。

【按语】 心悸，加白芍10克、龙齿（先煎）15克；纳少便溏，加扁豆10克、苡仁10克、焦谷麦芽各10克；阳气不足，加肉桂（吞服）1.5克、干姜6克。

（十七）肝豆状核变性

肝豆状核变性为常染色体隐性遗传病，与铜代谢障碍有关。常在6－12岁之间出现症状，亦可在青年期发病。中医称“肝风”、“黄疸”、“癥瘕”等，多由先天禀赋不足，不能滋养肝阴而肝风内动，或饮食失节，湿热内蕴，蕴久化火而热极生风，或湿热浸淫下肢，筋脉失养而致经络不利。

【方一】 *复脉汤加减*

【组成】 生地15克，白芍10克，麦冬10克，阿胶（烊冲）10克，钩藤15克，枸杞子10克，珍珠母（先煎）15克，鸡子黄（冲）1枚。

【治则】 滋阴潜阳，柔肝熄风。

【证候】 肝风内动。

构语不清，四肢颤动，步态不稳，全身痉挛，或伴有流涎，目不能闭，便秘，舌红苔黄，脉弦数。

【按语】 语言困难，加菖蒲10克、制南星10克；热盛，加生石膏15克、白蒺藜10克，便秘，加生大黄（后下）10克。

【方二】 *涤痰汤加减*

【组成】 半夏10克，陈皮6克，茯苓10克，枳实6克，竹茹10克，陈胆星10克，生熟苡仁各15克，制大黄6克，甘草6克。

【治则】 清热化痰，活血通络。

【证候】 痰热阻络。

流涎，四肢僵直，反复抽搐，言语、咀嚼困难，伴纳差，恶心呕吐，便秘，舌红苔黄腻，脉滑数。

【按语】 四肢颤动频作，加钩藤15克、杭菊6克、白蒺藜10克；恶心呕吐，加苍术10克、生姜3片；言语不清，加菖蒲10克、远志10克；舌有瘀点，加丹参15克、当归10克。

【方三】 *三妙丸加减*

【组成】 黄柏10克，苍术10克，牛膝10克，生石膏30克，桑枝10克，威灵仙10克，茵陈15克，桑寄生10克，玄参10克，茯苓10克，丹参15克。

【治则】 清利湿热，疏通经络。

【证候】 湿热侵淫。

流涎，步态不稳，四肢颤动，关节挛缩，时发瘾疹，黄疸，肋痛，肝脾肿大，尿赤，便秘或溏泻，舌红苔黄腻，脉濡数。

【按语】 黄疸,加山栀10克、郁金10克、土茯苓15克,肝脾肿大,加桃仁6克、红花6克、五灵脂6克;关节挛缩,加熟地10克、菟丝子10克、鸡血藤12克。

(十八)营养性缺铁性贫血

营养性缺铁性贫血是指体内因缺乏生血所必需的铁剂,使血红蛋白的形成不足,以致造血功能低下的一种病证,尤以婴幼儿发病率最高。中医称之为"血虚"、"萎黄"等。系由小儿先天禀赋不足,脏腑娇嫩,脾胃运化功能较弱,水谷精微不得吸收;或喂养不当,辅食添加不及时,营养来源匮乏;或久病体弱,腹泻日久,以及长期低热,使得营养物质大量消耗,导致贫血。两岁以内小儿发病率较高。

【方一】 八珍汤加减《正体类要》

【组成】 当归5克,太子参5克,鸡血藤10克,熟地黄5克,黄芪5克,白术5克,白芍5克,鸡内金5克,茯苓5克,炙甘草3克。

【治则】 益气养血。

【证候】 气血不足。

面色萎黄或苍白,口唇甲床色淡,哭声低微,神疲乏力,少气懒言,舌质淡,苔薄白,脉细弱。

【按语】 本证乃因喂养不当,脾胃严重虚损,生化乏源,气血亏虚,不能濡养脏腑百骸所致。方中太子参、熟地黄、黄芪、鸡血藤为主,甘温益气养血补血;茯苓、白术健脾燥湿,当归、白芍养血和营,炙甘草和中益气,鸡内金消食化积力强,又能健胃,并可缓解熟地黄的腻滞。全方合用,共奏健脾益气、养血补血之功。若脾虚不运,食少便溏,腹胀明显,去当归、熟地黄,酌加陈皮3克、木香6克、砂仁3克健脾理气;脾虚肝旺而夜寐不安、惊惕者,加钩藤6克、酸枣仁9克;若气虚不摄,见鼻衄、皮肤瘀斑等出血症状者,加仙鹤草10克、藕节10克。

【方二】 自拟方

【组成】 北芪6~10克,首乌8~12克,黄精5~8克,圆肉8~12克,鲜猪肝、肾各20~30克。

【治则】 益气养血。

【证候】 气血不足。

面色萎黄,唇甲色淡,哭声低微,神疲乏力,少气懒言。舌淡,苔薄白,脉细弱。

【按语】 中医认为"气为血之帅",补血必须先补气,气盛则血自生。方中北芪健脾补气,首乌益肾补血,黄精养肝补血,元肉健脾气养心血,辅以富含铁质的鲜猪肝等品,本组诊治正是药证相吻,故能收到良好疗效。

【方三】 异功散加减《小儿药证直诀》

【组成】 党参9克,茯苓9克,炒白术9克,炙甘草6克,陈皮3克,山药12克,鸡内金9克,炒扁豆9克,焦三仙各9克。

【治则】 健运脾胃,益气养血。

【证候】 脾胃虚弱。

面黄无华，或㿠白不泽，食欲不振，纳少运迟，四肢乏力，或有腹泻便溏，唇舌色淡，脉弱。

【按语】 方中党参甘温益气补中为主；脾喜燥恶湿，脾虚不运则每易生湿，辅以白术健脾燥湿，茯苓健脾渗湿，扁豆健脾化湿；加之山药平补脾胃，鸡内金健胃消积，陈皮健脾理气，更以鸡血藤补血行血，甘草甘温和中。全方温而不燥，补而不腻，有健运脾胃，益气生血之功。若脾胃虚寒，肢冷，腹痛喜按，完谷不化，加干姜3克、吴茱萸3克；若积滞化热，见口臭、日晡潮热、手足心热、苔厚腻，去鸡血藤、山药，加槟榔6克、山楂9克、胡黄连3克；若有虫积，酌加槟榔9克、榧子12克、使君子9克等。

【方四】 健脾补血汤（经验方）

【组成】 黄芪15克，黄精15克，当归10克，熟地10克，白芍10克。

【治则】 健脾益气，滋阴养血。

【证候】 脾胃虚弱。

面黄无华，或苍白不泽，神疲乏力，饮食减少，或有腹泻便溏，唇舌色淡，脉弱。

【按语】 方中黄芪、黄精补脾养胃；当归养血；熟地滋阴补血；白芍养血敛阴，五种药物配伍，具有健脾益气，滋阴养血的作用。

【方五】 理中汤、四物汤加减（《伤寒论》、《仙授理伤续断秘方》）

【组成】 党参6克，干姜3克，白术6克，白芍10克，当归6克，川芎3克，甘草6克。

【治则】 健脾和胃养血。

【证候】 脾胃虚弱。

面黄无华，或苍白不泽，食欲不振，纳少乏力，头晕心悸，或有腹泻便溏，唇舌色淡，脉弱。

【按语】 食欲不振者加生谷稻芽、神曲。

【方六】 归脾汤加减《济生方》

【组成】 党参10克，黄芪10克，白术10克，当归20克，芍药10克，熟地10克，龙眼肉10克，枣仁10克，陈皮6克，木香6克，甘草6克，大枣5枚

【治则】 补脾养心，益气生血。

【证候】 心脾两虚。

面色萎黄或苍白，发黄稀疏，神疲倦怠，语音低微，眩晕，心悸气短，唇口粘膜苍白，指甲色淡，舌质淡胖，苔薄，脉虚细。

【按语】 夜寐不安，加柏子仁10克、远志10克；纳少运迟，加砂仁（后下）8克、焦楂曲各20克。

【方七】 *左归丸加减《景岳全书》*

【组成】 熟地黄15克，山药9克，枸杞子9克，山茱萸9克，菟丝子9克，龟甲(先煎)15克，银柴胡9克，茯苓9克，女贞子9克，旱莲草9克，鸡血藤15克，炙甘草3克。

【治则】 滋养肝肾，补益精血。

【证候】 肝肾阴虚。

面白颧赤，潮热盗汗，目眩耳鸣，腰膝酸软，指甲枯脆，肌肤不泽，或见皮肤瘀斑，舌红少津，脉细数。

【按语】 本方重用熟地黄为主，甘温滋肾以填真阴；辅以枸杞子、山茱萸、鸡血藤、龟甲养肝血，滋肾阴，菟丝子、女贞子、旱莲草益肝肾，补阴血；以山药补益脾阴而固精，茯苓、炙甘草益气健脾。诸药合用，共奏滋肾养肝、补益阴血之功。若低热盗汗明显者，酌加地骨皮9克、银柴胡9克、青蒿9克、鳖甲12克清虚热；虚火迫血妄行而见出血者，酌加牡丹皮9克、赤芍9克、生地黄9克、水牛角12克、仙鹤草9克凉血止血；肝阳上扰清窍而见头晕目眩较重者，加菊花9克、钩藤6克，石决明12克等。

【方八】 *右归丸加减《景岳全书》*

【组成】 熟地黄12克，山药9克，菟丝子9克，枸杞子9克，炒白术9克，淫羊藿9克，补骨脂3克，党参9克，黄芪9克，鸡内金9克，陈皮3克。

【治则】 温补脾肾，益气养血。

【证候】 脾肾阳虚。

面色㿠白或苍白，口唇淡白，畏寒肢冷，消瘦或浮肿，少气懒言，精神萎靡，舌质淡胖，脉沉细。

【按语】 方用熟地黄、甘温滋肾以填精，此本阴阳互根，于阴中求阳之意；淫羊藿、补骨脂、菟丝子温补肾阳，党参、黄芪甘温补脾益气。枸杞子、当归养肝补血，山药补脾阴，炒白术、鸡内金健脾止泻，鹿角胶温阳益精，陈皮健脾理气以防腻滞。

【方九】 *当归建中汤、肾气丸加减(《千金翼方》、《金匮要略》)*

【组成】 当归6克，白芍6克，桂枝3克，制附片3克，生地6克，生山药10克，云苓10克。

【治则】 健脾和中，温补肾阳。

【证候】 脾肾阳虚。

面色㿠白，口唇色淡，畏寒肢冷，神疲懒言，消瘦或浮肿，少气，舌质淡胖，脉沉细。

【按语】 四肢水肿者加苡米、泽泻。

(十九)再生障碍性贫血

再生障碍性贫血是一种由多种病因引起的骨髓造血功能障碍所导致的一种全血功能减少综合征，以大年儿童为多见。中医称“内伤虚劳”、“血枯”、“血证”等。

本病涉及心、肝、脾、肾等多个脏器，由于患儿脾胃不足，水谷精微化生不充，气血生化无源，髓海失荣，不能奉心化赤为血，致使心血亏虚。血不荣于面，则面色萎黄，肝肾同居下焦，气血亏虚，肾精不足，肝失所养，造成肝、脾、肾三脏运化失司，可见到病人面色苍白无华，气虚乏力，食欲不佳，腰膝酸软等症。

【方一】 人参养荣汤加减《三因集一症证方论》

【组成】 红参（另煎）6克，黄芪15克，白术10克，熟地10克，白芍10克，茯苓10克，鸡血藤30克，仙鹤草30克，当归10克，远志6克，陈皮6克，甘草6克。

【治则】 益气健脾养血。

【证候】 气血两虚。

面色萎黄或苍白，心悸气短，神疲倦怠，眩晕乏力，唇口粘膜苍白，舌淡苔薄，脉虚细。

【按语】 易感冒，加防风6克、红枣5枚。

【方二】 大补元煎加减《景岳全书》

【组成】 熟地10克，山药10克，杜仲10克，枸杞子10克，当归10克，山萸肉10克，生晒参（另煎）6克，北沙参10克，女贞子10克，旱莲草10克，玄参10克，丹皮6克，甘草6克。

【治则】 滋养肝肾，补益精血。

【证候】 肝肾阴虚。

五心烦热，盗汗，眩晕耳鸣，腰膝酸软，夜寐欠安，或见皮肤瘀斑，鼻衄、齿衄，指甲枯脆，舌红少苔，脉细数。

【按语】 血热妄行，加生地10克、地榆10克、藕节10克；气不摄血，加黄芪15克、仙鹤草30克；血尿，加琥珀屑（冲）0.5－1克；鼻衄，加黄芪10克、茅根15克；龈衄，加白及6克、生石膏（先煎）30克。

【方三】 六味地黄丸、四物汤加减（《小儿药证直诀》、《仙授理伤续断秘方》）

【组成】 熟地10克，山茱萸10克，生山药10克，丹皮10克，当归10克，川芎3克，白芍10克。

【治则】 养血滋阴，补益肝肾。

【证候】 肝肾阴虚。

五心烦热，盗汗，眩晕耳鸣，腰膝酸软，饮食纳差，形体瘦弱，面色萎黄，夜寐欠安，或见皮肤瘀斑，鼻衄、齿衄，指甲枯脆，舌红少苔，脉细数。

【按语】 夜寐不安者加枣仁、夜交藤；烦躁者加莲心；鼻衄、齿衄者加茜草、仙鹤草。

【方四】 左归饮加减《景岳全书》

【组成】 熟地30克，太子参、山药、首乌各20克，枸杞子、茯苓、炙龟板各12克，山茱萸、知母各10克，陈皮、肉桂、砂仁、黄柏各6克，炙甘草4克，猪脊髓40克。

【治则】 滋补肝肾，益肾填精。

【证候】 肝肾阴虚。

五心烦热，盗汗，眩晕耳鸣，腰膝酸软，夜寐欠安，面色萎黄，或见皮肤瘀斑，鼻衄、齿衄，舌红少苔，脉细数。

【按语】 便血加生地榆、三七粉、仙鹤草、茜草，大便秘结加柏子仁，口干加麦冬、五味子。

【方五】 *十全大补汤加减《太平惠民和剂局方》*

【组成】 红参（另煎）6 克，黄芪 15 克，白术 10 克，党参 10 克，当归 10 克，茯苓 10 克，熟地 15 克，芍药 10 克，附子（先煎）6 克，肉桂 3 克，鸡血藤 15 克，鹿角胶（烊冲）10 克。

【治则】 温补脾肾，益气养血。

【证候】 脾肾阳虚。

面色苍白如腊，形寒肢冷，腰酸乏力，食少便溏，自汗盗汗，甚则精神萎靡，浮肿或消瘦，少气懒言，多部位出血，舌淡体胖，苔薄，脉沉细或细弱。

【按语】 腰酸乏力，加补骨脂 10 克、杜仲 10 克、仙灵脾 10 克；多部位出血，加三七粉（冲）3 克，或吞服云南白药 1 克；浮肿，加干姜 3 克、泽泻 15 克。

【方六】 *右归饮加减《景岳全书》*

【组成】 鹿茸粉 2 克（分冲），熟地 30 克，附片、肉桂、炙甘草各 5 克，山药、黄芪、肉苁蓉、菟丝子各 20 克，山萸肉、鹿角胶、枸杞子、杜仲、当归各 10 克。

【治则】 健脾益气，温肾助阳。

【证候】 脾肾阳虚。

面色苍白，腰膝酸软，食少纳呆，乏力懒言，畏寒肢冷，自汗盗汗，甚则精神萎靡，浮肿或消瘦，少气懒言，舌淡体胖，苔薄，脉沉细或细弱。

【按语】 全身乏力加黄精、女贞子，腹泻加肉豆蔻，牙龈、鼻及皮下出血加仙鹤草、刘寄奴，食谷不香加冬瓜子、焦三仙。

【方七】 *补中益气汤、肾气丸加减（《脾胃论》、《金匮要略》）*

【组成】 黄芪 10 克，附子 6 克，白术 10 克，陈皮 10 克，当归 10 克，生山药 30 克，熟地 10 克。

【治则】 温阳散寒，益肾健脾。

【证候】 脾肾阳虚。

面色苍白如腊，形寒肢冷，腰酸乏力，食少便溏，自汗盗汗，甚则精神萎靡，浮肿或消瘦，少气懒言，多部位出血，舌淡体胖，苔薄，脉沉细或细弱。

【按语】 伴有水肿者加泽泻、云苓；自汗者加浮小麦；便溏者加伏龙肝、赤石脂。

（二十）特发性血小板减少性紫癜

特发性血小板减少性紫癜是儿科常见的出血性疾病之－，尤以学龄儿童较为多见。以皮肤出现出血点及青紫瘀斑为主要症状，可伴有鼻衄或齿龈出血，常见呕血或黑便，多为口鼻出血时咽下所致，发生胃肠道大出血者并不多见，约1%患者出现颅内出血，成为本病的主要致死原因。属中医学“血证”、“肌衄”、“葡萄疫”等范畴。

【方一】 银翘散、荆防败毒饮加减

【组成】 银花10克，连翘10克，荆芥6克，防风10克，川芎3克，茅根15克，板蓝根10克，紫草10克。

【治则】 疏风清热，凉血止血。

【证候】 风热伤络。

起病较急，紫癜反复发作，以小腿及臀部为多，颜色较鲜明，伴有瘙痒，或发热偶有腹痛，关节肿痛，尿血等症，舌红，苔薄黄，脉浮数。

【按语】 风热之邪外感，内窜血络而发为紫癜，风邪善行数变，故伴瘙痒，且反复发作。热为阳邪，故紫癜色泽鲜明。风热与湿邪、瘀血相搏，结于关节，郁于肠间，故关节肿痛，腹痛。风热灼伤下焦血络，故有尿血。瘀点、瘀斑较多者加仙鹤草，鼻衄者加藕节、侧柏。

【方二】 清瘟败毒饮加减《疫疹一得》

【组成】 生石膏(先煎)30克，知母6克，水牛角(先煎)30克，生地10克，玄参10克，丹皮10克，赤芍10克，黄连3克，山栀6克，黄芩10克，竹叶6克，连翘10克，桔梗3克，甘草6克。

【治则】 清热解毒，凉血化斑。

【证候】 血热妄行。

起病急骤，皮肤粘膜广泛出血，多有鼻衄、齿衄，壮热面赤，烦躁，舌红绛，苔黄燥，脉弦数或滑数。

【按语】 出血严重，加藕节炭10克、地榆炭10克、茜草炭10克、三七粉(吞服)3克；鼻衄，加十炭丸(包煎)10克；便秘，加生大黄(后下)6克。

【方三】 犀角地黄汤、清营汤加减(《备急千金要方》、《温病条辨》)

【组成】 银花9克，连翘9克，紫草9克，生地9克，丹皮9克，赤芍9克，川军6克，芦茅根各15克。

【治则】 疏风清热，凉血止血。

【证候】 血热妄行。

起病急，皮肤粘膜广泛出血，并伴有鼻衄、齿衄，壮热面赤，烦躁，舌红绛，苔黄燥，脉弦数。

【按语】 方用方用银花、连翘、芦根疏风清热以止痒；紫草、丹皮、赤芍、生地、茅根以凉血止血，活血化瘀；川军泻热通便，共奏疏风清热，凉血止血之功，故收效明显。

【方四】 犀角地黄汤加减(《备急千金要方》)

【组成】 犀角5克,生地黄20克,白芍10克,丹皮9克,甘草10克,侧柏15克,牛膝10克。

【治则】 清热解毒,凉血止血。

【证候】 血热妄行。

起病急骤,皮肤粘膜广泛出血,多伴鼻衄、齿衄,壮热面赤,烦躁,舌红绛,苔黄燥,脉弦数或滑数。

【按语】 本证多见于疾病早期,热毒内伏,迫血妄行,渗于肌腠,故有瘀点或瘀斑,色较鲜红。血上出清窍故鼻衄,损伤胃络则齿衄,损伤肠腑则腹痛,灼伤下焦膀胱血络故尿血。本方凉血清热。衄血者,加黄芩、白茅根清肺凉血;尿血者,加小蓟、血余炭、旱莲草凉血止血;腹痛便血者,加生大黄凉血解毒;出血过多,突然出现面色苍白,四肢厥冷,汗出脉微等气阳衰脱证者,急予生脉散、独参汤或参附汤救治。

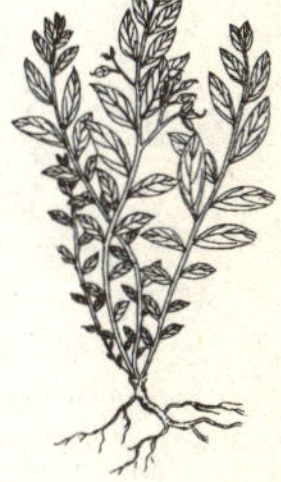

【方五】 大补阴丸加减《丹溪心法》

【组成】 生地10克,丹皮10克,玄参10克,知母6克,龟版(先煎)15克,女贞子10克,旱莲草10克,茜草根10克,侧柏叶10克,阿胶(烊冲)10克,甘草6克。

【治则】 滋阴降火,凉血止血。

【证候】 阴虚火旺。

皮肤瘀斑时发时止,兼有鼻齿衄血,低热盗汗,心烦不宁,口燥咽干,潮热,舌红少津,脉细数。

【按语】 低热,加鳖甲(先煎)10克、地骨皮20克;盗汗,加五味子6克、牡蛎(先煎)30克。

【方六】 归脾汤加减《济生方》

【组成】 党参、当归、白芍各9克,黄芪15克,熟地12克,阿胶、鹿角霜、萸肉、补骨脂各9克,仙鹤草30克,陈皮6克。

【治则】 补气摄血。

【证候】 气不摄血。

紫癜反复出现,瘀点或瘀斑色较淡,病程长,面色萎黄,神疲乏力,纳差食少,眩晕心悸,或有便血,舌淡红,苔薄白,脉细软。

【按语】 纳呆食少,加谷麦芽各10克;便血,加灶心土(包煎)30克、附子(先煎)3克。

【方七】 八珍汤加减《正体类要》

【组成】 人参3克,白术10克,云苓15克,当归10克,白芍10克,熟地10克,川芎3克,甘草10克。

【治则】 益气健脾,养血止血。

【证候】 气不摄血。

紫癜反复出现,瘀点或瘀斑色较淡,病程长,神疲乏力,纳差食少,面色萎黄,眩晕心悸，或有便血，舌淡红，苔薄白，脉细软。

【按语】 面色苍白者加阿胶；鼻衄、便血者加茜草、地榆。

【方八】 胶景健脾摄血汤

【组成】 阿胶、党参、当归、熟地各10克，制首乌、黄芪各12克，黄精、景天三七、槐花炭、炒白术、莲子肉、山药各15克。

【治则】 益气健脾。

【证候】 气不摄血。

紫癜反复出现，瘀点或瘀斑色较淡，病程长，面色萎黄，神疲乏力，纳差食少，眩晕心悸，或有便血，舌淡红，苔薄白，脉细软。

【按语】 方中黄芪、党参、黄精、白术、山药、莲子肉健脾益气；当归、白芍、制首乌、熟地、阿胶摄血养阴；景天三七、槐花炭止血化瘀。若血热者加广角、生地各10克，丹皮、黄芩炭各8克；血瘀气滞者加土大黄、红花各5克，桃仁6克，丹参、蒲黄各10克；肝肾虚损加女贞子、枸杞、桑椹子、枣皮各10克。

（二十一）白血病

白血病是白细胞系统原始细胞恶性增生性疾病，是小儿恶性肿瘤中发病率最高的疾病，临床主要表现为发热、贫血、出血，多数病人伴有肝脏淋巴结肿大，末梢血及骨髓中出现大量原始及幼稚细胞。本病分为急性和慢性两大类，小儿绝大多数为急性白血病。中医称“血证”、“癥积”、“血虚”等。

【方一】 清营汤加减《温病条辨》

【组成】 水牛角（先煎）30克，生地15克，丹皮10克，生石膏30克，赤芍10克，玄参10克，紫草15克，大青叶15克，白花蛇舌草30克，山慈菇10克。

【治则】 清营凉血解毒。

【证候】 毒入营血。

壮热，鼻衄，齿衄，皮肤紫癜，瘀斑或便血，伴头痛，心烦神昏，舌红少津，苔黄，脉弦数。

【按语】 热盛，加知母6克、柴胡6克；出血，加藕节炭10克、焦山栀10克。

【方二】 清白汤

【组成】 白花蛇舌草12克，大青叶12克，半枝莲12克，金银花12克，紫草12克，龙葵10克，生地15克，牡丹皮10克，赤芍10克，夏枯草12克，连翘10克。

【治则】 清热、解毒、凉血，散瘀散结。

【证候】 毒入营血。

皮肤紫癜，有瘀斑，鼻衄，齿衄，或便血，壮热，伴头痛，心烦神昏，舌红少津，苔黄，脉弦数。

【按语】 口腔溃疡，牙眼肿痛，加黄连5克，玄参10克。出血严重，属于热毒迫血妄行者，加煅人中白10克，紫珠12克，大黄炭10克，白茅根10克或用鲜生地

30克打汁冲服。高热不退,加羚羊角(研末冲服)3克或健康幼童小便送服安宫牛黄丸。头痛、骨关节疼痛剧烈者,加全蝎3克,地龙10克。出现抽搐,加天麻10克,钩藤10克,石决明30克。肝脾及淋巴结肿大加牡蛎30克,昆布12克,玄参10克。有化疗副作用、骨髓抑制加人参6克,黄芪15克。恶心、呕吐加陈皮10克,竹茹10克,半夏6克。

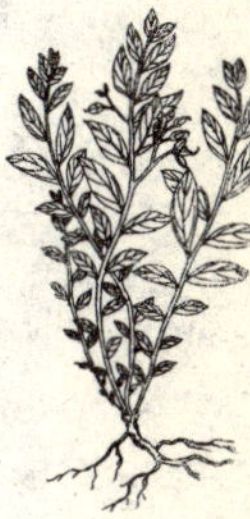

【方三】 清瘟败毒饮加减《疫疹一得》

【组成】 生石膏30克,生地10克,栀子6克,赤芍10克,玄参10克,连翘10克,丹皮10克,白茅根15克。

【治则】 清热解毒,凉血化瘀。

【证候】 毒入营血。

皮肤紫癜,瘀斑或便血,壮热,鼻衄,齿衄,伴头痛,心烦神昏,舌红少津,苔黄,脉弦数。

【按语】 出血甚者加侧柏、三七粉,肝脾淋巴结肿大者加乳香、没药、三棱、莪术。

【方四】 八珍汤加减

【组成】 党参10克,白术10克,川芎6克,芍药10克,丹参10克,当归10克,茯苓10克,黄芪15克,甘草6克。

【治则】 益气养血。

【证候】 气血两亏。

面色萎黄或苍白,神疲乏力,眩晕心悸,气短,肢冷便溏,舌淡,苔薄白腻,脉细数。

【按语】 肢冷便溏,加附子(先煎)3克、干姜3克;眩晕无力,加仙灵脾10克、补骨脂10克、龟版10克。

【方五】 自拟方

【组成】 天蓝苜蓿、墓头回各15~20克,龙葵10~15克,紫河车(装空心胶囊服)1~3克,黄芪、女贞子、旱莲草、半枝莲、白花蛇舌草各15~20克,太子参、当归、生地黄各10~15克,茯苓、白术各5~10克。

【治则】 益气养阴,解毒化瘀,健脾和胃。

【证候】 气阴两亏。

面色灰暗,眩晕乏力,五心烦热,腰膝酸软,盗汗自汗,口腔溃疡,舌淡,苔花剥,脉细数。

【按语】 此期邪毒虽渐退,正气已受损,热毒内郁日久,势必耗气伤阴;水不涵木,肝肾阴血俱亏;虚火滋生,内热熏蒸,湿热内蕴,脾胃受损,运化失常,气逆不降。此时标本同病,病情仍重,容易感受客邪。

【方六】 三才封髓丹加减

【组成】 党参20克,天冬10克,山慈菇10克,丹参10克,枸杞子10克,生地10克,鬼臼15克,白花蛇舌草15克,甘草6克。

【治则】 益气养阴消热。

【证候】 气阴两亏。

面色灰暗,眩晕乏力,五心烦热,腰膝酸软,盗汗自汗,口腔溃疡,舌淡,苔花剥,脉细数。

【按语】 低热自汗,加鳖甲(先煎)15克、黄柏10克;纳食呆滞,加砂仁(后下)3克、神曲10克。

【方七】 四君子汤、大补阴丸加减

【组成】 人参3克,云苓10克,白术6克,炙甘草10克,熟地10克,龟板15克,黄柏6克,知母10克。

【治则】 益气养阴,活血荣络。

【证候】 气阴两亏。

面色晦暗,眩晕乏力,五心烦热,腰膝酸软,盗汗自汗,舌淡,苔花剥,脉细数。

【按语】 自汗盗汗者加浮小麦、五味子,午后潮热者加地骨皮、鳖甲。

【方八】 自拟方

【组成】 天蓝苜蓿、墓头回各15~20克,龙葵10~15克,紫河车(装空心胶囊服)1~3克,半枝莲、白花蛇舌草各15~20克,仙鹤草、白茅根、虎杖、夏枯草各10~15克,赤芍、山豆根、炙鳖甲(先煎)各5~10克,青黛(冲服)3~6克。

【治则】 清热解毒,活血化瘀,化痰散结。

【证候】 痰瘀互结。

低热咽痛,癥瘕积聚,盗汗,痰核,腹痛,面色晦滞,舌质紫暗,苔薄黄腻,脉弦数。

【按语】 此期邪毒已炽盛,正气尚未衰,邪正相争,热盛伤津,营血受扰,迫血妄行,甚则邪毒蒙蔽心窍;热毒煎熬津液为痰,壅滞骨髓,瘀阻络脉,气血运行受阻,滞于胁下,结于颈旁、腋下、胯腹等处。此时最为危急。

【方九】 膈下逐瘀汤加减《医林改错》

【组成】 五灵脂10克,当归10克,桃仁10克,丹皮10克,乌药10克,延胡索10克,香附10克,山慈菇10克,川芎6克,白花蛇舌草15克,半边莲15克。

【治则】 活血化瘀散结。

【证候】 痰瘀互结。

低热咽痛,癥瘕积聚,盗汗,痰核,腹痛,面色晦滞,舌质紫暗,苔薄黄腻,脉弦数。

【按语】 肝脾肿大,加三棱10克、莪术10克;痰核,加夏枯草15克、海藻10克;发热,加银花10克、连翘6克。

(二十二)中性粒细胞减少症

中性粒细胞减少症是指骨髓造血系统中粒细胞生长低下和释放减少及粒细胞在血液及组织中破坏过多等因素引起周围血中中性粒细胞总数降低的一类病症。临床上可见反复感染、贫血、眩晕乏力,五心烦热等症状。属中医“虚劳”、“血虚”范畴。

【方一】 *人参五味子汤加减*

【组成】 党参10克,黄芪10克,白术10克,茯苓10克,五味子6克,生姜3片,甘草6克。

【治则】 益气固表,佐以祛邪。

【证候】 气虚邪恋。

反复上感,畏寒,自汗,咳嗽,鼻塞,流涕,少气懒言,面色萎黄或苍白,舌质淡,苔薄腻,脉浮细数。

【按语】 伴有上感,加荆芥10克、防风10克。

【方二】 *归脾汤加减《济生方》*

【组成】 党参10克,黄芪10克,白术10克,当归10克,芍药10克,熟地16克,枣仁10克,龙眼肉10克,肉桂3克,甘草6克。

【治则】 补益心脾。

【证候】 心脾两虚。

面色萎黄或苍白,眩晕乏力,神疲倦怠,心悸气短,夜寐梦多,时有发热,舌质淡,苔薄,脉虚细。

【按语】 夜寐欠安,加柏子仁10克、远志6克;胸闷心悸,加珍珠母(先煎)15克、磁石(先煎)15克;伴有发热,加柴胡6克。

【方三】 *加味六味汤*

【组成】 当归、黄芪、旱莲草、女贞子各30克,鸡血藤、补骨脂各15克。

【治则】 益气养血,健脾补肾。

【证候】 气阴两亏。

面色潮红,五心烦热,低热缠绵,腰膝酸软,盗汗、或有皮肤瘀斑,口腔溃疡,舌质淡红,苔花剥,脉细数。

【按语】 本方中当归与黄芪相须为用,除可补血、活血外,更能补气升阳;鸡血藤补血行血,而当归更有补益气血的双重功能,女贞子滋补肝肾,旱莲草养阴、益肾、凉血,补骨脂则为补肾阳虚及下元不固之药,与女贞子合用,一阴一阳,可起滋阴益阳,激发生机的作用,黄芪兼有健脾养胃及补虚之功效。若乏力明显者加党参30克,头晕明显时补骨脂减量,加蒺藜、菊花各9克。

【方四】 右归丸加减《景岳全书》

【组成】 熟地10克，山萸肉10克，山药10克，附子（先煎）6克，肉桂6克，补骨脂10克，川断10克，肉苁蓉10克，仙灵脾10克，甘草6克。

【治则】 滋补脾肾。

【证候】 脾肾阳虚。

久病之后，形寒肢冷，眩晕乏力，动辄气急，伴有肢体浮肿，食少便溏，心悸气短，皮肤有散在的瘀斑，面白唇淡，舌淡苔薄，脉细无力。

【按语】 伴有气血不足，加黄芪10克、当归10克；食少便溏，加莲子肉10克、扁豆10克。

【方五】 参芪升白汤

【组成】 党参、黄芪各30克，白术、山药、枸杞子、当归各15克，地黄、鸡血藤、阿胶（烊化）、制何首乌各20克，菟丝子、补骨脂、大枣各10克。

【治则】 益气养血，健脾补肾。

【证候】 脾肾阳虚。

久病之后，形寒肢冷，眩晕，乏力，动辄气急，伴有肢体浮肿，面色苍白，食少便溏，心悸气短，皮肤有散在的瘀斑，唇淡，舌淡苔白，脉细无力。

【按语】 本方采用祖国医学扶正培本之法调节阴阳、气血、脏腑、经络功能的平衡，用党参、黄芪、地黄、当归、何首乌、鸡血藤、阿胶补气滋阴养血；白术、山药、枸杞子、菟丝子、补骨脂、大枣温肾健脾和胃，通过调和脾胃之功能，从而使气血生化有源且充足，正气盛而邪祛、邪气祛则正安。

（二十三）麻疹

麻疹是麻疹病毒由鼻而入引起的一种小儿常见的呼吸道传染病，其病毒属副粘液病毒。病毒存在于患儿血液、眼和鼻分泌物及大、小便中，未患过麻疹及未接种过麻疹减毒活疫苗的小儿均为易感儿。患此病后可获终身免疫。1～5岁的小儿多见，常发生在春冬两季，传染性很强。中医称为“痧子”、“疹子”等。

【方一】 宣毒发表汤加减

【组成】 升麻3克，葛根3克，前胡6克，桔梗3克，枳壳3克，荆芥（后下）6克，防风3克，薄荷3克，木通1.5克，连翘6克，牛蒡子5克，竹叶3克，甘草1.5克。

【治则】 疏散表邪，解肌透疹。

【证候】 疹前期（又称前驱期）。

从发热至皮疹出现约3天，发热渐高，咳嗽流涕，目赤羞明，泪水汪汪，神疲纳呆，或伴有呕吐、尿黄，大便溏泄，口腔粘膜颊部有麻疹粘膜斑，苔薄白，脉浮数。

【按语】 肺合皮毛，邪伤肺卫，故见发热恶寒，咳嗽流涕等。热毒内侵，则见目赤羞明，泪水汪汪，神疲、尿黄、脉数等内热之征。大便溏泄为病毒移于大肠所致。若热高惊厥，加蝉衣6克、僵蚕10克；咽痛，加板蓝根10克、鸭跖草10克；寒冷季节，透疹不利，加苏叶10克、芫荽子10克。

【方二】 银翘散加减

【组成】 银花10克,连翘6克,蝉衣10克,升麻10克,葛根10克,紫草10克,西河柳10克,桔梗9克,甘草3克。

【治则】 辛凉透疹,清热解毒。

【证候】 出疹期(又称见疹期)。

皮疹出现开始至消退约3、4天,发热不退,咳嗽加剧,涕浊痰稠,目赤羞明,眵多,烦躁或嗜睡,全身症状加重。疹点始见于耳后发际,从上而下,渐及全身,最后至于足心,疹点先稀后密,融合成片,色由鲜红转为暗红,分布均匀,舌质红,苔黄,脉洪数。

【按语】 高热烦渴,加生地10克、生石膏80克;疹色紫暗,加红花3克、丹参10克。

【方三】 加味透疹汤

【组成】 薄荷3克,冬桑叶6克,淡竹叶6克,连翘6克,杏仁6克,牛蒡子6克,蝉衣3克,桔梗6克,葛根15克。

【治则】 解肌透疹。

【证候】 出疹期(又称见疹期)。

皮疹出现开始至消退约3、4天,发热不退,咳嗽加剧,涕浊痰稠,目赤羞明,眵多,烦躁或嗜睡,全身症状加重。疹点始见于耳后发际,从上而下,渐及全身,最后至于足心,疹点先稀后密,融合成片,色由鲜红转为暗红,分布均匀,舌质红,苔黄,脉洪数。

【按语】 发热无汗加葱白二枚、淡豆豉9克、麻黄6克;口干加花粉6克;咽痛加金银花6克、射干6克、山豆根6克;呕吐加竹茹6克、生姜一片;高热者加生石膏30克;呃逆加鲜枇杷叶二张;鼻衄加丹皮6克、生地9克、黄芩6克;大便干燥加大黄3克、瓜蒌仁(捣)6克;泄泻加猪苓6克、泽泻6克;小便短赤加薏苡仁6克、滑石9克。

【方四】 清解透表汤加减

【组成】 桑叶6克,菊花9克,银花6克,连翘6克,牛蒡子6克,蝉衣6克,葛根6克,紫草6克,黄芩6克,芦根15克。

【治则】 清热解毒,佐以透疹。

【证候】 出疹期(又称见疹期)。

皮疹出现开始至消退约3、4天,发热不退,咳嗽加剧,涕浊痰稠,目赤羞明,眵多,烦躁或嗜睡,全身症状加重。疹点始见于耳后发际,从上而下,渐及全身,最后至于足心,疹点先稀后密,融合成片,色由鲜红转为暗红,分布均匀,舌质红,苔黄,脉洪数。

【按语】 方中桑叶、菊花、银花、连翘、黄芩清热解毒;牛蒡子、蝉衣、葛根、芦根发表透疹;紫草清热凉血,解毒透疹。若热毒较重,疹点红色紫暗,甚至成片者,加丹皮9克、水牛角粉3克;若咳嗽较重,加桑白皮6克、桔梗3克、鱼腥草6克;若烦躁不安者,加山栀3克;若鼻衄甚者,加生大蓟9克、生小蓟6克;若高热抽搐者,加钩藤6克、羚羊角0.5克;若疹已出齐,舌绛口干,唇燥少津者,加石斛5克、麦冬5克、沙参4克。

【方五】 沙参麦冬汤加减

【组成】 沙参10克,麦冬10克,桑叶10克,石斛10克,生地10克,赤芍6克,丹皮6克,山药10克,扁豆6克,谷麦芽各10克,甘草3克。

【治则】 清热养阴。

【证候】 恢复期(又称疹没期)。

皮疹出齐后逐渐消退,体温下降,仍有口渴、咳嗽,皮肤可有糠样脱屑,同时遗留棕褐色的斑痕,舌质红少津,苔薄,脉细弱。

【按语】 纳呆,加鸡内金10克、六曲10克;低热,加地骨皮10克、银柴胡10克;皮肤瘙痒,加白蒺藜10克、地肤子10克。

【方六】 麻杏石甘汤加减

【组成】 麻黄3克,杏仁10克,生石膏30克,黄芩6克,鱼腥草10克,车前子(包煎)10克,全瓜蒌10克,天竺黄6克,甘草3克。

【治则】 辛凉解表,宣肺化痰。

【证候】 麻毒闭肺。

高热咳嗽不畅,气急鼻煽,喉间痰鸣,甚者口唇青紫,疹出不透,舌质红绛,苔黄厚,脉数,指纹紫。

【按语】 痰多,加竹沥10克、葶苈子10克;气喘,加苏子(包煎)10克、天将壳3只。

【方七】 紫草红花饮

【组成】 紫草根3克,西红花1.5克,连翘6克,银花6克,黄连、浙贝母6克,板蓝根6克,竹叶3克,木通3克,甘草3克。

【治则】 清热解毒,活血透疹。

【证候】 麻毒闭肺。

高热咳嗽不畅,气急鼻煽,喉间痰鸣,甚者口唇青紫,疹出不透,舌质红绛,苔黄厚,脉数,指纹紫。

【按语】 方中紫草、银翘、黄连清热解毒;贝母、桑叶清热化痰,止咳平喘;竹叶、木通清热利尿,红花活血,合甘草和营血而透疹。

【方九】 犀角地黄汤加减《备急千金要方》

【组成】 水牛角(先煎)30克,生地10克,赤芍10克,丹皮10克,知母6克,紫草15克,紫雪丹(吞)1粒,玄参10克,板蓝根15克,甘草3克。

【治则】 清热解毒,平肝熄风。

【证候】 麻毒内陷心包。

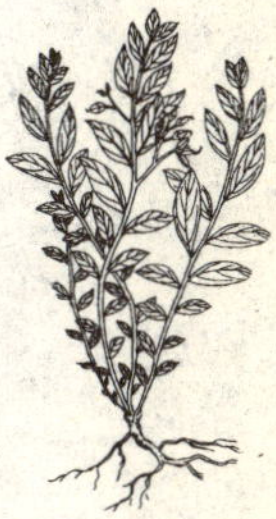

高热、神志模糊，狂躁，抽风，甚者面色苍白，呼吸微弱，舌质红绛，苔黄干，脉滑数。

【按语】 本方以犀角泻心火，清胃热为主；生地凉血滋阴为辅；芍药凉血和营；丹皮凉血散瘀。由了阴毒发斑，促热迫血瘀，热清病散，其斑疹自消。惊厥，加钩藤10克、羚羊角粉（吞服）0.3克。

【方十】 *清咽汤加减*

【组成】 玄参10克，桔梗3克，牛蒡子10克，板蓝根10克，紫草10克，挂金灯10克，鸭跖草16克，蒲公英15克，六神丸（吞服）5粒，甘草3克。

【治则】 清热解毒，利咽消肿。

【证候】 麻毒上攻－喉风（喉炎）。

咽喉肿痛，咳声嘶哑呈犬声，甚则呼吸困难，面色青紫，舌质红，苔黄，脉滑数。

【按语】 乳蛾肿大，加射干10克、马勃10克。

（二十四）风疹

风疹是由风疹病毒引起的一种较轻的发疹性传染病，6岁以内的小儿发病较多，常发生于冬春两季。因皮疹细小如痧，故中医称“风痧”、“野痧子”等。

【方一】 *桑菊饮加减*

【组成】 桑叶10克，菊花10克，银花10克，连翘10克，薄荷（后下）3克，芦根30克，蝉衣6克，牛蒡子6克，桔梗3克，甘草3克。

【治则】 疏风清热。

【证候】 邪郁肺卫。

恶风发热，咳嗽流涕，目赤喷嚏，纳呆，疹色淡红，先起于头面，继发于身躯，分布均匀，疹子细小，有瘙痒感，耳后及枕部淋巴结肿大，舌苔白或薄黄，脉数。

【按语】 热盛，加生石膏30克、鸭跖草15克；咳嗽痰多色黄，加黄芩10克、象贝母10克、杏仁10克；目赤，加木贼草6克、防风10克。

【方二】 *加味消毒饮*

【组成】 荆芥5克，防风5克，牛蒡子6克，连翘9克，山楂3克，甘草1.5克，升麻3克。

【治则】 疏风解表，清热解毒。

【证候】 邪郁肺卫。

疹色淡红，先起于头面，继发于身躯，分布均匀，疹子细小，有瘙痒感，耳后及枕部淋巴结肿大，伴恶风发热，咳嗽流涕，目赤喷嚏，纳呆，舌苔白或薄黄，脉数。

【按语】 外感风热时邪，肺卫受伤，故见恶风发热、喷嚏、流涕、咳嗽等证。全身疹色淡红，皮肤瘙痒，苔白，脉浮，并见目赤，均为风热与气血相搏，邪毒外透之表现。方中的荆芥、防风疏风解表，牛蒡子、连翘清热解毒；升麻、甘草鼓作胃气、升清降浊，山楂入血分，配赤芍行血化瘀。若见小便短赤，大便溏薄而臭者，宜酌加竹叶、木通等。兼有食滞证者，宜加用神曲9克，麦芽9克。

【方三】 蒲桑汤加减

【组成】 蒲公英15克，桑叶10克，蝉衣6克，银花10克，赤芍10克，丹皮10克，紫花地丁10克，板蓝根30克，甘草3克。

【治则】 清热解毒。

【证候】 邪毒内盛。

高热口渴，烦躁欠安，神倦，小溲黄赤，大便干结，胃纳欠佳，疹色鲜红或紫暗，疹点成片密集，皮肤瘙痒，舌苔黄，舌质红，脉浮数。

【按语】 口渴明显者，加芦根30克、石斛10克；高热者，加生石膏30克、寒水石15克；大便干结者，加全瓜蒌10克、知母6克；纳呆者，加谷麦芽各10克、鸡内金10克。

【方四】 透疹凉解汤

【组成】 薄荷6克，桑叶9克，菊花6克，蝉衣5克，牛蒡子6克，赤芍5克，红花1.5克，银花9克，连翘9克，紫花地丁3克。

【治则】 清热解毒，透疹达邪。

【证候】 邪毒内盛。

疹色鲜红或紫暗，疹点成片密集，皮肤瘙痒，高热口渴，烦躁欠安，神倦，小溲黄赤，大便干结，纳食欠馨，舌苔黄，舌质红，脉浮数

【按语】 方中的薄荷、桑叶、菊花、蝉蜕、牛蒡子，辛凉解表，透疹达邪；赤芍、红花活血祛瘀；连翘、银花、紫花地丁清热解毒。

【方五】 小柴胡汤合消风汤加减

【组成】 柴胡、生地、半夏、沙参、白鲜皮、生首乌、枳壳各15克，黄芩、藕节炭、赤芍、侧柏炭各12克，当归30克，生甘草6克，川军3克，蝉衣、炒芥穗各10克。

【治则】 疏肝理气，凉血清火，疏风清热，养血调血。

【证候】 肝郁血虚，外感风热邪毒。

风疹反复发作，病变可波及全身皮肤，夜甚昼轻，大便干结，小便偏黄，饮食尚可，平素烦躁易怒，舌边尖红、苔薄黄略腻，脉弦细略数。

【按语】 方中用柴胡、枳壳、半夏疏肝理气和中，生地、沙参、藕节、侧柏炭、黄芩、川军凉血清火，蝉衣、芥穗、白鲜皮疏风利湿止痒。当归、首乌养血调血。若心中烦躁，睡眠欠佳，可加黄连、酸枣仁、远志以清心安神。若大便不干结，可去川军；湿不重，可去白鲜皮；气滞痰浊不甚，可去枳壳、半夏。

（二十五）幼儿急疹

幼儿急疹为小儿常见的病毒性发疹性急性传染病，临床以发热3～4天，热退疹出为特征，多见于乳婴儿。中医学称之“奶麻”、“奶疹子”、“急疹”等，认为本病属

外感风热时邪,与脾肺之蕴热相搏,郁于肌表,发于皮肤所致。

【方一】 银翘散加减

【组成】 银花6克,连翘6克,薄荷(后下)8克,牛蒡子6克,荆芥6克,板蓝根15克,蒲公英9克,甘草3克。

【治则】 辛凉解表。

【证候】 邪在表卫。

突然发热,持续不退,汗出不畅,咽红烦躁,精神良好,舌苔薄白,脉浮数。

【按语】 呕吐,加姜竹茹3克、陈皮3克;腹泻,加焦白术6克、扁豆花6克;烦躁,加钩藤6克、磁石(先煎)15克。

【方二】 化斑解毒汤加减

【组成】 知母6克,生石膏15克,生地6克,玄参6克,连翘6克,竹叶8克,甘草3克,赤芍6克。

【治则】 清热解毒凉血。

【证候】 营分余热。

高热3~4天后,热退疹出,全身见玫瑰红色皮疹,皮疹以躯干为多,舌质红,苔黄,脉细。

【按语】 口渴,加石斛6克、芦根15克;疹红密,加黄芩6克、丹皮6克。

【方三】 清解散

【组成】 连翘、牡丹皮、紫草、赤芍、水牛角各10克,生地黄、黄连、玄参各8克,栀子、黄芩各5克。

【治则】 清热解毒凉血。

【证候】 营分余热。

高热3~4天后,热退疹出,全身见玫瑰红色皮疹,皮疹以躯干为多,舌质红,苔黄,脉细。

【按语】 方中黄连、栀子、黄芩清退热邪;连翘、牡丹皮、紫草、赤芍、水牛角清热解毒透疹;生地黄、玄参滋阴凉血。若有泄泻者加葛根,腹胀加枳壳,神曲,惊惕加天虫、钩藤,或小儿回春丹。

(二十六)水痘

水痘是由水痘病毒引起的急性传染病,临床上以发热,皮肤出现斑疹、丘疹、疱疹、结痂等为特征。1~4岁小儿多见,一年四季均有发生,但常见于冬春两季,传染性强。中医称“水花”、“水喜”、“水赤豆”等,认为是由内蕴湿热,外感风温,邪毒由口鼻而入,侵袭肺卫,发于肌肤表面而发病。

【方一】 桑菊饮加减

【组成】 桑叶10克,野菊花10克,银花10克,薄荷(后下)6克,牛蒡子6克,桔梗3克，滑石(包煎)15克，苡仁10克，甘草3克。

【治则】 清热解毒，疏解渗湿。

【证候】 风热夹湿。

发热轻微或无热，咳嗽流涕，喷嚏，疹点较疏，疹色红润，疱浆清亮，形如露珠，此起彼伏，以躯干为多，头面四肢部少，大便如常，小便略黄，舌苔薄白或微腻，脉浮数。

【按语】 瘙痒，加蝉衣6克、地肤子10克；咽痛，加连翘10克、蒲公英15克：小便黄赤短少，加木通10克、竹叶6克。

【方二】 银翘散合犀角地黄汤加减

【组成】 银花10克，连翘10克，水牛角(先煎)30克，赤芍10克，丹皮10克，生石膏30克，知母6克，生地10克，苡仁10克，甘草3克。

【治则】 清热凉血，解毒祛湿。

【证候】 邪毒炽盛。

壮热口渴，或烦躁不安，面红目赤，痘大而密，根盘红晕较显著，疹色紫暗。疱浆混浊，口、咽、眼亦出疱疹溃破，大便干结，小便色黄，舌苔黄糙而干，脉数。

【按语】 壮热口渴，加紫草10克、芦根30克；口疮、大便干结，加枳实10克、生大黄(后下)6克；抽搐，加钩藤10克，紫雪散(吞服)1.5克；疹色暗红，加山栀10克，紫草10克。

【方三】 腊梅解毒汤去腊梅花

【组成】 连翘9克，金银花9克，甘菊花6克，板蓝根9克，蝉蜕6克，赤芍药6克，甘草1.5克，黄连3克，木通3克，地丁6克。

【治则】 透表，清热，养阴，解毒。

【证候】 邪毒炽盛。

痘大而密，根盘红晕较显著，疹色紫暗。疱浆混浊，口、咽、眼亦出疱疹溃破，壮热口渴，或烦躁不安，面红目赤，大便干结，小便色黄，苔黄糙而干，脉数。

【按语】 本方为清解各种痘、痧、疹期邪热炽盛的重剂。方中银、翘、紫花地丁、菊花，清热解毒、消肿散结，合蝉衣疏散表邪，而透发丹痧、麻疹、水痘；黄连、板蓝根重于泻火解毒；木通清热利尿；赤芍、甘草相伍，酸甘化阴，活血消肿。

【方四】 自拟方(孙谨臣)

【组成】 银花9克，连翘9克，大青叶6克，白鲜皮6克，蝉蜕3克，桔梗3克，生甘草3克，天花粉9克，浙贝母9克，生苡仁9克，淡竹叶6克。

【治则】 清热解毒，渗湿祛风。

【证候】 阴虚血燥，余毒未清。

头面、躯干散见丘疹、疱疹，疹周红晕，疤疹饱满，晶莹有水，瘙痒，咽红，口干，苔薄微黄，脉浮数。

【按语】 本方以清热解毒为主，其中用蝉蜕、白鲜皮去风止痒；桔梗、甘草清咽利喉；花粉、浙贝母解热生津。若疹色紫暗，加牡丹皮、地骨皮凉血败毒。

(二十七)流行性腮腺炎

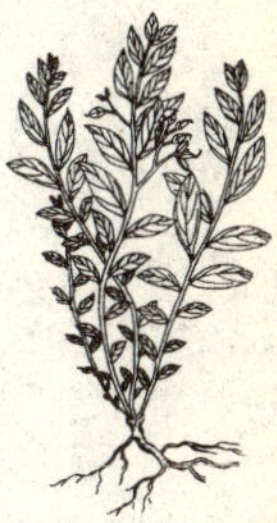

流行性腮腺炎是由腮腺炎病毒所引起的一种急性呼吸道传染病,以发热、唾液腺体肿胀、疼痛为特征,腮腺是最常受侵犯的部位。以5~9岁小儿为多见,常发生在冬春两季,散发为主。感染后可获终生免疫。中医称之为"痄腮"、"温毒"、"搭腮肿"等。

【方一】 桑菊饮加减

【组成】 桑叶10克,菊花10克,牛蒡子10克,桔梗3克,防风10克,板蓝根15克,夏枯草10克,甘草3克。

【治则】 清热疏风,消肿散结。

【证候】 风温轻型。

轻微发热或无热,咽红、头痛,一侧或两侧耳下腮部漫肿疼痛,咀嚼不便,舌质红,苔薄白,脉浮数。

【按语】 咽痛,加马勃10克、鸭跖草20克;腮腺肿甚,加芦根30克、海藻10克。

【方二】 清热痄腮饮

【组成】 黄芩9克,荆芥6克,甘草3克,银花9克,连翘9克,蒲公英15克,木通5克,贝母9克,当归尾3克,赤芍5克,薄荷5克,板蓝根9克。

【治则】 清热解毒,软坚消肿。

【证候】 风温轻型。

腮腺一侧或两侧漫肿疼痛,咀嚼不便,微热恶寒,咽红、头痛,舌红,苔薄白,脉浮数。

【按语】 方中银花、连翘、薄荷辛凉疏散;蓝根、黄芩、蒲公英清热解毒;土贝母、赤芍、当归散结消肿;木通、甘草清热泻火。

【方三】 柴胡葛根汤加减

【组成】 柴胡6克,葛根6克,煅石膏6克,天花粉6克,黄芩6克,甘草3克,牛蒡子(炒)6克,连翘6克,桔梗6克,升麻3克。

【治则】 疏风清热,散结消肿。

【证候】 风温轻型。

轻微发热恶寒,1-2天后一侧腮部肿胀、疼痛,继则另一侧腮部也肿,或两侧腮部同时肿胀、疼痛,边缘不清,触之痛甚,咀嚼不便,或伴头痛,咽痛,纳少,舌红,苔薄白或淡黄,脉浮数。

【按语】 由于病邪在表,所以有发热,头痛,舌苔薄白,脉浮数等表证。邪未入里,病尚轻浅,热毒不重,故腮部肿胀疼痛而不红。方中柴胡、葛根疏风清热,黄芩、连翘清热解毒,石膏、天花粉、牛蒡子、桔梗、甘草清热利咽,升麻散热解毒。腮部肿痛者,加夏枯草散结消肿;发热无汗者,加荆芥、薄荷疏风解表。

【方四】 普济消毒饮加减

【组成】 黄芩9克,黄连5克,牛蒡子10克,玄参10克,连翘10克,僵蚕6克,薄荷9克,板蓝根20克,龙胆草9克,夏枯草15克,浙贝母9克,甘草3克。

【治则】 清热解毒,消肿散结。

【证候】 风温重型。

高热烦躁,头痛呕吐,胃纳不振,精神倦怠,口渴欲饮,腮部肿痛拒按,舌质红,苔薄黄,脉滑数。

【按语】 高热烦躁,加生石膏30克、寒水石10克;腮肿较硬,加夏枯草10克、海藻15克、昆布10克;大便秘结,加生大黄(后下)6克、知母6克;睾丸肿痛,加龙胆草6克、小茴香10克、荔枝核10克;头痛呕吐,加姜竹茹6克、玉枢丹(吞服)1.5克;昏迷抽搐,加钩藤10克、僵蚕10克、紫雪丹(吞服)1克。

(二十八)流行性乙型脑炎

流行性乙型脑炎(简称"乙脑")是由乙型脑炎病毒引起的中枢神经系统急性传染病,蚊虫是主要的传播媒介。临床上以高热、抽风、昏迷为特征,多见于10岁以下儿童,主要发生在夏季。本病属中医"暑温"范畴。

【方一】 银翘散、白虎汤、甘露消毒丹加减

【组成】 银花10克,连翘10克,大青叶10克,板蓝根30克,芦根30克,菊花10克,甘草6克,香薷10克,知母10克,生石膏30克。

【治则】 辛凉解表,清热解毒,祛暑化湿。

【证候】 邪在卫气。

一般为发病3-4天内,主要表现为高热、头痛、精神萎靡、嗜睡、呕吐、惊厥等。

【按语】 嗜睡重者加菖蒲、郁金,抽搐加钩藤、僵蚕;呕吐加半夏、鲜竹沥;便秘加大黄、芒硝。

【方二】 银翘散加减

【组成】 银花10克,连翘10克,大青叶10克,板蓝根30克,芦根30克,菊花10克,甘草6克。

【治则】 辛凉解表,清热解毒。

【证候】 邪在卫气。

发热头痛,轻度嗜睡,烦躁口渴,苔薄白,脉浮数。

【按语】 偏湿重,加香薷10克、藿香10克;壮热,加生石膏30克、知母10克。

【方三】 白虎汤合清营汤加减

【组成】 生石膏30~60克,板蓝根30克,知母10克,生地10克,玄参10克,丹皮10克,竹叶6克,紫草10克,甘草6克。

【治则】 气营两清。

【证候】 邪在气营。

壮热头痛,颈项强直,口渴烦躁,神志昏迷,惊厥不止,舌质红绛,苔黄,脉细数。

【按语】 大便秘结,加生大黄(后下)10 克、玄明粉(冲)10 克;昏迷抽搐,加紫雪丹(吞服)1 克、羚羊角粉(吞服)0.3 克。

【方四】 玉女煎去熟地黄牛膝加生地黄玄参方合银翘白虎汤加减

【组成】 银花,犀角,石膏,知母,连翘(连心),大青叶,黄连,生地黄,玄参地龙,竹叶心,麦门冬心,芦根

【治则】 气营两清,解毒养阴。

【证候】 邪在气营。

壮热头痛,颈项强直,口渴烦躁,神志昏迷,惊厥不止,舌质红降,苔黄,脉细数。

【按语】 热毒盛者加黄芩、栀子,昏迷甚者,加菖蒲、郁金;惊厥甚者,加蜈蚣、全蝎;痰多者加天竺黄、胆南星;舌燥津干者,重用玄参、生地黄;便秘者,加大黄、芒硝、枳实;尿少者前仁、木通;气血津少者,加人参。

【方五】 乙脑灵方加减

【组成】 大青叶 30 克,连翘 20 克,生石膏 50 克,板蓝根、金银花各 15 克,知母、淡竹叶、九节菖蒲、钩藤(后下)各 10 克,生甘草 3 克,钩藤 30 克(后下),蝉衣 6 克,水牛角 20 克。

【治则】 气营两清,解毒养阴。

【证候】 邪在气营。

【按语】 伴有头痛恶寒无汗等表证,加淡豆豉、薄荷、香薷;湿重,苔白腻者,加藿香、佩兰、黄芩;苔黄腻大便秘结,加生大黄、芒硝。

【方六】 清瘟败毒散加减

【组成】 生石膏 30~60 克,板蓝根 30 克,生地 10 克,水牛角(先煎)30 克,赤芍 10 克,丹皮 10 克,玄参 10 克,黄芩 10 克,甘草 6 克。

【治则】 清热解毒,凉血清心。

【证候】 邪入营血。

壮热灼手,反复抽搐,深度昏迷,全身强直,角弓反张,喉间痰声辘辘,舌绛少苔,脉细数。伴呼吸表浅不规则。

【按语】 喉间痰鸣,加猴枣散(吞服)0.3 克;神识昏迷,加安宫牛黄丸(吞服)1 粒。

【方七】 清营汤合安宫牛黄丸

【组成】 水牛角 20 克,生地 10 克,丹皮 10 克,玄参 10 克,黄芩 10 克,赤芍 10 克,银花 10 克,连翘 10。安宫牛黄丸 1/3~1/2 丸,每天 2 次。

【治则】 清营开窍,凉血护阴。

【证候】 邪入营血。

高热、嗜唾、昏睡或昏迷,全身强直,角弓反张,喉间痰声辘辘,舌绛少苔,脉细

数。伴呼吸表浅不规则。

【按语】 面白肢厥、呼吸浅弱者，急予独参汤灌服至宝丹；脉微欲绝者，急予参附龙牡救逆汤以回阳救逆。

(二十九)白喉

白喉是由白喉杆菌引起的一种急性传染病。临床上以鼻、咽、喉等部位有白色假膜形成，伴有发热、面色苍白、乏力等全身中毒症状为特点，部分患儿可并发心肌炎及神经麻痹。多见于2～6岁的小儿，以秋冬两季为多见。中医称为“白缠喉”、“锁喉风”、“缠喉风”。

【方一】 桑菊饮加减

【组成】 桑叶10克，菊花10克，连翘10克，薄荷(后下)6克，桔梗3克，牛蒡子10克，玄参10克，土牛膝10克，生地10克，葛根10克，甘草3克。

【治则】 清热解毒利咽。

【证候】 外感风热。

恶寒发热，头痛身疼，全身不适，咽部红肿，附有假膜，不易拭去，苔薄白，脉浮数。

【按语】 高热，加龙胆草10克、板蓝根10克；咽肿甚者，加赤芍10克、蒲公英10克，挂金灯10克。

【方二】 清咽泻白散加减

【组成】 地骨皮、牛蒡子、瓜蒌皮、桑白皮、浙贝母、前胡各6克，芦根、连翘、鲜枇杷叶各8克。

【治则】 疏风宣肺，解毒利咽。

【证候】 外感风热。

发热，咽喉红肿，伴有白点或片状假膜，难以剥离，苔薄白，脉浮数。

【按语】 有发热头痛、鼻塞明显者加荆芥、杏仁各6克，以助疏风宣肺止咳；舌质瘀暗和有瘀点等瘀血证明显者加丹参；咽部疼痛、充血明显者加蚤休10克，咽痒甚者加百部10克，舌质淡苔白，手脚冷，寒证明显者去地骨皮加苏叶6克，虚证明显者加沙参15克。

【方三】 黄连解毒汤加减

【组成】 黄连3克，黄芩10克，黄柏10克，山栀10克，土牛膝根10克，礞石(先煎)10克，竹沥(冲)10毫升

【治则】 逐痰通闭、泻火解毒。

【证候】 疫毒攻喉。

烦躁汗出，吸气困难，面色苍白，口唇发绀，喉间痰鸣声辘辘，苔薄白，脉数。

【按语】 喉间痰鸣，加贝母10克、大青叶15克；大便秘结，加生大黄(后下)6

克、玄明粉(冲)10克。

【方四】 养阴清肺汤加减

【组成】 生地10克,麦冬10克,玄参10克,赤芍10克,丹皮10克,川贝母6克,板蓝根30克,土牛膝根15克。

【治则】 养阴清热解毒。

【证候】 阴虚燥热。

喉间干燥红肿,发热口渴,咳声嘶哑,咳呈犬吠样,喉部有假膜,色灰白,甚则分布及悬雍垂及上腭部,舌质红,苔薄,脉细数。

【按语】 音哑,加木蝴蝶3克、蝉衣10克;咽部假膜多者,加马勃10克、射干6克。

(三十)百日咳

百日咳是由百日咳杆菌引起的急性呼吸道传染病。临床上以阵发件痉挛性咳嗽为特点,1~9岁小儿多见,常发生在冬末春初。中医称“疫咳”、“顿咳”、“鹭鸶咳”等。

【方一】 杏苏散、桑菊饮加减

【组成】 苏叶10克,杏仁10克,桔梗5克,枳壳5克,半夏10克,橘红10克,茯苓10克。

【治则】 疏风散寒,清热化痰。

【证候】 外感咳嗽型。

从轻咳到出现痉咳,约1~2周。咳嗽阵作,逐渐加重,日轻夜重,痰吐白稀,兼有微热、流涕、喷嚏等,苔薄白,脉浮紧。

【按语】 风寒重者加荆芥、防风;咳嗽重者加百部、紫菀;咽红疼痛加蝉衣;痰稠不易咯出者加黛蛤散、瓜蒌。

【方二】 百马汤加减

【组成】 防风、前胡、百部、桔梗各6克,连翘、大青叶各10克,马兜铃3克,花粉8克,甘草5克,大枣4枚

【治则】 疏风散寒,清热化痰。

【证候】 外感咳嗽型。

微热,喷嚏,咳嗽日渐加重,昼轻夜重。偏于风寒者伴恶寒,痰稀色白,舌苔薄白,脉浮紧;偏于风热者伴咽红,痰稠不易咯出,舌苔薄黄,脉浮数。

【按语】 本证初起类似外感风邪,故佐以疏解清热之品,使邪从外泄。但当热退邪却后,由于素体虚弱,标去而本虚,需转用健脾养肺之法,以培土生金,正气恢复,其咳自愈,不宜继用清解。

【方三】 加味泻白散加减

【组成】 桑白皮10克,地骨皮10克,川贝母5克,知母10克,黄芩10克,桔梗3克,麦冬10克,杏仁10克,葶苈子10克,甘草5克。

【治则】 清热泻肺,镇咳化痰。

【证候】 热痰顿咳型(痉咳型)。

约2-6周,重者两个月以上。阵发痉咳,停顿再咳,伴有回吼声,咳时面红耳赤,弯腰曲背,涕泪俱下,或呕吐痰食,昼轻夜重。剧咳则睑肿、目赤、鼻衄、痰中带血等。苔薄黄,脉滑数。

【按语】 咳重痰粘,加海蛤壳10克、陈胆星10克;咳后呕吐,加姜竹茹5克、旋复花(包煎)10克;咳血鼻衄,加茅根30克、茜草10克。

【方四】 麻杏代赭汤加味

【组成】 炙麻黄、清半夏、黄芩、代赭石各6克,旋复花(包煎)、杏仁、百部、鹅不食草各8克,前胡、炙枇杷叶、生石膏各10克,瓜蒌12克,甘草4克。

【治则】 清化痰热,肃肺降逆。

【证候】 热痰顿咳型(痉咳型)。

咳嗽阵作昼轻夜重,咳时面红耳赤,涕泪交流,咳后回吼,至吐出乳食痰液后,痉咳方可暂停。剧咳时可见痰中带血丝、鼻衄或结膜下出血,可见舌系带溃疡,舌苔黄,脉数有力。

【按语】 方中麻黄、杏仁宣降气而止咳平喘,旋复花、代储石化痰行饮,可降胃气之逆,清半夏可散凝结之痰饮,云茯苓、甘草健脾可绝生痰之源。实为肺胃同治之剂,再佐以前胡、枇杷叶、百部、鹅不食草,可共奏降肺和胃化痰散邪之功。

【方五】 沙参麦冬汤加减

【组成】 南北沙参各10克,麦冬10克,玉竹10克,桑叶10克,扁豆10克,天花粉10克,杏仁10克,马兜铃10克,款冬花10克,甘草5克。

【治则】 健脾润肺,肃肺止咳。

【证候】 肺脾虚亏型(恢复期)。

约2-3周。咳嗽减轻,痉咳消失,痰稀而少,气短声怯,纳食减少,或有干咳潮热,口渴唇燥等。舌干少苔,脉细弱或细数。

(三十一)鹅口疮

鹅口疮是以口腔、舌上满布白屑为主要临床特征的一种口腔疾病。好发于营养不良、消化不良的婴幼儿及曾用过大量抗生素的儿童。中医学称之"雪口病",多因感受邪毒、心脾积热上熏口舌引起。

【方一】 清热泻脾散《医宗金鉴》

【组成】 桂枝6克,黄芩6克,生地6克,黄连2克,石膏15克,灯心引。

【治则】 清心泻脾。

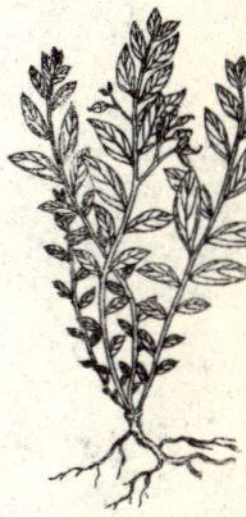

【证候】 心脾积热。

口舌布满白屑，周围红赤，面赤唇红，口干喜饮，大便干，小便黄，舌质红，苔黄厚腻，脉数。

【按语】 黄连清心泄热；黄芩、石膏散脾经郁热；生地清热凉血；灯心清热降火，导热下行。适用于小儿心肿蕴热，致患鹅口，白屑生满口舌，如鹅之口者。湿热明显者加佩兰、淡竹叶；津亏气弱者加参须、麦冬。喉中痰鸣者加川贝、射干。

【方二】 导赤散加减《小儿药证直诀》

【组成】 生地5－10克，木通3－5克，淡竹叶5－10克，金石斛5－10克，车前子5－8克，川连1－3克，连翘5－10克，淡子芩4－6克，生谷芽10－15克，薄荷3－5克，生甘草2－3克。

【治则】 清热毒，利小水。

【证候】 心脾积热。

口舌布满白屑，周围红赤，面赤唇红，口干喜饮，大便干，小便黄。舌质红，苔黄厚腻，脉数。

【按语】 此型为心脾实热，上蒸口舌所致。除局部症状外，兼见烦躁面红，为心火上亢；口臭大便干结，为脾胃有热；小便短赤为心移热于小肠；舌红苔黄，指纹紫滞为心脾实热之象。故治疗用生地、金石斛、川连、连翘清心脾实火，生地、石斛尚兼养阴生津，防火旺灼津；木通、淡竹叶、车前子清热利尿，导热下行；炒谷芽、生甘草健脾消食，调和诸药。若发热，舌红绛等热毒之象较深者，可加生石膏、紫雪丹、生栀子清热解毒；便秘则加生大黄、炒枳壳以通腑热；伴咳嗽、流涕、喉中有痰声，则加浙贝、桔梗、炒牛蒡子、前胡等清热化痰药。

【方三】 加减补中益气汤

【组成】 生黄芪30克，炒白术12克，怀山药30克，云茯苓15克，升麻6克，柴胡6克，怀牛膝30克，淡附片6克，肉桂（后下）3克，川连3克，青黛（包煎）10克，当归12克，陈皮10克。

【治则】 温补脾肾，引火归元。

【证候】 虚火上浮。

口舌散布白屑，周围淡红，形体怯弱，面颧色红，口干不渴。舌质嫩红，脉细。

【按语】 本方用补中益气汤佐以青黛、黄连升补脾胃之气以降阴火；附子、肉桂、牛膝温肾命真阳以潜降浮阳，导龙入海。本方治疗中气不足，阴火上乘，肾阳衰惫，浮阳上越所致的鹅口疮。

【方四】 益胃汤

【组成】 太子参5－10克（或用北沙参、南沙参），生地5－10克，黑元参5－8克，车前子5－10克，生谷芽10－15克，生甘草2－3克。

【治则】 养阴生津，引热下行。

【证候】 虚火上浮。

口舌散布白屑，周围淡红，形体怯弱，面颧色红，口干不渴。舌质嫩红，脉细数。

【按语】 此型多见于热病伤阴或素体阴液偏虚之患儿。为阴虚有热，虚火上浮，致生白屑。兼见口干不欲饮，午后潮热，手足心热，大便干结，小便短少，舌质偏红，舌中少苔，指纹淡红等阴虚津少、阳热偏亢之象。治疗以太子参、生地、黑元参、金石斛养阴清热；银柴胡清虚热；车前子引热下行；生谷芽、生甘草健脾益气，调和诸药。大便干结甚者加瓜蒌仁；睡眠不宁加远志、钩藤。

第五章　眼　　科

一、症状

(一)目赤

指眼睑、白睛红赤,多伴有疼痛、畏光、流泪等症。

【方一】　*养阴清热汤《中医眼科临床实践》*

【组成】　生地 10 克,银花 10 克,生石膏 10 克,知母 10 克,花粉 10 克,黄芩 10 克,龙胆草 10 克,荆芥 10 克,防风 10 克,枳壳 10 克,芦根 10 克,甘草 6 克。

【治则】　养阴清肺。

【证候】　阴虚肺燥。

多见白睛红赤,黑睛生翳下陷,包括眼部的炎症、溃疡和脓疡。伴有羞明流泪、眼睛疼痛,全身可有高热、口渴欲饮,咽干舌燥,大便秘结,小便短赤等。

【按语】　养阴清热汤对眼部炎症的消退以及前房积脓和渗出的吸收起到了重要作用。方中生地、生石膏、知母、芦根、花粉有养阴清热,生津凉血润燥之功,为此方之主药;银花、龙胆草、黄芩有清热泻火之力;荆芥、防风散风止痛,枳壳,甘草宽中和胃,以防养阴清热之品有伤胃气之弊。临床上应用养阴清热汤,只要辨证准确,用药得当,又随证加减,可收佳效。但若遇形寒肢冷,腹满脘痛等脾胃阳虚者不宜应用此方。

【方二】　*款冬橘红汤*

【组成】　蜜炙款冬花 6 克,绿毛化橘红 6 克,蜜炙紫菀 6 克,旋复花 9 克(包),苍术 6 克,杏仁 9 克,枇杷叶 9 克(去毛包煎)。

【治则】　清肺化痰。

【证候】　痰热上攻。

目赤日久不退,久咳不止,咳痰黄稠。

(二)目痒

目痒症是眼科临床常见的症状,其中发生奇痒难忍者,有春季卡他性结膜炎、眦部睑缘炎,中医叫痒如虫行证。也有找不出原因的,也有单纯的痒而无其他临床表现的。一般眼睛表面无变化,视力亦正常。绝大多数与过敏有关。中医认为本证多因风邪外袭,经络受阻而发;亦有因肝经血虚,血少生风而发。风邪外袭者,以眼球连眦部作痒;肝虚作痒者,以眼痒揉拭则止,止后又痒为特点。

【方一】 八味眼药

【组成】 主要含珍珠粉、海螵峭、炉甘石、熊胆、月石、冰片等,制成的中药粉剂。用玻璃棒圆头湿潮,蘸少量药粉点入眼内,每日2~3次。

【治则】 清热解毒、止痒。

【证候】 风热上犯。

目痒,目赤。

【按语】 方中炉甘石、海螵蛸收湿止痒,退赤去翳;珍珠、熊胆、冰片、月石等清热解毒,消肿止痛。据药理报道.本方中多数药有抗菌功效,并有保护皮肤粘膜作用,故不仅用于目赤肿痛,对眼痒亦宜。

(三)流泪

是指眼泪向眶外溢流。包括泪道阻塞性溢泪与非泪道阻塞性溢泪两大类。前者除急、慢性泪囊炎外,还包括泪小点闭塞、泪小管阻塞、鼻泪道阻塞三种;后者除泪腺炎外,较多见于泪囊机能不全、泪小点外翻、泪小点内翻、泪囊肿胀或突出、泪液分泌失控等。根据程度分迎风流泪和无时泪下。迎风流泪是一种不自主的经常有眼泪流出的眼病。以泪液清稀无热感为主要特征,年老患者较多,风吹更甚。属于中医“冷泪”范畴。

【方一】 止泪汤

【组成】 当归10克,川芎10克,木贼10克,蝉蜕10克,地骨皮10克,蕤仁10克,五味子10克,盐知母10克,羌活10克,甘草10克。

【治则】 养阴益肾,纳气柔肝。

【证候】 肝肾阴虚,泪液上泛。

年老体弱,时流冷泪,泪道通畅。或入冬加重,视物不清,舌质不红,苔薄白,脉沉弦。

【方二】 河间当归饮《审视瑶函》

【组成】 人参10克,白术10克,茯苓10克,炙甘草6克,当归10克,白芍10克,川芎6克,陈皮10克,干姜6克,细辛3克,官桂6克。

【治则】 益气养血,温肝止泪。

【证候】 肝虚不摄。

流泪症,秋冬较剧,春夏减轻,泪道冲洗通畅者。

【方三】 驻景丸加减《中医眼科六经法要》

【组成】 楮实子15克,菟丝子15克,茺蔚子10克,木瓜10克,枸杞10克,车前子10克,五味子5克,紫河车粉10克,寒水石10克,生三七粉3克,黄芪20克,白术10克,防风10克,川芎10克,石榴皮10克。

【治则】 补益肝肾。

【证候】 肝肾阴虚。

视力逐渐下降,视物昏花,视力疲劳,眼干涩不适,流泪,冬季流泪尤甚,冷泪清稀或迎风流泪,全身兼见头昏耳鸣,多梦,腰膝酸软,五心烦热,颧红,月经不调,遗精,舌红少苔.脉细数等。

【按语】 方中楮实子、菟丝子、枸杞补肾益精,养肝明目,加入茺蔚子以助明目;木瓜调理肝经气机,车前子清热利湿而明目;五味子益气生津,补肾养心;紫河车粉补肾益精血;三七粉补血活血;寒水石抑紫河车粉之燥性。玉屏风散可益气固表,川芎温肝止泪补肝血,石榴皮收涩止泪。

(四)眼睑痉挛

眼睑痉挛是一种比较常见的局灶性肌张力障碍性疾病,成年后起病,以50~70岁多见,女性多于男性。患者早期表现为眨眼次数增多,双眼睑发沉,常常在注视人、物时出现阵发性双眼睁开困难。晚期出现持续性的眼睑闭合,使患者不能直视对话者,不能阅读或看电视,不能单独上街或过马路,甚至出现功能性视觉盲。

【方一】 胞睑振跳方

【组成】 黄芪15克,熟地、山药、复盆子、当归、白芍各10克,川芎、红花、五味子各9克,炒枣仁、云苓、党参各12克,大枣、肉桂、甘草各3克。水煎,日一剂,分二次服。

【治则】 滋补肝肾,健脾升阳,益气养血,活血通络。

【证候】 肝脾两虚,风邪外袭。

胞睑振跳,倦怠乏力,食少便溏,舌淡、脉弱。

【方二】 驱风散热饮加减

【组成】 石决明15克,全蝎、僵蚕、当归、赤芍、连翘、防风各9克,羌活、薄荷、川芎各6克,甘草3克。水煎。日一剂,分二次服。

【治则】 祛风化痰。

【证候】 风痰阻络。

胞睑振跳,咳嗽痰多,苔白腻,脉滑。

(五)视物模糊

指眼外观正常,以视物模糊不清为主症者。

【方一】 甘胶牡蛎汤

【组成】 炙甘草4.5克,阿胶珠6克,煅牡蛎24克,生地黄12克,麦门冬6克,麻仁6克,煅石决明24克。

【治则】 滋阴养血。

【证候】 阴虚血少。

眼昏糊,头痛,脉虚而数。

【按语】 牡蛎、石决明均有泻热收涩之功,且石决明为明目要药,配合其他诸药，治疗阴虚少血的头痛颇有效。

【方二】 钩藤饮

【组成】 嫩钩藤6克，天麻6克，桑寄生9克，炒杜仲9克，黄芩3克，炒远志4.5克，茯神9克，煅牡蛎24克，牡丹皮6克，石决明24克。

【治则】 平肝熄风。

【证候】 肝阳上升。

目昏、失眠、头痛、青盲以及高血压等症。

【按语】 嫩钩藤、天麻平肝熄风，与茯神、远志相合，有安眠宁神之功；石决明、牡蛎明目潜阳；杜仲与桑寄生用以治疗高血压。故本方具有平肝熄风、宁神明目的作用。

【方三】 养肝培肾丸

【组成】 熟地黄150克，怀山药90克，茯神120克，泽泻90克，山茱萸45克，牡丹皮60克，枸杞子90克，白菊花90克，菟丝子90克，知母60克，黄柏30克，川芎30克，白蒺藜90克，全当归90克，石决明240克，草决明90克，覆盆子90克。以上诸药研末为丸，每日服3次，每次3～4克。

【治则】 补益肝肾。

【证候】 肝肾不足。

两眼昏糊不清，久视无力；青盲。

【按语】 本方培补肝肾，佐以明目，青盲属虚证者服之最宜。

(六)视疲劳

多表现为看书和阅读时间不长甚至几分后，就难以坚持下去，感到眼球和眼眶周的不适及疼痛，耳根部及颈部的酸胀感，畏光，流泪，视物重影等，经过充分休息，一切又恢复正常。

视疲劳的原因是多方面的，这包括：①眼肌性视疲劳，由于集合功能不全、隐斜视引起。②调节性视疲劳，由于屈光不正包括近视、远视、散光以及老观，若没有配戴合适的眼镜，可使眼调节和集合功能失调，产生视疲劳症状。③环境引起的视疲劳，如环境照明过强或过暗、灯光闪烁不稳、噪音、过分精细的操作以及在行进的车船上阅读等。④全身病引起的视疲劳，长期慢性病者如肝炎、结核、大手术后、贫血及妇女月经期、哺乳期等。⑤精神因素，神经衰弱、焦虑、失眠及更年期综合征均可引起视力疲劳。由于视力疲劳的原因是多方面的，因此需要详细检查。首先要作验光检查，如有屈光不正要予以配镜矫正；眼肌病变如隐斜视，可酌情作肌力训练或矫正疗法。与此同时，注意适当休息，养成良好的生活习惯，增强体质。注意眼的调节和保护，照明要充分、适当。有眼病和其他全身性疾病应及时诊治，方能收到满意效果。针对视力疲劳的药物多无确切疗效，主要是查找视疲劳的原因，予以矫治。

【方一】 眼适汤

【组成】 银柴胡10克,黄芩10克,夏枯草15克,荆芥10克,防风10克,赤芍10克,白芷10克。

【治则】 舒肝解郁。

【证候】 肝郁气滞。

除眼部症状外,兼面色青黄,性情急躁,头晕目眩,月经不调,舌质正常,苔薄,脉弦。

【方二】 舒眼汤

【组成】 柴胡10克,黄芩15克,夏枯草10克,荆芥10克,防风10克,香附10克,川芎10克,枳壳10克,蔓荆子10克。

【治则】 清肝和解,舒肝清热。

【证候】 肝经郁热。

除眼疲劳症状外,兼面色发黄,疲劳无力,舌质稍红,苔薄黄,脉弦数。

【方三】 加减六味地黄汤

【组成】 熟地15克,沙参15克,枸杞子10克,麦冬10克,山药10克,茯苓10克,泽泻10克,枳壳6克,丹皮10克,五味子10克,菊花10克,葛根10克。水煎服。

【治则】 养阴清热。

【证候】 阴虚内热,虚火上炎。

除眼疲劳症状外,兼口干心烦,少寐,舌质稍红,苔薄白,脉弦。

【方四】 柴葛解肌汤《伤寒六书》

【组成】 柴胡、葛根、羌活、桔梗、白芍、黄芩、白芷、甘草、枸杞、女贞子、山茱萸各10克。

【治则】 滋补肝肾。

【证候】 肝肾阴虚。

老年体弱,视疲劳,伴老花,全身可见腰膝酸软、头晕耳鸣、舌红少苔、脉沉细等。

【按语】 柴胡入少阳解郁止痛;葛根、白芷入阳明,清利头目,解肌止痛;羌活走太阳祛风止痛;桔梗、黄芩宣泄郁热;白芍、甘草酸甘化阴、缓急止痛,共奏解肌止痛的功效。可用于治疗三阳经脉合病疼痛等症,对视疲劳有较好的疗效。

柴葛解肌汤配伍精练,方简意深,若临床仅有视疲劳而兼证不明显,则多遵守原方药味,

避免过多加减,重用葛根20~30克,白芍15~20克,重用葛根增强解肌止痛,重用白芍增强柔肝理气、缓急止痛。辨证加减,入药多不超过五味。药特色既保持原方主治深意,又体现出辨证用药特色。

年轻患者多伴屈光不正。全身可见心神不宁、面色少华等,属心阳不振,原方去黄芩、加党参、黄芪、桂枝等;若发病痛如针刺,属瘀血阻络,加丹参、川芎、全蝎等;若头目胀痛,两胁作胀,属肝郁气滞,加枳壳、郁金、石决明、佛手等;若伴体胖多痰、头

痛、头重如裹、胸闷等，属痰湿阻络，加半夏、茯苓等；若疼痛主要表现在阳明经加石膏、炒白附子；若在少阳经则重用柴胡；若在太阳经则重用羌活，并加蔓荆子、防风。

（七）青盲

指眼外观正常，无红赤疼痛等不适感，视力逐渐下降至失明的眼病。

【方一】 熟地五子丸

【组成】 熟地黄15克，覆盆子9克，枸杞子9克，菟丝子9克，决明子9克，地肤子9克。

【治则】 补益肝肾。

【证候】 肝肾两亏。

视物昏花或视物不见，腰膝酸软，头晕目眩，失眠多梦，舌淡少苔，脉弦细。

【按语】 熟地黄滋肾水，利血脉，目得血而能视，故熟地黄能聪耳明目；决明子因能明目，故名决明；菟丝子祛风明目，入足三阴（肝脾肾）经，有强阴益精之功；地肤子能治雀盲；枸杞子滋补肝肾，祛风明目，补虚劳；覆盆子益肾脏而固精，补肝虚而明目。故视物昏糊、肝肾两亏者均可服此方。

【方二】 羚羊苦丁汤

【组成】 羚羊角粉3克（另吞），苦丁茶6克，薄荷3克，夏枯草9克，黑山栀9克，连翘9克，甘菊花9克，干荷叶边9克。

【治则】 清肝泻火。

【证候】 肝阳上亢。

目光昏糊，渐渐失明，偏头痛，脉弦数等。

【按语】 本方以羚羊角为主，配以其他中药治疗肝阳头痛、偏正头痛均适宜。

（八）黑朦

指突然一过性视物不见，多见于眼底动脉硬化，血管一过性痉挛。

【方一】 羚羊汤

【组成】 羚羊角粉0.5克（另吞），旋复花9克（包煎），紫菀6克，石膏15克，炙甘草4.5克，炙细辛1.8克，前胡2.4克。

【治则】 清肝熄风。

【证候】 肝经风热。

头痛遍及颈脑，眼黑昏眩，倦怠欲眠，骨节疼痛者。

（九）暴盲

暴盲指眼无明显红赤疼痛等症，突然视物不见的急重眼病。包括现代医学的急性球后视神经炎、急性视神经乳头炎、缺血性视乳头病变、视网膜中央静脉阻塞、视网膜中央动脉阻塞、视网膜静脉周围炎、癔病性黑朦以及视网膜脱离等可以引起视力骤然丧失或急剧下降的病症。

【方一】 逍遥散《和剂局方》

【组成】 柴胡10克,当归10克,白芍10克,白术10克,茯苓10克,薄荷10克,甘草3克。

【治则】 解郁闭、通玄府、利气道、助血行。

【证候】 肝气郁结,宣府闭塞。

视力骤降,视物不见。

【按语】 气郁者一般病程短,视力急剧下降,视乳头充血、水肿、边缘模糊、生理凹陷不明显,可见渗出物及出血斑,宜用逍遥散加牡丹皮、栀子、车前子以理气疏肝,清热利湿。

血虚者病程较长,视力缓降,眼底见视乳头呈白色萎缩,边界清楚,视网膜血管变细,治宜益气养血,多用逍遥散加益气之党参、黄芪及养血之四物汤。

若突然视无所见,眼底视网膜呈急性贫血状,眼底后极部乳白色水肿,黄斑呈樱桃红色,则为视网膜中央动脉阻塞,治宜疏肝破瘀,活血通脉,多用逍遥散加桃仁、红花、牛膝、葛根、石菖蒲及麝香等,酌用西药及针刺急治,以最快的速度挽救患者视力。

若见视网膜放射状出血,静脉迂曲怒张,治宜疏肝解郁,化瘀行水,用逍遥散加用益母草、白茅根、仙鹤草等。临床中还需适当加用通络开窍药物以启闭郁之玄府,如葛根、石菖蒲、牛膝、丹参;风盛者加入木贼、菊花、荆芥、防风等;体虚者加入枸杞子、麦门冬、五味子。

【方二】 李太民方

【组成】 当归6克,白芍6克,菟丝子6克,旱莲草10克,阿胶6克,覆盆子10克,枸杞子6克,茯苓10克,狗脊10克,天花粉10克,炒酸枣仁24克,煅石决明10克,夜明砂5克,金樱子10克,银耳粉(冲)5克,水煎服。

【治则】 滋阴止血,温补肾阳。

【证候】 阴虚火旺。

突然视物不见,全身不定时发热,腰痛,失眠,遗精,口干,大便时溏,小便频数,舌淡红无苔,脉沉细。

【按语】 李老治疗本病重在审证求因。患者证见低热,腰痛,口干,失眠,多梦,遗精,乃肾阴不足,又见大便时溏,小便频数,知肾阳亦虚。故方用当归、白芍、天花粉、银耳粉以滋阴;菟丝子、枸杞子、狗脊以补肾阳;覆盆子、金樱子阴阳两补;并佐阿胶、女贞子、旱莲草等以止血。治本为主、标本兼治为本案特点。

【方三】 内障症主方

【组成】 黄芪10克,当归10克,川芎10克,茺蔚子10克,香附10克,桃仁10克,生甘草6克。

【治则】 行气解郁、活血导滞。

【证候】 气血瘀滞。

视力骤降，烦躁易怒，脉弦。

【按语】 方中以辛温走散之当归、川芎活血行气为主，辅以桃仁破血中瘀滞；香附、茺蔚子行气解郁舒肝，引主药入肝经以化滞；配以黄芪补气以助诸药之力；甘草和诸药以解毒。全方共起行气解郁、活血导滞、通窍明目之作用。以之加减用于临床内障眼病的治疗，多获良效。属寒者加党参、制附子、细辛温经散寒；属热者多加丹皮、知母、地骨皮清热养阴；有出血者加茜草、三七参以止血活血而不留瘀；有痰浊者加陈皮、法夏、竹茹、枳实以祛痰化浊。

二、病名

(一)麦粒肿

麦粒肿，又称睑腺炎，是由葡萄球菌感染引起睑腺组织的化脓性炎症。相当于中医学的“针眼”。根据被感染腺组织的部位不同，可以分为外睑腺炎和内睑腺炎两种。外睑腺炎系睫毛毛囊所属的皮脂腺发生感染，破溃后在皮肤表面出脓；内睑腺炎系睑板腺受累，破溃后在睑结膜面出脓。

外睑腺炎开始表现为睑局部水肿充血，有胀痛和压痛感，在近睑缘部位可触到硬结。以后硬结逐渐软化，在睫毛根部形成黄色脓疱。脓肿一经穿破皮肤，向外排出，红肿迅速消退，疼痛亦随之减轻。内睑腺炎临床症状不如外睑腺炎来得猛烈，因为处于发炎状态的睑板腺，被牢固的睑板组织所包围。开始时表现为眼睑不适，睑结膜表面常隐约露出黄色脓头，可自行穿破，亦可扩展侵犯整个睑板组织，形成眼睑脓肿。

【方一】 刘怀栋方

【组成】 金银花、蒲公英各30克，连翘、天花粉、陈皮、白芷各10克，皂角刺、赤芍药、生山楂各15克，大黄3克，生甘草5克，全蝎3克(冲服)。水煎服，每日1剂，每次200ml。

【治则】 疏风清热，解毒消肿，消食导滞，健脾开胃。

【证候】 脾胃积食，湿热内蕴。

小儿复发性麦粒肿。

【按语】 小儿复发性麦粒肿主要因于目前儿童过食辛辣燥热之品，以致脾胃积食，湿热内蕴，运化失常所致。此外，过食高蛋白、高脂肪也容易引起小儿复发性麦粒肿。除应用药物治疗外，还应嘱咐患者养成良好的卫生习惯，不用脏手揉眼，多食新鲜蔬菜、水果，纠正偏食偏嗜的不良行为，对预防小儿复发性麦粒肿有积极的意义。

【方二】 九味泻脾饮

【组成】 鲜生地24克，金银花9克，生甘草3克，紫花地丁9克，石膏30克，夏枯草9克，连翘9克，赤芍药9克，芦根1尺。

【治则】 清热泻火。

【证候】 热盛血瘀。

眼睑红肿、灼热、疼痛，硬结压痛，口苦咽干，便秘，舌红苔黄，脉数。

【按语】 石膏对壮火实热者功效甚速。金银花、甘草、紫花地丁为清热解毒药，芦根清热生津，生地黄凉血，赤芍药能行血之滞，夏枯草治目痛而退热。

【方三】 *溃疡汤*

【组成】 穿山甲2.4克，皂角刺2.4克，金银花9克，黑山栀9克，连翘9克，全当归9克，赤芍药9克，天花粉9克，黄芩3克。

【治则】 清热凉血，消瘀散结。

【证候】 热盛血瘀。

麦粒肿初期，或已有脓头而尚未穿破者。

【按语】 穿山甲、皂角刺善于走窜，贯穿经络，具有散血消肿、攻坚排脓的作用。它既能消痈疽于未成，又能托疮疡于将溃之时，所以两药配合在一起，对于麦粒肿之将溃者可以托毒排脓，未溃者有消散之功。天花粉亦能排脓消肿，金银花与连翘能消肿散结，清热解毒。全当归活血止痛，赤芍药活血散瘀，两者对消散红肿痛效果明显。山栀与黄芩泻火解毒。本方在临床上多次应用，均有效验。

【方四】 *麦粒肿方*

【组成】 金银花30克，连翘12克，蒲公英12克，紫花地丁12克，败酱草12克，酒大黄6克，芒硝6克，生苡仁18克，滑石18克，炮山甲6克，生甘草9克，皂刺6克，水煎，日一剂，分二次服。

【治则】 清热利湿，泻火解毒。

【证候】 脾胃实热。

胞睑红肿、灼热、硬结，压痛明显，便秘，舌红苔黄，脉数。

【按语】 本方用银花、连翘、公英、地丁、败酱草、生甘草清热解毒；用酒大黄、芒硝泻火；用生苡米、滑石利湿清热；山甲、皂刺引药入病所。共奏之功。故凡眼部有红肿热痛化脓之病变皆可使用。

（二）睑板腺囊肿

睑板腺囊肿亦称霰粒肿，为睑板腺的慢性肉芽性炎症，是由于睑板腺管阻塞，内容物淤积，对睑板腺周围组织产生刺激所致。本病初期多无自觉症状，有时有沉重感及异物感。眼睑皮下可触及圆形硬结，大小不一，表面光滑，与皮肤无粘连。硬结处之睑结膜局部充血，略呈紫红色或带灰色。有时可穿破结膜面成息肉样组织增生。相当于中医学“胞生痰核”。

【方一】 *化痰散结汤*

【组成】 法半夏6克，茯苓10克，枳壳10克，夏枯草15克，海藻15克，羌活10

克，赤芍10克。

【治则】 健脾渗湿，化痰散结。

【证候】 脾失健运，痰湿内阻。

眼睑皮下有大小不等的结节，睑结膜呈紫红色。

【按语】 腹胀加白术10克，日久不消加昆布15克，术后复发加防风10克。

(三)睑缘炎

睑缘炎是一种眼睑边缘的慢性炎症，包括溃疡性、鳞屑性和眦部三种。多见于体质虚弱，屈光不正，环境卫生和个人卫生不良的人。长期风沙、灰尘刺激、睡眠不足、嗜好烟酒、屈光不正、消化不良等都可以成为诱因。本病轻症仅有微痒涩痛感，在睫毛根部有糠麸样皮屑附着，亦有初起即见睑边漫生透明水泡样细小湿疹，痛痒时常发作，经揉拭，疱疹破裂，眼睑红赤，糜烂胶粘。重者皮脂分泌过多而形成黄白色痂块，拭去可见该处溃陷，此时睫毛稀疏不齐，久则睫毛脱落，不易再生。严重者可因倒睫而并发翳膜诸症。相当于中医学“睑弦赤烂”。

【方一】 清散燥湿汤

【组成】 龙胆草10克，黄芩10克，栀子10克，丹皮10克，苍术10克，荆芥10克，防风10克，陈皮10克，甘草10克。

【治则】 清热散风，燥湿除邪。

【证候】 湿热蕴积，复受风邪。

眼睑红赤溃烂，脓血交加，痂块堆积，或灼热疼痛，大便燥结；舌红苔黄，脉弦。

【按语】 易出血加生地15克；脓多加金银花30克；睑缘糜烂，黄水不断溢出，痒痛并作加白藓皮10克，苦参10克；睑缘白色鳞屑粘附，并潮红加羌活10克，僵蚕10克；日久不愈，睑缘肥厚粗燥去羌活，加生地10克、花粉10克。

【方二】 清脾胜湿汤

【组成】 黄连10克，栀子10克，连翘10克，石膏10克，滑石10克，茯苓10克，陈皮10克，枳壳10克荆芥10克，防风10克，白芷10克，牡丹皮10克，玄明粉10克，甘草3克。

【治则】 清脾泻火。

【证候】 脾胃热盛。

胞睑热毒症。胞睑红肿灼热疼痛，硬结，便秘，舌红苔黄，脉数。

【按语】 方中黄连、栀子、连翘、石膏清脾泻火，除湿解毒，以解脾经之火；滑石、茯苓利湿健脾，以助消散脾经湿滞郁火；陈皮、枳壳健脾理气导滞，使之不致寒凉太过而滞脾胃；荆芥、防风、白芷祛风止痛消肿；牡丹皮凉血散瘀。全方共起清脾泻火除湿，祛风退赤止痛之效。

(四)上睑下垂

上睑下垂分为先天和后天两种。先天性上睑下垂通常是两眼一起发生，多由提上睑肌或者支配这条肌肉的神经发育不良所造成。后天性上睑下垂有多种原因，如外伤后提上睑肌损伤，或者形成血肿，血肿吸收后产生粘连。也可由于肿瘤、发炎、沙眼等，影响了提上睑肌的功能，从而使上睑下垂，并且多数是单眼发病。也可见于重症肌无力。相当于中医学“上胞下垂”。

【方一】 培土健肌汤

【组成】 党参10克，白术10克，茯苓10克，柴胡10克，赤芍10克，升麻3克，羌活12克，荆芥10克，防风10克，钩藤10克，甘草3克。

【治则】 健脾益气，疏肌活络。

【证候】 脾胃虚弱，中气不足。

双眼睑呈青黄色下垂。多见重症肌无力。或晨轻暮重，四肢乏力，精神疲倦，舌质淡苔薄白，脉濡。

【按语】 眼睑提举困难加陈皮10克，恢复慢者加全蝎3克。

【方二】 祛风健肌汤

【组成】 柴胡10克，白术10克，羌活10克，防风10克，钩藤10克，全蝎10克，乌梅10克，桔梗10克，甘草3克。

【治则】 健脾益气，祛风通络。

【证候】 中气不足，风邪外侵。

单眼上睑呈青黄色下垂。多见麻痹性上睑下垂。或复视，眩晕，头痛，脉缓。

【按语】 头痛加蔓荆子10克。

【方三】 重症肌无力方1

【组成】 生熟地各15克，淮山药、茯苓各10克，山萸肉、泽泻、丹皮各6克，炒党参、麦冬、菟丝子各10克，枸杞子6克，炒白芍、当归各10克。

【治则】 滋补脾肾。

【证候】 脾肾阴虚。

上睑下垂，无力抬举，面色不华或苍白，瘦弱，头晕耳鸣，失眠多梦，腰膝酸软，颧红，入夜口干，手足心热，盗汗或并有自汗，舌红或偏红，苔少，舌体瘦瘪，唇干红，脉细或细数或弦细等。

【按语】 汗多加止汗药，儿童病患有尿床、尿急、尿频，系肾亏固摄无能，加桑螵蛸、覆盆子。

【方四】 重症肌无力方2

【组成】 炒党参、焦白术、茯苓各10克，炙甘草3克，陈皮6克，炙黄芪12克，淮山药10克，红枣5枚。

【治则】 健脾益气。

【证候】 脾胃气虚。

上睑下垂，无力抬举，面萎黄，瘦弱，倦怠无力，纳呆，腹胀喜按，声低气短，便溏，舌淡嫩或舌边有齿痕，苔白，脉濡细或缓弱等。

【方五】 重症肌无力方3

【组成】 炒党参、焦白术、茯苓各10克，炙甘草3克，当归10克，川芎3克，炒白芍、生熟地各15克。以上如7岁以下者剂量减半。

【治则】 补气养血。

【证候】 气血两亏。

上睑下垂，无力抬举，面色萎黄或苍白，纳差，神疲气短乏力，头昏，舌质嫩或色淡，苔薄白，脉软弱或细弱等。

【按语】 本方以滋阴补肾、敛汗开胃为主。常加浮小麦、麻黄根、煅牡蛎等。切不可一见肌无力症一概予以补中益气汤.

【方六】 眼胞下垂方

【组成】 黄芪24克，当归12克，白芷、蔓荆、防风各9克，白芍9克，党参12克，钩藤12克，石决明12克，明天麻6克，柴胡6克，升麻6克，水煎，日一剂，分二次服。

【治则】 疏肝祛风，熄风解痉。

【证候】 中气不足，复感风邪。

眼胞下垂，抬举无力，舌淡，脉浮。

【按语】 有复视者原方减去白芍、柴胡，升麻，加全蝎，僵蚕、川芎、麻黄、麦冬。

【方七】 眼睑下垂方

【组成】 石决明24克，陈皮、当归、竹茹、防风、全蝎、菊花、白附子各9克，白芍、葛根、钩藤各15克，羌活、红花各6克，甘草3克，水煎，日一剂，分二次服

【治则】 清肝祛风、养血活络。

【证候】 肝经风热，郁阻经络。

双眼睑下垂，不能自如开合，白睛充血，怕光流泪，颈项强痛，眼周围麻木。

【按语】 方中石决明、全蝎、钩藤平肝潜阳，熄风镇痉，熟地、白芍、当归、红花养血活络；菊花、防风、竹茹、羌活解表祛风，清热除烦；肉桂、细辛、葛根、白附子祛风散寒、升举清阳；黄芪、甘草补中益气、升阳固表。全方共奏清肝祛风，养血活络之功。用上方数服眼能开合如常，如眼周围仍麻木，遇凉风仍感不适者，原方去石决明、竹茹，加熟地、黄芪、细辛、肉桂。

（五）痉挛性睑内翻

由于某些原因，睑缘向眼球方向翻转，部分或全部睫毛随之倾倒，接触眼球表面，可损伤角膜上皮、继发感染的异常状态，这称为睑内翻。由于眼轮匝肌痉挛所引起的睑内翻称做痉挛性睑内翻，常见于下睑。老年人皮肤松弛，眶脂肪减少，睑部眼轮匝肌痉挛收缩，从而导致睑内翻。眼球萎缩，眼睑后缺乏足够的支撑，加上炎症或倒睫的刺激，也会使眼睑内翻。

【方一】 痉挛性睑内翻方

【组成】 双花、生地各18克，桑皮12克，黄芩、连翘、赤芍各9克，酒军4.6克，陈皮、木通、防风、薄荷各8克，云苓15克，水煎，日一剂，分二次服。

【治则】 清肺泻脾、散风利湿。

【证候】 肺热脾湿。

眼睑内翻，睫毛向内倒，刺扫眼球，致有异物感，时流热泪，怕光作痒。

【方二】 归脾汤加减

【组成】 白术15克，茯神10克，黄芪15克，龙眼肉10克，党参10克，酸枣仁15克，木香10克，炙甘草6克，远志10克，当归10克。

【治则】 益气健脾。

【证候】 心脾血虚。

一眼或双眼胞睑振跳，时疏时频，劳累后加重。全身可见心烦失眠，怔忡健忘，食少体倦，舌淡，苔白，脉弱。

【方三】 当归养荣汤加减

【组成】 熟地15克，当归10克，白芷10克，川芎10克，防风10克，羌活10克，白芍10克。

【治则】 养血熄风。

【证候】 血虚生风。

胞睑肌肉无端频频振跳或抽搐，尤以上睑多见，或与眉棱、面颊、口角相牵，不能自控。全身可见面白少华，头晕眼花，妇女月经量少，舌淡苔白，脉细弱。

（六）病毒性睑皮炎

包括单纯疱疹病毒性睑皮炎和带状疱疹病毒性睑皮炎。

1. 单纯疱疹病毒性睑皮炎

由单纯疱疹病毒引起。病毒通常存在于人体内，当感冒、高热或身体抵抗力降低时，趋于活跃。因发热性疾病时常可致病，又称为热性疱疹性睑皮炎。病变可发生于上、下睑，以下睑多见，与三叉神经眶下支分布范围相符。初发时睑部皮肤出现丘疹，常成簇出现，很快形成半透明水疱，周围有红晕。眼睑水肿。眼部有刺痛、烧灼感。水疱易破，渗出黄色粘稠液体。约1周后充血减退，肿胀减轻，水疱干涸，结痂脱落后不留瘢痕，但可有轻度色素沉着。可以复发。如发生于睑缘处，有可能蔓延至角膜。在唇部和鼻前庭部，可有同样的损害出现。

2. 带状疱疹病毒性睑皮炎

由该病毒感染三叉神经半月神经节或三叉神经第一支所致。发病前常有轻重不等的前驱症状，如全身不适、发热等。继而在病变区出现剧烈神经痛。数日后，患侧眼睑、前额皮肤和头皮潮红、肿胀，出现成簇透明小泡。疱疹的分布不越过睑和鼻的中心界限。小疱的基底有红晕，疱群之间的皮肤正常。数日后，疱疹内液体混浊化脓，形成深溃疡，约2周后结痂脱落。因皮损深达真皮层，脱痂后留下永久性皮肤瘢痕。炎症消退后，皮肤感觉数月后才能恢复。可同时发生带状疱疹性角膜炎或虹膜炎，在鼻睫神经受侵犯、鼻翼出现疱疹时，这种可能性更大。

相当于中医学“风赤疮痍”。

【方一】 清火化湿方

【组成】 鲜生地24克，玄参12克，枳壳3克，防风3克，地肤子9克，黄芩3克，黑山栀9克，生大黄4.5克，白菊花9克，炒米仁9克。

【治则】 清热凉血，祛风除湿。

【证候】 脾胃湿热。

眼胞赤肿，或小泡成群而微痛，或湿烂而出黄水。

【按语】 本方清火化湿。生大黄用于大便较干燥者为宜。

（七）急性卡他性结膜炎

急性卡他性结膜炎，是由细菌感染引起急性结膜炎。以羞明、疼痛、黏液性或脓性分泌物、睑及穹窿结膜充血、血管赤红呈网状、球结膜周边充血等为主症。多双眼同时或先后发病，通常3~4天达高峰，约需2周消退痊愈。通过接触蔓延，如手、毛巾、钱币、玩具、水等为媒介。有时也可由细菌在呼吸道通过咳嗽、喷嚏传播。

轻者睑及穹窿结膜充血，血管赤红呈网状，球结膜周边充血及少量黏液性分泌物，存留在结膜囊和内眦部。重者眼睑肿胀充血，穹窿及睑结膜充血水肿，一片赤红，失去光泽，球结膜高度充血水肿，有时有小出血点。多双眼同时或先后发病，通常3~4天达高峰，约需2周消退痊愈。

本病中医称“天行赤眼”或“暴风客热”，多由风热之邪外袭，热与风邪相搏，交攻于目，猝然而起，多见于春秋季节，集体生活的地方易于流行，应注意隔离与预防。

【方一】 消风养血汤

【组成】 蔓荆子10克，当归10克，白芍10克，白菊花10克，生地10克，蝉蜕10克，桑叶10克，丹皮10克，红花10克，桃仁10克，生石决明10克，草决明10克，木贼草10克，薄荷10克，赤小豆10克，木通10克。水煎2次，早晚分服。

【治则】 疏风清热、养血活血。

【证候】 风热伤血。

目赤肿痛，白睛赤脉如蛛网从上往下发展，眵多泪热，畏光羞明，舌苔淡黄而薄，脉浮而弦。

【按语】 方中取蝉蜕、桑叶、菊花、薄荷、蔓荆、木贼以疏风清热；生地、丹皮、桃红、当归、白芍以凉血养血活血；两决明专除肝经风热；木通、赤豆降火清热，渗湿消肿。

【方二】 双解汤

【组成】 银花15克，桑皮10克，枳壳10克，花粉10克，黄芩10克，防风10克，公英10克，甘草3克。

【治则】 散风祛邪，内清外解。

【证候】 心肝火盛，疫毒侵犯。

眼睑青色肿胀，睑球结膜暗红色充血及出血斑点，黄白色粘性分泌物，或热泪如泉，羞明涩痛，眼痛刺痒，头痛，鼻塞，恶寒，舌红苔薄黄，脉浮数。

【按语】 结膜红肿，角膜浅层有灰色小点加大黄 3 克、生石膏 15 克；痒重加羌活 10 克。

【方三】 清肺泻火通腑汤

【组成】 黄芩 10 克，桑皮 10 克，地骨皮 10 克，知母 10 克，天花粉 10 克，麦冬 10 克，玄参 10 克，香附 10 克，夏枯草 10 克，连翘 10 克，菊花 10 克，大黄 6 克，玄明粉 6 克，甘草 3 克。

【治则】 清肺泻火退赤，通腑润燥止痛。

【证候】 肺经火盛。

白睛疾患，多以白睛红赤肿胀疼痛，羞明流泪为主症。病多急性暴发，相互染易。常见天行赤眼、暴风客热之属。

【按语】 方中黄芩、桑皮、地骨皮、知母清肺泻火退赤；天花粉、麦冬、玄参养阴润燥；香附、夏枯草、连翘、菊花行气止痛疏风；大黄、玄明粉通腑泻热，导热下行。用治白睛疾患属火热证者。

（八）流行性出血性结膜炎

流行性出血性结膜炎，是一种由肠道微小核糖核酸病毒引起的暴发流行性急性结膜炎。本病的特点是发病很急，潜伏期 1～2 天，多为双眼。症状较急性卡他性结膜炎为重，有剧烈的眼痛、畏光、流泪、异物感及水样分泌物。晨起时，眼皮被眼眵粘住，不易睁开。检查时可看到眼睑红肿，眼睑及球结膜高度充血、水肿，病程早期即有细小出血点，继而出现片状及弥漫性球结膜下出血。常有角膜上皮点状剥落，部分患者可见耳前淋巴结肿大，伴有乏力、全身发热等全身症状。可以造成大范围流行。相当于中医学“天行赤眼”。

【方一】 普济消毒饮《东垣试效方》

【组成】 酒炒黄芩 10 克，酒炒黄连 10 克，板蓝根 10 克，马勃 10 克，牛蒡子 10 克，薄荷 10 克，连翘 10 克，桔梗 10 克，白僵蚕 10 克，陈皮 10 克，玄参 10 克，柴胡 10 克，升麻 10 克，生甘草 3 克。

【治则】 疏风透邪、清热解毒。

【证候】 邪毒上犯。

多发生夏秋之季，目痛、白睛红赤，咽痛，便秘，能迅速传染流行。

【按语】 若风热表证明显者，加桑叶、防风、蝉衣等疏风透热；若里热毒较甚者加银花、青黛、栀子清热解毒；若目赤痛者，加杭菊花、决明子、谷精草、木贼等清肝明目；若口舌生疮者加竹叶、通草、苍术等清热渗湿；若咽痛者加大方中玄参、桔梗、马勃、牛蒡子用量；还可酌加七叶一枝花、蚤休等清热利咽；若皮肤瘙痒加白藓皮、地肤

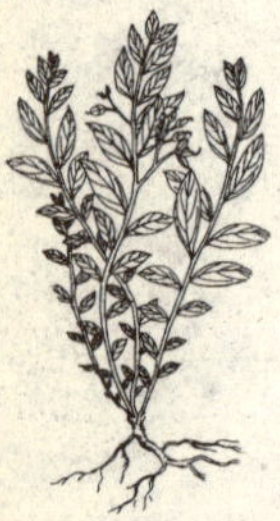

子、乌梅等疏风透邪止痒；若有肿块者（淋巴结肿大），加昆布、夏枯草、浙贝母通络祛痰、软坚散结；若便结者，合调味承气汤以泻代清；若治疗带状疱疹等病毒性疾病时，常加大板蓝根用量，并添入大青叶、丹皮等抗病毒之品；还常加入焦三仙以顾胃气。

【方二】 清火银翘散

【组成】 金银花4.5克，连翘4.5克，黑山栀4.5克，夏枯草4.5克，菊花3克，甘草1.5克，川黄连0.9克。

【治则】 祛风清热。

【证候】 风热上犯。

小儿赤眼，天行赤热，眵泪不尽证。

【按语】 本方适用于小儿急性流行性结膜炎，故药物剂量小。金银花、甘草、连翘清火解毒，山栀清三焦之火，川黄连明目清心经之火，菊花明目平肝。

【方三】 流行性结膜炎方

【组成】 荆芥10克，防风10克，双花15克，大青叶15克，龙胆草10克，黄芩10克，公英12克，桑白皮10克，甘草6克。水煎，日一剂，分二次服。

【治则】 祛风清热。

【证候】 风热犯肺。

突然发病，白睛红赤，点片溢血，灼热磣痛，眵少清稀，舌红，苔黄，脉数。

【按语】 本方中双花、公英、大青叶、胆草、黄芩清热解毒、泻火除湿；荆防、桑白皮祛风解毒，散风寒疗。

（九）春季卡他性结膜炎

春季卡他性结膜炎，是一种季节性很强的过敏性结膜炎，每于春末夏初发病，到了秋末天寒，症状逐渐减轻或消失。本病可能与光、热、灰尘、花粉等刺激有关。患者以儿童、青年较多，一般男多于女。主要侵犯上睑结膜，使睑结膜充血、肥厚、出现大小不一的扁平乳头，乳头之间呈淡蓝色的沟，似鹅卵石铺成的路面，但穹窿部不受侵犯。也可见到部分病人球结膜充血，在黑白眼球交界的地方形成灰黄色的胶样隆起，充血消退后，球结膜呈现污秽的棕黄色外观。主要自觉症状为奇痒难忍，伴有异物感，似火烧灼，同时有轻微怕光、流泪、眼眵多，呈黏丝状。在发病季节，可戴深色眼镜，减少阳光刺激。平日尽量少接触花粉、阳光和烟尘。病人成年以后，常可自行痊愈。相当于中医学“时复症”。

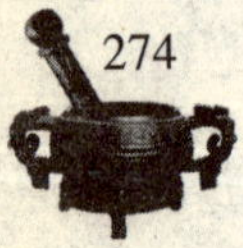

【方一】 散风止痒汤

【组成】 羌活10克，桔梗10克，赤芍10克，黄芩10克，栀子10克，昆布30克。

【治则】 祛风胜湿，止痒。

【证候】 风湿入侵。

球结膜红色充血，眼内表面红色颗粒丛生，乳头之间呈浅蓝色，球结膜污浊。或眼痒如虫行，舌质淡苔薄白，脉弦。

【按语】 角膜周边黄褐色加苍术10克。

【方二】 *祛湿止痒汤*

【组成】 羌活15克，秦艽30克，胆草10克，赤芍10克，栀子10克，黄芩10克。

【治则】 除湿清热。

【证候】 脾胃湿热。

球结膜黄浊，黄褐色或红色胶样结节环绕角膜，痒极难忍，灼热感，或畏光流泪，舌质红，苔黄稍腻，脉弦数。

【按语】 痒甚加荆芥10克，防风10克。

（十）泡性结膜炎

泡性结膜炎系结膜上皮细胞对内源性微生物蛋白质产生变态反应而引起的结膜局部损害。本病多发生在春夏季节，多见于体弱、营养不良、环境卫生欠佳或喜食糖果、淀粉类食物的儿童。可单独发生于球结膜，也可同时侵犯角膜、结膜或单独侵犯角膜。病变位于球结膜者称为泡性结膜炎，位于角膜缘者称为泡性角膜结膜炎。表现为球结膜上有粟米样隆起，直径1～4毫米，周围充血、易溃破、顶端形成溃疡，病人有异物感或灼热感，如果侵及角膜，则有严重畏光、流泪、睑痉挛等现象。相当于中医学“金疳”、“玉粒侵睛”、“风轮赤豆”等病。

【方一】 *双解汤*

【组成】 银花15克，桑皮10克，枳壳10克，花粉10克，黄芩10克，防风10克，公英10克，甘草3克。

【治则】 清热解毒，散风驱邪。

【证候】 肝经热盛，风邪入侵。

灰白色圆形小泡，周围血管粗大呈鲜红色充血。或异物感，羞明流泪，稍磨痛。

【按语】 淡青色小泡，反复发作加生地10克，丹皮10克；若泡位于角膜边缘加金银花15克，公英15克；若经久不愈加黄芪10克。

【方二】 *四物香附汤*

【组成】 熟地黄12克，全当归9克，川芎3克，白芍药9克，制香附12克，麦门冬9克，玄参12克。

【治则】 养阴清热。

【证候】 阴虚火旺。

眼干涩不适，畏光流泪，玉粒侵睛。

【按语】 本方治疗余邪内恋，咳嗽肤热，眼部玉粒侵睛。方中四物汤为血分引经之方，麦门冬、玄参为清肺养阴之剂，香附为血中气药，解六郁。如咳嗽不止者，可加贝母6克,炙苏子2.4克。

【方三】 清心泻肺汤

【组成】 桑白皮10克,桔梗10克,黄芩10克,生地黄10克,木通3克,炒栀子6克,赤芍10克,牡丹皮10克,麦冬10克,地骨皮10克。日1剂,水煎2次,药汁混合后分3次服。

【治则】 清心泻肺,活血散结。

【证候】 心肺热盛。

眼涩痛,畏光流泪,球结膜局限性充血,咽干便秘,舌红苔黄,脉数。

(十一)沙眼

沙眼是一种慢性传染性眼病,系由沙眼衣原体感染所致。一般自觉症状轻微,有痒感、异物感、干燥感等,但也有的无不适感觉。有睑内翻倒睫等合并症时,出现刺激症状。视力也可不同程度的受损。除一般弥漫性睑结膜充血外,可有乳头增生、滤泡形成、瘢痕和角膜翳。乳头和滤泡为沙眼基本损害,表示有活动病变,瘢痕是修复的结果。瘢痕为细线状或多数细线联结成网状。角膜翳通常都由角膜上方伸人角膜透明区,呈垂帘状,位于角膜浅层,且停留在同一水平上。严重沙眼晚期新生血管从角膜4周伸入遍及全角膜。严重影响视力。相当于中医学"椒疮"范畴。

【方一】 加减羌活胜风汤

【组成】 羌活10克,金银花15克,黄芩10克,枳壳10克,防风10克,薄荷10克,胆草10克,栀子10克,甘草3克。

【治则】 健脾祛风,清热消翳。

【证候】 脾胃湿热,风热外侵。

眼结膜可见黄灰色滤泡,散在细小红点,或睑内作痒,易疲劳,少许灰黄色粘液分泌物。

【按语】 眼结膜红赤重,红色颗粒累累成片加板蓝根15克;睑结膜红赤,红色颗粒与瘢痕夹杂,眼睑肥厚变硬,加生地12克,赤芍10克,丹皮10克。

【方二】 愈沙饮

【组成】 荆芥6克,防风6克,天花粉15克,炒枳壳2克,连翘10克,赤芍10克,牡丹皮10克,生地黄10克,黄芩10克,红花10克。日1剂,水煎2次,药汁混合后分3次服。

【治则】 清热祛风,活血散结。

【证候】 风热上犯。

沙眼Ⅰ期乳头较多,没有滤泡或滤泡极少者。

(十二)慢性结膜炎

慢性结膜炎,多由急性结膜炎治疗不及时或不彻底转变而来,可分为感染性和非感染性两大类。感染性多为细菌感染；非感染性则由不良的工作、居住环境，或眼部长期使用一些有刺激性的药物和化妆品等引起。屈光不正、睡眠不足、刺激性饮食等也均可导致。临床表现为结膜充血，有一些黏液性的分泌物，有时自我感觉眼内痒，有异物感、眼疲劳，但也有无任何不适者。相当于中医学“白涩症”。

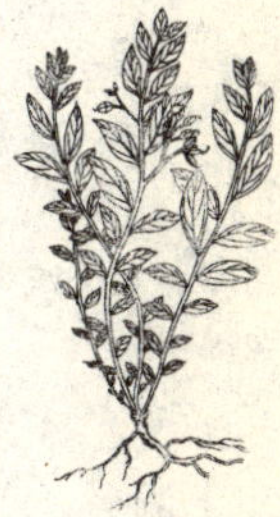

【方一】 羌活胜风汤《原机启微》

【组成】 羌活10克，防风10克，银柴胡10克，黄芩10克，白术10克，独活10克，川芎10克，荆芥穗10克，枳壳10克，前胡10克，薄荷10克，桔梗10克，白芷10克，甘草3克。

【治则】 清热散风，健脾燥湿。

【证候】 脾胃湿热，风邪入侵。

结膜灰黄，淡红色充血，或眼痒刺痛，干涩多瞬，轻度畏光流泪，眼易疲劳，舌苔薄白，脉缓细。

【按语】 结膜淡红色充血不退加丹皮10克，大便干燥加大黄3克。

（十三）眼干燥综合征

干燥综合征是一种常见的自身免疫缺陷性疾病，主要侵犯外分泌腺，包括泪腺及唾液腺等，引起眼干口燥。临床上病人出现唾液及泪液分泌减少，表现为眼及口的干燥。干燥综合征是一种全身性疾病，腺体外的脏器如呼吸道、消化道、肾脏、肌肉、关节和血管等均可以受到累及，造成多种多样的临床表现。因泪腺受累使泪腺分泌的粘蛋白减少，从而出现眼干涩，异物感，少泪等症状，称为眼干燥症，即干燥性角结膜炎。相当于中医学“白涩症”范畴。

【方一】 增液润眼汤

【组成】 生地30克，玄参15克，麦冬15克，沙参15克，葛根30克，乌梅15克，知母10克，玉竹15克，花粉10克，生石膏15克，枳壳10克，黄芩10克，胆草10克。

【治则】 滋补肝阴。

【证候】 肝阴不足，津不上荣。

结膜、角膜干燥呈灰白色混浊，或眼球干燥，灼热难睁，畏光无泪，舌红无苔，脉细。

【按语】 纳少加山楂10克，大便干加番泻叶1～10克。

【方二】 养阴增液汤

【组成】 生地黄15克，玄参12克，石斛9克，麦门冬9克，天门冬6克。

【治则】 养阴生津。

【证候】 阴津亏虚，目失濡养。

患眼干涩不舒，视物昏糊，口干舌燥，以致每饭喜饮汤才能下咽。主治眼球干燥症引起点状角膜炎或盘状角膜炎。

【按语】 大便燥结者加麻仁 9 克;年老体弱倦怠乏力、脉细弱者,加党参、全当归;白睛赤脉如瘀,血行阻滞者,加全当归、川芎。

(十四)干眼症

干眼症是泪液分泌障碍引起的一种干性眼表性慢性炎症,是最常见眼病之一,女性多于男性,尤以中年女性发病率最高。主要由风沙,灰尘,环境污染,长期使用电脑,点含有防腐剂的眼药,有的是由于戴隐形眼镜、年龄因素(如更年期综合征)以及某些眼病引起泪膜异常所致。干眼症属于中医的"神水将枯"范畴。

【方一】 逍遥散合地黄丸加减《太平惠民和剂局方》.

【组成】 柴胡 10 克,当归 15 克,茯苓 15 克,白芍 15 克,党参 10 克,山药 20 克,生地 20 克,山茱萸 15 克,泽泻 10 克,五味子 6 克。水煎服,每日 1 剂,每日服 2 次

【治则】 疏肝养血,生津明目。

【证候】 肝血不足。

双眼干涩,视久疲劳,视物昏花,失眠多梦,腰膝酸软,脉弦细。

(十五)翼状胬肉

指发生于球结膜的增生性疾病。初起时睑裂部球结膜充血肥厚,逐渐向角膜表面伸展,形成一三角形带有血管组织的胬肉,状似昆虫的翅膀,故名翼状胬肉。多发生于鼻侧,颞侧者较少,伸向角膜时,可侵及前弹力层及浅层基质。胬肉可长期稳定,无明显充血,组织肥厚,头部稍显隆起,其前方角膜呈灰白色浸润,胬肉不断向角膜中央推进,称为进行期。多无自觉症状,但当胬肉向角膜中央时展时,可引起散光、若遮盖瞳孔,则将严重影响视力、肥厚挛缩的胬肉可限制眼球运动。中医学称做"胬肉攀睛"。

【方一】 代刀丸

【组成】 侧柏炭 90 克,制香附 90 克。上药研末,炼蜜为丸,每饭后服 3 克,日服 3 次,服 1 月为止。

【治则】 理气散瘀。

【证候】 气滞血瘀。

胬肉攀睛及白睛瘀血等。

【按语】 香附为血中气药,利三焦,解六郁,能治血凝气滞所致痈疽疮疡。侧柏叶清血分湿热,治一切血证。故两者合用能治白睛瘀血及胬肉攀睛等。

(十六)泪囊炎

是指泪囊部的炎症,分急性泪囊炎和慢性泪囊炎。急性泪囊炎以泪囊区突然红肿热痛,触之有核样硬结,重者可肿至眼睑面颊,耳前或颌下淋巴结肿大为主症。常有慢性泪囊炎史。若炎症不消,渐成脓肿,自皮肤溃破,则脓出痛减肿消,形成瘘

管，瘘管的愈合却成为下一次急性发作的诱因。而慢性泪囊炎则以经常流泪，按压泪囊时，有青白色粘液或脓液从泪小点返流到结膜囊。急性泪囊炎，相当于中医学“漏睛疮”，慢性泪囊炎只相当于中医学“漏睛”。

【方一】 化痰通窍汤

【组成】 清半夏10克，茯苓10克，陈皮10克，银花30克，羌活10克，荆芥10克，芦根15克。

【治则】 燥湿清热，化痰通络。

【证候】 肝脾不和，湿浊上犯。

青色泪液或灰白色粘性分泌物自泪小点流出，或见风流泪，舌质淡苔薄白，脉弦缓。

【按语】 脓液粘浊不黄加白芷10克，脓液粘稠而黄加大黄3～10克，皮肤湿烂加苦参10克，日久脓稀加黄芪10克。

【方二】 解毒消肿汤

【组成】 银花15克，生地10克，公英15克，花粉10克，黄芩10克，赤芍10克，荆芥10克，防风10克，白芷10克，枳壳10克。

【治则】 清热解毒，驱风散寒。

【证候】 内热炽盛，外挟风邪。

泪囊区红肿波及眼睑，或头痛，口干欲饮，恶寒发热，全身不适，便秘，舌质红苔黄，脉弦数。

【按语】 孕妇减赤芍，大便干加大黄8～10克，触之柔软，或皮肤有黄色脓头加皂角刺10克、穿山甲10克。

【方三】 清心养阴泻火汤

【组成】 黄连10克，木通10克，滑石10克，竹叶10克，白茅根10克，菊花10克，桑叶10克，荆芥10克，白蒺藜10克，牡丹皮10克，红花10克，女贞子10克，旱莲草10克，甘草3克。

【治则】 清心泻火退赤，凉血养阴疏风。

【证候】 热盛津亏。

眼两眦部红赤、疼痛流泪，咽喉疼痛，口干，便秘，舌红，苔黄，脉数。

【按语】 方中黄连、木通、滑石、竹叶、白茅根清心泻火，利水导赤，使心经火邪自下而解；菊花、桑叶、荆芥、白蒺藜疏风清热散邪；牡丹皮、红花凉血散瘀退赤；旱莲草、女贞子养阴液以清心经虚火。全方共起之功效。

（十七）病毒性角膜炎

单疱病毒性角膜炎，由单疱病毒引起。这种病毒常在儿童时期即侵入人体，可能潜伏在泪腺、唾液腺或三叉神经节内，很少出现症状，但在感冒发烧、疲劳过度、月经来潮等体内外环境发生改变时，致使潜伏的病毒重新活跃。引起角膜发生炎性病变，其典型病变为树枝状角膜炎和盘状角膜炎。

发病时眼睛红赤疼痛，畏光流泪，角膜表面出现细小透明的水泡，以后这些水泡破裂，并且以线状的上皮剥脱条纹相连成树枝状时，称树枝状角膜炎。向角膜深层发展成地图状混浊或盘状混浊，称地图状角膜炎或盘状角膜炎，导致视力严重下降，病程也会明显延长。如果累及虹膜或色素膜则可出现虹膜粘连，瞳孔缩小，角膜后沉着物，就叫角膜色素膜炎。由于反复发作，角膜上常留下瘢痕性混浊，使视力严重障碍，甚至失明。本病相当于中医学"聚星障"。

【方一】 青葙明目汤

【组成】 青葙子、麦冬、银花各15克，槟榔、连翘、生地、黄芩各12克，泽泻10克，淡竹叶9克蝉衣、蛇蜕各6克。

【治则】 疏风散热、清肝明目、养阴退翳。

【证候】 肝经风热。

眼红痛，畏光流泪，角膜混浊，舌红苔薄黄，脉弦或数。

【按语】 以青葙子、蝉衣、蛇蜕疏风散热，清肝明目、退翳；槟榔、泽泻行气利水，改善房水循环，以助角膜营养；生地、麦冬养阴生津，以助溃疡修复；银花、连翘、黄芩之设旨在清热解毒；淡竹叶甘淡，清心火而调和诸药。全方合用，共奏疏风散热、清肝明目、养阴退翳之功。此外在临床上，常据辨证作如下加减：①火热甚者，酌加龙胆草、丹皮；②湿甚者，酌加滑石；③风热甚者，酌加木贼草、冬桑叶；④大便秘结者，酌加天竺黄、大黄、厚朴；⑤病变后期酌加玄参、茺蔚子，以养阴清肝活血；⑥体虚者酌加泡参，以益气扶正。

【方二】 清目饮

【组成】 银花、大青叶、钩藤各15克，连翘、当归、炒白芍各12克，焦栀、夏枯草各10克，川芎、香附各9克，甘草6克。

【治则】 疏风清热。

【证候】 风邪兼热。

常见于本病的初期，临床表现为畏光，流泪，发痒，结膜常有轻度充血，或无明显充血，角膜上常有散在点状浸润及着色点，舌苔薄白，脉多缓，或浮滑。

【方三】 登明汤

【组成】 金银花、连翘各15克，清葙子、当归各12克，苦参、浙贝、谷精草各9克，龙胆草、蝉衣各6克。

【治则】 清热退翳。

【证候】 热盛型。

发生在本病的中期，或初期未有效治疗时。主要表现为结膜睫状充血较重，且常伴有疼痛及异物感，角膜上有片状浸润及着色区。舌质红、苔黄，脉多滑大。病人常口干舌燥，小便黄，大便秘结等。

【方四】 五味消毒饮《医宗金鉴》

【组成】 金银花10克，野菊花10克，蒲公英10克，紫花地丁10克，紫背天葵10克。

【治则】 清热解毒。

【证候】 热毒炽盛型。

有较严重的混合性充血，疼痛不休，眼泪不止，常有黄稠的分泌物，角膜上有大片状浸润及着色，重者形成溃疡。舌质红、苔黄厚，脉洪滑。患者出现口渴引饮，小便短赤，大便燥结等。

【方五】 五退散

【组成】 蝉衣、蛇蜕、蚕蜕、山甲、刺猬皮、甘草各6克，防风、菊花各9克，石决明、草决明各12克。

【治则】 退翳明目。

【证候】 气血未衰。

凡角膜上有可见的混浊性病变而气血未衰者

【方六】 神消散

【组成】 蝉衣、蛇蜕、甘草各6克，黄芩、谷精草、木贼各9克，苍术10克。

【治则】 退翳明目。

【证候】 余热未尽。

角膜上有可见的混浊性病变而余热未尽，自觉干涩、畏光，白睛微红者。

【方七】 三仁汤合麻黄汤加减：

【组成】 杏仁10克，薏苡仁20克，蔻仁10克，半夏10克，厚朴10克，麻黄6克，桂枝8克，细辛3克，白芷10克，蔓荆子15克，枸杞15克，石决明15克，日1剂，水煎分2次服。服30剂。

【治则】 清热化湿，佐以温化寒邪、退翳明目。

【证候】 湿热壅盛。

发红，畏光、涩痛、生翳、视力下降，舌红苔黄腻，脉濡。

【方八】 疏风散热方

【组成】 荆芥、防风、金银花、连翘、白花蛇舌草、紫草、薄荷、板蓝根、当归、柴胡各10克。

【治则】 疏风散热。

【证候】 风热上攻。

发病早期，黑睛病变位于浅层或中浅层。发病急，多有外感发热诱因。黑睛骤生星翳，呈灰白色，抱轮红赤，羞明隐涩，伴头痛鼻塞，发热，咽干或痛，舌苔薄黄，脉浮数。

【方九】 清肝泻火方

【组成】 龙胆草10克,栀子10克,黄芩10克,白花蛇舌草15克,茯苓10克,车前子10克,柴胡10克,生地黄15克,防己10克,紫草10克,赤芍10克,当归6克,甘草3克。

【治则】 清肝泻火。

【证候】 肝胆热盛。

见于单纯疱疹病毒性角膜炎中期,正邪交争。黑睛病变可位于浅层、中浅层及深层。抱轮红赤或白睛混赤,黑睛有灰白色片状、树枝状、地图状浸润或凹陷的溃疡面,严重者可合并虹膜睫状体炎。自觉眼痛,羞明流泪,视物不清,头痛溲赤,口苦苔黄,脉弦数。

【方十】 清热利湿方

【组成】 黄芩9克,栀子12克,胆草6克,泽泻10克,薏苡仁12克,滑石9克,半夏6克,生地黄15克,防己10克,苦参9克,当归9克,生甘草6克。

【治则】 清热利湿。

【证候】 湿热内蕴。

多见于单纯疱疹病毒性角膜炎中期,病情反复发作,抱轮红赤或白睛混赤,黑睛翳色灰白或有溃疡,或合并虹膜睫状体炎,胞睑红肿,羞明有眵,热泪胶粘,伴头重胸闷,溲黄便溏,舌红苔黄腻,脉滑或濡。

【方十一】 益气养阴清热方

【组成】 知母9克,黄柏12克,生地黄12克,牡丹皮9克,麦冬12克,地骨皮9克,炙黄芪15克,党参12克,谷精草12克,蝉蜕9克,赤芍12克,当归9克,密蒙花9克,甘草6克。

【治则】 益气养阴,退翳明目。

【证候】 气阴两虚。

多见于HSK后期,病情日久不愈,时轻时重,黑睛星翳疏散,或遗留大小不等云翳,抱轮微红,眼内干涩不适,畏光流泪,视物模糊,舌红少苔,脉细数。

【方十二】 单疱病毒性角膜炎方

【组成】 柴胡9克,黄芩9克,防风9克,密蒙花18克,木贼草12克,白蒺藜12克,蝉蜕9克,当归12克,赤芍15克。水煎服,日一剂。

【治则】 清肝泻火。

【证候】 肝经风热。

眼红疼,畏光流泪,黑睛生翳,舌红苔黄,脉弦数。

【按语】 柴胡、黄芩、防风祛风清热;密蒙花、木贼草、白蒺藜、蝉蜕退翳明目;当归、赤芍养血活血。

【方十三】 韦企平方

【组成】 秦艽10克,秦皮10克,鱼腥草15克,野菊花10克,大青叶10克,板蓝根15克,蒲公英10克,天花粉15克,生地15克,党参15克,炒白术15克,炙甘草10克,水煎服,每日1剂。

【治则】 祛风清热,扶正祛邪,健脾益气。

【证候】 肝经郁热,风热上攻。

眼红、磨痛、畏光、流泪、视物模糊,结膜混合充血,角膜中央呈毛玻璃样混浊和哈气样水肿,荧光素染色阳性;伴四肢乏力、胃纳欠佳,舌质红,苔薄白,脉细。

(十八)化脓性角膜溃疡

指因细菌感染所致的急性化脓性角膜溃疡。发病前常有角膜表面外伤史,约半数伴有慢性泪囊炎。本病发病急,患者自感眼疼、羞明、流泪及视力减退。患侧眼睑轻度水肿,球结膜重度混合性充血,结膜囊有黄白色脓性分泌物。于角膜中央部,首先出现粟粒大灰黄色浸润,迅速形成溃疡。溃疡表面有坏死组织附着,状如凝脂。溃疡一侧有黄色穿凿状进行缘,而相对的一侧缘则比较清洁。其进行缘不断向周围扩展,呈匐行状态,直至侵犯大部分角膜,主要指匐行性角膜溃疡。通常由肺炎球菌、葡萄球菌、链球菌等引起。而绿脓杆菌引起的严重化脓性角膜溃疡被称做绿脓杆菌性角膜溃疡。溃疡面常有淡绿色的脓液,发展异常迅猛,可于24~72小时破坏整个角膜,导致角膜穿孔,其后果不仅失明,有时连眼球也保不住,是眼病中最为凶猛的疾病。本病相当于中医学“凝脂翳”。

【方一】 风轮症主方加味

【组成】 玄参10克,黄柏12克,金银花15克,茺蔚子10克,生甘草3克,三七3克,羚羊角1克,穿山甲10克,白芷10克。

【治则】 清肝火,化脓毒、活血消肿。

【证候】 肝胆火炽。

患眼疼痛,畏光流泪,眵多黄稠,结膜充血,角膜溃疡,表面有凝脂附着,甚至前房积脓。伴有口苦、咽干,便秘溲赤,舌红苔黄,脉数。

【按语】 有溃陷或出现蟹睛者加入党参、黄芪、茯苓、当归、白芍以补气血,益正气。红赤甚者加麦冬、山栀子、丹皮、龙胆草;黄液上冲加生石膏、桔梗、大黄、生薏仁等。

【方二】 银花复明汤

【组成】 金银花30克,蒲公英30克,蜜桑皮10克,天花粉12克,黄芩10克,黄连10克,龙胆草10克,生地12克,知母12克,大黄12克,元明粉12克,木通5克,蔓荆子10克,枳壳10克,甘草3克。水煎服,每日1剂,分2~3次口服。

【证候】 肝胃实热。

羞明,流泪,生眵,眼疼剧烈,黑睛生翳,并有黄液上冲者,全身可见头痛,口苦咽

干，大便秘结，小便短赤，舌苔黄，脉弦数者，多有效验。本病多为实热证，

【治则】 清泻内热。

【按语】 大便秘结，酌情加重大黄用量；头疼剧烈不止，加荆芥、防风各10克；孕妇加当归、白芍各10克；小儿去生地、知母、木通，药量酌减。

【方三】 羌活胜风汤《原机启微》

【组成】 柴胡10克，荆芥10克，防风10克，羌活10克，独活10克，薄荷10克，川芎6克，白芷10克，白术10克，甘草3克，枳壳10克，黄芩10克，桔梗10克，前胡10克，水煎服，每日一剂。

【治则】 疏风、清热、发表。

【证候】 风热上扰。

眼睑浮肿，睫状充血明显，结膜水肿，溃疡可发生在角膜任何部位，且形态不一。伴眼痛，流泪，恶光。兼头痛，身热畏风，热多寒少或只热不寒，舌红，脉浮数。

【方四】 芍药清肝散《原机启微》

【组成】 白术10克，石膏10克，川芎6克，防风10克，桔梗10克，滑石10克，荆芥10克，前胡10克，芍药10克，甘草3克，薄荷10克，柴胡12克，黄芩10克，知母10克，羌活10克，栀子10克，芒硝3克，大黄6克。

【治则】 清肝热。

【证候】 肝经实火。

眼睑红肿，睫状充血，溃疡位于角膜中央。伴眼痛、眵多粘结，眼睑重坠，紧涩难开。兼头痛，小溲赤涩，大便不畅，舌红，苔黄，脉洪数。

【方五】 导赤散《银海精微》

【组成】 竹叶12克，木通6克，生地12克，甘草3克。

【治则】 泻心火。

【证候】 心火上扰。

二眦赤脉怒张，充血较甚，溃疡多在角膜边缘或近二眦，泪少眵多，珠红微痛。兼小溲短赤而热，口角糜烂生疮，舌尖红、脉细数。

【方六】 桂枝汤《伤寒杂病论》

【组成】 桂枝9克，芍药9克，生姜3片，甘草3克，大枣2枚

【治则】 辛温解表，调和营卫。

【证候】 风寒束表，阳气内遏。

长期眼睑虚浮，溃疡多在角膜上方或四周。伴眼痛，多泪。兼畏寒，体痛，苔薄白，脉浮缓。

【方七】 炙甘草汤《伤寒杂病论》

【组成】 炙甘草12克，生地12克，麦冬10克，人参10克，桂枝6克，生姜3

片，大枣2枚，阿胶10克，麻仁10克。

【治则】 益气和肝，补脾养心，温阳通脉。

【证候】 肝血不足，阳虚气弱。

眼病延久，缠绵不愈，反复发作有肝血不足者。

【方八】 加减双解汤

【组成】 银花15克，公英15克，黄芩10克，花粉10克，枳壳10克，胆草10克，羌活10克，防风10克，薄荷10克，荆芥10克，大黄10克，石膏10克。

【治则】 清肝泻火，疏散风邪。

【证候】 内有郁热，风邪外侵。

结膜红赤，角膜呈灰黄色溃疡，表层不平。或羞明流泪，眼磨疼痛，口渴不欲饮，舌质润苔白，脉浮数。

【按语】 前房黄色积脓加大黄10~45克。

【方九】 银花复明汤

【组成】 银花15克，公英15克，胆草12克，黄芩10克，花粉12克，生地15克，知母12克，枳壳10克，芦荟10克，大黄10克。

【治则】 清热解毒，泻火消翳。

【证候】 肝胃实热，上犯于目。

结膜呈紫红色充血，角膜呈灰黄色溃疡下陷，前房青黄色积脓。或羞明流泪，眼磨疼痛，多眵或无眵，眼痛伴头痛，鼻热或鼻生疮，大便干，小便黄，舌质红苔薄黄。

【按语】 大便燥结酌情加大黄10~60克；头痛不止加蔓荆子10克，荆芥穗10克。

【方十】 养阴清热汤

【组成】 生地15克，知母12克，花粉12克，银花15克，黄芩10克，枳壳10克，胆草10克，荆芥10克，防风10克，生石膏15克。

【治则】 养阴清热，散风祛邪。

【证候】 肺阴不足，外受风邪。

结膜红赤，角膜呈灰白色溃疡，或羞明流泪，眼磨疼痛，口渴欲饮，咽疼，舌质绛无苔，脉弦数。

【按语】 大便干燥加大黄9克，纳少加焦三仙各10克。

【方十一】 和养汤

【组成】 熟地黄15克，全当归9克，焦白芍药9克，炙甘草4.5克，川芎3克，焦冬术6克，煅石决明24克，陈皮3克。

【治则】 健脾养血，调和营卫。

【证候】 营卫不和。

凝脂翳，眼珠疼痛，体倦乏力，面色萎黄，舌淡苔薄，脉弱。

【按语】 如体质虚弱而贫血，眼部疼痛不止者可服此方。

【方十二】 二术陈皮汤

【组成】 白术6克，苍术6克，陈皮3克，升麻1.8克，全当归9克，桂枝3克，谷精草9克，青葙子9克。

【治则】 扶正祛邪，退翳明目。

【证候】 脾胃虚弱，风寒湿内聚。

眼珠疼痛，角膜溃疡日久不敛的顽固性凝脂翳。

【按语】 白术为补中利湿；苍术宽中发汗燥湿；桂枝性轻扬，能行上焦头目；全当归行血活血；陈皮理气调中燥湿；升麻入脾胃经，轻宣升阳解表；青葙子、谷精草为明目要药。故能治疗因风寒湿所致的顽固性凝脂翳，有止痛退翳之功。

（十九）蚕蚀性角膜溃疡

蚕蚀性角膜溃疡为一种慢性进行性角膜浅层溃疡。常先后累及双眼，间隔数天至数年不等。本病原因不明，近年有人认为属于自身免疫性疾病。患者自觉症状主要为剧痛，其次为羞明和流泪。晚期可造成严重的视力障碍。本病初发时，于角膜缘附近，出现一两个灰白色浸润点，逐渐融合破溃，形成线条状或新月形浅层溃疡。溃疡可向两端、角膜中央和巩膜方面发展，其进行缘潜伏于角膜上皮与实质浅层下面，形成典型的穿凿状边缘，同时溃疡底部迅速为上皮修复和新生血管所掩盖。溃疡边修复，边进行，终于侵蚀整个角膜浅层，一般不引起角膜穿孔，溃疡向角膜中央进行的同时，亦向巩膜表面潜行，其表面的球结膜充血，肥厚，形成紫暗色堤状隆起。中医学称做“花翳白陷”。

【方一】 陷翳方

【组成】 荆芥2克，白芷2克，赤芍6克，白芍8克，苏木2克，炒乳香1.5克，炒没药1.5克，当归6克，炒酸枣仁12克，石决明12克，草决明12克，白蒺藜6克，蝉蜕5克，连翘6克，薄荷3克，枳壳3克，菊花6克，谷精草3克，金银花6克，水煎服，每日1剂。

【治则】 活血、祛风、明目。

【证候】 肝经风热。

眼疼痛，流泪，畏光，白睛充血，黑睛上起白点，逐渐扩大，眼感胀痛发干。患侧头胀痛，全身感微恶风寒，舌质淡红，苔白干有裂纹，脉左寸关细弱，尺浮，右寸关浮大，尺沉涩。

【按语】 方中用当归、酸枣仁滋补肝阴，荆芥、薄荷、白芷疏散风邪，金银花、连翘清热解毒，草决明、菊花清肝明目，蝉蜕、白蒺藜、谷精草退薄翳。本例合养血、平肝、清热、疏风、退翳为一方，治法全面，故疗效显著。

【方二】 风轮症主方加味

【组成】 玄参10克，黄柏10克，金银花12克，茺蔚子12克，生甘草6克，三七3克，当归10克，连翘12克，白芷9克，沙参12克。

【治则】 清热解毒，活血消肿。

【证候】 阴虚火旺。

患眼黑睛生翳，红赤疼痛，羞明流泪，舌红苔黄，脉弦。

【按语】 有溃陷或出现蟹睛者加入党参、黄芪、茯苓、当归、白芍以补气血，益正气。红赤甚者加麦冬、山栀子、丹皮、龙胆草；黄液上冲加生石膏、桔梗、大黄、生薏仁等。

【方三】 乌梅丸《伤寒论》

【组成】 乌梅12克(去核)，黄连6克，炒黄柏6克，当归9克，党参12克，干姜6克，桂枝6克，炒川椒6克，细辛3克，制附片12克，(先煎一小时)。水煎服。

【治则】 养阴清热，退翳明目。

【证候】 肝肺火盛。

黑睛生翳，形如花状，色白而中间凹陷，目力减退，视物模糊，或目中刺痛，头昏额痛，心烦失眠，口干口苦，纳谷不香，大便溏稀，脉象弦细而数，尺候不足，舌尖色红，或舌有瘀斑，舌苔白腻。

【按语】 花翳白陷，病在黑睛，按五轮分野，内属于肝。本病初起因于肝经风热，继则郁而化火，郁于肝胆；进而火热伤阴，常用疏散风热，清泻肝火，养阴清热之法。此病为久病伤及阴阳，肝血瘀阻，遂生云翳，为寒热错杂之证，故用乌梅丸加活血软坚之品治之可获著效。

(二十)角膜实质炎

角膜实质炎是先天性梅毒所致的一种深层弥漫性角膜炎症。从角膜深层呈一片灰白色如毛玻璃样混浊为主要特征。多见于青少年，双眼同时或先后发病，病程经过缓慢，往往要经过数月治疗方能逐渐减退，预后较好，但多数遗留瘢痕而妨碍视力。属于中医“混睛障”范畴。

【方一】 清热散风汤

【组成】 羌活10克，防风10克，银柴胡10克，黄芩10克，白术10克，川芎10克，枳壳10克，薄荷10克，白芷10克。

【治则】 清肝泄热，疏散风邪。

【证候】 肝经风热。

病初，睫状充血，角膜深层灰白色混浊；畏光流泪，头痛眼疼，口苦咽干，舌苔薄黄，脉浮数。

【方二】 泻肝解毒汤

【组成】 银花15克，胆草10克，公英30克，桑皮10克，花粉10克，蔓荆子10

克，大黄 10 克。

【治则】 泻肝解毒。

【证候】 肝胆热毒。

角膜深层灰白色弥漫性混浊，血管呈毛刷状贯布，睫状红色充血。或刺疼流泪，便秘溺赤，口苦，舌质红，苔薄黄，脉弦数。

【方三】 加减养阴清热汤

【组成】 生地 30 克，花粉 10 克，知母 10 克，生石膏 30 克，枳壳 10 克，银花 30 克，防风 10 克。

【治则】 养阴清热。

【证候】 阴虚火炎。

病变后期，或反复发作，结膜稍红。角膜浅灰色，舌质红少津，脉细数。

【按语】 大便燥加大黄 3～10 克、鼻生疮加瓜蒌 30 克。

（二十一）角膜软化症

角膜软化症，初起为结膜的干燥，结合膜面失去光泽与弹性，产生了皱襞与色素。其次，在它的内外眦靠近角膜缘形成灰白色的三角形斑（皮托氏斑），逐渐向结膜其他部分与角膜扩展，角膜表面干燥，雾状混浊，知觉消失。最后，混浊在中央部增剧，由灰色的浸润迅速地扩展为脓黄色，前房亦同时积脓，终至角膜溶化毁灭。病变的过程虽然比较缓慢，但是角膜溶化的进行却非常迅速。在临床上，时常可遇到严重的病例仅在极短时间内发生角膜穿孔的危机，相当于中医学“疳积上目”。

【方一】 鸡肝散

【组成】 夜明砂 6 克，煅石决明 6 克。各研细末，生鸡肝 1 副，竹筷捣烂，三者混和均匀，或加酒少许，隔水蒸 1 小时，连续蒸 3 次后趁热分 3 次服。

【治则】 养肝明目。

【证候】 肝血虚。

眼干涩，结膜、角膜表面干燥，舌红少津，脉弦数。

【方二】 五味异功散《小儿药证直诀》

【组成】 党参 10 克，炒白术 10 克，茯苓 10 克，炙甘草 10 克，陈皮 10 克。

【治则】 健脾益气。

【证候】 脾气虚弱。

眼干涩，结膜、角膜表面干燥，倦怠乏力，纳差便溏，舌淡，苔薄，脉弱。

【方三】 藿朴四苓散

【组成】 藿香 10 克，川朴 10 克，茯苓 10 克，猪苓 10 克，泽泻 10 克，苍术 10 克。

【治则】 芳香化湿。

【证候】 水湿上泛。

眼干涩，结膜、角膜表面干燥，倦怠乏力，纳差便溏，舌淡，苔腻，脉濡。

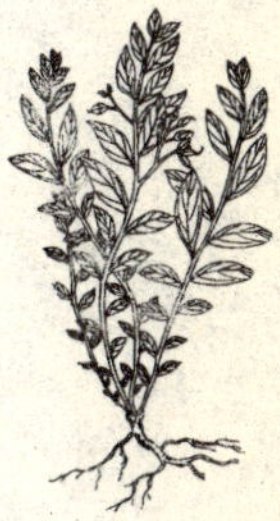

【方四】 胃苓汤

【组成】 川朴 10 克，苍术 10 克，陈皮 10 克，甘草 3 克，猪苓 10 克，茯苓 10 克，泽泻 10 克，桂枝 10 克。

【治则】 燥湿化痰。

【证候】 痰湿内盛。

眼干涩，结膜、角膜表面干燥，便溏，舌淡，苔白腻，脉滑。

【方五】 七味白术散

【组成】 党参 10 克，炒白术 10 克，茯苓 10 克，炙甘草 10 克，藿香 10 克，南木香 10 克，粉葛根 10 克。

【治则】 健脾理气。

【证候】 脾虚肝郁。

眼干涩，结膜、角膜表面干燥，胸闷胁痛，烦躁，舌苔白，脉弦。

【方六】 密蒙花散

【组成】 密蒙花 15 克，木贼草 10 克，麦冬 10 克，竹茹 10 克，生山楂 5 克，谷精草 10 克，夜明砂 10 克，草决明 10 克，龙胆草 6 克，望月砂 5 克，炒枳壳 6 克，青皮 10 克，僵蚕 10 克。

【治则】 清肝泻火。

【证候】 肝经风热。

眼干涩，结膜、角膜表面干燥，口苦咽干，烦躁易怒，舌红苔黄，脉弦数。

【方七】 泻青汤

【组成】 龙胆草 10 克，川芎 6 克，羌活 10 克，当归 10 克，防风 10 克，炒栀子 10 克。

【治则】 凉血清热。

【证候】 热盛血瘀。

眼干涩，疼痛，结膜、角膜表面干燥，口苦咽干，烦躁易怒，舌暗红苔黄，脉弦数。

【方八】 羊肝散

【组成】 菊花 15 克，密蒙花 15 克，知母 10 克，黄柏 15 克，百草霜 15 克，羊肝 1 具。用法：羊肝煮熟、晒干，与其余诸味共研细末。日 1 剂，分 3 次冲服。

【治则】 养肝清热. 平肝明目。

【证候】 脾虚肝旺。

小儿眼干涩，畏光，结膜、角膜干燥无光，形体消瘦，纳差，舌淡，脉弱。

(二十二)角膜云翳

角膜瘢痕是由先天或后天性各种病因,引起角膜透明的胶原薄板结构排列紊乱及纤维化而致。有不同程度的视力障碍,其程度取决于病变的位置、大小、深浅及发病时的年龄。根据瘢痕的厚薄可分为云翳、斑翳及白斑。白斑又分为单纯性白斑及粘连性白斑。1. 角膜云翳:又称角膜薄翳,是浅层溃疡修复后形成的瘢痕,呈半透明、边界不清,只有用强光照射及裂隙灯显微镜检查下才能发现。2. 角膜斑翳:为较深的溃疡修复后形成的灰白色混浊,不透明,边界较云翳清,在自然光线下就可发现。3. 角膜白斑:为更深的溃疡修复后形成的瓷白色混浊,其边界清楚。婴幼儿时的角膜白斑,易造成弱视。4. 角膜穿孔后,脱出的虹膜与角膜伤口发生粘连,修复后形成粘连性角膜白斑。粘连性角膜白斑可继发青光眼,角膜葡萄肿等。各种角膜瘢痕荧光素染色阴性,患者也无任何刺激症状。相当于中医学“宿翳”。

【方一】 养阴清热汤

【组成】 生地 15 克,知母 12 克,花粉 12 克,银花 15 克,黄芩 10 克,枳壳 10 克,胆草 10 克,荆芥 10 克,防风 10 克,生石膏 15 克。

【治则】 养阴生津,清热消翳。

【证候】 热灼津伤,肝阴不足。

角膜病痊愈或近愈,留有灰白色云翳,或视力障碍,眼内干涩,舌质淡,苔薄白,脉弦缓。

【按语】 翳位于瞳孔加柴胡 6 克,翳久不消加蝉退 10 克。

【方二】 角膜翳障方 1

【组成】 蒙花 9 克,蝉蜕 20 克,当归尾 12 克,生地 15 克,川芎 9 克,柴胡 6 克,荆芥 9 克,木贼 9 克,秦艽 9 克,丹皮 9 克,甘草 6 克,防风 9 克。水煎,日一剂,分两次服。

【治则】 退翳明目。

【证候】 风热犯目。

眼涩不适,红赤不显,黑睛云翳日久不退,舌淡,脉细。

【按语】 方中防风、荆芥、秦艽、柴胡、木贼、蒙花、蝉衣发散云翳;当归、川芎活血行气;丹皮、生地滋阴润燥凉血清热;甘草调和请药,合用共奏退翳明日之效。

【方三】 角膜翳障方 2

【组成】 玄参 15 克,生地 15 克,知母 10 克,木贼 10 克,菊花 10 克,蝉衣 10 克,鸡内金 9 克,菟丝子 12 克,黄柏 9 克,丹皮 9 克,蒺藜 12 克,甘草 6 克。

【治则】 滋阴清热,退翳明目。

【证候】 阴虚火旺。

角膜炎、角膜溃疡恢复期角膜留有翳障、久病体虚者。

【按语】 用生地、知母、玄参滋阴清热;黄柏、丹皮清泻虚火、活血行瘀;蒺藜、木贼、菊花、鸡内金、蝉衣退翳明目;菟丝子滋补肝肾;甘草调和诸药。全方共奏之功。

(二十三)巩膜炎

巩膜炎,是一种局部的过敏性炎症。可见于风湿、痛风、结核病及体内病灶感染。多见于女性,以眼睑肿胀、球结膜高度水肿、眼球固定且轻度突出、眼痛为主症。病程缓慢,且易复发,其临床表现可因病变的位置和深浅而有所不同。根据部位分为前部巩膜炎和后部巩膜炎,前部巩膜炎又分浅层与深层两种。浅层巩膜炎:巩膜表层局部呈紫红色充血及轻度水肿,亦可形成结节状隆起。常伴有疼痛,特别在夜间或触压时更甚。深层巩膜炎:疼痛及充血均较浅。后部巩膜炎层:炎症剧烈,结节位置较深,范围较大而扁平,亦可此起彼伏沿角膜缘周围蔓延,常侵犯邻近组织,如向色素膜侵犯,则发生虹膜睫状体炎;向角膜蔓延时,则在病灶相邻的角膜实质层出现舌状浸润性混浊,称硬化性角膜炎。结节消退后,巩膜变薄呈陶瓷青灰或浅蓝色瘢痕,且因眼内压作用,逐渐膨出,形成紫蓝色巩膜葡萄肿。本病相当于中医学"火疳"范畴。

【方一】 加减羌活胜风汤

【组成】 羌活 12 克,银花 30 克,前胡 10 克,薄荷 10 克,防风 10 克,石膏 15 克,胆草 10 克,赤芍 10 克。

【治则】 疏散风热,化瘀通络。

【证候】 风热上犯,瘀血困睛。

巩膜呈紫红色隆起,或眼涩痛流泪,舌质稍红苔薄白,脉弦。

【按语】 巩膜深层出现紫红色斑块,痛剧加丹皮 10 克;巩膜表层水肿较为弥漫,可侵及 1 ~2 个象限或全周,球结膜血管行径较直,呈桔红色或橙红色加黄芪 10 克;妇女行经巩膜紫红加益母草 10 克。

【方二】 清热化湿汤

【组成】 黄连 10 克,栀子 10 克,半夏 10 克,芦根 30 克,蔻仁 10 克,藿香 10 克,羌活 12 克,防风 10 克。

【治则】 化湿清热,宣气透邪。

【证候】 湿热蕴蒸,邪恋于目。

巩膜深层暗红色隆起,境界不清或混赤,或时轻时重,缠绵不愈,胸闷纳少,渴而不饮,舌苔黄腻,脉濡数。

【方三】 加减养阴清热汤

【组成】 生地 15 克,生石膏 15 克,银花 12 克,芦根 30 克,花粉 10 克,胆草 10 克,黄芩 10 克,枳壳 10 克,荆芥 10 克,防风 10 克。

【治则】 养阴清热,散风明目。

【证候】 肝火犯肺,虚火上炎。

巩膜紫红色斑块逐渐消退渐变青蓝，失去光泽，高低不平，病程经久不愈，或眼干涩不适，舌质红少苔，脉细数。

【按语】 巩膜呈棕色或灰黑色素斑为巩膜黑变病，加芦荟12克，黄柏12克；巩膜全部或部分呈蓝色，为遗传蓝色巩膜，加枸杞子10克。

【方四】 清心泻肺汤

【组成】 桑白皮10克，桔梗10克，黄芩10克，生地黄10克，木通3克，炒栀子6克，赤芍10克，牡丹皮10克，麦冬10克，地骨皮10克。日1剂，水煎2次，药汁混合后分3次服。

【治则】 清心泻肺，活血散结。

【证候】 心肺热盛。

眼涩痛，畏光流泪，球结膜局限性充血，咽干便秘，舌红苔黄，脉数。

(二十四)巩膜葡萄肿

巩膜葡萄肿，是以巩膜连同相应部位的葡萄膜组织向外膨出，形成紫葡萄色的隆起为主要特征眼病。其病理反应缓慢，治疗效果差。多发生在幼年时期，属于中医“白睛青蓝”范畴。

【方一】 羌活胜风汤加味《原机启微》

【组成】 羌活12克，银花30克，防风10克，桃仁10克，红花10克，赤芍10克，丹参16克，胆草10克，丹皮10克，川芎10克。

【治则】 疏散风邪，活血化瘀。

【证候】 风热上犯，瘀血困睛。

巩膜紫黑色隆起。或眼涩痛流泪，舌质稍红或暗红，脉弦。

【按语】 巩膜紫红色加连翘10克。

(二十五)葡萄膜炎

葡萄膜炎是指发生于葡萄膜的炎症。以视力减退、怕光、流泪、眼痛、头痛等为主症检查可见睫状充血。角膜后壁有炎性沉着物，新鲜的为灰白色，陈旧的为棕色，外观呈点状，大小不等，在角膜下方，大致呈三角形排列。前房内因有炎性细胞浮游和纤维素渗出，房水由透明变为混浊，严重的病例可形成前房积脓。虹膜充血肿胀，纹理消失，颜色发污，有时瞳孔边缘可见灰白色结节。瞳孔缩小，展缩失灵，由于瞳孔闭锁或膜闭，导致前后房交通阻断，房水循环受阻而继发青光眼。如发生于虹膜、睫状体，称做虹膜睫状体炎；如果脉络膜也有炎症，称为葡萄膜炎，又称色素膜炎。相当于中医学“瞳神紧小”、“瞳神干缺”。

【方一】 加减银花复明汤

【组成】 银花30克，公英30克，黄芩10克，生石膏15克，龙胆草12克，生地10克，知母10克，花粉10克，柴胡10克，羌活10克，防风10克。

【治则】 清泻肝胃，通腑解毒。

【证候】 肝胃热盛，风邪入侵。

结膜紫红色充血，角膜后棕色沉着物，前房黄色积脓，虹膜灰黄色. 黄斑区青黄色水肿；或起病较急，大便干呈灰黑色。或口渴欲饮，舌苔黄厚，脉弦数。

【按语】 前房或玻璃体内有灰白色大量纤维素渗出加茯苓 10 克，大便秘结加大黄 10 克。

【方二】 加减养阴清热汤

【组成】 生地 30 克，花粉 12 克，知母 12 克，生石膏 30 克，银花 30 克，黄芩 10 克，胆草 10 克，芦荟 10 克，荆芥 10 克，防风 10 克，芦根 10 克，鸡血藤 15 克。

【治则】 养阴清热，散风除邪。

【证候】 阴虚内热，兼感风邪。

结膜粉红色充血，角膜后壁细小灰白色沉着物，虹膜退色，色素附在晶体表面。瞳孔不圆，扩瞳后呈梅花瓣样，玻璃体絮状混浊，眼底弥漫性黄白色渗出灶，或见白色脉络膜萎缩斑等。或反复发作，口干咽痛，心烦少寐，舌质红少苔，脉细数。

【按语】 结膜暗红色加丹皮 10 克，大便干结加郁李仁 10 克，前房出血加夏枯草 10 克、赤芍 10 克。

【方三】 清热胜湿汤

【组成】 羌活 15 克，防风 10 克，荆芥 10 克，芦根 30 克，枳壳 10 克，胆草 10 克，知母 10 克，花粉 10 克，生地 15 克，生石膏 10 克，银花 30 克，桂枝 6 克，甘草 3 克。

【治则】 清热利湿，宣达气机。

【证候】 湿热内蕴，上犯于目。

结膜暗红色充血，角膜后壁沉着物呈羊脂状，房水呈灰白色半透明之胶块状混浊，虹膜呈泥土色外观，瞳孔缩小，对光反应迟钝，虹膜有灰色半透明状结节，视网膜及黄斑部大片灰色渗出等。或反复发作，关节疼痛，舌质红苔黄，脉数。

【按语】 关节疼加苍术 10 克，独活 10 克。

【方四】 虹膜睫状体炎方

【组成】 龙胆草 5 克，黄芩 10 克，大青叶 12 克，青葙子 10 克，柴胡 10 克，野菊花 10 克，玄参 15 克，知母 12 克，赤芍 10 克，当归 6 克。水煎，日一剂，分两次早晚饭后各服。

【证候】 肝经风热。

目赤涩痛、头痛，畏光流泪，视力障碍。

【按语】 大便干燥者加大黄 6 克；头痛加白芷 10 克、川芎 10 克；前房渗出物多者加桔梗 6～12 克。

【方五】 龙胆泻肝汤加减《医方集解》

【组成】 龙胆草10克,黄芩10克,栀子10克,泽泻10克,木通3克,车前子10克,当归10克,生地10克,柴胡10克,生甘草3克。

【治则】 清泻肝胆湿热。

【证候】 肝胆湿热。

患者视物模糊,眼部疼痛拒按,眉棱骨痛,眼部睫状体充血明显,房水混浊,口干,舌红,苔黄或黄腻。

【方六】 驻景丸加减《中医眼科六经法要》

【组成】 楮实子10克,菟丝子10克,茺蔚子10克,木瓜10克,枸杞15克,车前子10克,五味子5克,紫河车粉10克,寒水石10克,生三七粉3克,石决明10克,黄芩10克,夏枯草10克。

【治则】 补益肝肾。

【证候】 肝肾阴虚。

视力逐渐下降,视物昏花,视力疲劳,眼干涩不适,瞳神干缺不圆,黑睛后有少许沉着物。全身兼见头昏耳鸣,多梦,腰膝酸软,五心烦热,颧红,月经不调,遗精,舌红少苔.脉细数等。

【按语】 方中楮实子、菟丝子、枸杞补肾益精,养肝明目;加入茺蔚子以助明目;木瓜调理肝经气机;车前子清热利湿而明目;五味子益气生津,补肾养心;紫河车粉补肾益精血;三七粉补血活血;寒水石抑紫河车粉之燥性。诸药合用,既滋肝肾精血,复能疏肝理气,虽补而不滞,肝肾不足所致的多种眼病皆可用治;石决明、黄芩、夏枯草等佐以平肝清热。

(二十六)交感性眼炎

交感性眼炎是一种特殊类型的葡萄膜炎,指一眼遭受穿通性眼外伤后引起非化脓性葡萄膜炎,健眼的葡萄膜也发生同样性质的急性弥漫性的炎症,受伤眼称为刺激眼,未受伤眼称为交感眼,交感性眼炎为其总称。交感性眼炎在外伤后的潜伏时间,短者几小时,长者可达几十年以上,90%发生在1年以内,最危险的时间最受伤后4~8周。特别是伤及睫状体或伤口内有葡萄膜嵌顿,或眼内有异物更容易发生。相当于中医学“瞳神紧小”范畴。

【方一】 泻肝祛瘀汤

【组成】 柴胡10克,黄芩10克,生地10克,泽泻10克,木通10克,当归10克,槟榔10克,胆草10克,羌活10克,丹皮10克,赤芍10克。

【治则】 清肝泻热。

【证候】 肝经郁热,邪壅上焦。

结膜红色充血,角膜青灰色混浊,虹膜变色,视网膜青灰色渗出等,或畏光流泪,头痛眼痛,舌质红苔薄白,脉弦或弦数

【按语】 视网膜呈大片黄色渗出加茯苓10克,炎症不吸收加生石膏30克,黄

液上冲加大黄6克。

【方二】 加减养阴清热汤

【组成】 生地30克，花粉12克，生石膏30克，金银花30克，公英30克，枳壳10克，赤芍10克，胆草10克，甘草3克。

【治则】 养阴清热。

【证候】 阴虚内热，虚火上炎。

结膜暗红色充血，角膜后壁有黄色KP，玻璃体有黑色点状混浊，紫红色视乳头，黄斑区呈星芒状。或眼干，口渴欲饮，心烦少寐，舌质红少苔，脉弦数。

【按语】 视网膜渗出不吸收加玄参10克，丹皮10克；纳少加山楂10克；黄斑区褐色，模糊不清加丹皮10克。

（二十七）白塞氏病

白塞氏病是一种多因素综合作用下导致的自身免疫性疾病，病因不明，以细小血管炎为病理基础，口、眼、外生殖器、皮肤溃疡为主要表现的慢性进行性复发性多系统炎症性疾病。又称口-眼-生殖器三联征，以复发性眼色素膜炎、前房积脓与口腔、阴部溃疡为主症。相当于中医学“瞳神紧小”、“视瞻昏渺”范畴。

【方一】 解毒散瘀方加减

【组成】 龙胆草9克，炒黄芩12克，炒栀子12克，生地黄15克，赤芍药12克，金银花15克，土茯苓30克，滑石15克，(包煎)，全当归12克，炒枳壳12克，生大黄9克(后下)，白花蛇舌草15克。

【治则】 清热利湿，解毒散瘀。

【证候】 肝脾热盛，湿遏血瘀。

头项强痛，口苦咽干，精神昏乱或见烦躁不安，口腔、牙龈或阴部蚀烂，痛痒难忍，大便不畅，小便涩痛，眼红如鸠，热泪频频，眼底出血，舌质红，苔黄或黄腻，脉细数或濡数。

【按语】 方中龙胆草清肝火泻实热，黄芩清肺火，栀子清三焦火邪兼可除烦。生地、赤芍清血热，银花、白花蛇舌草、土伏令解毒，土茯苓尚可助滑石利湿。大黄、枳壳通利大便，使邪热从二便出。大黄尚有祛瘀生新之功，可助当归以行气活血，消血分瘀滞祛瘀明目。生地、当归又能滋阴养肝，使邪去而正不伤。口腔、牙龈溃疡重者加金银花、元参。阴部溃疡重者加黄柏、六一散。热盛伤津加元参、知母。湿邪壅遏、舌苔黄腻加苍术、苡仁、蚕砂。目赤羞明重者加柴胡、谷精草、黄连。

【方二】 知柏地黄汤加减《医宗金鉴》

【组成】 生地黄18克，熟地18克，粉丹皮9克，盐黄柏 克，肥知母9克，泽泻9克，白茯苓12克，金银花15克，桃仁泥9克，草红花9克，广郁金12克，土茯苓24克。

【治则】 滋阴降火，解毒化瘀。

【证候】 阴虚火旺,余邪未清。

病程迁延反复,眼底出血吸收迟缓,口苦咽干,潮热盗汗,头晕目眩,手足心热,舌质红,苔薄白,脉细数。

【按语】 方中生地、熟地滋阴补肾,丹皮凉血清热,金银花、土茯苓清热解毒,三药合用以泻有余之邪。黄柏、知母滋肾阴,泻虚火以扶正。泽泻、茯苓利湿,桃仁、红花祛瘀明目,加郁金且有行气之功。虚热汗多加地骨皮。口干甚加天花粉、麦冬。大便秘结加元参、瓜蒌仁。

【方三】 **甘草泻心汤加减《伤寒论》**

【组成】 生甘草30克,炒黄芩12克,川黄连4.5克,潞党参18克,法半夏9克,干姜6克,全当归12克,广郁金12克,大枣10枚

【治则】 清热化湿,扶正祛瘀。

【证候】 湿热留滞,正虚血瘀。

病情稳定多年,近又复发,或见病程迁延数月,咽部、阴部溃疡已愈,眼部红赤基本消退,眼底出血陈旧,患者气短乏力,食欲不振,寐差多梦,舌质淡红,舌体胖或边有齿痕,苔薄白,脉细。

【按语】 方中黄芩、黄连、甘草清热解毒;生姜、半夏苦辛相合,既可降逆化湿,又可开通散结;党参、当归、大枣补气养血扶正;当归配郁金可祛瘀明目。阴血虚者加白芍、女贞子,阴虚低热加银柴胡、地骨皮、知母。

(二十八)前房积脓

前房积脓不是一个独立的疾病,常见于眼部严重化脓性或免疫性炎症,如化脓性角膜溃疡、葡萄膜炎、眼内炎等急重眼病。中医学称做"黄液上冲"。

【方一】 **羚羊清热汤**

【组成】 羚羊角粉1.5克,(另吞),鲜生地30克,黑山栀9克,连翘9克,夏枯草9克,紫花地丁9克。

【治则】 清热凉血。

【证候】 热毒炽盛。

因疮毒后或脓毒症等所引起的黄液上冲证,亦有因各种创伤之后的眼珠疼痛等。葡萄膜大脑炎(原田病)等患者热毒较甚也适用。

【按语】 羚羊角解热毒,治惊搐,鲜生地消瘀泻火,山栀清三焦之火,连翘、紫花地丁泻热解毒。故本方为泻火解毒明目之剂,用于阳亢实证最宜。

(二十九)老年性白内障

老年性白内障,相当于中医学"圆翳内障"。约占所有白内障患者50%以上,是老年人失明的主要原因,多发生于50岁以后,发病率随年龄增长而增加。常为双侧先后发病,常见的类型有皮质性白内障、核性白内障、盘状白内障3型。其中皮质性白内障是最常见的类型,按其病程及表现形式,又可分为初发期、未成熟期、成熟期、

过熟期4期。初发早期的混浊出现在晶体周边部，未成熟期晶体混浊常逐渐扩散，呈不均匀乳白色外观，原楔状混浊互相融合。但前囊下的皮质尚未完全混浊，用斜照法检查时，在该侧的瞳孔区出现新月形投影，称虹膜投影。视力进行性减退，偶有单眼复视或多视者。成熟期则晶状体皮质完全混浊，呈乳白色外观，虹膜投影消失。视力严重障碍，常降至眼前指数或手动以下，但光感、光投射、色觉均应正常。过熟期则晶体皮质分解或液化为乳状物，晶体体积缩小，晶体核下沉，如晶体核脱入前房或玻璃体中，可引起继发性青光眼。

【方一】 消障丸

【组成】 人参30克，玄参60克，墨旱莲120克，麦冬60克，车前子60克，当归60克，生地黄60克，菊花100克，生牡蛎100克，珍珠母100克，何首乌100克，楮实子100克。上药共为细末，炼蜜为丸，每丸9克，每次1丸，日服3次。

【治则】 养心滋肾，消障明目。

【证候】 肝肾亏虚。

老年性白内障初发期，舌淡苔白，脉弱。

【方二】 驻景丸加减《中医眼科六经法要》

【组成】 楮实子12克，菟丝子12克，茺蔚子12克，木瓜10克，枸杞15克，车前子10克，五味子5克，紫河车粉10克，寒水石10克，生三七粉3克，百草霜10克，空青石10克，蒲公英10克。

【治则】 补益肝肾。

【证候】 肝肾阴虚。

视力逐渐下降，视物昏花，视力疲劳，眼干涩不适，晶状体混浊。全身兼见头昏耳鸣，多梦，腰膝酸软，五心烦热，颧红，月经不调，遗精，舌红少苔，脉细数。

【按语】 方中楮实子、菟丝子、枸杞补肾益精，养肝明目，加人茺蔚子以助明目；木瓜调理肝经气机，车前子清热利湿而明目；五味子益气生津，补肾养心；紫河车粉补肾益精血；三七粉补血活血；寒水石抑紫河车粉之燥性。诸药合用，既滋肝肾精血，复能疏肝理气，虽补而不滞，肝肾不足所致的多种眼病皆可用治。加百草霜散积消滞，空青石（为治青盲未成熟期白内障、益肝气、疗目热赤痛、去翳障要药）、蒲公英清热明目。

（三十）玻璃体混浊

玻璃体混浊，多由玻璃体本身或玻璃体周围的组织发生病变所致。玻璃体在视网膜的前面，晶状体的后面，是一种类似鸡蛋白那样的透明胶状体，一旦发生混浊，就会在视网膜上留下暗影。患者自觉眼前有蛛丝飘浮或蚊蝶飞舞，随眼而动止，严重者视远视近如隔烟雾或黑花茫茫，视力会有不同程度的减退，故中医称“云雾移睛”。

【方一】 李太民方

【组成】 当归10克,赤芍6克,白芍6克,狗脊10克,桑寄生10克,枸杞子10克,菟丝子10克,覆盆子10克,金樱子10克,牛膝10克,麦冬10克,楮实子10克,夜明砂10克,五灵脂5克,知母5克,天竺黄2克,犀角粉(冲)1克,水煎服,每日1剂。

【治则】 补益肝肾,滋阴降火,化瘀复明。

【证候】 肝肾阴虚,虚火上炎。

视力下降,眼前出现黑影、星点,随眼飘动,并伴有口苦,腰痛,小便频数。质淡红,苔薄白。脉左寸关沉大而滞,尺沉细而涩,右寸关大而滞,尺沉涩。

【按语】 云雾移睛为肾水涸竭,水不济火所致。治疗总以补肾为治本之法,桑寄生、枸杞子、菟丝子、金樱子、覆盆子、楮实子等皆为最常用之品。李老认为本病病因,不外"火"与"瘀",故以犀角粉、知母、麦冬等清肝滋阴降火,用当归、赤芍、牛膝、五灵脂等品以化瘀,并佐以夜明砂、天竺黄等明目之品,汇补肾、降火、化瘀、明目为一方。

【方二】 驻景丸加减《中医眼科六经法要》

【组成】 楮实子10克,菟丝子10克,茺蔚子10克,木瓜10克,枸杞10克,车前子10克,五味子5克,紫河车粉10克,寒水石10克,生三七粉3克,丹参10克,赤芍10克,桃仁10克,红花10克。

【治则】 补益肝肾。

【证候】 肝肾阴虚。

视力逐渐下降,视物昏花,视力疲劳,眼前如蚊蝇飞舞,眼干涩不适,玻璃体混浊。全身兼见头昏耳鸣,多梦,腰膝酸软,五心烦热,颧红,月经不调,遗精,舌红少苔,脉细数。

【按语】 方中楮实子、菟丝子、枸杞补肾益精,养肝明目,加入茺蔚子以助明目;木瓜调理肝经气机,车前子清热利湿而明目;五味子益气生津,补肾养心;紫河车粉补肾益精血;三七粉补血活血;寒水石抑紫河车粉之燥性。丹参、赤芍、桃仁、红花等活血化瘀,促进黑影的消散和吸收。

(三十一)玻璃体积血

玻璃体积血亦称玻璃体出血,因玻璃体本身无血管,出血均来自周围组织。常见的有眼外伤、糖尿病视网膜病变、视网膜裂孔、视网膜静脉阻塞、视网膜静脉周围炎、视网膜血管炎、年龄相关性黄斑变性、急性玻璃体后脱离等等。严重贫血及脑蛛网膜下腔出血等亦可出现玻璃体积血。视力有不同程度的下降,或眼前黑影飘动,玻璃体可见尘埃状混浊,严重者遮盖,使眼底无法查见。

【方一】 眼科化瘀丸

【组成】 生茜草根60克,生小蓟60克,炒蒲黄60克,生侧柏叶60克,炒侧柏叶60克,赤芍药90克,小胡麻90克,生甘草30克,决明子90克,上列诸药研成细末,水泛为丸,每日服 9 ~ 12 克。

【治则】 凉血活血。

【证候】 气滞血瘀。

眼底出血病程已久者,或玻璃体内瘀血积滞,病程较久而无法窥见眼底者,但以全身症状和体征不明显为主。如有明显全身症状和体征,则需辨证论治,另行处方。

【按语】 本方根据眼科血证方,将茜草、小蓟、蒲黄、侧柏叶生炒各一半,制成药丸备用。2 星期为 1 疗程。药后即须复诊,需要时再行处方。

【方二】 清解渗湿汤

【组成】 菊花 10 克,蝉蜕 10 克,柴胡 10 克,苍术 10 克,羌活 10 克,防风 10 克,茯苓 10 克,赤芍 10 克,菟丝子 10 克,白术 10 克,甘草 3 克。

【治则】 清肝解郁,化瘀通络。

【证候】 肝郁化火,火邪伤络。

玻璃体有新鲜红色出血,或只见红光反射。或情志急躁,胸闷,舌质红苔薄白,脉弦。

【按语】 反复出血加三七粉 3 克,白及 10 克,大小蓟各 10 克;暗红色陈旧出血不吸收者加丹皮 10 克,夏枯草 30 克;高血压动脉硬化引起的出血加怀牛膝 10 克,珍珠母 30 克。

【方三】 云雾移睛方

【组成】 当归 9 克,杭白芍 12 克,茯神 9 克,覆盆子 9 克,狗脊 9 克,珍珠母 18 克,五味子 6 克,菟丝子 9 克,旱莲草 9 克,生地 15 克,桑寄生 9 克,杞子 9 克,台参 6 克,犀角粉 1 克(冲),生姜 3 片。水煎,日一剂,分二次服。

【治则】 益精血明目。

【证候】 肝肾阴虚。

玻璃体积血,头晕目眩,腰膝酸软,脉细。

(三十二)原发性青光眼

原发性青光眼多是双侧性,但两眼发病可有先后。原发性青光眼可分成闭角和开角两种类型。

1、闭角型青光眼

闭角型青光眼是原发性青光眼中比较常见的一种类型。年龄多在 45 岁以上,30 岁以下较少见。由于在发作时,可以出现明显的眼充血现象,故以往称之为充血性青光眼。闭角型青光眼的发作常可有些诱因,如情绪波动、脑力或体力过度疲劳、阅读过久或看电视电影等。发作开始时,患者感到有些轻微的眼胀和头痛或者恶心感,白天视物呈蒙雾状(雾视),夜晚看灯光则有虹视(有彩虹围绕灯光)。病人常常在这种现象频繁出现或症状严重而不能自行缓解时,方来就医。此时,眼压急剧上升,视力高度减退,以致仅存光感(患眼看不见东西,只有一些光亮)。此时,需要刻不容缓地积极进行抢救治疗，迅速控制眼压使之下降，视力可以逐渐恢复。如果没有经过正确的治疗，因为青光眼对视力的损害是不可逆的，所以经过多次发作后，视力就会越来越差，最后的结果是失明。相当于中医学“绿风内障”范畴。

2、开角型青光眼

开角型青光眼又称单纯性青光眼。是由于眼压升高为基本特征，进而引起视神经损害和视野缺损，最终导致失明的慢性进行性眼病。病情进展缓慢，且无明显症状，不易早期发现，不少病员的双眼视野呈管状视野，甚至一眼已失明，或偶然发现。男性略多，年岁20～60岁之间，发病率又随年龄的增长而增高。相当于中医学“青风内障”范畴。

【方一】 舒眼汤

【组成】 柴胡10克，黄芩15克，夏枯草10克，荆芥10克，防风10克，香附10克，陈皮10克，川芎10克，枳壳10克，蔓荆子10克。

【治则】 疏肝解郁，和解通络。

【证候】 肝经郁滞，脉络不通。

房角结构色泽正常为开角，瞳孔散大呈青灰色，多见于早期。或情志不舒，眼胀，视物模糊，时有红绿彩晕，舌质淡苔薄白，脉弦。

【按语】 大便干加番泻叶2克，眼胀不消加木香10克。

【方二】 健脾利水汤

【组成】 茯苓10克，泽泻10克，猪苓10克，白术10克，大腹皮12克，桂枝9克，槟榔10克，牛膝10克，陈皮10克，车前子10克，羌活10克。

【治则】 温中健脾，行气利水。

【证候】 脾失健运，浊气上泛。

房角小梁后1/2看不到，瞳孔散大呈淡绿色。眼球坚硬如石，多见于中期，头痛眼胀剧烈，视物昏花，恶心呕吐，纳少神倦，舌质淡苔薄白，脉沉弦。

【按语】 大便溏加吴茱萸10克，房水呈绿色加姜皮10克。

【方三】 温化利水汤

【组成】 茯苓10克，白术10克，桂枝10克，木通10克，半夏10克，夏枯草30克，芦根30克，甘草3克，车前子10克，荆芥10克。

【治则】 温阳化气，利水通络。

【证候】 脾肾阳虚，水停于目。

房角极窄，色素消失，瞳孔散大，房水呈淡黄色，眼前出现黑花。或眼压持续性较高，头目胀疼，恶心呕吐，少寐多梦，舌质淡红苔薄白，脉沉弦。

【按语】 瞳孔黄绿色加苍术10克。

【方四】 益阴固肾汤

【组成】 生地10克，麦冬10克，川断10克，谷精草10克，当归10克，丹参10

克，鸡血藤10克，枸杞子10克，甘草3克。

【治则】 滋阴益肾，养血明目。

【证候】 阴虚内热，虚火上炎。

前房角闭塞，色素消失，瞳孔散大，房水呈黄或黑绿色，眼底有明显青光眼怀，生理凹陷淡白色扩大加深，眼压偏高。见于手术后或晚期患者。或头晕眼花，视力渐减，心悸耳鸣，口干咽燥，腰膝酸软，舌质红少苔，脉弦细数。

【方五】 平肝健脾利湿方

【组成】 生石决明15克，茯苓12克，猪苓6克，泽泻9克，白术6克，苍术6克，杭菊花9克，陈皮3克，楮实子9克，桂枝3克。

【治则】 平肝健脾利湿。

【证候】 肝郁脾虚。

眼胀头痛，眼压偏高，失眠、心悸。

【按语】 本方具有平肝健脾利湿功能，药性平和，副作用较少。一般长期内服后，少数病人会有大便燥结，可加麻仁9克；如治疗前有头痛、失眠、心悸等症状，可随症加减，使辨证和辨病相结合。服中药后，原来所用抗青光眼西药不可立即停止。等服中药1~2星期之后，待眼压有明显下降，然后慢慢地逐步减少降眼压的西药，直到最后完全停用西药，并继续内服中药以巩固疗效。

【方六】 眼明汤

【组成】 升麻3克，柴胡6克，蔓荆子9克，熟地黄15克，当归身9克，党参9克，白术9克，白芍药9克，炙甘草3克，葛根6克，炙黄芪9克，川芎3克。

【治则】 疏肝健脾，补气养血。

【证候】 肝郁脾虚。

青光眼进行期视力有损害者，在适当控制眼压之后再服此方有效。②晚期青光眼视野患者手术后视力突然丧失者，也可服此药以期恢复视功能。

【方七】 内障症主方

【组成】 黄芪10克，当归10克，川芎6克，茺蔚子10克，香附10克，桃仁10克，生甘草3克。

【治则】 行气解郁、活血导滞。

【证候】 气血瘀滞。

绿风内障（急性闭角型青光眼）急性期多表现为患眼红赤疼痛剧烈，病人烦躁易怒等肝经风火上攻的实热症象。

【按语】 加入生石膏、栀子、羚羊角粉以清肝泻火，用白芷、苏子、槟榔以祛风定痛。

【方八】 龙胆泻肝汤合半夏白术天麻汤、银翘散化裁。《医方集解》《伤寒论》《瘟病条辨》

【组成】 黄芩10克，炒山栀10克，泽泻30克，柴胡10克，半夏10克，白术10克，白蒺藜15克，枳壳10克，赤芍15克，夏枯草10克，金银花10克，连翘15克，荆芥穗8克，元参15克。

【治则】 清利肝胆、渗湿逐饮、疏散风热。

眼胀痛连及目眶，头疼剧烈，口苦，寐差多梦，小腹胀满，尿黄，左脉弦，苔白。

【证候】 肝热上扰，湿饮内停，兼风热邪气上壅

【方九】 青目汤1号方

【组成】 羚羊角粉0.5克（冲服），龙胆草12克，五味子12克，车前子10克，菊花12克，决明子20克，柴胡10克，黄芩10克，荆芥10克，防风10克，元胡20克，竹茹10克，酒军3克，远志6克，炒枣仁25克。3剂，每日1剂，水煎3次，武火急煎20分钟，早、中、晚饭后半小时温服。嘱禁食辛辣油腻之品。

【治则】 清泻肝火。

【证候】 肝郁化火。

头痛难忍，睛珠疼痛，胀硬如石，瞳神散大，瞳色淡绿，白睛红赤，视物昏花，视力骤降。常伴有恶心呕吐，溲黄或赤，大便秘结，舌红、苔黄，脉弦数。

（三十三）青光眼睫状体炎综合征

青光眼睫状体炎综合征为常见的继发性青光眼，以骤然疼痛，虹视，眼压升高，瞳孔不散大，角膜后壁灰白色沉着物为主要特征。多发于中青年，常为单眼，亦偶有双眼发病者。易反复发作，女多于男，治疗及时，预后较好。

【方一】 泻肝解郁汤

【组成】 柴胡10克，黄芩10克，栀子10克，生地15克，车前子10克，泽泻10克，木通10克，当归10克，甘草3克。

【治则】 清肝健脾，利水明目。

【证候】 肝郁化火，乘脾不运。

角膜后壁灰白色沉着物，眼压高，瞳孔轻度散大呈淡绿色。或头痛，眼胀，视物昏花，纳少神倦，舌质淡，苔薄白，脉弦缓。

【按语】 大便干加番泻叶2克。

（三十四）视网膜静脉阻塞

视网膜静脉阻塞，以视力骤降，眼底出血为主症。病人的视力根据阻塞的部位和程度不同而有不同的减退，严重者可降至仅辨手指。眼底可见视乳头充血，边界模糊，轻度肿胀，黄斑常受波及出血，视网膜动脉细，静脉高度迂曲扩张，起伏于水肿的视网膜之中，整个视网膜布满大小不等火焰状及点状出血，其间掺杂有白色渗出

斑。如为分支阻塞，则出血沿阻塞支分布，其他处正常。如果视网膜大量出血，有时可进入玻璃体，视网膜新生血管形成。如果新生血管遍布虹膜和前房角，则可堵塞房角，使房水排出发生障碍而眼压增高，发生新生血管性青光眼。这是静脉阻塞最严重的并发症，一旦发生就很难治疗，视力严重受损甚至完全失明。属于中医学“暴盲”范畴。

【方一】 舒瘀通脉汤

【组成】 丹参12克，赤芍10克，丹皮10克，茯苓10克，白术10克，柴胡10克，木香10克，防风10克，蝉蜕10克，当归10克，甘草3克，水煎服。

【治则】 疏肝破瘀，疏通脉络。

【证候】 肝郁气滞，血瘀络阻。

眼底主干或分支阻塞。出血呈紫红色，视网膜静脉呈紫红色迂曲怒张。或易怒心烦，血压不高或稍高，舌质润苔薄，脉弦。

【按语】 出血迟迟不吸收者加三七粉3克。

【方二】 加减化栓通脉汤

【组成】 丹皮15克，丹参25克，茜草15克，白及20克，蒲黄15克，牛膝15克，枳壳15克，水煎服。

【治则】 养阴清热，活血通络。

【证候】 心阴不足，心火上炎。

静脉主干或分支阻塞。视网膜静脉呈紫红色迂曲，出血呈鲜红色或深红色。或头晕心烦，心悸少寐，舌质红少苔，脉弦细。

【按语】 血压高加夏枯草30克，网膜出现灰白色水肿加茯苓10克。

【方三】 舒肝祛瘀汤

【组成】 春柴胡9克，全当归12克，炒枳壳9克，大川芎9克，生地黄12克，赤、白芍各12克，桃仁泥9克，草红花9克，广郁金12克。

【治则】 疏肝解郁，祛瘀明目。

【证候】 肝郁气滞，血瘀阻络。

眼底出血初发，或病变进入中期。精神抑郁，胸胁满闷或胀痛，或乳房、小腹胀痛，大便失常，月经不调，口苦心烦. 苔薄，脉弦，或全身见证不显，仅有眼部病变者。

【按语】 方中柴胡、枳壳、白芍调气舒肝，治气分之郁结。桃仁、红花、赤芍、川芎，活血祛瘀，治血分瘀滞。当归、生地补血滋阴，使活血而无耗血之虑，理气而无伤阴之弊。枳壳、郁金理气活血。方中柴胡之升合枳壳之降，可使气血调畅。出血初期或有郁热宜加丹皮、炒栀子各9克，去川芎。出血吸收缓慢加夏枯草15克。渗出明显加云苓15克，陈皮、半夏各9克，去生地。眼底水肿加茺蔚子15～50克，或用琥珀1克冲服。

【方四】 天王补心丹合桃红四物汤加减《摄生秘剖》《医宗金鉴》

【组成】 生地黄15克，京元参15克，天麦冬各9克，紫丹参15克，全当归15克，潞党参12克，白茯苓12克，炙远志9克，合欢花9克，广郁金12克，草红花9克，桃仁泥9克。

【治则】 养阴清热，祛瘀明目。

【证候】 心阴不足，血溢络外。

眼底出血初发，或病变进入中期。心悸，怔忡，寐差，多梦，面色少华，头晕目眩，咽干舌燥，舌红少津，脉细数。

【按语】 方中生地、元参、天麦冬滋阴增液；丹参、当归补血养心；党参、茯苓益心气；远志敛心气，养心神；郁金既可凉血破瘀，配丹参，桃仁，红花以祛瘀明目；又可行气开郁，以疗神志。合欢花解郁除烦，且能畅气解郁；眼底水肿去生地、天麦冬，加琥珀1克（冲服）、茺蔚子15～30克，云苓改为15克；五心烦热、口干舌燥去党参。

【方五】 天麻钩藤饮加减《杂病证治新义》

【组成】 明天麻9克，嫩钩藤10克，生石决明15克，炒白芍12克，京元参12克，枸杞子12克，制熟地12克，紫丹参15克，广郁金12克，川牛膝10克，茺蔚子15克。

【治则】 平肝潜阳，祛瘀明目。

【证候】 肾水不足，肝阳上亢。

眼底出血初发，或病变进入中期。头晕目眩，颧红，耳鸣，腰膝酸软，甚则手指麻木，筋惕肉瞬，口舌干燥，舌边尖红，苔薄黄或薄白，脉弦细或细数。

【按语】 方中天麻、钩藤、生石决明平肝潜阳；枸杞、熟地滋肾固本；白芍、元参养阴柔肝；丹参、郁金祛瘀明目；川牛膝、茺蔚子引药下行，且有祛瘀明目之功；牛膝配钩藤清上引下；天麻伍茺蔚子气血双调，故肝可平，络能通；大便秘结加枳壳、大黄；热气上冲加夏枯草；渗出、水肿吸收缓慢去熟地、枸杞、元参，选加胆南星、天竺黄、贝母、竹茹；出血久不吸收加桃仁、红花；肢体麻木加全虫、僵蚕。

【方六】 凉营清气汤加减

【组成】 犀角粉1克，金石斛12克，炒栀子12克，粉丹皮9克，生地黄12克，薄荷叶3克，川黄连6克，赤芍药9克，京元参12克，芦、茅根各12克，广郁金12克，桃仁泥12克，金银花15克。

【治则】 清气凉营，解毒祛瘀。

【证候】 热毒炽盛，燔灼营血。

壮热不退，口渴引饮，目赤唇肿，气粗声高，或见咽喉红肿糜烂；或见咳吐脓血，胸中烦满而痛，喘不能卧；或见神昏谵语、烦躁不安；或见头痛如劈，身如被杖；或见下利便血。眼底出血，视力下降，舌质降或焦紫，甚或上起芒刺，脉数。

【按语】 方中犀角、丹皮、生地、赤芍凉血解毒；栀子、薄荷、甘草清透气分邪热；栀子、丹皮且能清心除烦；元参、石斛、竹叶、芦根、茅根甘寒生津；共奏清热解毒、凉血生津之功；金银花味苦气轻，既可透热散邪，又能清热解毒；加黄连以彰解毒泻火之功；赤芍、郁金、桃仁、祛瘀明日。方中犀角可用水牛角30克入药煎服。本证眼底出血，与热毒之邪郁于气营有直接关系，故清气凉营，解毒救阴为祛邪散瘀之要务，是促使眼底出血早日吸收，视力恢复提高的关键。本证常见于因流行性感冒、化脓性细菌感染等原因引起的“炎症性”阻塞造成的眼底出血，必要时可加用抗生素配合上方治疗。咽喉肿痛去芦茅根加桔梗、生甘草；咳吐脓血去生地、元参、石斛、犀角、薄荷，加薏苡仁、冬瓜仁、鱼腥草、蒲公英、桔梗；下利便血加白头翁、黄柏、白芍、阿胶。

【方七】 补阳还五汤加减《金匮要略》

【组成】 生黄芪30克，当归尾12克，大川芎9克，赤芍药12克，桃仁泥9克，草红花9克，制地龙6克，石菖蒲9克，茺蔚子10克，广郁金12克。

【治则】 益气通络，祛瘀明目。

【证候】 气虚血瘀，脉络受阻。

眼底出血久不吸收，或过用理气活血之品，耗气伤血，证见神疲乏力，少气懒言，舌质暗紫或淡紫，舌体可见瘀点、瘀斑，或见舌下脉络粗大迂曲，舌体胖大，边有齿痕，脉细或细涩。

【按语】 方中归尾，川芎，赤芍，桃仁，红花祛瘀明目，重用黄芪补气活血，菖蒲、地龙通络，加郁金，陈皮，半夏意在痰瘀互治配茺蔚子祛瘀利水，有利于渗出吸收。若见新生血管明显，方中川芎、桃仁应慎用，若见热象需加夏枯草、炒栀子等清热之品，出血、渗出量多加陈皮、半夏、若见玻璃体积血加昆布，海藻；大便秘结加火麻仁，肉苁蓉，厚朴，大黄；小便过频加熟地，山茱萸，五味子。

【方八】 龙胆泻肝汤合驻景丸加减《医方集解》

【组成】 春柴胡12克，龙胆草6克，大生地15克，全当归12克，炒栀子12克，炒蒲黄9克，楮实子25克，菟丝子25克，茺蔚子15克，枸杞子15克，宣木瓜9克，白花蛇舌草25克，紫丹参15克，广郁金12克。

【治则】 补肾清肝，祛瘀明目。

【证候】 肾虚肝热，瘀血滞留。

头晕耳鸣，腰膝酸软，听力减退，夜尿频频，着明流泪，时发时止，口苦咽干，胁肋疼痛，烦躁易怒，失眠多梦，眼底出血久不吸收，或见渗出及萎缩性改变，或见玻璃体混浊，视力上升困难，舌质淡红，舌体胖，苔黄或薄黄。

【按语】 方中楮实子、菟丝子、枸杞子补益肾气，柴胡、龙胆草、炒栀子、黄芩清肝泻火；木瓜调畅肝经气机；生地凉血清热；当归养肝血，配茺蔚子、丹参、广郁金尚有祛瘀明目之功。大便溏薄去胆草、生地、黄芩、楮实子、菟丝子加党参、黄芪、炒白术、薏苡仁；五更泄泻，加补骨脂、五味子、吴茱萸、肉豆蔻；自汗盗汗者，加牡蛎、浮小麦、胡黄连；玻璃体混浊加泽泻、昆布、海藻、夏枯草。

【方九】 舒肝破瘀通脉汤

【组成】 当归、白芍、丹参、赤芍、柴胡、茯苓、白术、羌活、防风、蝉蜕、木贼各10

克，甘草 3 克，水煎服。

【治则】 疏肝解郁，破瘀通络。

【证候】 肝郁络阻。

视力下降，视物不清，平素情志不舒，易怒，头晕，血压稍偏高，胃纳尚可，口干，大便润，舌润无苔或舌苔薄白，脉弦数或弦细。

【按语】 舒肝破瘀通脉汤是治疗本病的经验方剂，该方是由逍遥散加丹参、赤芍和四味风药组成，以加强开通玄府之力，本方加入川芎、侧柏炭，后又加牛膝，均以清散郁结，止血散瘀为主。诸品合用旨在疏肝解郁，破瘀通脉，开通玄府，发散郁结，止血散瘀明目。

【方十】 滋阴潜阳通脉汤

【组成】 生地、珍珠母各 15 克，枸杞子、沙参各 12 克，山药、麦门冬、盐知母、盐黄柏、生龙骨、生牡蛎、怀牛膝、丹参、赤芍、蝉蜕、木贼各 10 克，水煎服。

【治则】 滋阴益肾，平肝潜阳，破瘀通络。

【证候】 阴虚阳亢。

视物不清，高血压或糖尿病史，头晕，目眩，耳鸣，颧红，腰膝酸软，或半身不遂，失眠，盗汗，胃纳尚可，口干，便秘，舌绛无苔，或苔薄白，脉虚大或弦细数。

【按语】 本方适用于视网膜中央或分枝静脉阻塞而伴有高血压的患者，以育阴潜阳，破瘀通脉，开通玄府，发散郁结，尤其是蝉蜕、木贼与常法用之有异，以往多用于外眼病，在此借以开启玄府，散结解郁，在治疗本病中，发挥着重要的作用。大便秘结加番泻叶 5 克；头痛眼胀加钩藤、菊花、草决明、蔓荆子各 10 克；心悸，失眠加远志、炒枣仁各 10 克；胸闷气结加苏子 10 克，瓜蒌 15 克。

（三十五）视网膜静脉周围炎

视网膜静脉周围炎亦称青年复发性视网膜玻璃体出血。又名 Eales 病。多见于 20～30 岁男性。双眼多在一年内先后发病。易复发。该病大多累及双眼。但双眼病情严重程度及复发频度并不一致，一眼有玻璃体大量积血眼底不能检查时，不论另眼有无症状，均应充分散瞳后检查眼底。如在眼底周边部见到一处或数处静脉小分支充盈、扭曲、附近有出血及或渗出病灶、静脉管壁白鞘或混浊，即可作为临床诊断论据。属于中医学“暴盲”范畴。

【方一】 滋阴解郁汤

【组成】 知母 10 克，黄柏 10 克，枸杞子 10 克，女贞子 10 克，山药 10 克，木贼 10 克，羌活 10 克赤芍 10 克，夏枯草 30 克，生龙骨 15 克，生牡蛎 15 克，甘草 3 克。

【治则】 滋阴降火，行瘀明目。

【证候】 心阴暗耗，虚火上炎。

视网膜有红色点片状出血，或进入玻璃体时可见紫红光反射，静脉旁有白鞘，白色机化条索，鲜红色新生血管。或初发或复发，头晕耳鸣，心烦少寐，舌质稍红苔薄白，脉弦。

【按语】 反复出血加三七粉 3 克。

【方二】 清解渗湿汤

【组成】 菊花 10 克，蝉蜕 10 克，柴胡 10 克，苍术 10 克，羌活 10 克，防风 10 克，茯苓 10 克，赤芍 10 克，菟丝子 10 克，白术 10 克，甘草 3 克。

【治则】 解郁清热，健脾统血。

【证候】 肝郁化热，脾不统血。

视网膜呈鲜红色出血或只见红光反射，黄白色渗出、初发或复发，视力突然下降，或心中烦闷，纳少，舌质红润苔薄白，脉弦。

【按语】 反复出血加白及 10 克，茜草 10 克；眼底红光反射加夏枯草 30 克；渗出不吸收加茯苓 10 克，血色浅淡加白芍 10 克。

【方三】 活血化瘀汤

【组成】 桃仁 10 克，红花 10 克，当归 10 克，川芎 10 克，生地 10 克，牛膝 12 克，银柴胡 6 克，枳壳 3 克，桔梗 3 克。

【治则】 祛瘀生新，活血软坚。

【证候】 瘀血阻滞，脉络不通。

视网膜与玻璃体之间有白色条索，并有鲜红色新生血管，视网膜出血为暗红色。或眼前黑影浮动，头晕心烦，舌质暗红，苔薄白，脉沉弦。

【按语】 暗红色积血、白色机化条索加昆布 15 克，牡蛎 15 克；继发青蓝色局限性视网膜脱离加茯苓 15 克，泽泻 15 克。

【方四】 滋阴活血方加减

【组成】 天麦冬各 12 克，生地黄 15 克，熟地黄 12 克，冬桑叶 9 克，白菊花 9 克，茯苓 12 克，炙百部 15 克，紫丹参 15 克，桃仁泥 9 克，草红花 9 克。

【治则】 滋阴润肺，祛瘀明目。

【证候】 阴虚肺热，虚火上炎。

本病初期或进展期，咳嗽痰少，口燥咽干，腰膝酸软，心烦少寐，骨蒸潮热，舌质红或舌尖红，苔薄黄，脉细数。

【按语】 方中天麦冬滋阴润肺；生熟地养肾而制上炎之火；桑叶、菊花、百部润肺清热，清有余邪火；茯苓宁心养脾；丹参、桃仁、红花祛瘀明目；潮热重加银柴胡、胡黄连；盗汗加生牡蛎、五味子。

【方五】 陈氏生蒲黄汤加减

【组成】 生蒲黄 25 克，旱莲草 15 克，紫丹参 15 克，粉丹皮 12 克，生地黄 12 克，荆芥炭 12 克，广郁金 12 克，炒川芎 6 克，炒蒲黄 9 克。

【治则】 凉血止血，祛瘀明目。

【证候】 血热伤络，迫血妄行。

多见于活动性出血期，患者心烦躁扰，身热夜甚，口干咽燥，舌质红或红绛，脉细数。

【按语】 头痛目眩加生石决，珍珠母，白蒺藜；出血多选加藕节，血余炭，花蕊石；火旺较甚者，酌选清火之品，如黄芩、桑白皮清肺火，黄连清心火，石膏清胃火，栀子清肝火，知母清相火等。

【方六】 活血散结方

【组成】 京元参15克，生牡蛎15克，广陈皮9克，法半夏9克，茯苓12克，淡海藻12克，夏枯草12克，浙贝母12克，广郁金12克，紫丹参15克，全当归12克。

【治则】 活血散结，祛瘀明目。

【证候】 瘀血阻滞，脉络不通。

病变后期，瘀血凝结，久不吸收，或见玻璃体、视网膜出现增殖性改变，头目不适，不耐久视，甚或视物变形。

【按语】 方中元参配牡蛎，夏枯草配贝母，以及海藻均有化痰散结，治久凝坚痰之力；陈皮、茯苓、半夏为治痰主方；丹参、郁金活血祛瘀；当归养血活血；枸杞子、楮实子益肾明日；视乳头、黄斑部水肿加茺蔚子；视网膜局限性脱离加南沙参、五昧子、门麦冬、茺蔚子，去郁金、夏枯草、海藻；病久及肾、症见乏力肢软、不耐久视加枸杞子、楮实子。

【方七】 止血二号方

【组成】 潞党参12克，生地黄12克，麦门冬12克，五味子9克，黛蛤散12克，炙百部12克，花蕊石12克，紫丹参12克，生牡蛎15克，广陈皮9克，生鸡内金9克。

【治则】 益气养阴，扶正祛邪。

【证候】 气阴两伤，余邪留滞。

病变静止期，口干咽痛，头晕目眩，午后潮热，腰酸耳鸣，手足心热，神疲乏力。舌质红或淡红，脉细数无力。

【按语】 本病后期，调理气息是巩固疗效，预防复发的关键。本方以党参、生地、麦冬、五味子益气养阴以扶正气。用黛蛤散、百部清肺化痰且杀痨虫。丹参、花蕊石，生鸡内金止血化瘀以祛邪。牡蛎收敛固涩，可防阴虚盗汗伤阴。脾胃虚弱去黛蛤散加白术、山药。阴虚重者加知母，腰膝酸软加川断、杜仲。

【方八】 减味阿胶汤

【组成】 炒阿胶6克，炒牛蒡子9克，炙甘草4.5克，杏仁9克，糯米9克。

【治则】 养阴清热。

【证候】 阴虚内热。

眼底出血，舌质红，脉象细微。

【按语】 本方治疗视网膜静脉周围炎有显效，能有效减少或完全停止眼底再度出血。

【方九】 视网膜静脉周围炎1

【组成】 生地15克,黄芩10克,山栀10克,赤芍10克,丹皮10克,夏枯草10克,当归10克,茜草10克,蒲黄炭10克,仙鹤草10克,侧柏炭10克,白茅根30克,参三七粉3克。

【治则】 清肝泻火,凉血止血。

【证候】 肝火上炎,迫血妄行。

发病早期,视网膜出血及玻璃体积血较多,伴头痛眼胀,口苦咽干,烦躁易怒,舌红苔黄,脉弦数。

【方十】 视网膜静脉周围炎2

【组成】 知母10克,黄柏6克,生地15克,龟板20克,当归10克,赤芍10克,白及10克,旱莲草10克,仙鹤草10克,侧柏炭10克,阿胶10克,参三七粉3克。

【治则】 滋阴降火,凉血止血。

【证候】 阴虚内热。

视网膜多次少量出血,颜色鲜红,伴头晕耳鸣,腰酸腿软,手足心热,舌红少苔,脉细数。

(三十六)视网膜动脉阻塞

视网膜动脉是视网膜内层营养的唯一来源。由于该动脉属于终末动脉,分支间无吻合,一旦发生阻塞,视网膜内层血供中断,引起急性缺血,使视功能急剧障碍。本病发病急骤。大多数为单眼,亦可在数日或数年后累及另眼。患者发病年龄多在40岁以上。性别方面无明显差异。在大多数病例,视功能立刻或数分钟内完全丧失,瞳孔散大,直接对光反射消失。视网膜动脉高度狭窄,血柱颜色发暗,管壁中央反射光变得非常狭细,甚或消失,其末梢小分支则已不易见到。静脉管径亦明显变窄,有时血柱断裂成节段状并缓慢移动,整个视网膜,特别是后极部视网膜成乳白色混浊,黄斑中心凹呈对比显著的圆形或类圆形暗红色或棕红色斑,称为樱桃红斑。属于中医学"暴盲"范畴。

【方一】 舒瘀通脉汤

【组成】 丹参12克,赤芍10克,丹皮10克,茯苓10克,白术10克,柴胡10克,木香10克,防风10克,蝉蜕10克,当归10克,甘草3克,水煎服。

【治则】 疏肝解郁,破瘀通脉。

【证候】 肝气郁滞,脉络闭塞。

视乳头青白色,动脉变细,血柱紫暗色,网膜青灰色水肿,黄斑呈紫红色。或烦燥易怒,头晕,舌润苔薄白,脉弦。

【按语】 视力迟迟不恢复者加太子参10克、川芎9克,地龙10克;灰白色渗出不吸收者加黄芪15克。

【方二】 养血通脉汤

【组成】 当归9克，川芎9克，白芍9克，白术9克，茯苓9克，丹参15克，升麻10克，柴胡10克，荆芥30克，防风10克，鸡血藤15克。

【治则】 破瘀生新，养血通脉。

【证候】 心阴不足，心神失养。

视乳头色淡，动脉变细，血柱呈灰白色时断时续，网膜灰白色，黄斑呈淡红色。或头晕目眩，少寐多梦，舌质稍红苔薄，脉弦。

【按语】 血压高者加牛膝10克。

（三十七）糖尿病性视网膜病变

糖尿病性视网膜病变是糖尿病的眼部并发症。眼底检查，可见眼底后极部散在许多毛细血管瘤和小点状、小片状出血，并可有边缘清楚的黄白色斑状或片状渗出。点状出血及微血管瘤多位于颞侧血管间，在黄斑区周围的视网膜深层，毛细血管壁变薄呈小球状扩张，后期可因新生血管形成而大量反复出血，机化形成，引起视网膜脱离和眼球萎缩，以致失明。相当于中医学“消渴目病”。

【方一】 六味地黄丸

【组成】 熟地15克，山萸肉15克，山药10克，茯苓10克，丹皮10克，泽泻10克。

【证候】 肝肾阴虚。

糖尿病性视网膜病变眼底有点片状出血，兼见腰膝酸软，头晕目眩，失眠多梦，舌尖红，少苔，脉细。

【按语】 本方加旱莲草、女贞子以养阴清热，止血化瘀。

【方二】 消渴方加减

【组成】 生地黄15克，生石膏15克，肥知母9克，天花粉15克，黄连3克，麦门冬9克，紫丹参12克，桃仁泥9克，粉葛根9克。

【治则】 润肺清胃，祛瘀明目。

【证候】 阴虚肺热，瘀血阻络。

烦渴多热，随渴随饮，尿频量多，口燥咽干，体倦神疲。眼底常见非增殖期改变，舌质红或舌边尖红，脉洪数。

【按语】 方中花粉生津止渴，黄连清心降火，生地、元参滋阴增液，石膏、知母清肃肺胃，党参益气生津。葛根配丹参、桃仁既可祛瘀明目，又能助花粉生津止渴。肺阴不足加元参，汗出气虚加党参或太子参。烦躁易怒加白芍、生首乌。头晕目眩加生石决、珍珠母、白芍。

【方三】 白虎承气汤加减

【组成】 生石膏30克，粉葛根9克，寒水石10克，天花粉15克，生地黄12克，盐黄柏9克，肥知母9克，怀山药12克，桃仁泥9克，广郁金12克，生大黄9克，（后

下）

【治则】 清胃通腑，滋阴活血。

【证候】 二阳结热，血溢络外。

怕热喜凉，消谷善饥，食饮倍常，体瘦便秘，烦渴多饮，尿多且黄，眼底常见非增殖后期或增殖前期的改变，舌质红，苔黄，脉数。

【按语】 方中生石膏、寒水石清胃泻热；葛根、花粉生津止渴，生地、知母、黄柏滋肾降火，使相火不得攻胃；山药和胃；大黄通腑泻热加郁金、桃仁可加强祛瘀活血之功；气分有热，故加莲心、银花、连翘等；心烦燥热选加莲子心、金银花、连翘；胆胃热盛，干呕口渴加竹茹、石斛；气短身倦加党参、黄芪；大便通畅后，去大黄并逐渐减少生石膏、寒水石用量。

【方四】 *施氏降糖方加减*

【组成】 生黄芪 30 克，怀山药 15 克，茅苍术 15 克，京元参 30 克，粉葛根 15 克，天花粉 12 克，紫丹参 15 克，广郁金 12 克，桃仁泥 9 克，草红花 9 克。

【治则】 益气养阴，祛瘀明目。

【证候】 气阴两虚，血溢络外。

气短神疲，不耐劳累，或虚胖无力，或多食消瘦，口干咽痛，五心烦热，小便频数，卫外不固，易患外感，眼底常见增殖期改变，舌质淡红或淡紫，舌体胖或边有齿痕。

【按语】 尿糖不降重用花粉，或加乌梅；血糖不降加人参或党参、知母、生石膏；饥饿感明显加玉竹、熟地；皮肤瘙痒加白疾藜、地肤子、白癣皮；心悸加生牡蛎、远志、石菖蒲；大便溏薄加苡仁、芡实；腰痛、下肢痿软加桑寄生、枸杞、狗脊；视网膜水肿加茺蔚子；阴虚盗汗加五味子、浮小麦，生牡蛎；伴发静脉炎加毛冬青、双花、鸡血藤、穿心莲；大便秘结加大黄、枳壳；四肢麻木加僵蚕、全虫、地龙；视网膜水肿加血余炭，并重用茺蔚子；有棉花斑加贝母；视网膜增殖性改变加贝母、生牡蛎。

【方五】 *六味地黄汤加减《小儿药证直诀》*

【组成】 生地黄 18 克，山茱萸 12 克，怀山药 12 克，粉丹皮 9 克，肥知母 9 克，黄精 12 克，粉葛根 9 克，紫丹参 15 克，川怀牛膝各 12 克，肉苁蓉 12 克。

【治则】 补肾益气，祛瘀活血。

【证候】 肾气虚衰，瘀血阻滞。

小便频数量多，甚见尿液混浊如脂膏，尿甜身痒，耳鸣、头晕、腰膝酸软，大便干燥，体倦乏力，滑精早泄。眼底呈增殖期改变，舌质暗红、苔少薄黄。

【按语】 方中生地滋阴补肾，配山茱萸、黄精，敛肝益脾，以封固肾气，使水谷精微不致从肾中外泄。葛根养阴生津，且助丹参、牛膝祛瘀活血之力。肉苁蓉益肾润肠，可通秘结之大便。兼有气虚倦怠者加党参、黄芪。酸膝酸冷、畏寒加杜仲、仙灵脾、仙茅，酌加肉桂，去知母。下肢浮肿，生地易熟地，去知母加车前子、云苓、泽泻取寄生肾气丸方义。肢体麻木去知母加当归、白芍、僵蚕、全虫。

（三十八）中心性浆液性脉络膜视网膜病变

中心性浆液性脉络膜视网膜病变，简称中浆，为黄斑部出现水肿和渗出的常见眼底病。临床表现主要为视力减退，视物变形、变色，多发生于青壮年，男性最为多见，常侵犯一眼，偶尔双眼发病，容易反复发作。初发者大多数视力可恢复正常，多次反复，则视力逐渐受到影响。

检查眼底，可见黄斑部出现或大或小的圆形水肿区，该部组织模糊，颜色发暗，略微隆起，其边缘有圆形或弧形反光圈，中心凹光反射常消失不见；继而出现黄白色点状或斑状渗出物，偶可见出血斑。水肿消退后，可残留灰黄色渗出点及色素紊乱，中心凹光反射多能恢复。但多次复发者，色素沉着比较明显，并可发生囊样变性。属中医的“视惑”、“视瞻昏渺”、“视正反斜”、“视小为大”等病范畴。多因浊邪上犯，气滞血瘀，肝肾亏损等所致。本病虽有反复，但也可自愈。

【方一】 陈氏驻景丸加减方《中医眼科六经法要》

【组成】 楮实子10克，菟丝子10克，茺蔚子10克，枸杞10克，车前子10克，木瓜10克，寒水石10克，紫河车10克，五味子5克，生三七3克。

【治则】 补益肝肾，活血明目。

【证候】 肝肾阴虚。

初期黄斑水肿较甚，或全身兼有湿热征象者。

【按语】 用本方五味子、紫河车、寒水石，加猪苓、白术、茯苓、泽泻等利水通络；若渗出物较多，久不吸收，可酌加郁金、丹参、鸡内金、山楂等活血散瘀，消积导滞；视网膜水肿消退，黄斑色素紊乱，视力尚未恢复者，可酌加女贞子、覆盆子、当归等养肝明目。

【方二】 张望之方1

【组成】 黄芪12克，当归30克，川芎10克，茺蔚子15克，香附12克，生甘草3克，党参12克，白术12克，茯苓15克，车前子20克。日1剂，水煎2次，取汁400ml，每服200ml，每日2次。15天为1个疗程。

【治则】 补气健脾，活血化湿。

【证候】 脾虚湿泛。

有劳累诱因，视物变形，黄斑区水肿，兼见神疲乏力，舌淡苔白，脉缓或细弱。

【按语】 内障症主方用味甘温通、辛热走散、补而调气之当归以调和肝血；川芎乃血中之气药，可通达气血，载药上行；香附疏肝理气；桃仁活血祛瘀，茺蔚子协同诸药入肝行气以和血；黄芪补气以助诸药之力，且有利水退肿之功；甘草补脾益气，调和诸药。

【方三】 张望之方2

【组成】 黄芪12克，当归30克，川芎10克，茺蔚子15克，香附12克，桃仁10克，生甘草3克，柴胡10克，丹皮12克，白芍15克，泽泻15克。日1剂，水煎2次，取汁400ml，每服200ml，每日2次。15天为1个疗程。

【治则】 疏肝理气，活血散瘀。

【证候】 肝郁气滞。

有情志因素，视物变形，黄斑区水肿，兼见胸闷不舒，急躁易怒，舌红脉弦。

【方四】 张望之方3

【组成】 黄芪12克，当归30克，川芎0克，茺蔚子15克，桃仁10克，生甘草3克，枸杞12克，杜仲15克，熟地12克，川贝15克。日1剂，水煎2次，取汁400ml，每服200ml，每日2次。15天为1个疗程。

【治则】 补益肝肾，活血化瘀。

【证候】 肝肾亏虚。

病程较长或复发，视物变形，黄斑区水肿，兼见头晕耳鸣，腿软无力，舌尖红，脉细。

【方五】 知柏地黄汤加味《医宗金鉴》

【组成】 知母10克，黄柏10克，熟地15克，山茱萸15克，丹皮10克，茯苓10克，山药10克，泽泻10克，枸杞子15克，丹参10克，太子参10克，茺蔚子10克。

【治则】 补益肝肾，化瘀明目。

【证候】 肝肾阴虚，虚火上扰。

眼底黄斑水肿，散在深层渗出，患者形体消瘦，颧红口干，腰膝酸软，夜梦频多，舌体瘦小，质红少苔，脉细数。

【方六】 李太民方

【组成】 当归6克，白芍6克，生地黄6克，熟地黄6克，菟丝子10克，楮实子6克，枸杞子6克，黄柏3克，狗脊10克，牡丹皮6克，天花粉6克，知母5克，车前子（包）5克，羚羊角粉（冲）1克。水煎服，每日1剂。服21剂。

【治则】 补益肝肾，滋阴降火。

【证候】 阴虚火旺。

视物不清，眼前有黑色圆形暗影，远看暗影变大，闭目变为灰色，伴有头晕，目眩，口干。面色晦暗，舌红无苔，脉左寸关浮，右寸关稍濡数。

【按语】 本病主要与肝肾两脏有关。肝开窍于目，故方用当归、白芍、熟地黄等以补肝血。肾司其明，阴虚则精不能上达，阳虚则神光不能发越，皆可致目暗不明。方中用生地黄、白芍、天花粉、知母、黄柏滋补肾阴以降火，枸杞子、狗脊、菟丝子、桑寄生以补益肾阳，待视力恢复则投以阴阳双补之丸剂，以巩固疗效。

【方七】 清肝解郁益阴渗湿汤

【组成】 苍术10克，白术10克，生地20克，赤芍10克，丹参10克，柴胡10克，当归10克，女贞子15克，菟丝子15克，旱连草15克，羌活10克，防风10克，木贼10克，蝉蜕10克，菊花10克，甘草6克。水煎服。

【治则】 清肝解郁，健脾渗湿。

【证候】 肝郁脾虚。

视物不清，变形变色，黄斑区水肿，兼心烦易怒，纳差，便溏，舌淡苔薄腻，脉弦滑。

【按语】 方中柴胡、菊花、蝉蜕、木贼清肝解郁；白术、苍术健脾燥湿；赤芍行血清热，助清肝解郁，疏通脉络，开通玄府之力；生地、女贞子、旱连草、菟丝子养阴柔肝，防燥伤阴；羌活、防风助白术、苍术以达"风能胜湿"之效，助君药清肝解郁，以宣通玄府，甘草调和诸药。

【方八】 健脾燥湿汤

【组成】 苍术10克，陈皮10克，羌活15克，白芥子25克，葶苈子15克，丹皮10克，薤仁10克。

【治则】 健脾升阳，消肿燥湿。

【证候】 脾虚不运，水湿上泛。

黄斑明显的青黄色水肿，其中有密集的黄色小点，灰色反光晕。或少气懒言，体软乏力，面色萎黄、舌质淡，苔薄白，脉缓或弦。

【按语】 水肿吸收慢者加茯苓10克。兼白色渗出加陈皮10克，兼褐色渗出加枳壳10克。

【方九】 清解渗湿汤

【组成】 菊花10克，蝉蜕10克，柴胡10克，苍术10克，羌活10克，防风10克，茯苓10克，赤芍10克，菟丝子10克，白术10克，甘草3克。

【治则】 疏肝理气，开郁消滞。

【证候】 肝郁气滞，乘脾不运。

黄斑青灰色水肿，白色圆形反光晕，中心窝反射消失。或眼前有圆形暗点，性情急燥，胸闷叹息，或纳少，或月经不调，舌质稍红，舌苔青白，脉弦。

【按语】 兼白色水肿者加陈皮10克，兼黄色渗出者加防风10克，兼黄斑出血者加赤芍10克。

【方十】 补肾清火汤

【组成】 知母10克，黄柏10克，丹皮10克，枸杞子10克，五味子12克，菟丝子30克，熟地12克，泽泻10克，柴胡10克，陈皮12克，龟板15克。

【治则】 滋补肝肾，以制虚火。

【证候】 肝虚损肾，虚火上炎。

黄斑水肿消退，或复发水肿较轻，遗留少许青灰色或灰褐色渗出物及色素沉着，或头晕目眩，体倦乏力，腰疲腿软，舌红苔少，脉弦细。

【按语】 兼陈旧性灰白色与新鲜青色渗出加车前子10克，合并阳萎加冰片1克冲服。

【方十一】 平肝健脾利湿方

【组成】 生石决明15克，茯苓12克，猪苓6克，泽泻9克，白术6克，苍术6克，杭菊花9克，陈皮3克，楮实子9克，桂枝3克。

【治则】 平肝健脾利湿。

【证候】 肝郁脾虚。

视物变形、变色,黄斑区水肿,胸闷,纳差,乏力,舌淡,苔薄,脉弦滑。

【按语】 本方具有平肝健脾利湿功能,药性平和,副作用较少。一般长期内服后,少数病人会有大便燥结,可加麻仁 9 克。如治疗前有头痛、失眠、心悸等症状,可随症加减,使辨证和辨病相结合。

(三十九)年龄相关性黄斑变性

年龄相关性黄斑变性,是一种严重影响中老年视力的眼病。老年人中约有 1/5 可患此病,多为双眼,程度轻重不同。临床症状为中心视力降低,自觉可有中心暗点,初期眼底变化较轻,黄斑部有细小色素沉着;若进一步发展,黄斑可有灰白色及暗黄色斑,向外扩展,有境界鲜明发暗的晕轮,多数视力在 0.1 左右。分为湿性与干性两种。干性视力正常或缓慢减退,黄斑有玻璃疣和色素紊乱;湿性病变发展快,视力明显减退,眼前有黑影,视物变形,眼底有典型的黄斑盘状变性及水肿出血,最终视力丧失。相当于中医学“视瞻昏渺”。

【方一】 补益肝肾方

【组成】 川芎 5 克,三棱 10 克,白及 12 克,法半夏 12 克,枸杞子 15 克,菟丝子 12 克,黄芪 15 克,牛膝 12 克,连翘 12 克。

【治则】 补益肝肾,益气活血,清热散结。

【证候】 肝肾不足,瘀热内阻。

眼部见症如视力下降,视物变形,眼前暗影。眼底检查见黄斑部渗出、出血,视野呈中央或旁中央暗影,眼底荧光造影见黄斑部出现渗漏和遮蔽荧光。舌红苔黄,脉数或弦细涩。

【方二】 补益肝脾方

【组成】 川芎 5 克,三棱 10 克,法半夏 12 克,车前子 12 克,泽泻 12 克,枸杞子 12 克,菟丝子 12 克黄芪 15 克,牛膝 12 克,白术 15 克,茯苓 15 克。

【治则】 补益肝肾,益气活血,健脾渗湿。

【证候】 肝肾不足,脾气虚弱。

眼部见症,大便溏,舌淡红或淡白,脉细弱。

【方三】 滋补肝肾方

【组成】 赤芍 15 克,三棱 10 克,白及 12 克,法半夏 12 克,枸杞子 12 克,菟丝子 12 克,黄芪 15 克牛膝 12 克,熟地 15 克,桑椹子 15 克,楮实子 15 克,太子参 30 克,水牛角 12 克。

【治则】 滋养肝肾,散结明目。

【证候】 肝肾阴虚。

眼部见症，大便干，夜尿频多，舌红少苔，脉细数。

【按语】 唐由之教授认为，老年性黄斑病变是一种虚实夹杂之症，气血失和、精血亏损和痰瘀互阻是重要的发病因素，故治疗上应重视气血的调和，精血的滋养，以及化痰散瘀明目等。切不可一味攻伐，只注意到眼底出血、渗出的改变，而忽略了气血津精的调养，否则“血少视劳精气弱”，眼病难于向愈。

【方四】 三仁汤加减《瘟病条辨》

【组成】 苡仁30克，蔻仁15克，杏仁15克，木通15克，浙贝15克，炒山楂15克，法半夏15克，郁金15克。

【治则】 健脾利湿。

【证候】 脾虚湿困。

黄斑区色素紊乱，玻璃膜疣形成，中心凹反光消失，或黄斑出血、渗出及水肿。全身可兼见头重如裹，食少纳呆，大便溏薄，舌质淡，苔白腻，脉弦，或舌苔黄腻，或畏寒肢冷，或无明显兼证。

【方五】 三妙散加味《医学正专》

【组成】 黄柏15克，苍术15克，槟榔15克，夏枯草10克，泽泻15克，猪苓15克，茯苓20克。

【治则】 健脾清热利湿。

【证候】 脾虚湿热。

黄斑区色素紊乱，玻璃膜疣形成，中心凹反光消失，或黄斑出血、渗出及水肿。全身可兼见口苦口粘，头重如裹，食少纳呆，大便溏薄，舌质红，苔黄腻，脉弦滑。

【方六】 二陈汤《和剂局方》

【组成】 陈皮9克，半夏6克，茯苓9克，甘草3克。

【治则】 化痰散结。

【证候】 痰瘀互结。

视网膜渗出，黄斑部多数玻璃膜疣及视网膜下新生血管形成，或出血，或有视网膜神经上皮脱离。伴纳呆，胸闷，便溏，舌淡，苔白腻，脉沉滑，或舌紫暗，苔薄白，脉细涩，或无明显脉症。

【按语】 常于化痰散结剂中加入活血通络之品，如地龙、路路通等；于活血化瘀之剂中加入健脾消食散结之品，如鸡内金、山楂等。

【方七】 驻景丸加减

【组成】 楮实子、枸杞子、茺蔚子、郁金、木瓜、炒山楂各15克，丹参30克，三七3克（冲服），浙贝、鸡内金各10克。

【治则】 平补肝肾，软坚散结。

【证候】 肝肾亏虚。

黄斑部机化形成，玻璃膜疣钙化，出血吸收，机化斑形成，黄斑部视网膜增厚。

常伴有头晕、腰膝酸软，舌淡或舌红少苔，脉沉，或无明显脉症。

【按语】 化痰散结多用浙贝、海藻、昆布等；祛瘀散结多用三棱、莪术、水蛭等；消食散结多用山楂、鸡内金等。

【方八】 滋阴明目丸

【组成】 熟地15克，黄精15克，枸杞子10克，楮实子10克，茯苓10克，石决明10克，丹参10克。

【治则】 滋补肝肾，益精明目。

【证候】 肝肾阴虚。

视力渐降，视物模糊，黄斑区色素紊乱，玻璃膜疣，头晕目眩，腰膝酸软，舌淡苔薄，脉细。

【方九】 养阴潜阳清心活血方

【组成】 生地10克，熟地10克，女贞10克，旱莲10克，麦冬10克，莲子心10克，天麻10克，石决明10克，丹参10克，牛膝10克，三七粉10克，丹皮10克。

【治则】 滋阴潜阳清心，活血化瘀。

【证候】 阴虚阳亢。

黄斑部出血，头晕目眩，烦躁易怒，舌红少苔，脉弦细。

【方十】 疏肝健脾利湿方

【组成】 柴胡10克，白芍10克，党参10克，白术10克，茯苓10克，薏苡仁10克，车前子10克，昆布10克，海藻10克，陈皮10克，山楂10克，丹参10克，益母草10克，葛根10克。

【治则】 疏肝健脾，和胃利湿，除痰化瘀。

【证候】 肝郁脾虚。

黄斑部渗液或渗出物长期滞留，或反复渗液，或出血吸收后遗留渗出物，多见于体质肥胖血脂偏高，饮食乏味，大便失调之年老患者。

【方十一】 地黄汤《医级》

【组成】 枸杞10克，菊花10克，熟地10克，山茱萸10克，丹皮10克，山药10克，茯苓10克，泽泻10克。

【治则】 补益肝肾、滋阴明目。

【证候】 肝肾阴虚。

黄斑水肿，视网膜渗出。

（四十）视网膜色素变性

视网膜色素变性，是一种先天性慢性进行性眼病，具有遗传倾向，由视网膜神经上皮层的原发性变性引起。以夜盲、视野狭窄，眼底色素沉着为主症，视网膜光感受器功能异常,大多数病例视杆细胞受累更为严重,使得患者夜视力受损更重。患者早期即有夜盲症状,但中心视力可正常。最初视野出现环形暗点,以后随着病情的缓慢发展,视野呈向心性缩小,夜盲症状逐渐加剧,直至日间行路亦感困难。后期视野成为管状,甚至失明。

本病患者早期初感夜盲时,眼底可无明显改变,以后随着病情发展,逐渐出现视乳头色淡而带蜡黄,边缘稍模糊,此为视乳头部胶质增生所致。视网膜动、静脉均变细,尤以动脉为甚,晚期病例,动脉呈线状。骨细胞样黑色素斑开始分布在眼底的周围。相当于中医学“高风内障”。

【方一】 养血生津汤

【组成】 地龙10克,川断10克,川芎10克,党参10克,山萸肉10克,红花10克,青箱子10克,山药10克,当归10克,白芍10克,柴胡10克。

【治则】 壮肾柔肝,养血益精。

【证候】 先天不足,目失濡养。

视网膜周边部有散在或密集的蚂蚁样黑色素。夜盲明显,多在10岁以后发生,无其它症状。舌质稍红苔薄白,脉弦。

【按语】 白点状色素加黄芪10克,结晶样色素加苍术10克。

【方二】 夜明汤

【组成】 熟地10克,枸杞子10克,黄芪10克,党参10克,陈皮10克,柴胡10克,菟丝子15克,苍术10克,五味子10克,地龙10克。

【治则】 滋补肝肾,健脾明目。

【证候】 肝肾虚弱,脾失健运。

视乳头呈蜡黄色,视网膜呈青灰色,脉络膜呈橘络样有散在骨细胞样黑色素或正常眼底。夜盲发生较晚。多年龄较大,或头晕耳鸣,神倦乏力,舌质稍红苔薄,脉弦。

【按语】 五更泻加吴茱萸3克,大便燥加蕃泻叶1~2克,合并白内障加珍珠母10克。

【方三】 夜视复明汤

【组成】 党参12克,黄芪15克,升麻6克,葛根9克,柴胡9克,鸡血藤15克,菟丝子9克,覆盆子9克,紫河车12克,夜明砂15克,石决明15克,肉桂3克,炙甘草6克。

【治则】 温补脾肾。

【证候】 脾肾阳虚。

进行性视野缩窄,夜视困难眼底见视神经乳头颜色蜡黄,视网膜中央动脉偏细,视网膜颜色晦暗,后极部大量不规则色素沉着渐向中央发展,全身兼见面色萎黄,形寒肢冷,神疲乏力,大便溏薄,舌淡苔白,脉沉细。

【方四】 驻景丸加减《中医眼科六经法要》

【组成】 楮实子10克，菟丝子10克，茺蔚子10克，木瓜10克，枸杞10克，车前子10克，五味子5克，紫河车粉10克，寒水石10克，生三七粉3克，猪脊髓10克，鲜猪肝10克，夜明砂10克，炒二芽10克，鸡内金10克。

【治则】 补益肝肾。

【证候】 肝肾阴虚。

视力逐渐下降，视物昏花或变形、变色，视力疲劳，眼干涩不适，夜盲，全身兼见头昏耳鸣，多梦，腰膝酸软，五心烦热，颧红，月经不调，遗精，舌红少苔.脉细数等。

【按语】 方中楮实子、菟丝子、枸杞补肾益精，养肝明目，加入茺蔚子以助明目；木瓜调理肝经气机，车前子清热利湿而明目；五味子益气生津，补肾养心；紫河车粉补肾益精血；三七粉补血活血；寒水石抑紫河车粉之燥性。诸药合用，既滋肝肾精血，复能疏肝理气，虽补而不滞，肝肾不足所致的多种眼病皆可用治。加猪脊髓、鲜猪肝等血肉有情之品以补养精血，加夜明砂散血明目，炒二芽、鸡内金消食导滞、健脾开胃以顾后天脾胃之本。

(四十一)原发性视网膜脱离

由于某些病变导致视网膜部分或全部脱离开眼球内壁，从而使视力下降，眼球变软，称为“视网膜脱离”。临床上根据病因的不同，将视网膜脱离分为原发性视网膜脱离和继发性视网膜脱离两大类。原发性视网膜脱离最为多见，又称孔源性视网膜脱离，是指视网膜由于自身发生变性萎缩，在一些诱因的作用下产生破孔，眼内液体通过破孔进入视网膜下，引起视网膜脱离，多不伴有眼部疾病和全身性疾病。常见于30岁以上人群，20岁以下者及儿童患者比较少。2/3患者有近视眼，其中以高度近视者为多。男性较女性略多见。左右眼发生率无差异，双眼发生者约为15%。剧烈活动和外伤是最常见的诱因。另外眼部手术的历史，例如白内障摘除和人工晶体植入手术等也是视网膜脱离发生的一个危险因素。继发性视网膜脱离是指由于眼部疾病和全身性疾病所致的视网膜脱离。视网膜脱离只是这些疾病病程中的一个体征，因此患者除视网膜脱离外，尚具有各种眼病或全身病的其他表现。临床上按视网膜脱离的特征和形成的原因又分为牵拉性视网膜脱离、渗出性视网膜脱离和外伤性视网膜脱离等。属于中医学“暴盲”范畴。

【方一】 健脾利水汤

【组成】 猪苓10克，泽泻15克，白术10克，茯苓10克，肉桂5克，槟榔10克，牛膝10克，陈皮10克，羌活12克，车前子10克，大腹皮12克。

【治则】 健脾和胃，渗湿利水。

【证候】 脾虚不运，水湿停聚。

视网膜呈青黄色隆起，积液较多。或纳少便溏，舌质淡红苔薄白，脉缓。

【按语】 水肿不吸收者加姜皮10克。

【方二】 益气助化汤

【组成】 黄芪15克，党参12克，白术10克，茯苓10克，赤芍10克，当归10克，防风10克，地龙10克，丹参10克，荆芥10克。

【治则】 舒肝养血，益气胜湿。

【证候】 肝郁气滞，气化不利。

视网膜青灰色球形隆起，或网膜复位及浅脱，玻璃体有黑色点状混浊。或头晕神倦乏力，舌质稍淡苔薄，脉弦。

【按语】 视网膜下有黄白色少量积液加泽泻10克，玻璃体有黑色点状混浊加菟丝子15克。

【方三】 利水消肿方

【组成】 桂枝3克，白术12克，泽泻15克，猪苓10克，茯苓10克，车前子(包)30克，茺蔚子15克，葶苈子10克，丹参15克，枸杞子10克。水煎服，每日1剂。

【治则】 利水消肿。

【证候】 浊气上犯。

手术后裂孔封闭，但视网膜下积液多，视网膜水肿，可兼有头重胸闷，食少体倦，泛恶，苔白滑。

【方四】 止血化瘀方

【组成】 旱莲草10克，熟蒲黄10克，仙鹤草10克，丹皮10克，茜草10克，三七2克，生地10克，炙黄芪15克，丹参15克，赤芍10克。水煎服，每日1剂。

【治则】 止血化瘀。

【证候】 气滞血瘀，血溢络外。

术后脉络膜、视网膜及(或)玻璃体出血，或玻璃体混浊，眼前黑花，呈絮状、块状红色混浊，或兼头痛眼痛，胸胁胀痛，舌质暗红或有瘀斑。

【方五】 补益肝肾方

【组成】 枸杞子15克，菟丝子10克，楮实子10克，山茱萸15克，茺蔚子10克，五味子5克，丹参15克，当归10克，黄芪15克。水煎服，每日1剂。

【治则】 补益肝肾。

【证候】 肝肾不足。

术后视网膜虽然复位，但视力不提高，网膜色泽差，眼见黑花、闪光，兼见头晕目眩，耳鸣，失眠健忘，腰酸腿软，舌红少苔。

【按语】 孔源性视网膜脱离和牵引性视网膜脱离应尽早手术治疗，视网膜脱离复位只是治疗的一个重要步骤，更重要的是促使其功能恢复，所以本病除尽早进行手术复位外，对视网膜术后出现的视网膜下积液、视网膜下出血等情况也应早期使用中药治疗。陆绵绵教授认为：(1)视网膜术后视网膜下积液，可予利水消肿方，本方以五苓散加减，有利水渗湿之功，可加快术后视网膜下积液吸收，视网膜复位和功能改善。(2)玻璃体视网膜术后出血应早期使用止血化瘀方，止血而不留瘀，可促进视网膜下出血或玻璃体出血的吸收，加快视网膜复位，防止视网膜皱褶的发生，有利于视力恢复。(3)术后视网膜复位、视网膜功能恢复不良者可采用补益肝肾方，达到补益肝肾，营养网膜，改善网膜功能之作用，以提高视力。

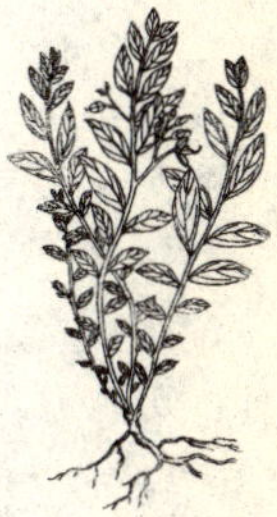

【方六】 驻景丸加减《中医眼科六经法要》

【组成】 楮实子10克，菟丝子10克，茺蔚子10克，木瓜10克，枸杞10克，车前子10克，五味子10克，紫河车粉10克，寒水石10克，生三七粉3克，泡参10克，麦冬10克，五味子5克，黄芪10克。

【治则】 补益肝肾。

【证候】 肝肾阴虚。

视网膜脱离术后，视物昏花或变形、变色，视力疲劳，眼干涩不适，全身兼见头昏耳鸣，多梦，腰膝酸软，五心烦热，颧红，月经不调，遗精，舌红少苔，脉细数等。

【按语】 方中楮实子、菟丝子、枸杞补肾益精，养肝明目，加入茺蔚子以助明目；木瓜调理肝经气机，车前子清热利湿而明目；五味子益气生津，补肾养心；紫河车粉补肾益精血；三七粉补血活血；寒水石抑紫河车粉之燥性。泡参、麦冬、五味子、黄芪补益肺气。

(四十二)急性视网膜色素上皮炎

急性视网膜色素上皮炎是一种原发于视网膜色素上皮的急性炎症，以起病急，黄斑区青灰色水肿，其间有黄白色或灰色圆形渗出灶，周围环绕以淡白色的光晕为特征。好发于青壮年，单眼或双眼发病。属于中医学“暴盲”范畴。

【方一】 清解渗湿汤

【组成】 菊花10克，蝉蜕10克，柴胡10克，苍术10克，羌活10克，防风10克，茯苓10克，赤芍10克，菟丝子10克，白术10克，甘草3克。

【治则】 清肝健脾，消肿祛湿。

【证候】 肝郁乘脾，痰湿上泛。

黄斑区青色水肿，其间有黄白色或灰色圆形渗出，四周绕以淡白色的光晕。或眼前黑影，变形，或易怒，胸闷，舌质稍红苔薄白，脉弦。

【方二】 补肾清火汤

【组成】 知母10克，黄柏10克，丹皮10克，枸杞子10克，五味子12克，菟丝子30克，熟地12克，泽泻10克，柴胡10克，陈皮12克，龟板15克。

【治则】 培补肝肾，以制虚火。

【证候】 肝虚损肾，虚火上炎。

黄斑区灰黑色病灶。眼前黑影，或头晕少寐，舌质红苔少，脉弦细。

【按语】 黄斑黑色病灶加玄参10克。

(四十三)急性后极部多发性鳞状色素上皮病变

急性后极部多发性鳞状色素上皮病变是一种视网膜色素上皮、脉络膜毛细血管合并存在的急性炎性病变。以起病急，后极部视网膜血管下有多发性散在的黄白色类似奶油样鳞状病变为特征。多发于中、青年，常先后累及双眼。属于中医学“暴盲”范畴。

【方一】 清解渗湿汤

【组成】 菊花10克，蝉蜕10克，柴胡10克，苍术10克，羌活10克，防风10克，茯苓10克，赤芍10克，菟丝子10克，白术10克，甘草3克。

【治则】 清肝解郁，渗湿祛邪。

【证候】 肝郁乘脾，水湿上泛。

后极部视网膜血管下，色素上皮层及脉络膜平面上出现多发性，散在的黄白鳞状病灶，类似奶油样。视物不见，视物变小，变形。舌质稍红苔薄白，脉弦。

【方二】 补肾清火汤

【组成】 知母10克，黄柏10克，丹皮10克，枸杞子10克，五味子12克，菟丝子30克，熟地12克，泽泻9克，柴胡9克，陈皮12克，龟板15克。

【治则】 补肝益肾，养血明目。

【证候】 肝肾不足，津亏血少。

后极部浅黄白色鳞状病灶，或灰黄色斑。或头晕心烦，或舌质红少苔，脉细数。

（四十四）视神经乳头炎

视神经炎是一类临床常见且严重损害视功能的眼病。常与全身疾病如急性传染病如感冒、麻疹、猩红热、肺炎，慢性传染病如结核、梅毒，及糖尿病、妊娠、贫血、哺乳期及维生素B缺乏等有关。也有因慢性中毒引起的，如烟酒中毒、铅中毒等。根据其发病的缓急，又分为急性和慢性，可双眼同时发病或单眼发病，或一先一后发病。常突然发病，数天内视力急剧下降，甚至达到失明的程度。发病初期的病人，眼球后有压迫感，眼球转动时疼痛。部分病人有头痛、恶心。检查视野，常出现中心暗点或旁中心暗点，也可有周边视野缩小。双眼完全失明的病人，瞳孔开大，对光反应消失。如果还保留有部分视力，则瞳孔直接对光反应和间接对光反应都存在，但在持续强光照射下瞳孔不能维持缩小，而渐渐开大。眼底检查，可见视乳头充血、水肿、边界模糊，视乳头附近的视网膜出现水肿、出血或渗出。视网膜中央静脉由于视乳头水肿受压，回流受阻呈现迂曲扩张。或眼底无任何变化。属于中医学“暴盲”范畴。

【方一】 眼清汤

【组成】 当归10克，柴胡10克，茯苓10克，白术10克，女贞子10克，丹参15克，荆芥10克，防风10克，丹皮10克，甘草3克。

【治则】 清肝泻火，理气明目。

【证候】 心肝火郁，热炽伤络。

视乳头红色充血，青色水肿渗出。或情志过激，易怒叹息，口苦咽干。舌质稍红苔薄黄,脉弦数。

【按语】 视乳头暗红加丹皮5克,青黄色渗出加陈皮10克。

【方二】 舒解复明汤

【组成】 当归10克,白芍10克,柴胡10克,茯苓10克,苍术10克,丹皮10克,枸杞10克,神曲10克,甘草3克。

【治则】 舒肝解郁,健脾明目。

【证候】 肝郁犯脾、运化失调。

视神经乳头轻度充血,青黄色水肿。或视力轻度下降,精神忧郁,喜叹息,舌质淡红,苔薄白,脉缓。

【按语】 视神经乳头色稍红,加川芎10克;大便溏日2~3次加吴茱萸10克。

【方三】 通关启明汤

【组成】 党参10克,地龙10克,川芎10克,川断10克,红花10克,青葙子10克,柴胡10克,甘草3克,枳壳10克。

【治则】 补肝益肺,养血生津。

【证候】 肝肺阴虚,伤律耗液。

视神经乳头呈灰白色或苍白色,动静脉细,或眼干不适,头晕耳鸣,舌质红少苔,脉弦细数。

【按语】 视神经乳头青白色加青皮10克,枳壳10克;动静脉细淡红色加鸡血藤10克,黄芪10克。

【方四】 解郁养血汤

【组成】 当归10克,白芍10克,柴胡10,茯苓10克,白术10克,五味子10克,鸡血藤10克,丹皮10克,栀子10克,丹参10克,赤芍10克,升麻10克,甘草9克。

【治则】 舒肝解郁,理气通脉。

【证候】 肝气郁结,脉络不畅。

视神经乳头颜色正常,或轻度红色充血,或颞侧色淡.多情志不舒,叹息,舌质稍红苔薄白,脉弦。

【按语】 视乳头呈浅红色加丹皮10克,头痛不消加蔓荆子10克。

【方五】 舒解益明汤

【组成】 当归10克,白芍10克,茯苓10克,白术10克,丹参10克,赤芍10克,柴胡10克,山药10克,生地10克,枸杞子10克。

【治则】 舒肝解郁,养血明目。

【证候】 肝郁血虚,虚火上炎。

视神经乳头浅红色,或颞侧青白色.多头晕目眩,舌质稍红苔少,脉弦。

【按语】 视神经乳头青白色加陈皮10克、鸡血藤10克;少寐加炒枣仁10克;纳少加山楂10克。

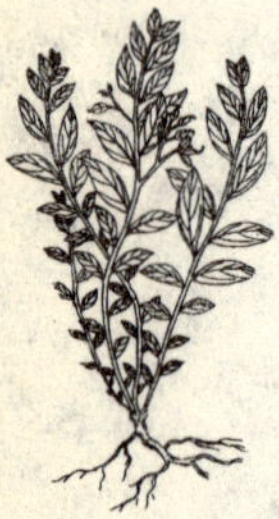

【方六】 养血生津汤

【组成】 地龙10克,川断12克,川芎10克,党参10克,山萸肉10克,红花10克,青葙子10克,山药10克,当归10克,白芍10克,柴胡10克。

【治则】 补肝益肺,养血明目。

【证候】 肝阴亏损,肺津受灼。

视神经乳头颞侧淡白色或苍白色。或心烦少寐,耳鸣,舌质红苔少,脉弦细数。

【按语】 病久用药后视力不升者加麦冬10克,茯神10克;大便溏者加吴茱萸10克

【方七】 逍遥散验方加减

【组成】 春柴胡6克,当归身9克,炒白术9克,白茯苓12克,白芍药12克,粉丹皮9克,炒栀子6克,石菖蒲9克,生甘草6克,薄荷叶9克,紫丹参15克,广郁金9克。

【治则】 舒肝解郁,开通玄府。

【证候】 肝气郁结。

视力突降,眼珠胀痛,精神抑郁,胸胁满闷,口苦咽干,善太息,或乳房、少腹疼痛,舌质淡红,苔薄白,脉弦。

【按语】 方中柴胡舒肝理气,当归、白芍养血柔肝,白术、茯苓、甘草运脾除湿,薄荷疏肝理脾,丹皮、栀子清解郁热,石菖蒲开通玄府,配丹参、郁金行气祛瘀。大便秘结加枳实、大黄;胃纳欠佳加枳壳、焦三仙;恶心欲呕加竹茹、陈皮;视网膜水肿明显加茺蔚子、琥珀。

【方八】 明目消炎饮

【组成】 鲜生地30克,焦山栀9克,连翘9克,黄芩3克,牡丹皮6克,生石决明30克,赤芍药9克,生甘草3克,夏枯草9克,金银花9克。

【治则】 清热解毒。

【证候】 热毒炽盛。

视力骤降,口苦咽干,便秘溲赤,舌红苔黄,脉数。

【按语】 鲜生地泻心火,消瘀血;丹皮去瘀血,泻血中伏火;赤芍药散瘀血,泻肝火;焦山栀泻三焦之火,能泻肺之邪热,由大便出;夏枯草解热;连翘散心火。以上诸药均为清寒之剂,加上生石决明泻肝热而明目,故治疗眼科阳性疾病颇为适宜。

【方九】 生脉六味汤:

【组成】 党参、麦冬、生地、山药、茯苓、泽泻、山萸肉、丹皮、五味子各10克。

【治则】 补阴壮水,益气生精。

【证候】 真阴亏损,精气不足。

球后视神经炎有身体瘦弱,形容憔悴,指爪干黄,皮肤枯燥,时而头晕目眩,气短倦怠,腰酸背楚,耳鸣失聪,遗精便血,脉象细弱、弦细、细数,尺脉尤虚。

【按语】 方中药味可根据整体情况,随症加减,如加入二甲(龟版、鳖甲)、杞子

等药，可增强益阴明目作用；如其病纯系肺气虚，可单用生脉散：党参、麦冬、五味子，或加二甲亦可；如单为肝肾虚，则独用六味地黄汤，或加杞子、菊花，或加当归、柴胡、五味子、熟地（明目地黄汤），亦可加知母、黄柏或附子、肉桂。

（四十五）视乳头血管炎

视乳头血管炎为原发于视乳头血管的非特异性炎症，患者常为全身健康的 40 岁以下青年人，男性多于女性。单眼发病，偶有双眼。

视乳头内包括有睫状血管及视网膜中央血管两个系统的分支。两种血管炎症有不同的临床表现。前者由于筛板前区睫状系统血管炎症，使毛细血管渗出增加，液体积聚于该区疏松的神经胶质组织中，表现为非高颅压性视乳头水肿，水肿导致视网膜中央静脉血液回流受阻，更加剧了水肿，称为Ⅰ型视乳头血管炎；后者可能由于视乳头表层辐射状毛细血管的炎症，侵及筛板后视网膜中央静脉，表现为视网膜中央静脉干阻塞性改变，称为Ⅱ型视神经乳头血管炎。Ⅱ型实际上就是炎症性视网膜中央静脉干阻塞。

临床表现为中心视力正常或轻度减退，一般在 0.5 以上，也有小于 0.5 者。生理盲点扩大。检眼镜下，视乳头充血水肿，隆起度通常低于 3.00D，视乳头表面及其周围视网膜可见渗出和数量多少不定、大小不等的线状或火焰状出血斑。视网膜静脉迂曲充盈，动脉管径正常或略变细。病程后期，视乳头水肿消退，视神经褪色，视乳头面和视乳头边缘有时可见毛细血管扩张，血管伴有白鞘，黄斑色素紊乱。属于中医学“暴盲”范畴。

【方一】 **化栓通脉汤**

【组成】 丹参 25 克，丹皮 15 克，茜草 15 克，夏枯草 30 克，牛膝 15 克，枳壳 15 克，白及 20 克，木香 10 克，茯苓 10 克。

【治则】 清热凉血，通脉明目。

【证候】 心肝热盛，脉络受阻。

视网膜鲜红色出血，静脉呈紫红色高度迂曲怒张，视乳头呈青灰色水肿。或头胀不适，眼前闪光，舌质稍红少苔，脉弦。

【按语】 血不吸收加三七粉 5 克；青黄色水肿重者加白术 10 克。

【方二】 **育潜通脉汤**

【组成】 生地 15 克，知母 10 克，赤芍 10 克，栀子 10 克，丹皮 10 克，防风 10 克，黄芩 10 克，珍珠母 30 克，牛膝 10 克。

【治则】 滋阴降火，凉血明目。

【证候】 阴虚内热，虚火上扰。

视网膜暗红色出血，静脉呈深红色蜡肠状，视乳头呈灰白色，或心烦少寐，舌质红无苔脉弦数。

【按语】 出血日久不吸收加丹参 15 克冲服。

(四十六)缺血性视神经病变

缺血性视神经病变系指视神经的营养血管发生循环障碍的急性营养不良性疾病。一般以视网膜中央动脉在球后约 9～11mm 进入视神经处为界,临床上分前段和后段缺血性视神经病变两型。供应视盘的后睫状动脉发生循环障碍引起视盘的急性缺血、缺氧,以致出现视盘水肿,不仅视盘,而且筛板及筛板后的神经纤维均可受累,称前段缺血性视神经病变。自视神经眶内段至视交叉发生缺血性改变,称后段缺血性视神经病变,无视盘水肿。属于中医学"暴盲"范畴。

【方一】 养血通脉汤

【组成】 当归 9 克,川芎 9 克,白芍 9 克,白术 9 克,茯苓 9 克,丹参 15 克,升麻 10 克,柴胡 10 克,荆芥 30 克,防风 10 克,鸡血藤 15 克。

【治则】 补气养血,通络明目。

【证候】 气血双亏,脉络闭塞。

视神经乳头呈淡红色或浅红色,或病期较短,面色无华或萎黄,疲乏无力,头晕,舌质淡红,苔薄,脉弦或濡细。

【按语】 视力久不回升者加党参 10 克,失眠加炒枣仁 10 克。

【方二】 养血生津汤

【组成】 地龙 10 克,川断 12 克,川芎 10 克,党参 10,山萸肉 10 克,红花 10 克,青葙子 10 克,山药 10 克,当归 10 克,白芍 10 克,柴胡 10 克。

【治则】 补肝益肾,养血润肺。

【证候】 肝肾不足,肺津亏损。

视神经乳头呈苍白色或白瓷色。或头晕目眩,心烦少寐,舌质稍红苔少,脉弦细。

【按语】 视力上升慢者加黄芪 10 克。

(四十七)视神经萎缩

视神经萎缩为视神经纤维变性的表现,主要症状为视力减退和视盘颜色苍白。病变位于视网膜,累及神经节细胞时,可出现由视网膜向颅内方向发生的萎缩,称为上行性视神经萎缩,视盘萎缩征象一般出现较快;病变位于视神经,视交叉和视束,可引起由颅内向视网膜方向发展的萎缩,称为下行性视神经萎缩,一般约经 1～3 个月后,视盘才出现萎缩征象。属于中医学"青盲"范畴。

【方一】 附桂逍遥散加减《太平惠民和剂局方》

【组成】 柴胡 10 克,茯苓 15 克,当归 15 克,白术 15 克,白芍 15 克,甘草 6 克,附子 6 克,肉桂 6 克。水煎服,日服 1 剂,每日 2 次。

【治则】 疏肝解郁,健脾温阳。

【证候】 肝郁气滞型。

视神经萎缩，视力不提高，烦躁易怒，胁痛，脉弦。

【方二】 养血通脉汤

【组成】 当归9克，川芎9克，白芍9克，白术9克，茯苓9克，丹参15克，升麻10克，柴胡10克，荆芥30克，防风10克，鸡血藤15克。

【治则】 疏肝理气，养血通络。

【证候】 久郁伤气，精血不荣。

视神经乳头颞侧或全部青白色，血管细小。病程较长。或伴情志不舒，胸闷纳少，舌质稍红，苔薄白，脉弦细。

【按语】 视力迟迟不升加陈皮10克；乳头边缘血管色淡细小加川芎10克。

【方三】 养血生津汤

【组成】 地龙10克，川断12克，川芎10克，党参10克，山萸肉10克，红花10克，青葙子10克，山药10克，当归10克，白芍10克，柴胡10克。

【治则】 补肝益肺，养血明目。

【证候】 肝阴亏虚，肺津受灼。

视神经乳头苍白色，血管色淡，细小。或伴头晕，心烦，少寐多梦，舌质红，苔少，脉弦或细小。

【按语】 病久药后视力不升加麦冬10克，茯神10克。

【方四】 化瘀通络汤

【组成】 桃仁10克，红花10克，川芎10克，赤芍10克，当归10克，丹参10克，鸡血藤10克，地龙10克，五味子10克。

【治则】 活血化瘀，疏通脉络。

【证候】 瘀血阻滞，脉络不通。

视神经乳头如圆月苍白或白瓷色，小血管甚少或消失。多见肿瘤压迫或颅内术后，或头颅外伤，舌质紫红，苔薄白，脉弦或弦涩。

【按语】 视神经乳头色淡红加川芎10克，大便溏，日2~3次加山茱萸10克。

【方五】 加味地黄汤

【组成】 生地黄15克，熟地黄15克，全当归9克，怀山药9克，茯神12克，柴胡3克，车前子9克，泽泻9克，丹皮6克，山茱萸3克。

【治则】 养阴清热。

【证候】 肝肾阴虚。

肾肝不足，真阴亏损，视力模糊，头晕目眩等青盲症

【按语】 此方为“壮水之主，以制阳光”之剂，如属肾阴亏虚。视物昏糊等，均适用本方。治疗视神经炎后期，以及由此所致的视神经萎缩者有效。

【方六】 附桂逍遥散加减

【组成】 柴胡10克,茯苓15克,当归15克,白术15克,白芍15克,甘草6克,附子6克,肉桂6克。水煎服,日服1剂,每日2次。

【治则】 疏肝解郁,健脾温阳。

【证候】 肝郁气滞。

视神经萎缩,烦躁抑郁,失眠多梦,舌淡苔白,脉弦。

【按语】 其附子、肉桂作用一为温补肾阳助脾生血升清,二为温煦推动以助肝气疏泄条达。

【方七】 活血通络方

【组成】 丹参15克,当归10克,川芎10克,红花10克,炒枳壳10克,桔梗10克,丝瓜络10克,太子参20克,路路通10克。

【治则】 养血活血,益气通络。

【证候】 气滞血瘀。

视乳头边界清、色苍白,视网膜动脉细,交叉压迫症(++),后极部视网膜无出血渗出,黄斑部中心反射不见。舌淡红,苔薄白,脉弦细。

【方八】 驻景丸加减《中医眼科六经法要》

【组成】 楮实子10克,菟丝子10克,茺蔚子10克,木瓜10克,枸杞10克,车前子10克,五味子5克,紫河车粉10克,寒水石10克,生三七粉3克,麝香3克,石菖蒲10克,丹参10克。

【治则】 补益肝肾。

【证候】 肝肾阴虚。

视物昏花或变形、变色,视力疲劳,眼干涩不适,视乳头苍白,全身兼见头昏耳鸣,多梦,腰膝酸软,五心烦热,颧红,月经不调,遗精,舌红少苔.脉细数等。

【按语】 方中楮实子、菟丝子、枸杞补肾益精,养肝明目,加入茺蔚子以助明目;木瓜调理肝经气机,车前子清热利湿而明目;五味子益气生津,补肾养心;紫河车粉补肾益精血;三七粉补血活血;寒水石抑紫河车粉之燥性。加麝香、石菖蒲、丹参等化瘀开窍,以助明目。

(四十八)视神经乳头水肿

视乳头水肿是视神经乳头无原发性炎症的被动性充血水肿。检眼镜下表现为视乳头充血、隆起及边缘模糊。视乳头水肿并非一个真正独立的疾病,而是由各种因素导致筛板两侧压力平衡失调的一个共同体征。常由颅内、眼内、眶内,以及某些全身性疾病引起。

【方一】 舒解复明汤

【组成】 当归10克,白芍10克,柴胡10克,茯苓10克,苍术10克,丹皮10克,枸杞10克,神曲10克,甘草3克。

【治则】 疏肝理气,化痰散瘀。

【证候】 肝郁犯脾,痰瘀互结。

视神经乳头红色充血,灰白色水肿隆起,静脉暗红色迂曲怒张。多见初期或中期。或易怒,头痛眼胀,口苦咽干,恶心欲吐,舌质暗红苔薄白,脉弦数。

【按语】 大便干燥加大黄 3 克,恶心加竹茹 6 克,纳少加山楂 10 克。

【方二】 舒解益明汤

【组成】 当归 10 克,白芍 10 克,茯苓 10 克,白术 10 克,丹参 10 克,赤芍 10 克,柴胡 10 克,山药 10 克,生地 10 克,枸杞子 10 克。

【治则】 养阴生津,化痰散瘀。

【证候】 气虚津亏,痰瘀凝结。

视神经乳头色淡或苍白,血管白线条状。或面色白,形体羸瘦,舌质淡红,苔薄白脉细数。

【按语】 视神经乳头色淡红加川芎 10 克,大便溏,日 2~3 次加吴茱萸 10 克。

(四十九)视网膜震荡

视网膜震荡伤:多在伤后 24 小时发生,常见黄斑部出现境界不清的灰白色水肿混浊,或伴有渗出和出血,视力急剧下降或视物变形,晚期可发生视网膜的变性、裂孔形成和色素沉着。

【方一】 养血明目汤

【组成】 当归 10 克,白芍 10 克,茯苓 10 克,白术 10 克,丹参 12 克,赤芍 10 克,银柴胡 10 克,羌活 10 克,防风 10 克,蝉蜕 10 克,木贼 10 克,甘草 3 克。

【治则】 滋补肝肾,养血明目。

【证候】 肝肾不足,目失荣养。

视乳头呈青白色或淡白色,乳头黄斑区呈苍白色。或眼底组织损伤后期,但视力未能提高,或头晕耳鸣,眼目干涩。

【按语】 乳头青白色加党参 10 克。

(五十)外伤眼部出血

因外伤造成眼部各组织的损伤,包括水肿、淤血、出血、破损等改变。

【方一】 除风益损汤加减

【组成】 北防风 12 克,炙前胡 9 克,川藁本 9 克,全当归 12 克,制熟地 12 克,大川芎 9 克,广郁金 12 克,茺蔚子 12 克。

【治则】 除风益损,祛瘀明目。

【证候】 络伤血溢。

视力突降,眼部疼痛或肿胀青紫,眼底改变已如前述。

【按语】 方中当归、熟地、川芎养血活血,防风、藁本、前胡除风益损,加郁金、红花意在增强活血祛瘀之功,茺蔚子利水肿祛瘀共奏祛瘀生新、除风益损之功。眼胀不适加元胡、青皮;大便秘结加大黄、枳壳,出血量多加苏木、红花;心烦易急加银柴胡、炒栀子;黄斑水肿去熟地加琥珀少许冲服,茺蔚子用15~30克。

【方二】 桃红四物汤合逍遥散加减《医宗金鉴》《和剂局方》

【组成】 春柴胡9克,炒黄芩9克,全当归12克,大川芎9克,桃仁泥9克,赤、白芍各12克,草红花9克,广郁金12克,薄荷叶6克,茺蔚子12克。

【治则】 行气活血,祛瘀明目。

【证候】 气滞血瘀。

出血时间较久,出血吸收缓慢,时感眼胀。

【按语】 方中桃仁、红花、当归、赤芍、川芎活血祛瘀,柴胡理气,白芍柔肝,配当归养血,薄荷可透郁热之邪;白术健脾使血有生化之力,且不致因过用祛瘀药而伤正;茺蔚子利水祛瘀;视网膜水肿加云苓;眼胀不适加郁金;出血色泽陈旧加陈皮、半夏、夏枯草;玻璃体出血加虎杖,或冲服三七片。

【方三】 补阳还伍汤加减《金匮要略》

【组成】 生黄芪30克,潞党参15克,制熟地15克,全当归12克,大川芎9克,赤芍药12克,桃仁泥9克,草红花9克,石菖蒲9克,紫丹参12克。

【治则】 补气养血,祛瘀明目。

【证候】 正虚邪留。

瘀血吸收迟缓,或因过用活血祛瘀药物而致体倦乏力,舌质淡或舌边有齿痕,苔薄白。

【按语】 方中黄芪、党参补气,熟地、当归养血;当归配川芎、赤芍、桃仁、红花祛瘀明目;石菖蒲通窍;机化物明显或玻璃体出血久不吸收,加昆布、海藻、陈皮、云苓、半夏,去熟地、石菖蒲。

(五十一)近视

眼在不使用调节作用的状态下,平行光线经过眼的屈光系统在视网膜前形成焦点,然后到视网膜上呈分散而又模糊的光圈,这种屈光状态称为近视眼。近视眼的发生和职业也有密切关系。经常看书、写字和长期从事近业工作的人,例如校对员、打字员、会计师、作家、报刊编辑、科技人员等,近视眼的发生率都比较高。这是由于眼睛长期持续的看近、使用眼力太多、调节功能过度疲劳的结果。已经有近视眼的人,近视屈光度容易不断加深。没有近视眼的人,长期从事这一类工作,也会逐渐发生近视眼。相当于中医学"能近怯远"。

【方一】 增视汤

【组成】 当归10克,白芍10克,生地10克,枸杞子10克,五味子5克,石斛10克,细辛3克,茯苓10克。

【治则】 补肾、养血、柔肝。

【证候】 先天不足，目失濡养。

眼底正常或视乳头边缘出现小道黑色弧。视近清晰，视远模糊。

【按语】 视久眼胀加川芎3克。

【方二】 健脾养血汤

【组成】 扁豆10克，党参10克，白术10克，陈皮10克，桔梗10克，砂仁10克，生山楂10克。

【治则】 健脾益气，养血明目。

【证候】 脾胃虚弱，气血不足。

视近清，视远模糊，视久眼睫无力，似猫眼，面色晦暗，偏食，舌质淡红苔薄白，脉弱。

【方三】 李声岳方

【组成】 女贞子10克，决明子10克，茺蔚子10克，刺蒺藜10克，枸杞子10克，淡竹叶10克，僵蚕10克，旱莲草10克。

【治则】 补肾益肝，清肝明目，祛风清热，兼健脾安神。

【证候】 肝肾亏虚。

视近清楚，视远模糊，脉细。

【按语】 酌加山药、山楂、神曲、酸枣仁、远志、石菖蒲等。

【方四】 眼明汤

【组成】 升麻3克，柴胡6克，蔓荆子9克，熟地黄15克，当归身9克，党参9克，白术9克，白芍药9克，炙甘草3克，葛根6克，炙黄芪9克，川芎3克。

【治则】 疏肝健脾，补气养血。

【证候】 肝郁脾虚。

高度近视黄斑病变，属阴虚体弱者。

【方五】 驻景丸加减《中医眼科六经法要》

【组成】 楮实子10克，菟丝子10克，茺蔚子10克，木瓜10克，枸杞10克，车前子10克，五味子5克，紫河车粉10克，寒水石10克，生三七粉3克，青皮10克，秦皮10克，松节10克，伸筋草10克。

【治则】 补益肝肾。

【证候】 肝肾阴虚。

视力逐渐下降，视物昏花，近视，视力疲劳，眼干涩不适，全身兼见头昏耳鸣，多梦，腰膝酸软，五心烦热，颧红，月经不调，遗精，舌红少苔，脉细数等。

【按语】 方中楮实子、菟丝子、枸杞补肾益精，养肝明目，加入茺蔚子以助明目；木瓜调理肝经气机，车前子清热利湿而明目；五味子益气生津，补肾养心；紫河车粉补肾益精血；三七粉补血活血；寒水石抑紫河车粉之燥性。青皮疏肝理气，秦皮、松节、伸筋草等疏经活络，调节悬韧带。

(五十二)远视

远视是因为眼球的轴距较正常短,导致光线聚焦在视网膜之后,通常与遗传有关。患有远视的人不论东西距离的远近,都看不清楚,导致过于吃力而出现头痛,与眼睛疲劳。相当于中医学“能远怯近”。

【方一】 加味舒眼汤

【组成】 川芎10克,陈皮10克,枳壳10克,柴胡10克,黄芩10克,夏枯草15克,荆芥10克,防风10克,香附10克,蔓荆子10克,白芷10克,当归10克。

【治则】 养血柔肝,疏通脉络。

【证候】 肝血不足,脉络失养。

视神经乳头较小,色泽变红,边缘模糊,视网膜血管弯曲,中心反射弥散。或头痛眼胀,眼干神倦,烦躁,脉弦。

【按语】 眼胀加青皮10克,视物不能持久加党参10克。

(五十三)眶上神经痛

眶上神经痛是指眶上神经分布范围内(前额部)持续性或阵发性疼痛。与吹风受凉、感冒、外伤等因素有关。起病多急性。表现为一侧或两侧前额部阵发性或持续性针刺样痛或烧灼感,也可在持续痛时伴阵发性加剧。查体可见眶上神经出口处眶上切迹有压痛、眶上神经分布区(前额部)呈片状痛觉过敏或减退。

【方一】 眼适汤

【组成】 银柴胡10克,黄芩10克,夏枯草15克,荆芥10克,防风10克,赤芍10克,白芷10克。

【治则】 清热疏肝,散风通络。

【证候】 肝经郁热,外感风邪。

突然发生眉骨疼痛,压之痛甚,舌质稍红苔薄白,脉弦。

【按语】 疼重加川芎10克、蔓荆子10克;恶心加旋覆花10克。

(五十四)麻痹性斜视

麻痹性斜视是指支配眼外肌的运动神经核及核上联系的发育不全,或因脑中枢或眼运动神经的缺陷所致的眼外肌麻痹,使眼位偏斜。大多属于后天性。其常见原因有感染(如脑炎)、中毒、急性脱髓鞘疾患、代谢障碍、血管疾患及肿瘤等。有单条肌肉麻痹如外展神经引起的外直肌麻痹;也有多条肌肉麻痹,如动眼神经引起的上直肌、下直肌、内直肌、下斜肌及提上睑肌的麻痹。

麻痹性斜视的突出和最典型的症状是复视,伴发头晕、目眩、恶心等,症状往往在眼位出现明显偏斜之前发生。患者两眼向正前方注视时,麻痹肌功能不足,拮抗肌功能相对增强则出现斜视。要确定受累眼外肌就需作复视检查。红玻璃检查法是最简单的主觉检查法,由患者描绘出复视像的位置及距离。用三棱镜遮盖法测定斜度比较简便准确。相当于中医学“风牵偏视”。

【方一】 *通滞汤*

【组成】 当归9克,橘络3克,丝瓜络6克,防风3克,荆芥3克,羌活2.4克。

【治则】 理气通络。

【证候】 气滞经络。

发病不太久的各种麻痹性斜视,以及眼胞下垂症等。

【按语】 橘络通经络滞气;丝瓜络通经脉,凉血解毒;当归行血,得荆芥、防风之助,其力尤甚;羌活理游风,味薄而上升,为拨乱反正之主药。治疗各类麻痹性斜视,只要病程不是太久的,多有显著疗效。如全身体症呈现虚弱者,可加党参或人参;如有呕吐者,可加炒竹茹及生姜;头痛者加川芎3克,细辛1.8克。

【方二】 *加减正容汤《审视瑶函》*

【组成】 羌活9克,防风6克,秦皮12克,木瓜9克,川芎9克,红花6克,僵蚕9克,姜半夏9克,胆南星9克,白附子9克,甘草6克。

【治则】 祛风化痰。

【证候】 风痰上泛。

复视,眼珠偏斜,常伴有头痛、项痛等症。脉象浮滑,舌苔白微腻。

【按语】 方中羌活、防风疏散风邪;胆南星、姜半夏、僵蚕、白附子祛风化痰;秦皮、木瓜、舒筋通络;甘草和中养胃。去方中生姜、松节之辛燥,加川芎、红花以行气血和络脉,盖久病入络,而气行血行故也。若风邪重者,加荆芥、薄荷以散之。挟热者,加黄芩、竹茹以清之。久病脉络郁滞者加全虫、蜈蚣、丝瓜络等以通之。日久气虚者,加黄芪、人参以补之。或用钩藤饮子,疏补兼施,务使邪去正复,络通脉宁。

【方三】 *养阴熄风汤*

【组成】 菊花9克,生地15克,生白芍15克,石决明12克,茺蔚子12克,草决明12克,女贞子15克,黄芩9克,钩藤15,夏枯草12克,车前子12克。

【治则】 滋阴熄风。

【证候】 阴虚风动。

眼目偏视,视一为二,常见面色潮红,脉细弦数,舌质红苔少。若真阴久亏,则常伴有

耳鸣,眩晕,腰膝酸软等症。

【按语】 本方以生地、白芍、女贞子滋补肝肾为君;石决明、草决明、黄芩、夏枯草、车前子平肝清热潜阳为臣;菊花、钩藤、茺蔚子祛风明目为佐使。如阴虚甚者,加枸杞子、菟丝子。风盛者,加天麻、白蒺藜。脉络闭阻、日久不愈者,加丹参、红花等。

【方四】 *麻痹性斜视方*

【组成】 全蝎2克,僵蚕10克,木瓜10克,伸筋草10克,鸡血藤15克,当归10克,丹参10克,防风10克。水煎服,每日1剂。

【治则】 疏风散邪,活血通经。

【证候】 风邪中络,脉络失畅。

双眼视一为二,运动不灵,舌淡红,苔薄白,脉弦细。

【按语】 病久气虚,又当加太子参益气健脾,扶正祛邪。

【方五】 *麻痹性斜视方*

【组成】 白附子9克,僵蚕9克,防风9克,羌活9克,葛根9克,赤芍15克,川芎9克,当归12克,地龙12克。水煎服,一日一剂。

【治则】 祛风通络。

【证候】 风湿阻络。

眼珠偏斜,转动受限,视一为二。

【按语】 方中白附子、僵蚕、防风、羌活祛风除湿,葛根解肌退热;赤芍、川芎、地龙、当归活血养血。本方有标本兼治之功。

(五十五)眶炎性假瘤

眶炎性假瘤为原发于眼眶组织的慢性非特异性炎症,其发病率居甲状腺相关眼病和淋巴增生性疾病之后,占眶内病变的第三位。以突眼、疼痛、充血、水肿、眼球运动障碍、眶缘肿物、视力下降等为主症。

【方一】 *睛突饮*

【组成】 胡黄连20克,川黄连8克,黄芩15克,大黄10克,生牡蛎20克,桔梗10克,川牛膝20克,夏枯草15克。日1剂.水煎午后服

【治则】 解热消胀,抑突明目。

【证候】 肝胆热盛。

眼珠突出,红赤疼痛,口干便秘,舌红苔黄,脉数。

【方二】 *眶假瘤方*

【组成】 柴胡、半枝莲、白花蛇舌草各15克,黄芩、茯苓、海浮石各12克,夏枯草、半夏、防己、黄药子各9克,龙胆草、生甘草各6克。

【治则】 清肝泻火,化痰散结。

【证候】 肝火痰结。

眼疼,白睛红赤,畏光,伴头晕、心烦,口苦咽干。舌红、苔黄腻,脉弦或弦滑。

【方三】 *桃红四物汤加味*

【组成】 制桃仁、红花、川芎、当归、夏枯草各9克,生地、半枝莲、白花蛇舌草各15克,赤芍、海藻、昆布、三棱、莪术各12克,丹参30克。

【治则】 凉血清热,活血化瘀。

【证候】 气血瘀滞。

发病半年以上,眼球突出,眶内肿块大,较硬,眼球运动障碍,眼睑水肿、色紫暗

白睛赤脉粗大瘀紫。舌质紫暗或有瘀斑，脉细涩。

【方四】 知柏地黄汤加味

【组成】 知母(盐炒)、黄柏(盐炒)、苦参、防己、黄精各9克，生熟地、茯苓、泽泻、山茱萸、枸杞子各15克，女贞子、菟丝子、牡丹皮各12克。水煎分早、晚温服。初诊患者半月为1疗程，病情稳定后1月为1疗程。

【治则】 滋阴降火，祛痰散结。

【证候】 阴虚火旺，挟痰上扰。

发病1年左右，反复发作。眼球突出，眶内隐痛，转动时疼痛明显，眼干涩昏花，或视一为二，伴咽干少寐，腰膝酸软。舌红少苔，脉细。

【按语】 结膜充血、疼重者加鱼腥草、蚤休；经检测免疫功能低下者加生黄芪、淫羊藿。

(五十六)高血压视网膜病变

高血压视网膜病变，为眼底动脉严重硬化，视网膜缺血所致。大多数高血压病人视力没有变化，只有在视网膜出血，特别是黄斑部出血时视力明显减退。在视网膜动脉痉挛时，由于相应部分视网膜供血发生暂时性障碍，可出现视力减退、象限性视野缺损、偏盲、甚至黑矇。当痉挛缓解，视力还是可以恢复的。

【方一】 天麻钩藤饮加减《杂病证治新义》

【组成】 嫩钩藤12克，白菊花9克，生石决明15克，炒栀子12克，川牛膝12克，紫丹参15克，广郁金12克，茺蔚子15克，朱茯苓12克，夜交藤12克，沙苑子12克。

【治则】 平肝潜阳，祛瘀明目。

【证候】 肝阳上亢，血溢络外。

眼底改变已如前述。且见头痛头晕，目眩耳鸣，烦燥易怒，少寐多梦，甚则手指麻木，筋惕肉瞬，口舌干燥，舌边红，苔薄黄或薄白，脉弦细或弦细数。

【按语】 方中钩藤，菊花，生石决明平肝潜阳；栀子清热；朱茯苓，夜交藤宁心安神，丹参合郁金祛瘀明目；茺蔚子祛瘀利水且能顺气平肝，川牛膝苦平降泄尚可祛瘀活血。沙苑子性沉而降并有益肾明目之效。易烦易倦，轰热自汗加黄柏、知母。目赤，口苦，便秘溲黄加龙胆草、滑石，去沙苑子。妇女冲任亏损，月经紊乱，男子年届八八，宜加菟丝子，肉苁蓉，巴戟天等以求阴阳双补，去炒栀子。视乳头水肿，硬性渗出加琥珀冲服。棉花斑多时朱茯苓，茺蔚子加量，去菊花，夜交藤，另加远志，石菖蒲，胆南星，天竺黄。生石决明可与珍珠母互易。

【方二】 半夏白术天麻汤加减

【组成】 明天麻9克，炒白术12克，广陈皮9克，法半夏9克，白茯苓15克，石菖蒲9克，炒枳实9克，广郁金12克，草红花9克，桃仁泥9克。

【治则】 和胃涤痰，祛瘀明目。

【证候】 瘀血阻络。

眼底病变已如前述，且见时时眩晕，头痛如蒙，少食多寐，胸闷呕恶，痰郁化火，可见心烦口苦，舌苔白腻或黄腻，脉濡滑或滑数。

【按语】 方中以二陈汤化痰除湿，白术燥湿和胃，天麻熄风，石菖蒲通窍，枳实、郁金、桃仁、红花理气化瘀，共奏和胃涤痰祛瘀明目之功。头痛甚加蔓荆子、防风。痰浊化热加黄连。痰多呕恶加代赭石、竹茹。视乳头水肿加茺蔚子、琥珀。

【方三】 *龙胆泻肝汤加减《医方集解》*

【组成】 龙胆草 9 克，炒栀子 12 克，酒黄芩 12 克，生地 12 克，春柴胡 9 克，全当归 12 克，车前子 9 克，广郁金 12 克，桃仁泥 9 克，草红花 9 克，生大黄 6 克。

【治则】 清肝泻火，祛瘀明目。

【证候】 肝气逆乱，血溢络外。

素有头痛目眩，血压升高，突因暴怒伤肝，情绪激动，眼底出血，视力下降，或见肢体拘急，头痛目赤，耳鸣口苦，烦躁易怒，便秘溺黄，舌边淡红，苔黄，脉弦数。

【按语】 方中龙胆草、栀子、黄芩直折其火，柴胡疏达肝气为佐。酌加郁金，既可增桃仁、红花活血祛瘀之力，又可助柴胡理气疏导之功。火盛恐伤阴血，故配生地、当归滋养阴血。车前子、茺蔚子利血中之水，即是去血中之热，去血中之热，即是去肝家之热。

【方四】 *六味地黄汤加减《小儿药证直诀》*

【组成】 制熟地 18 克，山茱萸 12 克，怀山药 12 克，白茯苓 12 克，福泽泻 9 克，粉丹皮 9 克，紫丹参 12 克，广郁金 12 克，桃仁泥 9 克，草红花 9 克。

【治则】 滋养肝肾，祛瘀明目。

【证候】 肝肾亏虚，血溢络外。

记忆减退，眩晕耳鸣，腰膝酸软，齿摇发脱，五心烦热，潮热盗汗，遗精，虚烦不寐，便秘溺黄，胸胁隐痛，绵绵不休。眼底出血症状已如前述，或见病情反复发作，舌红少苔或无苔，脉沉弦细数。

【按语】 方中熟地，山茱萸，山药补肾，补肝，补脾；泽泻，丹皮，茯苓泻肾，泻肝，泻脾。补中有泻，寓泻于补。丹参，郁金，桃仁，红花祛瘀明目，知母，黄柏，生地滋阴降火，阴虚火旺者可选。巴戟天，枸杞，杜仲，仙灵脾，可助肾阳，且无温燥伤络之弊，故肾阳虚者可加。阴虚火旺明显加知母，黄柏，眩晕较甚加生龙骨，生牡蛎，出血久不吸收加陈皮，肉桂(3 克以内)。若见畏寒肢冷，阳萎滑精，女子带下清冷，宫寒不孕，上方去泽泻，丹皮，茯苓，选加杜仲，枸杞，菟丝子，仙灵脾，巴戟天等温补肾阳药。

(五十七)白血病眼底出血

白血病引起的眼部病变多发生于血液循环丰富的组织，如视网膜、脉络膜、视神经等处。眼底表现有视网膜神经纤维层或视网膜前出血，有些出血斑中心可见有白色点，这是白血病眼底出血比较典型的改变，称为 Roth 斑。如出血位于黄斑部可引起视力减退。白血病也常表现有眼底血管的扩张、迂曲、血管颜色变暗,并有微动脉瘤及毛细血管闭塞,以及视网膜深层点状出血等改变。

【方一】 犀角地黄汤加味《备急千金要方》

【组成】 犀角粉0.5克(冲),粉丹皮12克,赤芍药10克,生地黄15克,京元参15克,软紫草15克,板蓝根15克,半枝莲30克,白花蛇舌草30克.

【治则】 清热解毒,凉血止血。

【证候】 热毒炽盛。

壮热烦躁、头痛、惊厥或嗜睡,口干唇焦、齿衄、鼻衄、视衣衄血,皮肤瘀斑,舌质红绛,苔黄燥,脉数。

【按语】 方中犀角清心凉血、泻血分热毒;生地、元参凉血滋阴;赤芍、丹皮凉血祛瘀,半枝莲、板蓝根、白花蛇舌草清热解毒。上药合用,共奏凉血活血、清热解毒之功。本病虽见眼底出血之证,而不用更多活血祛瘀之品,以防耗血动血。如见昏迷,可冲服紫雪散或局方至宝丹。方中犀角可用水牛角30克代用,入药煎。眼底出血新鲜加白茅根、川牛膝。

【方二】 大补元煎加减

【组成】 潞党参15克,怀山药10克,大熟地15克,炒杜仲10克,枸杞子12克,山茱萸12克,炙鳖甲15克,地骨皮12克,紫丹参15克,川怀牛膝各12克。

【治则】 补益肝肾,养血和血。

【证候】 肝肾阴虚。

低热持续,头晕目眩,腰酸乏力,五心烦热,盗汗耳鸣,口干咽燥,五心烦热,眼底改变已如前述,出血吸收迟缓。

【按语】 方中枸杞、山茱萸、熟地、杜仲温补肝肾;党参、山药补气健脾,以使耗伤之气血得补,生化之源不竭;鳖甲养阴除蒸,地骨皮清解虚热,丹参、川牛膝活血祛瘀。阴虚火旺加知母、黄柏、丹皮,潮热汗出加五味子,去党参;寐差多梦,加炒枣仁,生牡蛎。

【方三】 膈下逐瘀汤加减《医林改错》

【组成】 全当归15克,桃仁泥9克,草红花9克,五灵脂9克,台乌药6克,青陈皮各9克,青黛粉9克,胆南星9克,生牡蛎15克,生黄芪15克。

【治则】 祛瘀活血,化痰软坚。

【证候】 瘀血痰阻。

胁下瘕块、按之坚硬,时有胀痛,形体消瘦,面色不华,神疲乏力,眼底出血吸收迟缓,舌体胖边有齿痕,舌质淡紫有瘀点,舌下脉络粗大迂曲,脉细数。

【按语】 方中当归、红花、桃仁、五灵脂活血化瘀。乌药、青皮理气止痛。南星、陈皮、生牡蛎化痰散结。陈皮尚可理气和胃,以顾生化之源。本病多正虚邪实,故加黄芪以补气,青黛凉血解毒,以祛外邪。胁下痛硬明显加三棱、莪术、元胡;胃纳不佳加白术、内金。

【方四】 圣愈汤加减《医宗金鉴》

【组成】 潞党参15克,全当归12克,炙黄芪15克,炒白术12克,白茯苓12克,炒白芍12克,制熟地12克,五味子9克,紫丹参15克,制鳖甲15克。

【治则】 益气养血,活血祛瘀。

【证候】 正虚血瘀。

面色苍白、萎黄或黧黑,倦怠乏力,形体瘦削,食欲不振,心悸气促,时有鼻衄、齿衄,眼底出血吸收缓慢,舌质淡红,舌体胖,边有齿痕,苔薄白,脉濡数或细弱。

【按语】 方中党参、黄芪、白术;茯苓补气。当归、白芍、熟地养血生血。五味子敛阴气,合党参、黄芪可治心悸。丹参、鳖甲祛瘀;气虚明显,重用黄芪;阴津亏损加沙参、麦冬。方中鳖甲可用牡蛎、郁金代用。

(五十八)妊娠高血压综合征视网膜病变

孕妇在妊娠的后三个月常出现高血压,水肿和蛋白尿。医学上称之妊娠高压综合征。大多数妊高症孕妇出现视力障碍,甚至危及母子平安。70%的妊高症孕妇出现视网膜小动脉收缩和痉挛,眼底出现高血压视网膜病变和视乳头视网膜病变。可见视网膜动脉狭窄,视网膜水肿、出血、渗出等改变。严重者出现下半眼底视网膜脱离,造成视力障碍。症状轻者,眼底病变在分娩后数周消失。暂时性视力障碍可恢复,视网膜脱离在产后可消失。

【方一】 羚羊钩藤汤加减《通俗伤寒论》

【组成】 冬桑叶12克,白菊花9克,嫩钩藤12克,生地黄12克,白芍药12克,夏枯草12克,茺蔚子15克,车前子9克,(包煎),广郁金12克,川牛膝12克。

【治则】 育阴潜阳,祛瘀明目。

【证候】 阴虚肝旺。

头痛头晕、咽干、耳鸣,面色潮红、胸胁胀满,或下肢浮肿,渐见眼花目眩,眼底出血,舌红少苔,脉弦数。

【按语】 方中生地、白芍滋阴养血;桑叶、菊花、夏枯草平肝清热;车前子、茺蔚子利水消肿;郁金理气止痛,且能助川牛膝茺蔚子祛瘀明目。心烦加炒栀子、黄连,下肢肿甚加泽泻、防已,胸痛明显加青皮;食少便溏去菊花加陈皮、白术;腰膝酸软加枸杞子。

【方二】 龙胆泻肝汤加减《医方集解》

【组成】 龙胆草9克,炒黄芩12克,生地黄15克,全当归12克,茺蔚子12克,车前子12克,(包煎),羚羊粉1克,(冲),紫丹参15克,淡竹叶6克。

【治则】 清心泻肝,祛瘀明目。

【证候】 心肝火旺。

头痛头晕,眼花目眩,烦躁不安,口干而苦,面赤唇红,眼底出血,小便短赤,舌质红,苔少或黄燥,脉弦数。

【按语】 方中龙胆草、黄芩清热泻火;生地、当归滋养阴血;茺蔚子、车前子清热利水，导心肝之火下行；淡竹叶清心除烦；羚羊角平肝熄风；丹参凉血活血，配茺蔚子祛瘀明目；热盛伤津加元参、石斛。羚羊角可用青羊角或天麻、钩藤代用。

【方三】 温胆汤加减《三固极－病症方论》

【组成】 陈皮9克，法半夏9克，胆南星9克，白茯苓15克，石菖蒲9克，嫩钩藤10克，炒白术12克，车前子9克（包煎），茺蔚子30克，广郁金12克，紫丹参15克。

【治则】 健脾利湿，平肝潜阳。

【证候】 脾虚肝旺。

面浮肢肿，头昏头重，胸胁胀满，纳差便溏、舌质淡红、苔厚腻、脉弦滑。

【按语】 方中陈皮、半夏、胆南星化痰除湿，石菖蒲开窍和中，辛香化湿，茯苓扶脾除湿，宁心安神，配白术健脾，车前子利水，钩藤平肝潜阳。茺蔚子既能助车前子利水，又能配丹参、郁金祛瘀明目。

（五十九）闪辉性暗点

闪辉性暗点是指一时性视功能的障碍，发作之时视物不清，眼前呈雾蒙状，视野中出现闪辉性暗点，故称为“闪辉性暗点”，属于中医眼科学中“目黑候”的范畴。多见于16～35岁，女性多见于男性，每次发作时间短者不过几分钟，发作过后诸证皆消失。发作之时窥测眼底，偶见视网膜小动脉的痉挛，小动脉管壁闪光并且有搏动感，一般眼底正常。多数系脑动脉痉挛和视网膜小动脉痉挛，引起血管神经发作性功能障碍所致。另外，精神紧张，情绪不佳，心理状态不稳，饮食不节，屈光不正，过度的疲劳等常为诱发的因素。亦与遗传和青春期、月经不调有关。

【方一】 舒络解痉汤

【组成】 吴茱萸12克，党参12克，干姜5克，半夏9克，陈皮6克，大枣2枚，甘草3克，枳壳15克。

【治则】 温中散寒，益气通络。

【证候】 肝脉虚寒，脉络受阻。

面色苍白，吐青白色涎沫，视网膜动脉痉挛，动脉管壁闪光搏动，或剧烈头痛，干呕、视物昏矇，视野有电光闪动，偏盲或全盲，脉细而迟。

【按语】 虚寒重加附子9克，肉桂9克；头痛不止加川芎9克、蔓荆子9克；两胁隐痛加白芍9克，枳壳9克；大便溏加黑附子9克。

【按语】 眼睑提举困难加陈皮10克，恢复慢者加全蝎3克。

（六十）感染性心内膜炎眼底出血

感染性心内膜炎指因细菌、真菌和其它微生物（如病毒、立克次体、衣原体、螺旋体等）直接感染而产生心瓣膜或心室壁内膜的炎症，有别于由于风湿热、类风湿、系统性红斑性狼疮等所致的非感染性心内膜炎。感染性心内膜炎典型的临床表现，有发热、杂音、贫血、栓塞、皮肤病损、脾肿大和血培养阳性等。视网膜病变以出血最多见，呈扇形或圆形，可能有白色中心，有时眼底仅见圆形白点称为 Roth 点。

【方一】 心痹三号方加减

【组成】 炙黄芪 15 克，潞党参 25 克，全当归 12 克，麦门冬 12 克，广陈皮 9 克，酒黄芩 12 克，金银花 30 克，净连翘 9 克，大力子 12 克，白僵蚕 9 克，紫丹参 15 克，草红花 6 克，大川芎 9 克。

【治则】 扶正祛邪，散瘀明目。

【证候】 正虚邪盛。

神疲乏力，心悸怔忡，烦热不退，热型不定，头晕，气短，眼底出血，舌质青紫，边尖发红，脉细数。

【按语】 方中黄芪、党参、当归补气养血以扶正；麦冬养阴且能补心安神；黄芩、金银花清热解毒；连翘、大力子散风清热、引邪外出；丹参、僵蚕、红花、川芎活血通络、散瘀明目；高热不退加生石膏；心烦加灯芯；心悸不宁加生牡蛎。

【方二】 心痹二号方加减

【组成】 川桂枝 3 克，紫丹参 15 克，桃仁泥 9 克，草红花 9 克，赤芍药 12 克，广郁金 12 克，潞党参 15 克，石菖蒲 9 克，全瓜蒌 15 克，炒枳壳 9 克。

【治则】 活血通络，祛瘀化痰。

【证候】 心脉瘀阻。

两颧紫红，唇甲青灰，头晕乏力，心悸怔忡，或见胸闷心痛，气短，眼底出血，舌质青紫或有瘀斑，脉细数或结代。

【按语】 方中丹参、赤芍、桃仁、红花活血祛瘀，少加桂枝温通心阳，振发阳气；瓜蒌开胸顺气，合郁金尚可化痰散结；石菖蒲化痰开窍通络；枳壳顺气降浊；气为血帅，气行则血行，故加党参以补气；胸闷心痛甚加元胡、沉香粉；发热口苦加黄连少许或用莲子芯；脉结代不齐加龙骨；寐差不安加枣仁、琥珀、远志。

【方三】 天王补心丹加减《摄生秘剖》

【组成】 生地黄 12 克，京元参 12 克，天麦冬各 12 克，紫丹参 15 克，全当归 12 克，潞党参 15 克，白茯苓 15 克，炙远志 9 克，酸枣仁 12 克，白桔梗 9 克，广郁金 12 克，三七粉 3 克。

【治则】 养心滋阴，祛瘀明目。

【证候】 心血不足。

心悸怔忡，心烦失眠，多梦易惊健忘，头目眩晕，眼底出血，唇舌色淡，脉细弱。

【按语】 方中以生地、元参、天麦冬滋阴增液；丹参、当归补血养心；党参、茯苓益心气，远志、枣仁敛心气；桔梗载药上行；郁金助丹参祛瘀通络。虚而惊悸加龙骨、牡蛎，发热口苦去党参加黄连；潮热者去桔梗、党参，加丹皮、地骨皮；汗多加白芍。心阳不振，去生地、元参、天麦冬加桂枝少许。

【方四】 苓桂术甘汤加减《金匮要略》

【组成】 白茯苓21克,川桂枝3~6克,炒白术15克,炙甘草6克,半夏9克,广郁金12克,紫丹参15克,大川芎9克,车前子9克,(包煎)

【治则】 温阳利水,祛瘀化痰。

【证候】 痰饮侵凌。

面色晦暗,心悸怔肿,食少体倦,小便短少,重者不得卧,手足不温,眼底出血吸收缓慢,舌质淡、苔薄白,脉沉细而数或结代。

【按语】 方中茯苓淡渗利水,桂枝辛温扶阳,二药相配,温阳化水。白术健脾燥湿,甘草和中益气,半夏、郁金祛瘀化痰,郁金、丹参祛瘀通络,车前子利水尤能明目,治饮家目疾必备,酌加川芎,祛瘀明目。心阳大伤加党参、山茱萸、五味子。心中空虚,气短乏力加党参、龙骨。痰多加陈皮、南星。

(六十一)血小板减少性紫癜眼底出血

血小板减少性紫癜是一种常见的出血性疾病,多发生于儿童及青年,尤以女青年为多见。临床表现为皮肤出现瘀点及瘀斑,皮肤黏膜出血,甚者眼、鼻出血、吐血,尿血、便血,内脏出血。发生于眼部出血属于中医"暴盲"、"视瞻昏渺"范畴。

【方一】 犀角地黄汤加减《备急千金要方》

【组成】 水牛角30克,生地黄15克,粉丹皮9克,赤芍药12克,京元参15克,淡竹叶6克,金银花15克,麦门冬9克,生蒲黄12克,(包煎)

【治则】 清热解毒,凉血止血。

【证候】 血热妄行。

起病急,初有寒热,斑色紫赤,量多成片,并有眼底出血。或见发热神昏,口渴,便秘,舌红或绛,苔黄,脉弦细。

【按语】 方中水牛角、生地、丹皮、元参凉血止血;银花清热解毒;元参、生地、麦冬尚可养阴生津;赤芍、生蒲黄祛瘀生新;出血广泛,加三七粉冲服;视乳头水肿加茺蔚子、白茅根;腹痛加川楝子、元胡、白芍、赤芍;关节痛加木瓜、威灵仙;日久脾虚去水牛角加黄芪、党参、白术以扶正。

【方二】 宣痹汤加减

【组成】 银花藤15克,炒栀子12克,汉防己15克,宣木瓜9克,赤小豆30克,粉丹皮9克,片姜黄12克,净连翘12克,紫丹参15克,炒苡仁15克,桃仁泥9克,草红花9克。

【治则】 清热利湿,祛瘀活络。

【证候】 湿热伤络。

皮肤紫癜,尤以双下肢为甚,生紫成块。齿龈可见衄血腐烂,眼底出血,关节肿痛,肌肉顽麻,步履维艰,舌质红,苔黄腻,脉濡数。

【按语】 方中防己、木瓜去经络之湿;连翘清气分之热;赤小豆、丹皮、姜黄清血分湿热并能宣通络中瘀滞;银花藤清热通络合炒栀子、丹皮清湿中之热;苡仁渗热中之湿且能健脾;丹参、桃仁、红花祛瘀明目;热邪重加知母,腰膝酸软加怀牛膝、狗脊。

【方三】 大补阴丸加减《丹溪心法》

【组成】 制熟地15克,炙龟板15克,肥知母9克,盐黄柏9克,茜草根15克,侧柏叶9克,阿胶珠9克,女贞子12克,旱莲草9克,生蒲黄9克,广郁金12克。

【治则】 滋阴降火,止血祛瘀。

【证候】 阴虚火旺。

紫癜多而鲜红,时发时止,常伴鼻衄、齿衄、眼底出血。口渴心烦,两颧发赤,手足心热,寐差、盗汗、舌质红,少苔、脉细数。

【按语】 方中熟地、龟板、女贞子、旱莲草滋补肾阴,知母、黄柏清热降火,侧柏叶、生蒲黄、郁金止血活血、祛瘀明目,阿胶滋阴养血,潮热甚加银柴胡、地骨皮,眼底出血新发加丹皮;视乳头水肿加车前子、茺蔚子。

【方四】 人参归脾汤加减

【组成】 潞党参15克,炙黄芪15克,炒白术12克,白茯苓12克,全当归12克,龙眼肉9克,炒白芍12克,炙甘草6克,炙远志9克,炒枣仁24克,青木香3克,肥大枣10枚。

【治则】 补气摄血,引血归经。

【证候】 气不摄血。

久病体弱,稍劳尤甚,面色萎黄,精神萎顿,头晕乏力,斑色淡红,清稀不显,时发时愈。眼底出血吸收缓慢,可见白色中心出血斑,舌质淡,舌体胖,脉细弱。

【按语】 方中党参、黄芪、白术、茯苓、炙甘草补气;龙眼肉、当归、茯神、远志养血补心;佐木香少量理气醒脾,使其补而不滞;加大枣治本病有效。腰膝酸软加山茱萸、菟丝子;脉虚自汗加五味子、浮小麦。

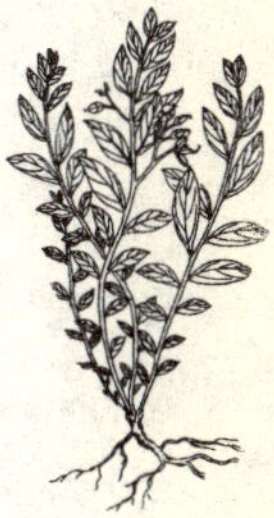

第六章　耳鼻喉科

一、症状

（一）伤风鼻塞

俗称“伤风”、“感冒”。为常见的鼻腔粘膜急性炎症，全年均可发生，但以春秋二季多见，若无并发症，病人多在7～10天痊愈。临床表现分为三期：1前驱期：约1～2天，多表现为一般性全身症状。鼻内、悬雍垂背面及鼻咽部有干燥感，无分泌物，鼻腔粘膜充血、干燥。2急性期：约2～7天，渐有鼻塞，分泌物增多，打喷嚏及头痛，说话呈鼻塞性鼻音，嗅觉减退，听觉及味觉也可能发生异常。鼻粘膜弥漫性充血肿胀，鼻腔内充满清水样或粘液样分泌物。此期由于鼻窦引流受阻，易并发急性鼻窦炎而使头痛加重。3恢复期：分泌物转为脓性，不易擤出，故鼻塞重，此后鼻塞逐渐减轻，脓涕减少，7～10天可痊愈。

【方一】　耿鉴庭疏散利鼻汤

【组成】　苏叶6克，桔梗10克，生姜6克，葱白10克。

【治则】　疏散利鼻。

【证候】　风寒犯肺。

鼻塞流涕、涕多清稀，头痛、嗅觉不灵，发热恶寒，脉浮，苔白。检查见鼻甲肿大，粘膜充血。证属暴感风寒。

【按语】　咳嗽加前胡、杏仁；痰多欲呕加半夏、橘红；头痛甚加羌活。

【方二】　蒋中晋疏风利鼻汤

【组成】　麻黄6克，白芷10克，苏叶10克，桑叶3克，防风6克，川芎10克，桔梗10克，生姜6克，葱白6克。

【治则】　疏散风寒，通利鼻窍。

【证候】　风寒犯肺。

鼻塞流涕、涕多清稀，头痛、嗅觉不灵，发热恶寒，脉浮，苔白。检查见鼻甲肿大，粘膜充血。证属暴感风寒。

【按语】　咳嗽加牛蒡子、杏仁；痰多加半夏、橘红。

【方三】　耿鉴庭清散畅鼻汤

【组成】　薄荷3克，葛根10克，豆豉10克，苍耳子3克，甘草6克，柳芽10克，蔓荆子10克。

【治则】 清散畅鼻。

【证候】 风热犯肺。

感受风热,鼻气不利,粘涕多,为黄涕,嗅觉不灵,发热不恶寒,口渴头痛身痛,脉浮数,舌红苔薄,检查鼻腔粘膜呈急性炎症状。

【方四】 *蒋中晋清热利鼻汤*

【组成】 荆芥10克,薄荷10克,苍耳子10克,蔓荆子10克,辛夷花10克,金银花10克,野菊花10克。

【治则】 疏风清热,通利鼻窍。

【证候】 风热犯肺。

感受风热,鼻气不利,粘涕多,为黄涕,嗅觉不灵,发热不恶寒,口渴头痛身痛,脉浮数,舌红苔薄,检查鼻腔粘膜呈急性炎症状。

【按语】 若病毒引起加板蓝根、贯众;咳嗽痰黄加杏仁、浙贝母、竹沥;头痛甚加羌活;鼻涕脓多加重楼。

(二)鼻窒

是指鼻塞时轻时重或双侧鼻窍交替堵塞,反复发作,经久不愈,甚则嗅觉失灵为特征的慢性鼻病。相当于现代医学的慢性鼻炎。临床表现:(1)间歇性交替发作鼻塞,有粘液或脓性鼻涕;(2)头昏痛或伴嗅觉障碍或记忆力下降;(3)鼻粘膜肿胀,呈暗红色,表面光滑,湿润,尤以下鼻甲明显,以探针触之粘膜柔软,有凹陷,富弹性;(4)对血管收缩剂反应敏感。

【方一】 *景洪贵宣肺通窍方*

【组成】 党参、桔梗、赤芍各30克,甘草6~12克,黄芩、丹皮、川芎、枳壳、薄荷、荆芥各15克。

【治则】 补益肺脾,宣肺通窍。

【证候】 肺脾气虚,邪滞鼻窍。

间歇性或交替性鼻塞,昼轻夜重,热轻冷重,上轻下重。检查时见鼻粘膜色淡红,下鼻甲肿胀,表面光滑湿润,触之柔软,用麻黄素收敛敏感,鼻底可有少许粘丝状分泌物。若肺气虚则全身可见面色㿠白,咳嗽痰稀,气短,舌淡苔薄白,脉虚缓;若脾气虚为主,则全身可见体倦乏力,食少纳差,便溏,舌淡,苔白或厚,脉缓弱。

【按语】 苍耳子、薄荷、荆芥、党参辛散宣肺,祛风止痛;赤芍,黄芩、丹皮、茯苓、蒲公英苦寒泻肺,清热解毒;丹参、川芎、枳壳、行气活血,改善鼻粘膜循环。气虚邪滞要扶正与祛邪同用,党参、黄芪、女贞子、甘草补益肺脾,祛邪外出。热毒炽盛者加蒲公英、野菊花、板蓝根,以清热解毒;湿盛者加薏苡仁、土茯苓,白蔻,以燥湿渗湿;急性发作者加苍耳子,以祛风散寒;反复发作者加女贞子、黄芪,以养阴益气;出血者重用丹皮、白茅根、牛耳大黄,以凉血散瘀;头昏重者加石菖蒲,以芳香开窍;有过敏史者加紫草、蝉蜕,以抗敏消炎,增强免疫。

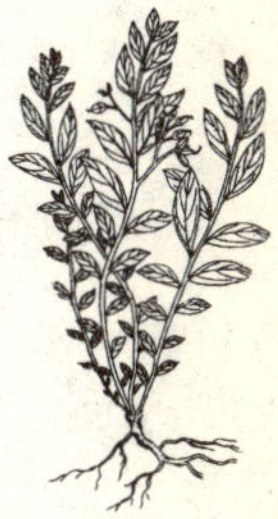

【方二】 王德鑑加味苍耳子丸

【组成】 苍耳子、辛夷花、白芷、薄荷、川芎、黄芪、龙骨、木通.

【治则】 益气活血,散寒通窍。

【证候】 肺脾气虚,邪滞鼻窍。

间歇性或交替性鼻塞,昼轻夜重,热轻冷重,上轻下重。检查时见鼻粘膜色淡红,下鼻甲肿胀,表面光滑湿润,触之柔软,用麻黄素收敛敏感,鼻底可有少许粘丝状分泌物。若肺气虚则全身可见面色恍白,咳嗽痰稀,气短,舌淡苔薄白,脉虚缓;若脾气虚为主,则全身可见体倦乏力,食少纳差,便溏,舌淡,苔白或厚,脉缓弱。

【按语】 苍耳子散被历代医家认为是治疗鼻病的主要方剂.阮岩、王德鑑在原方的基础上进行加减化裁.并采取丸剂剂型,用来治疗虚寒性鼻病.苍耳子、辛夷花、白芷、薄荷辛散通窍,川芎、黄芪、龙骨、木通补虚扶正,活血通窍。

【方三】 耿鉴庭辛温燠鼻汤

【组成】 辛夷10克,细辛3克,檀香3克,藁本10克,白芷10克,川芎3克,鲜松针6克。

【治则】 辛温燠鼻。

【证候】 寒气久凝鼻窍。

鼻患稍久,鼻塞不通,温罨则稍通,多涕,头痛在頞在额,在顶,在颞,痛多定时,嗅觉差,脉沉,苔白。

【按语】 此方可用于慢性鼻炎、慢性鼻窦炎。辛夷为主辛温燠鼻,细辛、檀香为辅温通鼻窍,藁本、白芷为佐,祛风止痛,川芎、鲜松针为使,增强宣透力。

【方四】 王德鉴玉屏苍耳汤

【组成】 北黄芪、白术、防风、苍耳子、辛夷花、白芷、杭菊、木通、五味子、桑螵蛸。

【治则】 益气敛肺,祛邪通窍。

【证候】 寒气久凝鼻窍。

鼻患稍久,鼻塞不通,温罨则稍通,多涕,头痛在頞在额,在顶,在颞,痛多定时,嗅觉差,脉沉,苔白。

【按语】 此方可用于肺脾肾虚,邪滞鼻窍,之慢性鼻病。北黄芪、白术、五味子、桑螵蛸健脾补肺,益气固肾敛肺;苍耳子、辛夷花、白芷辛散寒湿;防风助益气,并祛风邪;杭菊、木通清利鼻窍,通利湿邪。

【方五】 通窍活血汤加减《医林改错》

【组成】 桃仁、红花、赤勺、川芎、当归尾,乳香、没药、香附、泽兰叶、苏木、落得打。

治则行气活血,破瘀通窍

【证候】 邪毒久留,气滞血瘀。

持续性鼻塞,嗅觉迟钝,粘液性鼻涕,量不多,难以擤出。检查时见下鼻甲肥大,表面不平，甚至呈桑椹状，色暗红，触之有硬实感，用麻黄素收敛不敏感。病人常伴有耳鸣、听力减退、耳胀闷不舒等。舌质暗红，或有瘀点，脉弦细。

【按语】 干老认为鼻甲留瘀，是慢性鼻炎的主要病机，种种原因所致鼻甲潴留积滞，壅滞鼻窍，故治疗当行气活血祛瘀。泽兰叶、苏木、落得打、桃仁、红花、赤勺、川芎、当归尾等活血破瘀，乳香、没药、香附等疏散郁结。肥厚性鼻炎加三棱、莪术、炮山甲、皂角刺等。

【方六】 血府逐瘀汤《医林改错》

【组成】 桃仁、红花、当归、生地、川芎、赤勺、牛膝、桔梗、柴胡、枳壳、甘草。

【治则】 行气活血，散瘀通窍。

【证候】 邪毒久留，气滞血瘀。

持续性鼻塞，嗅觉迟钝，粘液性鼻涕，量不多，难以擤出。检查时见下鼻甲肥大，表面不平，甚至呈桑椹状，色暗红，触之有硬实感，用麻黄素收敛不敏感。病人常伴有耳鸣、听力减退、耳胀闷不舒等。舌质暗红，或有瘀点，脉弦细。

【按语】 慢性肥厚性鼻炎，属祖国医学鼻窒范畴，证属气滞血瘀，治疗当行气活血散瘀通窍。原方加薏苡仁艰脾燥湿，皂角散结，石菖蒲开窍，又加辛夷、升麻、桔梗引药上行，宣通鼻窍。

【方七】 耿鉴庭消肿阔鼻汤

【组成】 芙蓉叶15克，丝瓜叶15克，浙贝10克，马勃6克，路路通6克，红花6克，石菖蒲6克，苍耳子5克。

【治则】 清上除浊。

【证候】 邪毒久留，气滞血瘀。

持续性鼻塞，嗅觉迟钝，粘液性鼻涕，量不多，难以擤出。检查时见下鼻甲肥大，表面不平，甚至呈桑椹状，色暗红，触之有硬实感，用麻黄素收敛不敏感。病人常伴有耳鸣、听力减退、耳胀闷不舒等。舌质暗红，或有瘀点，脉弦细。

【按语】 本方用于慢性肥厚型鼻炎，证属血凝气滞，痰浊难化。芙蓉叶、丝瓜叶为主清肺消肿阔鼻；浙贝、马勃为辅消肿散结；路路通、红花为佐，通气活血，消肿散结；石菖蒲、苍耳子为使通窍畅鼻。

【方八】 耿鉴庭清气肃鼻汤

【组成】 丝瓜藤15克，荷蒂5个，金莲花6克，龙井茶叶2克。

【治则】 清上除浊。

【证候】 鼻患日久，气失清肃。

鼻塞日久，鼻窍流涕，嗅觉下降，可有头痛、头昏不适，鼻腔粘膜充血，色暗，鼻涕黄白，质粘等。

【按语】 丝瓜藤为主清络肃鼻；荷蒂为辅升清，清气分；金莲花为佐清热解毒，龙井茶叶为使能引药力持久的作用于高巅。儿童加甘草；头痛加菊花10克；气憋加橘络10克；胃纳差加荠菜花10克，菰米10克。

（三）鼻出血

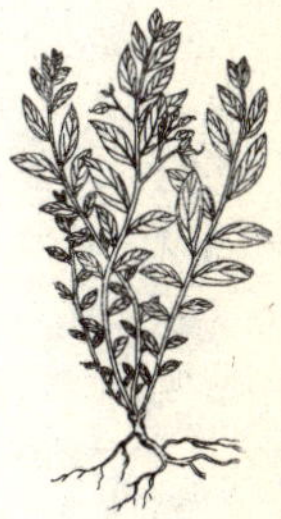

中医称鼻衄，由各种原因所导致的鼻中出血，本病多由于鼻腔疾病所引起，亦可由全身疾病或鼻部附近区域的病变所引起。

【方一】 麻黄连翘赤小豆汤《伤寒论》合茵陈五苓散《金匮要略》

【组成】 麻黄10克，连翘10克，赤小豆30克，薏苡仁20克，杏仁10克，桑白皮10克，茵陈10克，茯苓10克，白术20克，泽泻10克，猪苓15克。

【治则】 宣通肺气，泄越湿热。

【证候】 肺热伤络。

点滴出血，鲜红，量不多，鼻干鼻塞，黄涕，身热口干，咳嗽，痰黄，检查见鼻粘膜充血，黎氏区粘膜糜烂。舌红苔薄黄脉浮数。

【按语】 蒋老认为"血本阴精，不宜动也，而动则为病；……盖动者多由于火，火盛则逼血妄行；……"(《景岳全书·血证》)。按然鼻衄一证，其本在肺，《诸病源候论.鼻衄候》："肺开窍于鼻，热乘于血。则气亦热也，血气俱热，血随气发于鼻，为鼻衄。"故治疗以通降肺气为先，选用麻黄连翘赤小豆汤，茵陈四苓散泄越湿热。本方用于肺气壅滞，湿热内蕴，而无津液耗伤者。

【方二】 丘和明清衄饮

【组成】 黄芩10克，桑白皮9克，生地黄12克，侧柏叶9克，白茅根9克，藕节12克，茜草12克，甘草6克。

【治则】 清肺泻火、凉血止血。

【证候】 肺热伤络。

点滴出血，鲜红，量不多，鼻干鼻塞，黄涕，身热口干，咳嗽，痰黄，检查见鼻粘膜充血，黎氏区粘膜糜烂。舌红苔薄黄脉浮数。

【按语】 肺热鼻衄，好发于春秋季，多由风热、燥邪伤及肺络，而后化火，迫血妄行。风热加金银花、连翘；燥热加沙参、麦冬养阴润肺；咳嗽加桑叶、苦杏仁宣肺止咳；出血多用十灰散或犀角地黄汤。

【方三】 耿鉴庭清火止衄汤

【组成】 白茅根15克，黄芩10克，栀子炭10克，丹皮10克，赤勺10克，大小蓟各6克，荷叶炭10克。

【治则】 清火止衄。

【证候】 肺热伤络。

点滴出血，鲜红，量不多，鼻干鼻塞，黄涕，身热口干，咳嗽，痰黄，检查见鼻粘膜充血，黎氏区粘膜糜烂。舌红苔薄黄脉浮数。

【按语】 本方用于肺火上炎，熏蒸鼻窍。白茅根为主清热脂衄，引火下行；黄芩、栀子炭为辅，黄芩清肺火止血，栀子炭清肺火，且清三焦之火，并止血；丹皮、赤勺为佐凉血止血；大小蓟各、荷叶炭为使增强止衄作用。肺火重重黄芩、加桑白皮；心火重加连翘；胃火重加石膏；便秘腹实加枳壳、大黄；肝火重加龙胆草、茜草；小便黄赤加生地黄、木通。

【方四】 蒋中晋清热止血汤

【组成】 白茅根15克，丹皮炭10克，栀子炭10克，黄芩炭10克，茜草10克，赤勺10克，侧柏叶10克，大小蓟各10克。

【治则】 清热降火、凉血止血。

【证候】 肺热伤络。

点滴出血，鲜红，量不多，鼻干鼻塞，黄涕，身热口干，咳嗽，痰黄，检查见鼻粘膜充血，黎氏区粘膜糜烂。舌红苔薄黄脉浮数。

【按语】 舌赤心烦，心火重加黄连；苔黄口渴加生石膏；便秘里实加大黄；面赤易怒肝火重加甘草、鲜生地汁。

【方五】 桑龙汤《医醇滕义》

【组成】 生牡蛎15克，夏枯草15克，羚羊角15克，麦冬15克，丹皮15克，白茅根15克，茜草15克，川牛膝15克，沙参15克，石斛15克，川贝母15克，藕节15克，薄荷炭15克，荆芥炭。

【治则】 清肝潜阳，凉血止血。

【证候】 肝火犯肺。

时发时止，血出如涌，量多，色深红，烦躁易怒，头痛耳鸣，口苦咽干，胸胁胀满，鼻粘膜色深红，多不易见，有时可见出血点，或在易出血区见到搏动性出血，舌红苔黄脉弦数。

【按语】 肝火鼻衄，常反复发作，每遇烦劳紧张、情绪激动、酗酒等发作。

【方六】 陈潮祖清肝止衄汤

【组成】 青黛、焦栀、黄芩各20克，丹皮、瓜壳各15克，青蒿20克。

【治则】 清肝止衄。

【证候】 肝火犯肺。

时发时止，血出如涌，量多，色深红，烦躁易怒，头痛耳鸣，口苦咽干，胸胁胀满，鼻粘膜色深红，多不易见，有时可见出血点，或在易出血区见到搏动性出血，舌红苔黄脉弦数。

【按语】 鼻衄虽因肺窍脉络破损所致，病位在于肺系，却因肝经热，迫血妄行，故属肝火犯肺的机理。肝为藏血之脏，肝经有热，迫血妄行，某系血络破损，即呈某部出血。治疗此证，法当清热凉肝，澄本清源，使血能贮藏于肝，其衄血自止。方中青黛入肝以凉血分邪热，得善清肝经气分邪热的栀子、黄芩与凉血散血的丹皮相助，清热凉血作用大为增强。复用善清暑热、清透厥阴少阳邪热的青蒿，能得清中寓透，事半功倍的效果。木火刑金本是金不制木，火随气升，故佐瓜壳降泄肺气，使其火随气而降，成为以清肝为主，佐以降泄肺气的配伍形式。

【方七】 龙胆泻肝汤《医方集解》

【组成】 龙胆草、生地各15克，丹皮、黄芩、荆芥碳、麦冬、炒栀子、车前子各12克，黄连、花粉各9克，赤勺、柴胡各10克，甘草10克，白茅根30克。

治则：清肝泻火

【治则】 清肝泻火。

【证候】 肝火犯肺。

时发时止，血出如涌，量多，色深红，烦躁易怒，头痛耳鸣，口苦咽干，胸胁胀满，鼻粘膜色深红，多不易见，有时可见出血点，或在易出血区见到搏动性出血，舌红苔黄脉弦数。

【按语】 王老认为，怒则伤肝，肝火上扰，迫血妄行，则鼻衄不止。龙胆草、黄芩、柴胡、炒栀子、花粉清肝泻火，荆芥碳、黄连、白茅根泻火止血，麦冬、生地、甘草滋养阴液，使邪去而不伤正，丹皮、丹皮清肝化瘀，车前子清肝明目。

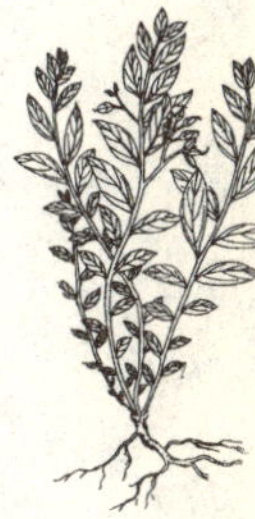

【方八】 玉女煎《景岳全书》

【组成】 石膏30克，知母12克，麦冬12克，生地15克，大黄9克，白茅根15克，丹皮10克，栀子10克，花粉10克，竹叶10克，甘草6克。

【治则】 清胃泻火。

【证候】 胃热炽盛，胃火上炎。

血出如涌，色深红，量多，鼻干，烦渴引饮，口臭，便秘尿赤，鼻粘膜充血干燥糜烂，舌红苔黄厚脉洪数。

【按语】 王锡章认为：鼻衄多由火热迫血妄行而引起，其中尤以胃热、肝火为常见，此属实证；另有阴虚火动，火炎动血所致，则属虚证。从病因辨，有饮酒嗜辛辣之物者多为胃热鼻衄；有情志因素者多为肝火鼻衄；有伤于酒色、劳累诱发者多为肾阴虚火动鼻衄。从病情辨，胃热、肝火鼻衄发病较急；肾阴虚火动鼻衄，发病较缓。从鼻出血量辨，胃热、肝火鼻衄者出血多；肾阴虚火动鼻衄者出血不多，并经常反复不止。本方用于由嗜酒或过食辛辣厚味，胃火内炽上扰迫血而出。正如《景岳全书·血证门》说：衄血之由内热者多在阳明经。"方选玉女煎化裁。石膏、知母清胃泻火，麦冬、生地、花粉清热养阴生津，白茅根、丹皮、栀子清热泻火，凉血止血，竹叶清热利尿，大黄通腑泻热，甘草调和诸药。

【方九】 清胃散《兰室密藏》

【组成】 生地、丹皮各15克，黄连6克，当归、升麻各10克。

【治则】 凉血养阴，和胃降逆。

【证候】 胃热炽盛，胃火上炎。

血出如涌，色深红，量多，鼻干，烦渴引饮，口臭，便秘尿赤，鼻粘膜充血干燥糜烂，舌红苔黄厚脉洪数。

【按语】 足阳明胃经，上交鼻安，胃热循经，可致鼻衄。高上林利用清胃散，不但清利湿热，且调理气机，脾胃和，气机顺，鼻衄止。方中以生地益明凉血为君，佐以丹皮去蒸热而疏其滞；以黄连清热燥湿为臣；佐以当归入血而循其经；升麻辛凉，引诸药直达病所，则脾胃湿热廓然仅清。加味：逐血下行加牛膝15克；胃不和者加半夏；血热甚者加地骨皮；阳虚甚者加元参、麦冬；大便据者加山药。

（四）口腔溃疡

口腔溃疡为现代医学的口腔粘膜病，中医称为“口疮”，舌面及口腔粘膜大小不等、颜色鲜红或灰白、圆型或椭圆形、中间凹陷或扁平的溃疡面，疼痛较剧，重者影响饮食及睡眠。

【方一】 耿鉴庭化腐生肌定痛散

【组成】 生硼砂4.5克，朱砂4.5克，飞滑80克，琥珀9克，甘草20克，冰片6克。将上药各研过筛，调匀装瓶备用，或用香油调匀，每日涂患处数次。

【治则】 化腐生肌定痛。

【证候】 心脾有热。

舌面及口腔粘膜大小不等，色鲜红或灰白、圆型或椭圆形、中间凹陷或扁平的溃疡。

【按语】 其病因病机多为心脾有热，属实证，亦有气阴两虚，属虚证。，此方多用于实证者。化腐生肌定痛散中硼砂、朱砂清热解毒，消肿化腐；琥珀活血消肿，生肌止痛；滑石清热利湿敛疮；冰片散结止痛；甘草泻火解毒，调和诸药；全方工奏化腐生肌定痛作用。

【方二】 盛循卿滋阴清热口糜汤

【组成】 生熟地、黄芩、枳壳、天冬、麦冬、炙杷叶、玉竹各10克，石斛15克，茵陈12克。

【治则】 泻热利湿，护阴和胃。

【证候】 肺胃湿热，淫火上迫。

口舌生糜，反复不愈，口渴尿赤，便下干结（复发性口腔溃疡）。

【按语】 此方多用于本虚标实证者。生熟地、天冬、麦冬、玉竹、石斛益胃阴兼清虚热以治本；黄芩泻热燥湿；茵陈清利湿热；枳壳、炙杷叶降气和胃，清上焦之实热以治标，遂使本虚标实诸证俱消。

【方三】 桂枝汤加减《伤寒论》

【组成】 桂枝12克，白芍10克，生姜6克，大枣5个，薏苡12克，半夏12克，胆南星12克，丹皮12克，生地20克，黄连6克，甘草6克。

【治则】 调通营卫，清泻郁火。

【证候】 营卫失调，脉络瘀阻。

口腔内表面、上下唇内表面、舌体分布多处溃疡点，色淡红，舌体胖，苔白腻，脉细弱。

【按语】 体虚之人，将息失宜，营卫失调，营阴不养，脉络失养，故桂枝汤调通营卫，久病入络，痰瘀互结，故加健脾除痰中药，同时加丹皮、生地凉血活血，加黄连清泻郁火。

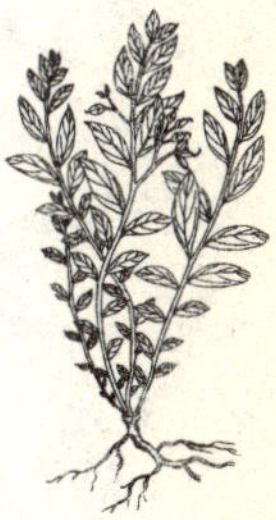

（五）声音嘶哑

中医称喉喑，以声音嘶哑，甚至嘶哑失音，为特征的喉部疾病，伴喉部干痒灼热疼痛，痰多，咳嗽不适等。发病急、病程短，成为急喉喑，属暴喑范围，相当于现代医学的急性喉炎。1～2周可自愈，经积极治疗，数日后症状逐渐消失，无后遗症，但处理不当，可转为慢性喉炎，可发音，让声带充分休息是治疗重要措施。声音嘶哑日久不愈中医称慢喉喑，伴喉部干痒灼热痰粘，梗梗不利，声音沙哑不爽，或喉部干涩，语言无力。西医学中的慢性喉炎、声带小结、息肉、喉肌弱等症皆属本病范畴。声带暗红、肿胀、粘膜肥厚、息肉、小结、声带麻痹、运动障碍等。

【方一】 耿鉴庭前桔杏苏汤

【组成】 前胡、杏仁、桔梗、射干各10克，苏叶、蝉衣、桔皮、甘草各6克，麻黄3克。

【治则】 散寒宣肺，清音利咽。

【证候】 风寒阻肺，郁滞咽关。

猝然声音不扬，嘶哑，甚或失音，喉痒，干咳少痰，伴有风寒表证。检查见声带肿胀，充血呈淡红色，声门闭合不全。

【按语】 肺为华盖，咽喉与肺密切相关，风寒阻肺，郁滞咽关，而发失音，本方前胡、杏仁、桔梗、麻黄、射干宣肺利咽止咳；蝉衣、桔皮理气通络。

【方二】 耿鉴庭加减宣痹汤

【组成】 乌扇、豆豉、大海、枇杷叶各10克，薄荷、蝉衣各5克，桔梗各6克，甘草4克。

【治则】 疏风清热，利喉开音。

【证候】 风热犯肺，邪滞咽关初起声音不扬，粗沉、沙哑，喉内干痒不适，灼热疼痛，咳嗽痰粘，全身见风热表证。检查见喉粘膜充血肿胀鲜红色，声门闭合不全。

【按语】 痰多加僵蚕；咳甚加桑皮、马兜铃；脘闷苔厚加莱菔子、郁金、枳壳；大便秘结加全栝楼、浙贝母；小便少加通草。

【方三】 耿鉴庭两子两石汤

【组成】 安南子、诃子肉、海浮石、枇杷叶各10克，西月石1克，桔梗5克，甘草6克。

【治则】 清热泻肺，利喉开音。

【证候】 痰热壅肺。

声嘶加重，甚至失音，喉痛、咳嗽痰黄，或吞咽困难，全身见肺胃热盛证。检查见喉粘膜及声带充血肿胀深红色，或声带粘膜下出血，表面有分泌物附着，声门闭合不全，或杓区粘膜肿胀深红，表面有黄白色脓点。

【按语】 脘闷而痛加木蝴蝶；痰热重加天竺黄；咳甚加杏仁、马勃；肺阴虚重加天冬；胃失冲和，加陈皮；肾虚而瘀血加血余炭；大便密加全栝楼；小便少加通草。

【方四】 谢强滋喉悦音饮加减

【组成】 蛇舌草10克，全瓜蒌10克，北沙参10克，五味子10克，乌梅10克，薄荷10克，木蝴蝶10克，山楂10克。

【治则】 滋阴润燥，利喉开音。

【证候】 肺肾阴虚，痰热内结。

声音沙哑，咽喉干燥，咽痒干咳，常欲“清嗓”。全身见肺肾阴虚证。检查见喉粘膜及室带、声带充血呈淡红，或暗红色，声带边缘增厚，或干燥，变薄，声门闭合不全。

【按语】 谢主任认为，慢性喉炎常因肺肾阴虚，虚火上炎，炼津为痰，喉失濡养所致。主要病机为阴虚痰热，多见于急性喉炎失治或误治，嗜食辛辣香燥之品者，或用嗓过度，好喜冷饮。蛇舌草清热利湿，解毒消肿；全瓜蒌清化热痰，利气宽胸，消肿散结；北沙参、五味子、乌梅补肺肾之阴，生津润燥；薄荷疏风利喉；木蝴蝶润喉开音；山楂消食化滞，祛瘀消肿。上述诸药，共滋阴润燥，利喉开音之效。

【方五】 干祖望四海汤

【组成】 昆布、海藻、海浮石各10克，海蛤粉30克，莱菔子10克，胆南星3克，蝉蜕10克，射干6克。

【治则】 攻坚化痰。

【证候】 痰瘀两凝。

本方主要用于肥厚性喉炎，属中医慢喉喑范畴，以声音嘶哑为主要症状，局部检查喉部粘膜弥漫性充血，以鲜红者少，暗红者多见，声带淡红色或黯红色，肥厚呈粒柱状，室带也肥厚，证属气滞血瘀痰凝。

【按语】 此方适用于气滞痰凝，声带肥厚型。

【方六】 干祖望活血开音汤

【组成】 红花5克，川芎3克，赤勺、当归各6克，落得打、天竺黄、僵蚕各10克，桔梗6克，甘草3克。

【治则】 活血化瘀。

【证候】 痰瘀两凝。

本方主要用于肥厚性喉炎，属中医慢喉喑范畴，以声音嘶哑为主要症状，局部检查喉部粘膜弥漫性充血，以鲜红者少，暗红者多见，声带淡红色或黯红色，肥厚呈粒柱状，室带也肥厚，证属气滞血瘀痰凝。

【按语】 此方适用于慢性肥厚型喉炎血瘀为主者。

【方七】 干祖望丹青三甲散

【组成】 三棱、莪术、穿山甲、土鳖虫、蝉蜕、鳖甲、昆布、海藻、桃仁、红花、落得打。

【治则】 破瘀化痰攻坚。

【证候】 痰瘀两凝。

本方主要用于肥厚性喉炎，属中医慢喉喑范畴，以声音嘶哑为主要症状，局部检查喉部粘膜弥漫性充血，以鲜红者少，暗红者多见，声带淡红色或黯红色，肥厚呈粒柱状，室带也肥厚，证属气滞血瘀痰凝。

【按语】 此方用于慢性肥厚型喉炎血瘀痰凝型皆重者。

【方八】 血府逐瘀汤加减

【组成】 桃仁10克，红花10克，枳壳10克，赤勺10克，川芎12克，柴胡10克，浙贝12克，生牡蛎20克，桔梗8克，莪术10克，郁金15克，地黄10克，蝉蜕6克，木蝴蝶15克，牛膝10克，甘草6克。

【治则】 疏肝解郁，活血化瘀。

【证候】 气滞血瘀。

本方主要用于声带息肉，声音嘶哑较甚，声带一侧或两侧赘生物，多灰白半透明，有时为红色、紫色，或淡红色。

【按语】 本方用于肝气郁结，气滞血瘀，脾失健运，聚湿成痰，痰瘀互结，用血府逐瘀汤加减，行气活血，祛痰散结。

（六）咽感觉异常

中医称梅核气，为临床常见病之一，“初起如梅核，在喉膈之间，吐不出，咽不下……”（《疮疡全书》）症状多与情志变化有关，表现为咽部异物感，空咽明显，如梅核、草梗之状，咯之不出，咽之不下，不妨碍饮食，或有咽部堵塞憋闷感，遇有情志刺激可致症状加重。咽、喉、食道检查均无异常发现：如咽粘膜不充血，淋巴滤泡无红肿，无新生物生长。相当于现代医学的咽部神经官能症、咽部感觉异常，也有“癔球”之称。

【方一】 耿鉴庭六花汤

【组成】 绿萼梅花、6克，佛手花4克，玫瑰花6克，金莲花6克，木香花3克，荠菜花10克，陈萝卜英12克。

【治则】 舒肝理肺，和中降气。

【证候】 情志郁结，肝失条达。

咽部异物感，如梅核、草梗之状，咯之不出，咽之不下，不妨碍饮食，或有咽部堵塞憋闷感，遇有情志刺激可致症状加重。咽、喉、食道等处检查无异常。全身可见精神抑郁，胸闷，胁胀善太息，腹胀纳呆便溏，失眠多梦，妇女常见有月经不调，舌暗，苔白腻，脉弦或弦滑。

【按语】 绿萼梅为主疏理肺肝；佛手花为辅治理肝脾，快膈化痰；金莲花、玫瑰花为佐前者清咽，后者兼入血分；木香花、荠菜花、陈萝卜英为使利肝和中，僻浊清脾，降气化痰。气滞化痰加橘络、郁金；愤怒悲伤太过加合欢皮、萱草叶。

【方二】 耿鉴庭香三香汤

【组成】 沉香4克，檀香3克，青皮6克，降香7克，郁金10克，乌扇10克，金橘叶10克。

【治则】 抑肝降气理脾。

【证候】 肝郁犯脾，上逆咽喉。

咽部异物感，如梅核、草梗之状，咯之不出，咽之不下，不妨碍饮食，或有咽部堵塞憋闷感，遇有情志刺激可致症状加重。咽、喉、食道等处检查无异常。全身可见精神抑郁，胸闷，胁胀善太息，腹胀纳呆便溏，失眠多梦，妇女常见有月经不调，舌暗，苔白腻，脉弦或弦滑。怒则气上，气阻咽喉，升多降少者。

【按语】 本方主治病欠，以降为主，沉香为主，降气并统领肝脾，檀香、青皮为辅，前者能调上焦气在胸膈之间，后者伐肝破气，能治多怒；降香、郁金为佐，前者为血中气药，后者又为入血分之气药；乌扇、金橘叶为使，引诸理气药直达咽喉，使阻塞之气得以疏泻。气逆不降加代赭石；抑郁不伸加川芎、木香、建兰叶；脘痛加木蝴蝶、娑罗子。

【方三】 耿鉴庭香苏抑气汤

【组成】 制香附10克，紫苏小茎6克，广陈皮7克，绿萼梅花6克，金橘皮7克，朱茯神10克，粉甘草4克，陈萝卜缨12克。

【治则】 疏肝理气，开郁化痰。

【证候】 痰气交结，上逆咽喉。

抑郁欠舒，咽中如有异物堵塞，或嗳气，或腹中胀痛、不思食，或头眩而痛，或神欠宁、卧不安。

【按语】 以香附为主，理气开郁，除烦消满；紫苏、橘皮为辅，紫苏宽中下气，橘皮和中祛满，化痰止呕；绿萼梅花、金橘皮为佐，绿萼梅花即白梅花，柔肝生津，金橘皮芳香走窜，共散胸膈之郁气，并以梅花之涩制香附、紫苏之散；茯神、陈萝卜缨为使，和中安神，缓急除烦，降气化痰。咽阻甚或呕秽加旋复花、代赭石；苔厚脘闷，饮食不香，加枳壳、青皮；大便干加全栝楼；过于紧张加合欢皮、萱草叶。

【方四】 旋覆代赭汤加减《伤寒论》

【组成】 旋覆花、半夏、党参各9克，代赭石24克，苏梗15克，炙甘草4.5克，生姜3片，大枣4枚。

【治则】 健脾降胃，开郁化痰。

【证候】 痰气交结，上逆咽喉。

抑郁欠舒，咽中如有异物堵塞，或嗳气，或腹中胀痛、不思食，或头眩而痛，或神欠宁、卧不安。

【按语】 本方适用于梅核气兼有胃脘痞闷，嗳气恶心者。

(七)耳胀耳闭

耳胀耳闭是以耳内胀闷堵塞感为主要症状的耳窍疾病。常兼有耳鸣及听力下降。耳胀:又叫耳胀痛,新病,耳内胀而兼痛(疼痛轻微)。耳闭:久病(耳胀反复发作或失治、误治),耳内如物阻隔,清窍闭塞(听力下降)。相当于急慢性非化脓性中耳炎(卡他性中耳炎、分泌性中耳炎、浆液性中耳炎、浆液-粘液性中耳炎、粘连性中耳炎、胶耳等)。检查:耳膜混浊内陷,初起充血,鼓室积液见液平面,后期可兼混浊,增厚或有灰白色斑块。

【方一】 四君子《太平惠民和剂局方》合玉屏风散《世医得效方》

【组成】 太子参、茯苓、白术、防风、辛夷、地龙、菖蒲、蝉蜕、蒲公英各10克,甘草、白芷各5克,薏苡仁15克。

【治则】 健脾渗湿,疏风通窍。

【证候】 脾气虚弱,邪毒久滞。

耳内胀闷堵塞感,日久不愈,听力逐渐下降,耳鸣嘈杂。检查:鼓膜内陷,浑浊,增厚,鼓膜穿刺可抽出积液。可伴有胸闷纳呆,腹胀便溏,肢倦乏力等。舌淡胖,脉滑数或细缓。

【按语】 四君子出自《太平惠民和剂局方》;玉屏风散《丹溪心法》。本方用于耳胀日久,风热邪毒渐弱,脾气渐虚。

【方二】 补中益气汤《脾胃论》

【组成】 黄芪15克,白术12克,升麻6克,柴胡6克,陈皮10克,党参15克,当归15克,石菖蒲12克,茯苓20克,通草10克,山楂15克,甘草6克。

【治则】 补中益气,升清降浊。

【证候】 脾气虚弱,邪毒久滞。

耳内胀闷堵塞感,日久不愈,听力逐渐下降,耳鸣嘈杂。检查:鼓膜内陷,浑浊,增厚,鼓膜穿刺可抽出积液。可伴有胸闷纳呆,腹胀便溏,肢倦乏力等。舌淡胖,脉滑数或细缓。

【按语】 补中益气汤培脾土补中气,升清阳降浊阴;加石菖蒲、茯苓、通草以防补而不受,旨在祛湿通络、聪耳开窍;山楂健胃化食,又助当归活血祛瘀开滞。

【方三】 补中益气汤加减《脾胃论》

【组成】 黄芪20克,白术10克,党参15克,当归10克,白花蛇舌草20克,忍冬藤15克,香附10克,柴胡9克,石菖蒲5克。

【治则】 补益肺脾,祛湿开窍。

【证候】 脾气虚弱,邪毒久滞。

耳内胀闷堵塞感,日久不愈,听力逐渐下降,耳鸣嘈杂。检查:鼓膜内陷,浑浊,增厚,鼓膜穿刺可抽出积液。可伴有胸闷纳呆,腹胀便溏,肢倦乏力等。舌淡胖,脉滑数或细缓。

【按语】 脾居中焦，有升清降浊之功，耳属清窍，喜清恶浊，故脾胃强健，升清降浊，则耳轻灵聪敏。补中益气汤健脾益气，该当归为全当归配伍香附加强行气活血作用；柴胡入少阳，石菖蒲升清行气通窍；白花蛇舌草、忍冬藤祛湿解毒通络，因甘能助湿，故去甘草。

【方四】 干祖望耳聋治肺汤

【组成】 麻黄 3 克，杏仁、葶苈子、防己石菖蒲各 10 克，甘草 3 克。

【治则】 宣肺泻热，疏通痞塞。

【证候】 肺经邪热，经气痞塞。

耳内胀闷堵塞感，低调耳鸣、听力下降，自声增强，可伴有轻微耳痛，哈欠、擤鼻、捏鼻鼓气、手指按耳门等可减轻耳部不适感。检查见外耳道正常，鼓膜轻度内陷，轻度充血（松弛部及锤骨柄），鼓膜可呈淡黄色、或橙红色、或琥珀色、或毛玻璃样。

【按语】 《温热经纬》曾曰“肺经之结穴在耳中，名曰聋葱，专主乎听。”麻黄、葶苈子一开肺卫之痞塞，一泻肺气之壅塞，二者合力，荡涤聋葱之痞塞，助肺行使清肃之权，并能利水清热，消除耳中之湿。杏仁降气润燥，防己苦寒泻降，一助开泻肺气，一助利水清热。石菖蒲开窍通经。全方药少力悍，疗效确切。

【方五】 干祖望调压流气饮

【组成】 木香 3 克，苏梗、青皮各 6 克，枳壳、大腹皮各 10 克，乌药 3 克，石菖蒲 10 克，柴胡 3 克，荆芥 15 克。

【治则】 行气开郁，疏导气机。

【证候】 肺经郁闭，气机失调。

耳内胀闷堵塞感，耳内微痛，耳鸣如机器声，自听增强，重听。患者烦躁易怒，口苦口干，胸胁苦闷。检查鼓膜内陷，周边轻度充血，或见液平面，鼓膜穿刺可抽出黄色胶粘稠的积液。鼓室压图多为 B 型。

【按语】 木香、苏梗、青皮、枳壳、大腹皮、乌药行气散郁，以通壅滞，石菖蒲通经开窍，柴胡、荆芥引药上行，止抵聋葱。

【方六】 董凤增益气聪耳方

【组成】 龙胆草、黄芩、升麻、葛根、黄芪、当归、柴胡，生地、苍耳子、辛夷各 10 克，金银花 18 克，泽泻 12 克，栀子 9 克。

【治则】 清泻肝火，祛湿利水，升举清阳。

【证候】 肝火郁滞。

【按语】 龙胆草、黄芩、柴胡、栀子疏肝解郁泻经脉之郁火；升麻、葛根、黄芪、苍耳子、辛夷益气升清，宣通耳窍；金银花清余热、去积邪；泽泻利湿；当归、生地活血祛瘀。

（八）脓耳

脓耳是指以鼓膜穿孔、耳内流脓听力下降为主要表现的中耳疾病。发病有急慢之分，急者为病之初起，可兼有发热、耳痛等症状，若治疗及时、正确，可得痊愈，流脓消失（干耳）、穿孔可望愈合。慢性者病程长，间歇性流脓，鼓膜不能愈合，妨碍听力，甚至出现严重并发症，危及生命。急慢脓耳分别相当于急、慢性化脓性中耳炎。

【方一】 肾气丸加减《金匮要略》

【组成】 熟附子 8 克，熟地、山药、茯苓各 15 克，山芋肉、泽泻、丹皮、鱼腥草、地肤子各 12 克，皂角刺 10 克。

【治则】 益肾培元，清利湿热。

【证候】 肾元亏虚，湿热停聚。

耳流脓缠绵不愈，脓少臭秽，或呈块状，或呈白色豆腐渣样，耳鸣耳聋。全身见有头晕耳鸣、腰膝酸软、心烦多梦、手足心热、遗精盗汗、舌红少苔脉细数等。检查时见鼓膜松弛部或紧张部边缘性穿孔，鼓室内有肉芽或息肉，或有白色豆渣样分泌物，外耳道内有污秽分泌物。乳突 X 线片显示有骨质破坏区。听力检查呈传导性或混合性耳聋。

【按语】 王教授认为，耳鼻喉疾病发生和发展，是邪正相争的过程，而正气与邪气相互消长，则决定了疾病的变化与转归，并主张扶正与祛邪辨证统一。虚性脓耳，肾元亏虚，邪毒停聚，故肾气丸益肾培元，加鱼腥草、地肤子、皂角刺清利湿热，全方攻补兼施，切中病机。

【方二】 参苓白术散合益气聪明汤加减《太平惠民和剂局方》、《证治准绳》

【组成】 党参 10 克，白术 6 克，茯苓、白扁豆、山药、薏苡仁各 15 克，柴胡 6 克，升麻 3 克，菊花、枸杞子各 10 克。

【治则】 健脾渗湿，益气开窍。

【证候】 宗气内怯，耳失温养。

耳流脓日久，时轻时重，脓液稀薄或粘白，量多，无臭味，耳鸣耳聋。全身见有面色无华，头痛头晕，倦怠乏力，食少腹胀便溏，舌淡胖、边有齿痕、苔白、脉缓无力等脾虚症状。检查时见鼓膜紧张部中央性大穿孔，鼓室粘膜肿胀色淡，有稀薄脓液。听力检查为传导性耳聋。

【按语】 清阳不升，湿浊上蒙，耳内流脓不止。故治疗宜升清益气，健脾渗湿。

【方三】 二妙丸加减

【组成】 苍术 4 克，黄柏 6 克，车前子 10 克，泽泻 6 克，苦丁茶薏苡仁、夏枯草、金银花、菊花各 10 克。

【治则】 清热利湿。

【证候】 肝胆湿热。

耳内疼痛加剧，跳痛或刺痛，脓出痛减。全身见有发热、口苦咽干、便秘、尿赤、舌红苔黄腻、脉弦数等，小儿可见高热、啼哭、烦躁不安、拒食等。此时检查可见鼓膜弥漫性充血，色鲜红或深红，外突，有穿孔，穿孔处有闪烁状或涌泉状脓液流出，脓液稀薄或黄稠，量多，听力检查为传导性耳聋

【按语】 慢性化脓性中耳炎病程虽久，若无虚象仍宜从肝胆论治，清热利湿。

(九)耳鸣、耳聋

耳鸣耳聋可单为一病，也可为一症状，本节所讲的是以耳鸣耳聋为主要症状的疾病。耳鸣是指耳内自觉鸣响，而周围环境中并无相应声源，可妨碍听觉。耳聋是指不同程度的听力障碍，甚至失听。本病相当于现代医学的感音神经性耳聋、混合型耳聋及耳鸣。

【方一】 二陈汤《太平惠民和剂局方》

【组成】 太子参15克，白术10克，茯苓15克，薏苡仁10克，白扁豆30克，天竺黄、桔梗、沙参各10克，甘草3克。

【治则】 健脾化痰，培土生津。

【证候】 痰浊蒙蔽，清阳难升。

耳鸣耳聋暴发，每因饮酒或过食辛辣肥甘炙煿而加重，耳鸣声宏而粗，或呈呼呼风声，或如机器轰鸣声，持续不歇。伴有头昏头重，胸脘满闷，恶心呕吐，大便不爽，舌红苔黄腻，脉滑数。

【按语】 《素问·阴阳类论篇》“咽喉干燥，病在脾土”，治疗可健脾化痰，培土生津以利咽喉。

【方二】 银翘散合通气散

【组成】 金银花、连翘、淡竹叶、淡豆豉、荆芥、牛子各10克，薄荷川芎、香附、桔梗、柴胡各6克，甘草3克。

【治则】 疏风清热，散邪通窍。

【证候】 风邪闭窍。

突起耳鸣耳聋，耳鸣如吹风样，听力下降，或有耳胀闷感。或发于急性热病(传染病)之后，如风疹、流感、腮腺炎、耳带状疱疹等。伴有发热、头痛、咽痛、咳嗽、眩晕、恶心、呕吐、面瘫等症，舌红，苔薄白或薄黄，脉弦数。检查时见鼓膜正常，或轻度充血。单侧或双侧感音神经性耳聋，听力损失多较重。

【按语】 《温热经纬》曰：“肺经之结穴在耳中，名曰笼葱，专主呼听。”《医学入门》曰：“肺主气，一身之气贯于耳，故能听声。”耳与肺的关系密切，故治疗可从肺经论治。

【方三】 柴胡聪耳汤

【组成】 柴胡，连翘、当归、人参、水蛭、䗪虫、麝香、炙甘草。

【治则】 清解邪毒，导滞通窍，疏通少阳。

【证候】 肝郁化火，壅闭耳窍。

耳鸣耳聋，耳鸣如闻潮声，或如风雷声，时轻时重，每于郁怒之后而突发或加重。可伴有耳胀痛，头晕头痛，面红目赤，口苦咽干，夜寐不宁，烦躁不安，胁肋胀痛，便秘尿赤，舌红苔黄脉弦数有力。

【按语】 此为王永钦教授治疗暴聋的临床经验，认为虽历代医家多讲“暴聋多实”，然本病属虚或虚实错杂者不乏其例。故临证当师古而不泥古，据证而治。正气不虚去人参，以免滞邪；口苦甚加黄芩、清泻胆热；耳聋甚或耳内闷胀加香附、川芎、葛根行气通络开窍；头痛不适加菊花、蔓荆子清利头目。

【方四】 丹栀逍遥散《内科摘要》

【组成】 丹皮、栀子、柴胡、白芍、当归、茯苓、薄荷、葱、生姜、甘草。

【治则】 疏肝解郁，清火开闭。

【证候】 肝郁化火，壅闭耳窍。

耳鸣耳聋，耳鸣如闻潮声，或如风雷声，时轻时重，每于郁怒之后而突发或加重。可伴有耳胀痛，头晕头痛，面红目赤，口苦咽干，夜寐不宁，烦躁不安，胁肋胀痛，便秘尿赤，舌红苔黄脉弦数有力。

【按语】 肝郁初期，尚未化火，以至卒聋，或热象不显者，去丹皮、栀子，合用柴胡疏肝散和通气散，以助疏肝理气开闭之力。

【方五】 龙胆泻肝汤《医宗金鉴》

【组成】 龙胆草、栀子、知母各 6 克，黄芩、升麻、柴胡，葛根、菖蒲、猪苓、泽泻、白术各 10 克，磁石 20 克。

【治则】 清利肝胆湿热。

【证候】 肝郁化火，壅闭耳窍。

耳鸣耳聋，耳鸣如闻潮声，或如风雷声，时轻时重，每于郁怒之后而突发或加重。可伴有耳胀痛，头晕头痛，面红目赤，口苦咽干，夜寐不宁，烦躁不安，胁肋胀痛，便秘尿赤，舌红苔黄脉弦数有力。

【按语】 肝胆湿热循经搏结耳窍，可致耳胀耳鸣耳聋，故治疗宜疏通肝胆，清利湿热。

【方六】 桂甘龙牡汤加味《伤寒论》

【组成】 桂枝 6 克，炙甘草 10 克，煅龙牡各 15 克，白薇 10 克，百合 15 克，五味子 3 克，甘松 6 克，合欢皮 15 克。

【治则】 补心温通，镇慑安神。

【证候】 心失所养，心阳不展。

耳鸣失聪，寐差梦多，精神萎靡，口干乏味食少，心烦心慌，记忆力减退，易汗，四肢清冷，舌红无苔，脉沉细。

【按语】 肾开窍于耳，心寄窍于耳，清，张璐云，盖肾治内之阴，心治外之阳，和天地之道，精气无不变通，故清静精明之气，上走空窍，耳受之而听聪矣。原方温通镇慑；加百合、五味子滋养阴液；白薇治虚烦；合欢皮解忧；甘松醒胃；陈老力主滋阴而不腻，养阴不忘通阳，寓通于补。

【方七】 李书良消鸣聪耳汤

【组成】 葛根10克,山楂30克,骨碎补12克,川芎10克,黄精30克,太子参10克,天麻10克,石菖蒲10克,钩藤10克,甘草6克。

【治则】 开发清阳,活血化瘀。

【证候】 清阳不升,瘀血内阻。

耳鸣耳聋,时轻时重,遇劳则甚,每于蹲位起立时突然加重,并伴有脑海耳窍中有空虚发凉的感觉,全身伴见倦怠乏力、纳呆腹胀、面色萎黄、大便溏薄,舌淡胖,苔薄白,脉虚弱。

【按语】 虚烦不眠,加枣仁、夜交藤;耳鸣甚加重磁石;眩晕甚加菊花、苍术、白蒺藜;高血压加杜仲、牛膝。葛根、山查、川芎、石菖蒲活血化瘀,通络开窍;骨碎补、黄精、太子参补肾益精;钩藤、枣仁、磁石安神聪耳。

【方八】 补中益气汤《脾胃论》

【组成】 党参12克,黄芪15克,白术10克,当归10克,陈皮8克,升麻6克,柴胡10克,石菖蒲10克,砂仁6克,甘草5克。

【治则】 益气健脾,提升清阳。

【证候】 清阳不升,瘀血内阻。

耳鸣耳聋,时轻时重,遇劳则甚,每于蹲位起立时突然加重,并伴有脑海耳窍中有空虚发凉的感觉,全身伴见倦怠乏力、纳呆腹胀、面色萎黄、大便溏薄,舌淡胖,苔薄白,脉虚弱。

【按语】 脾胃虚弱,清阳不升,气血不足,耳窍失养则耳鸣耳聋。治疗当健脾调胃,补中益气,脾生精微,则九窍通利。兼配针刺听宫、翼风使通畅耳之经气。

【方九】 归脾汤《济生方》

【组成】 白术12克,茯苓12克,黄芪15克,龙眼肉10克,酸枣仁30克,党参15克,炙甘草10克,当归12克,远志6克,木香6克。

【治则】 补益心脾,养血聪耳。

【证候】 清阳不升,瘀血内阻。

耳鸣耳聋,时轻时重,遇劳则甚,每于蹲位起立时突然加重,并伴有脑海耳窍中有空虚发凉的感觉,全身伴见倦怠乏力、纳呆腹胀、面色萎黄、大便溏薄,舌淡胖,苔薄白,脉虚弱。

【按语】 耳鸣甚加磁朱丸,安神息鸣。

【方十】 耳聋左磁丸《重订广温热论》

【组成】 枸杞子、磁石各30克,白术、熟地、泽泻、煅龙牡、山芋肉、茯苓、葛根、钩藤各10克,菊花5克,丹皮6克,山药15克。

【治则】 滋阴潜阳。

【证候】 肝肾阴虚。

耳鸣耳聋由轻渐重,鸣声尖细如蝉鸣或飞蚊声,持续不歇,安静时尤甚,劳累或房劳之后症状加重。偏于肾阴虚则头晕目眩，腰膝酸软，五心烦热，遗精盗汗，夜寐不宁，舌红少苔脉细数；偏于肾阳虚则形寒肢冷，面色㿠白，夜尿频多，阳痿，舌淡胖，苔薄白，脉沉细。

【按语】 此方用于肝肾阴虚，耳窍失养，虚火上炎所致耳鸣耳聋。

【方十一】 大补阴丸《丹溪心法》

【组成】 熟地30克，龟板30克，炒知柏各10克，黄芪20克，当归尾15克，煅磁石20克，丹参20克，石菖蒲15克，蝉蜕10克，柴胡15克，怀牛膝30克，鹿角20克，枸杞子15克，菊花10克，甘草10克，桑寄生40克。

【治则】 滋补肝肾，益精潜阳。

【证候】 肝肾阴虚。

耳鸣耳聋由轻渐重，鸣声尖细如蝉鸣或飞蚊声，持续不歇，安静时尤甚，劳累或房劳之后症状加重。偏于肾阴虚则头晕目眩，腰膝酸软，五心烦热，遗精盗汗，夜寐不宁，舌红少苔脉细数；偏于肾阳虚则形寒肢冷，面色㿠白，夜尿频多，阳痿，舌淡胖，苔薄白，脉沉细。

【按语】 耳为清阳之窍，故应适当选用升清通窍之药如柴胡、升麻、葛根升清；菖蒲、蝉蜕、白芷通窍。另外应适当加活血药如当归、丹参等。磁石有重镇安神，平肝潜阳，聪耳明目之效。

【方十二】 董凤增葛根合剂方

【组成】 葛根18克，黄精、黄芪各15克，川芎、丹参、女贞子、枸杞子、泽泻各10克，菊花12克。

【治则】 滋肾填精，益气活血。

【证候】 肝肾阴虚。

耳鸣耳聋由轻渐重，鸣声尖细如蝉鸣或飞蚊声，持续不歇，安静时尤甚，劳累或房劳之后症状加重。偏于肾阴虚则头晕目眩，腰膝酸软，五心烦热，遗精盗汗，夜寐不宁，舌红少苔脉细数；偏于肾阳虚则形寒肢冷，面色㿠白，夜尿频多，阳痿，舌淡胖，苔薄白，脉沉细。

【按语】 女贞子、枸杞子、黄精、黄芪益肾填精；葛根、川芎、丹参益气活血；黄芪大补元气，气足而血行；泽泻泻肾浊；菊花清利头目。

【方十三】 滋阴地黄汤

【组成】 熟地、山药、山芋肉、泽泻各15克，丹皮、茯苓、当归、白芍、川芎、知母、石菖蒲各15克黄柏、远志各15克。

【治则】 益精补肾，降火开聋。

【证候】 肝肾阴虚。

耳鸣耳聋由轻渐重，鸣声尖细如蝉鸣或飞蚊声，持续不歇，安静时尤甚，劳累或房劳之后症状加重。偏于肾阴虚则头晕目眩，腰膝酸软，五心烦热，遗精盗汗，夜寐不宁，舌红少苔脉细数；偏于肾阳虚则形寒肢冷，面色白，夜尿频多，阳痿，舌淡胖，苔薄白，脉沉细。

【按语】 耳鸣甚加磁朱丸，安神息鸣。

【方十四】 血府逐瘀汤加减《医林改错》

【组成】 桃仁15克，红花12克，柴胡15克，白芍10克，赤勺15克，牛膝20克，川芎12克，当归10克，地黄15克，枳壳15克，桔梗6克，葛根15克，石菖蒲15克，甘草6克，黄芪20克，党参15克，白术10克。

【治则】 疏肝解郁，活血化瘀。

【证候】 气滞血瘀，耳窍闭阻。

耳鸣耳聋，时轻时重，遇劳则甚，每于蹲位起立时突然加重，并伴有脑海耳窍中有空虚发凉的感觉，全身伴见倦怠乏力、纳呆腹胀、面色萎黄、大便溏薄，舌淡胖，苔薄白，脉虚弱。

【按语】 用血府逐瘀汤加减，可行气活血，祛痰散结。黄芪、党参、白术益气；桃仁、红花、赤勺、牛膝、川芎活血；柴胡入少阳轻清行气；枳壳、石菖蒲行气通窍；桔梗引诸药上行入耳窍，使气行血活；白芍柔肝并防桃红之类削伐太过；甘草调和诸药。

【方十五】 干祖望化瘀聪听丸

【组成】 肉桂10克，土鳖虫10克，当归15克，乳香3克，红花6克，鳖甲15克，落得打12克，川芎12克，地龙15克，三七3克，甘草5克。

【治则】 活血化瘀。

【证候】 气滞血瘀，耳窍闭阻。

耳鸣耳聋，时轻时重，遇劳则甚，每于蹲位起立时突然加重，并伴有脑海耳窍中有空虚发凉的感觉，全身伴见倦怠乏力、纳呆腹胀、面色萎黄、大便溏薄，舌淡胖，苔薄白，脉虚弱。

【按语】 干老认为瘀滞听宫为急性突发性耳聋及慢性进行性耳聋的主要病因病机，故活血化瘀为其主要治疗原则。

【方十六】 通窍活血汤《医林改错》

【组成】 桃仁15克，红花6克，赤勺15克，川芎12克，老葱6克，生姜三片，麝香1克，红枣5枚。

【治则】 活血化瘀，通络开窍。

【证候】 气滞血瘀，耳窍闭阻。

耳鸣耳聋，时轻时重，遇劳则甚，每于蹲位起立时突然加重，并伴有脑海耳窍中有空虚发凉的感觉，全身伴见倦怠乏力、纳呆腹胀、面色萎黄、大便溏薄，舌淡胖，苔薄白，脉虚弱。

【按语】 耳聋甚或耳内闷胀合用通气散，加鸡血藤、丹参、通草行气活血通络开窍；心烦加栀子、枣仁清心安神；少气乏力，聋久不愈，脉缓无力，用补阳还五汤，益气活血通窍。

二、病名

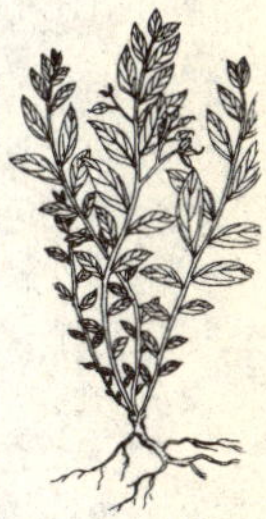

(一)鼻疖

鼻尖、鼻翼、鼻部皮肤鼻前庭部的毛囊,皮脂腺的急性化脓性炎症(金黄色葡萄球菌所致)。中医又称鼻疔,指发生在鼻尖、鼻翼及鼻前庭部位的疖肿,局部有疼痛、灼热感。鼻部有丰富的血管网,且静脉内无瓣膜,血液可以上下流通,鼻疖如经挤压,感染扩散可经小静脉引起海绵窦血栓性静脉炎,是严重的颅内并发症。

【方一】 耿鉴庭解毒拔疔汤

【组成】 鲜菊叶 12 克,苍耳草 10 克,紫地丁 6 克,七叶一枝花 6 克,黄芩 10 克,金莲花 6 克,甘草 4 克。

【治则】 清热解毒,排脓拔疔。

【证候】 肺经火热,邪毒外侵。

病初起,鼻尖或鼻前庭处轻度灼热、疼痛,或麻或痒。继则肿痛较甚。检查见患处皮肤局限性红肿,粟粒样隆起,根脚坚硬,如钉钉之状,脓成疮顶有黄白色脓点。全身可见发热,头痛,周身不适等。舌红苔薄白或薄黄,脉数。

【按语】 此方均为清热解毒之品,合之能排脓拔疔,分之有一般解毒拔疔者,又有专门入肺走鼻治疗者。

【方二】 张赞臣鼻疔方

【组成】 赤勺、丹皮、芙蓉花、菊花各 9 克,金银花、紫花地丁各 12 克,绿豆壳 18 克,甘草 3 克。

【治则】 清热解毒消散。

【证候】 热毒内蕴。

鼻翼红肿,突起,疼痛波及齿唇,鼻部局限性红肿,触痛,形小根深,坚如硬钉,顶有黄白色脓点。

【按语】 可配合芙蓉散外用(芙蓉叶 500 克,赤豆粉、陈小粉各 60 克,炒焦黄,研细备用)。

(二)鼻前庭炎

是指鼻前庭皮肤红肿,糜烂、灼痒、结痂,反复发作,经久不愈为特征的病症。中医称鼻疳。急性者局部有疼痛、灼热感,鼻前庭及其附近的上唇皮肤呈弥漫性红肿糜烂,并有浆液渗出。慢性者,鼻内发痒、发干、发热或有异物感,鼻毛常脱落,鼻前庭皮肤增厚,有皲裂及结痂,鼻前孔常被痂皮堵塞,影响呼吸。

【方一】 耿鉴庭泻白靖鼻汤

【组成】 桑白皮 9 克,菊花 9 克,地骨皮 12 克,黄芩 9 克,金莲花 6 克,黄连 6

克，甘草6克。

【治则】 清肺泻热，燥湿解毒。

【证候】 肺经蕴热，邪毒外侵。

鼻部灼热疼痛，或瘙痒，可反复发作，时轻时重，缠绵难愈。查：鼻前庭内皮肤红肿，常有浅表糜烂或裂缝，甚至有湿疹样变化，鼻前庭皮肤增厚，有皲裂及结痂，剥落痂皮常引起出血。其全身症状每显肺火之象，寸脉大，舌红，苔腻。

【按语】 桑白皮、地骨皮为主药泻肺火，清肺经湿热、菊花、金莲花为辅清热解毒；、黄芩、黄连为佐清热解毒燥湿；甘草为使，既能调和诸药，有能清热解毒。有脓性分泌物可加天花粉、金银花；痰多加浙贝母、桔梗；便密加麻仁。

【方二】 张赞臣鼻疮方

【组成】 牛子、赤勺、丹皮、芙蓉花、金银花、连翘、黄芩、菊花各9克，薄荷、甘草各3克。

【治则】 疏风清热解毒。

【证候】 风热上攻。

鼻前庭灼热感，发痒疼痛，舌红苔黄脉数；检查见皮肤潮红，糜烂，流黄水或结痂，皲裂，鼻毛脱落。

【按语】 可配合芙蓉散外用（芙蓉叶500克，赤豆粉、陈小粉各60克，炒焦黄，研细备用）。

（三）干燥性、萎缩性鼻炎

指鼻内干燥、鼻塞、鼻气腥臭，肌膜萎缩，鼻腔宽大为特征的疾病。本病相当于萎缩性鼻炎，多见于青壮年，女性多于男性，月经期及妊娠期重，多见于寒冷地区及营养不良地带，冬季症状重。病变主要发生在鼻腔，也可波及咽喉及鼻咽部。中医称鼻槁，槁，草木干枯之意。鼻干，有时发痒，或有灼热感，鼻腔可出血。检查：鼻中隔前下部、下鼻甲、中鼻道前端黏膜表面干燥，甚至干痂附着，病久病情较重者鼻中隔可见溃疡。

【方一】 耿鉴庭滋阴润鼻汤

【组成】 天冬15克，麦冬12克，玉竹15克，黑芝麻20克。

【治则】 滋阴润燥。

【证候】 阴虚肺燥。

鼻内干燥，灼热疼痛，涕痂带血。舌红苔薄黄少津，脉细数。检查鼻粘膜充血干燥，或有痂块。

【按语】 天冬为主，滋阴润燥，清金降火，肃降升清；麦冬为辅，协助主药，加强润灶清肺作用；玉竹为佐，养阴生津，有强壮作用；黑芝麻为使，既有润养作用，且能协同诸药，使其作用持久，缓缓生效。若见肾阴虚，可加女贞子、地黄；若兼见肝阳亢象，加绿萼梅花、菊花；若有燥裂出血，可加墨莲草、仙鹤草。

【方二】 耿鉴庭滋阴润鼻加味汤

【组成】 天冬15克,麦冬12克,玉竹15克,黑芝麻20克,黄精15克,沙参15克,地黄12克,当归15克。

【治则】 滋肾养阴润燥。

【证候】 肺肾阴虚。

鼻内干燥灼热感,嗅觉障碍,擤鼻易出血,或涕中带有血丝,有臭味。检查见鼻粘膜干燥,萎缩变薄下鼻甲萎缩,鼻腔宽大,可能直视鼻咽部,或鼻腔有黄绿色脓痂,或有少许血丝,粘膜糜烂。舌红少苔脉细数。

【按语】 可加冬虫夏草、肉苁蓉润肺兼补肾。

【方三】 蒋中晋滋阴润鼻汤汤

【组成】 天花粉15克,麦冬15克,玉竹15克,生地15克,石斛30克,玄参30克,甘草6克。

【治则】 滋阴生津,清热润鼻。

【证候】 肺肾阴虚。

鼻内干燥灼热感,嗅觉障碍,擤鼻易出血,或涕中带有血丝,有臭味。检查见鼻粘膜干燥,萎缩变薄下鼻甲萎缩,鼻腔宽大,可能直视鼻咽部,或鼻腔有黄绿色脓痂,或有少许血丝,粘膜糜烂。舌红少苔脉细数。

【按语】 肾阴虚加女贞子、制首乌;肝阴虚加枸杞子、白芍、菊花;涕中夹血丝加仙鹤草、墨旱莲。

(四)变应性鼻炎

本病发作急骤,来势突然,以鼻痒、流清涕、频频喷嚏为主证的一种常见病、多发病。随着气候、环境的变化,发病率越来越高。现代医学认为本病是由于机体免疫功能失调,对某些吸入的变应原(过敏原)敏感性增高所致的变态反应,称此病为“变应性鼻炎”。中医称鼻鼽。特点:鼻痒,阵发性鼻痒,多为先发症状,有时眼部,咽喉,软腭,硬腭或面颊部颈前等处作痒。喷嚏:痒后连着打喷嚏,少则一次几个,多则一次几十个,流清鼻涕:(急性反应期)流大量清水鼻涕,合并感染征,鼻涕可呈粘脓性。鼻塞:程度轻重不一。上述症状轻重在急性反应期都应当有,间歇期症状随即消失如常人。

【方一】 耿鉴庭御风健鼻汤

【组成】 苍耳子6克,蝉蜕6克,防风10克,白蒺藜10克,肥玉竹10克,甘草4克,薏苡仁12克,百合12克。

【治则】 强壮御风,祛风健鼻。

【证候】 卫气虚弱,风邪侵袭。

鼻窍奇痒,喷嚏频作,流清水样涕,鼻塞,遇冷风即发,嗅觉减退。全身见眼痒、咽痒,恶风怕冷,易感冒,咳嗽痰稀,舌淡,苔薄白,脉虚弱。检查时见鼻粘膜色苍白或灰兰色,下鼻甲肿胀,鼻道内有大量清水样分泌物,用麻黄素收敛敏感。

【按语】 苍耳子、蝉蜕为主祛风脱敏；防风、白蒺藜为辅协助主药御风；肥玉竹、甘草为佐，强壮体力，振作自身防御功能；薏苡、百合为使，均能保肺，百合又有能止涕泪作用。

【方二】 蒋中晋御风健鼻汤

【组成】 炙黄芪6克，防风10克，玉竹10克，百合10克，蝉衣6克，白蒺藜10克，鹅不食草10克，猪茯苓各10克，丝瓜络10克，甘草12克。

【治则】 固卫御风，脱敏健鼻。

【证候】 卫气虚弱，风邪侵袭。

鼻窍奇痒，喷嚏频作，流清水样涕，鼻塞，遇冷风即发，嗅觉减退。全身见眼痒、咽痒，恶风怕冷，易感冒，咳嗽痰稀，舌淡，苔薄白，脉虚弱。检查时见鼻粘膜色苍白或灰兰色，下鼻甲肿胀，鼻道内有大量清水样分泌物，用麻黄素收敛敏感。

【按语】 脾虚加白术、山药；头痛加白芷、肾阳虚加肉苁蓉；清涕多加车前子；鼻粘膜暗红加当归。

【方三】 蔡氏抗敏鼻炎方

【组成】 黄芪30克、白术、防风、沙参、麦冬各12克，五味子、桔梗、辛夷花、苍耳子各9克，甘草6克。

【治则】 补益正气，祛风通窍。

【证候】 肺脾虚损，邪滞鼻窍。

鼻痒，喷嚏频作，鼻流清涕，鼻塞，嗅觉减退。全身见头昏头重，神疲气短，畏寒，纳差便溏，舌淡胖，边有齿痕，苔白，脉濡弱。局部检查见鼻粘膜水肿，呈苍白色或灰兰色，或中鼻甲呈息肉样变，鼻腔内有多量清涕或白粘涕。

【按语】 肺气亏虚，卫外失固，风热之邪乘虚而入，侵犯皮毛和鼻窍而致。《内经》谓："邪之所凑，其气必虚"。强调扶正与祛邪并重，治宜益气固卫，清热祛风，抗过敏通窍止痛。方中黄芪为君，白术为臣，二者甘温健脾补肺，且二药均具有双相调节作用，能增强免疫力；沙参、麦冬、五味子酸甘化阴生津，共奏扶正固本之功；辛夷花、苍耳子、防风、桔梗、甘草辛苦温，开泻肺气，祛风邪，通鼻窍。组方补益正气，祛风通窍，标本兼顾。

【方四】 补中益气汤

【组成】 炙黄芪15克，白术15克，党参10克，当归10克，陈皮6克，升麻5克，炙甘草10克，地龙5克，细辛3克，五味子10克。

【治则】 健脾益气，升清散寒。

【证候】 肺脾虚损，邪滞鼻窍。

鼻痒，喷嚏频作，鼻流清涕，鼻塞，嗅觉减退。全身见头昏头重，神疲气短，畏寒，纳差便溏，舌淡胖，边有齿痕，苔白，脉濡弱。局部检查见鼻粘膜水肿，呈苍白色或灰兰色，或中鼻甲呈息肉样变，鼻腔内有多量清涕或白粘涕。

【按语】 鼻为血脉多聚之处，乃多气多血之窍。阳明胃脉起自鼻根，有"经络所至专属阳明”(《景岳全书》)之说。脾升清，鼻属清窍，有赖清气的温养，故脾气健旺，升举清阳，清气通鼻，鼻得清气之温煦，方能保持清虚通畅之性。正如《东垣试效方·卷五·鼻门·鼻不闻香臭论》所云：“若因饥饱劳役，损伤脾胃，生发之气既弱，其营运之气不能上升，邪害空窍，故不利而不闻香臭也。宜养胃气，使营运阳气，宗气上升，鼻则通矣。”

【方五】 张泽民益气温阳方

【组成】 补骨脂15克，益智仁15克，巴戟天15克，黄芪15克，防风15克，白术15克，桂枝15克，芍药15克，红枣15克，细辛15克，桔梗15克，甘草3克。

【治则】 益气温阳。

【证候】 气虚阳微。

喷嚏频频，鼻流清涕，鼻塞，嗅觉迟钝，常年发作，遇寒尤甚，多于晨起时发作。全身见形寒肢冷，面色㿠白，咳嗽，痰稀，腰膝酸软，夜尿清长，舌淡苔薄白，脉沉细。检查时见鼻粘膜苍白水肿，或下鼻甲呈桑椹样变，或中鼻甲息肉样变，或有息肉，鼻道内有清稀分泌物。

【按语】 本病发生以脏腑功能失调，尤以肺虚为主，兼以脾肾虚，风寒、气候突变或异气、异味刺激为其诱因，久病导致气虚阳微。补骨脂、益智仁、巴戟天补肾温阳，黄芪、防风、白术益气固表，桂枝、芍药、红枣、细辛、桔梗、甘草为桂枝汤意，温经散寒，调和营卫。鼻痒加紫草、茜草、旱莲草。

【方六】 真武汤《伤寒论》

【组成】 茯苓、芍药、白术、生姜、附子。

【治则】 温肾壮阳，散寒利水。

【证候】 气虚阳微。

喷嚏频频，鼻流清涕，鼻塞，嗅觉迟钝，常年发作，遇寒尤甚，多于晨起时发作。全身见形寒肢冷，面色㿠白，咳嗽，痰稀，腰膝酸软，夜尿清长，舌淡苔薄白，脉沉细。检查时见鼻粘膜苍白水肿，或下鼻甲呈桑椹样变，或中鼻甲息肉样变，或有息肉，鼻道内有清稀分泌物。

【按语】 鼻鼽症见大量清水样鼻涕，鼻黏膜苍白水肿，证属肾脏虚寒，治当温肾壮阳，散寒利水。鼻痒喷嚏重加麻黄、荆芥、防风或蝉衣、地龙、僵蚕等祛风通络，鼻塞重加木通、泽泻、砂仁等祛湿通窍，鼻涕多加五味子、乌梅等酸敛收涩。

【方七】 四神丸加减《内科摘要》

【组成】 补骨脂、山药各12克，肉豆蔻、五味子各6克，吴茱萸2克，大枣30克，白术、防风各10克，甘草5克，生姜3片。

【治则】 温肾暖脾，止嚏止涕。

【证候】 气虚阳微。

喷嚏频频，鼻流清涕，鼻塞，嗅觉迟钝，常年发作，遇寒尤甚，多于晨起时发作。全身见形寒肢冷，面色㿠白，咳嗽，痰稀，腰膝酸软，夜尿清长，舌淡苔薄白，脉沉细。

检查时见鼻粘膜苍白水肿，或下鼻甲呈桑椹样变，或中鼻甲息肉样变，或有息肉，鼻道内有清稀分泌物。

【按语】 干老认为喷嚏责肾，本证属脾肾阳虚，补骨脂补命门之火，以温养脾阳；吴茱萸温中散寒；肉豆蔻温肾暖脾；五味子酸敛固涩；生姜助吴茱萸温胃散寒；大枣补僻养胃；加山药、白术健脾；防风祛风；甘草补虚调和诸药。

（五）鼻窦炎

中医鼻渊。以鼻流浊涕为基本病理特征的常见多发鼻病，常伴头痛、鼻塞、不闻香臭等症状。检查：急性鼻窦炎，下、中鼻甲粘膜充血肿胀，色鲜红，收敛敏感，黄脓涕自嗅裂或中鼻道内流出，量多，病窦附近相应的软组织及皮肤可出现红肿及压痛。慢性鼻窦炎，鼻粘膜暗红色，或淡红，下甲肿胀或肥厚，中甲肥大或呈息肉样变，用麻黄素收敛不敏感，中鼻道或嗅裂处可有粘脓涕，量一般不多，局部压痛不明显，无红肿。

【方一】 川芎茶调散合苍耳子散

【组成】 辛夷10克，白芷10克，苍耳子10克，川芎15克，苦丁茶10克，荆芥6克，防风6克，蔓荆子10克，鱼腥草30克，蒲公英10克，菊花30克，升麻10克。

【治则】 疏风清热。

【证候】 邪滞肺经。

鼻流浊涕，常伴头痛、鼻塞、不闻香臭等症状。检查：急性鼻窦炎，下、中鼻甲粘膜充血肿胀，色鲜红，收敛敏感，黄脓涕自嗅裂或中鼻道内流出，量多。

【按语】 方中加用鱼腥草有抗炎作用，对肺系感染尤效；蒲公英清热解毒；升麻既清热解毒又载药上行。

【方二】 张赞臣辛前甘桔汤，

【组成】 辛夷9克，防风15克，前胡9克，天花粉12克，薏苡仁15克，桔梗12克，甘草5克。

【治则】 宣肺通窍，祛痰排脓。

【证候】 邪滞肺经。

鼻流浊涕，常伴头痛、鼻塞、不闻香臭等症状。检查：急性鼻窦炎，下、中鼻甲粘膜充血肿胀，色鲜红，收敛敏感，黄脓涕自嗅裂或中鼻道内流出，量多。

【按语】 方中辛夷入肺经，善散风宣肺而通鼻窍，配以防风加强祛风之力，前胡、桔梗，祛痰排脓，辛开苦泻。薏苡仁、花粉、甘草消肿排脓、泻火解毒。全方药性平和通调兼施宜慢性病者长期服用。气需明显加黄芪、白术，鼻塞重加细辛、藿香；分泌物清稀加杏仁、浙贝母；分泌物黄稠加栝楼皮、冬瓜子；黏膜水肿甚加茯苓、泽泻；黏膜红肿加赤勺、丹皮。

【方三】 蒋中晋解毒排脓汤

【组成】 桔梗12克,天花粉12克,鱼腥草30克,黄芩10克,金银花10克,苍耳子10克,菊花10克,路路通10克。

【治则】 解毒排脓,清利鼻窦。

【证候】 邪滞肺经。

鼻流浊涕,常伴头痛、鼻塞、不闻香臭等症状。检查:急性鼻窦炎,下、中鼻甲粘膜充血肿胀,色鲜红,收敛敏感,黄脓涕自嗅裂或中鼻道内流出,量多。

【按语】 头痛甚加白芷、蔓荆子、辛夷;肝阴虚加枸杞子、白芍、菊花;涕中夹血丝加紫草、大小蓟;脓涕多加薏苡仁、败酱草;急性鼻窦炎转为慢性者加黄芪、角刺。

【方四】 张重华截渊汤

【组成】 藿香、陈皮、蚤休、丹皮、白芷、薏苡仁、黄芪、皂角刺、桔梗、甘草。

【治则】 补托排脓,消痈健脾,化痰利咽。

【证候】 脾虚痰浊,滞留鼻窍。

鼻塞,较重,持续性,鼻涕白粘或黄稠浊涕,量多,嗅觉明显减退,头痛或头昏、胀、重。全身肢倦乏力,食少便汤,面色萎黄。舌淡胖边有赤痕,苔白微腻,脉缓弱。检查:鼻粘膜淡红肿胀,中下甲肥大,中鼻道有息肉或中鼻甲息肉,鼻道、嗅裂有脓性或粘性分泌物。

【按语】 藿香、陈皮入肺脾经,升清降浊,健脾化湿;白芷辛温,祛风燥湿,理气止痛;丹皮苦、辛,性温,解藿香、白芷之温性,清热凉血消瘀,薏苡仁甘淡渗湿,清肺排脓健脾,又能生津润燥,合皂角刺可加强消肿排脓之效,而不伤正,黄芪素为“疮家圣药”,能补托排脓,甘草清热解毒,调和诸药,配桔梗为甘桔汤,祛痰利咽,兼治鼻、咽之疾。

【方五】 张之文“三子芩连白虎汤”

【组成】 白芷12克,苍耳子9克,黄芩9克,蔓荆子15克,知母12克,石膏30克,黄连5克。

【治则】 清解阳明。

【证候】 邪犯阳明。

鼻塞持续性,鼻涕黄脓涕,量多,嗅觉暂时性减退,头痛明显并有局部红肿压痛,全身发热头昏,脘腹胀闷,嘈杂泛酸,大便不爽,小便黄赤,舌红苔黄腻脉濡或滑数。检查:鼻粘膜充血色鲜红,中、下鼻甲肿胀,中鼻道或嗅裂处有黄浊脓涕,病窦相应部位有压痛、叩痛。

【按语】 张之文教授从温病学角度认为鼻渊,病邪从太阳入里化热,病在阳明。治疗当清解阳明之热。此方为张仲景葛根芩连汤用意,因葛根芩连汤力量单薄,故白芷、苍耳子、蔓荆子代替葛根加强药力并更有针对性。苍耳子通鼻窍,白芷入阳明经,蔓荆子善治头痛。知母、石膏入阳明加强药力。黄芩、黄连苦寒清热燥湿解毒。鼻塞重加细辛;咳嗽加桔梗、杏仁、紫苑。

【方六】 张泽民宣清托活复方

【组成】 藿香、紫苏、薄荷、地丁、野菊花、鱼腥草、山甲、皂角刺、乳香、没药、甘草。

【治则】 宣肺消肿,清热解毒,托里排脓,活血行血。

【证候】 邪犯阳明。

鼻塞持续性,鼻涕黄脓涕,量多,嗅觉暂时性减退,头痛明显并有局部红肿压痛,全身发热头昏,脘腹胀闷,嘈杂泛酸,大便不爽,小便黄赤,舌红苔黄腻脉濡或滑数。检查:鼻粘膜充血色鲜红,中、下鼻甲肿胀,中鼻道或嗅裂处有黄浊脓涕,病窦相应部位有压痛、叩痛。

【按语】 本方采用宣、清、托、活方法治疗鼻渊,旨在改善鼻腔鼻窦的通气引流,清除蕴积窦内的痰浊湿热之邪,建立鼻窦内黏膜和鼻甲黏膜的小血管正常运行。乳香、没药行气活血散瘀,改善鼻窦和鼻腔内黏膜的充血肿大;地丁、野菊花、鱼腥草清热利湿、解毒消肿,正本清源,杜绝脓涕酿生之源。藿香、紫苏、薄荷芳香宣通,开门泻贼。山甲、皂角刺补托排脓,引药直达病所。甘草善治耳鼻喉科疾病的炎症溃疡,且解毒调和诸药。鼻痒加紫草、茜草、旱莲草。

【方七】 和贵章通窍排脓汤

【组成】 菊花10克,僵蚕10克,天麻10克,川芎10克,辛夷10克,青葙子10克,藁本10克,荆芥10克,元参10克,川贝10克,生牡蛎30克,(包煎)白芷10克。

【治则】 通窍排脓。

【证候】 脏腑蕴热,熏蒸鼻窍,血瘀气滞。

鼻塞持续性,鼻涕黄粘浊涕,量不多,嗅觉明显减退,头痛不明显,或钝痛,检查:鼻粘膜充血暗红色,鼻粘膜淡红肿胀,中下甲肥大,中鼻道有息肉或中鼻甲息肉、鼻道、嗅裂有脓性或粘性分泌物。全身咽痒咳嗽吐黄痰。舌稍红苔薄黄脉数。

【按语】 此处所指的重症鼻渊为急鼻渊的重症,诱因多为鼻渊反复发作,缠绵不愈,邪浊积聚窦窍而为之。临床多见头痛剧烈、闷胀、鼻塞、流脓涕,进则耳胀不舒,咽喉肿痛,甚至耳鸣。

【方八】 取渊汤《辨证奇闻》

【组成】 辛夷10克,当归15克,柴胡9克,贝母12克,栀子12克,玄参12克。

【治则】 清泻胆热,宣肺通窍。

【证候】 胆经郁热。

【按语】 张士卿教授认为宣通鼻窍是治疗鼻渊的关键,故用有辛温发散作用的辛夷,因其走气而入肺经,清轻上行,宣通鼻窍,为治疗鼻渊的要药;玄参甘苦而寒,善泻无浮游之火;柴胡、栀子清泻肝胆实火;贝母苦泻甘润,善清郁结之火;当归当重用,原方取其补益脑气之功,张认为鼻渊可致脑液尽出,不大补可致脑气不生,又因脑液直流,髓不化精,精少,不能布于大肠而燥,故用当归既有补脑填精之功,又有滋润肠燥之益。

【方九】 龙胆泻肝汤《医方集解》合苍耳子散《济生方》

【组成】 柴胡,黄芩、栀子、龙胆草、泽泻、金银花、苦参、川芎、蔓荆子、辛夷、苍耳子、薄荷、甘草。

【治则】 清泻湿热,疏风化浊。

【证候】 胆经郁热。

【按语】 《素问气绝论》"胆移热于脑,则辛頞鼻渊"。肝胆蕴热,移热于脑,熏灼鼻窍,故治疗当清肝泻热,宣通鼻窍。加川芎、蔓荆子辛温气香,能升能散,能通能行,引诸药直达巅顶。

(六)急性会厌炎

以咽痛,痰多,流涎,吞咽困难,甚或呼吸困难,常有发热,急危性面容等,全身症状。检查会厌粘膜水肿充血,舌面为重,可肿胀为球状。中医称喉痈或急喉风。

【方一】 耿鉴庭丹栀射郁汤

【组成】 牡丹花 6 克,栀子花 9 克,射干 10 克,郁金 10 克,枇杷叶 3 片,甘草 4 克,赤茯苓 10 克。

【治则】 泄热散结. 。

【证候】 邪热蕴结,郁闭咽喉。

咽痛,痰多,流涎,吞咽困难。

【按语】 急症关下喉痹(类似于现代医学"急性会厌炎"范畴),《素问. 阴阳别论》"一阴一阳结谓之喉痹",一阴者手厥阴心包经,一阳者手少阳三焦经,三焦心包主脉并络于喉,气热内结,故为喉痹。耿老治疗该病紧紧抓住此病机,用药处方,以及外治,皆从二经入手。牡丹花、栀子花为主分入心包三焦经,以泻二经之火;射干、郁金散结活血为辅;枇杷叶为佐消痰下气;甘草、赤茯苓为使既清咽,缓解急迫,又引热使其有下行之路。表热明显加豆豉;因伏寒而起加紫苏、防风;痰喘加前胡。

【方二】 耿鉴庭凌霄贝扁通翘汤

【组成】 凌霄花 3 克,射干 10 克,浙贝母 10 克,瓜蒌 10 克,木通 5 克,连翘 10 克,甘草 4 克。

【治则】 通结泻热。

【证候】 痰热瘀结,壅闭咽喉。

咽痛,痰多,流涎,吞咽困难,甚或呼吸困难,常有发热,急危性面容等,全身症状。

【按语】 喉痹热结太甚,有欲闭之势。方中凌霄花、射干为主,泻心包之火,散瘀热之结;浙贝母、瓜蒌为辅泻热驱痰;木通、连翘利尿凉血,祛心包及三焦之火;甘草为使,收缓和解毒之效。心烦加栀子、竹叶;舌绛唇紫加紫荆皮;小溲少加赤茯苓、鸭跖草。

【方三】 耿鉴庭丹参百合汤

【组成】 丹参10克,百合10克,地黄12克,知母6克,飞滑石10克,鲜竹叶卷心14个,炙甘草4克。

【治则】 宁心安神,调理善后。

【证候】 邪毒将尽,血亏于内。

病久咽痛,痰多,流涎,吞咽困难,伴全身虚弱症状。

【按语】 喉痹将愈,心烦气馁。方用丹参入心及心包,安神养血;百合、地黄为辅,清心安神,补阴凉血;知母、飞滑石除烦而引热下行;炙甘草、鲜竹叶卷心安中化痰,并涤烦热,共收宁心清除余热之效。咽痛未净加金果榄、麻仁、紫草。

(七)扁桃体炎

咽部疼痛或异物感不适,诊断:1有反复发作的病史;2舌腭弓慢性充血明显;3扁桃体隐窝口疤痕,黄色脓栓,积压有脓性分泌物;4扁桃体大小不能作为此病诊断的主要依据。

5全身症状:心悸(风湿性心脏病)、水肿(肾小球肾炎)、痹证(风湿性关节炎)等症状。检查:咽痛,或有黄白色脓点,或脓点连成片状。中医称乳蛾,是指以喉核红肿,表面或有黄白色脓点为主要特征的病证。本病多发于儿童、青年,冬、春季节及气温变化较大时容易发病。

【方一】 耿鉴庭散火清厢汤

【组成】 葛根9克,薄荷5克,淡豆豉10克,枳壳9克,甘草4克,赤茯苓10克,金果榄5克,蚤休10克,陈萝卜缨12克。

【治则】 清热化痰,消肿利咽。

【证候】 风热外袭。

咽疼,扁桃体红肿,发热汗少,头痛口渴,脉滑数,苔腻厚。

【按语】 痰多肿势重加贝母;咽干加玄参;脘闷苔厚加生山楂、郁金;里热重加雪里青;心火旺盛,小便少加灯心草;咽红甚加赤勺;不腐者可不用蚤休。

【方二】 耿鉴庭荆公消毒汤

【组成】 荆芥穗7克,薄荷5克,淡豆豉10克,牛蒡子10克,僵蚕6克,马勃5克,浙贝母10克,蚤休10克,甘草5克,蒲公英12克。

【治则】 清热解毒,消肿利咽。

【证候】 感受风热时邪。

咽疼,扁桃体表面粘膜充血红肿,前弓可见充血红肿,表面有脓点,颌下淋巴结肿大。身热脉数苔少。

【按语】 大便密者牛蒡子、蒲公英加倍用,再加全瓜蒌。

【方三】 耿鉴庭清厢防腐汤

【组成】 葛根9克,薄荷5克,淡豆豉10克,枳壳9克,甘草4克,赤茯苓10

克,金果榄5克,蚤休10克,陈萝卜缨12克。

【治则】 清咽去火,解毒防腐。

【证候】 痰热蕴结,外感时邪。

【主证】 咽疼剧烈,牵及耳根及颌下,吞咽困难,吞咽时疼痛加重,痰涎较多。全身见壮热口渴,咳嗽痰黄,口臭,便秘尿赤,腹仗,舌红苔黄厚,脉洪大或滑数。检查时见扁桃体红肿,充血呈深红色,表面有黄白色脓点,或互相融合成片,形成伪膜,或扁桃体红肿较重,隐窝口中间的粘膜下有黄白色小隆起,颌下淋巴结肿大压痛。

【按语】 无汗加薄荷、豆豉;项外有肿块加蒲公英或板蓝根;小便黄而少加赤茯苓或通草或鸭跖草。

【方四】 耿鉴庭双莲粉贝汤

【组成】 旱莲草10克,桔梗6克,天花粉10克,浙贝母10克,赤首乌12克,甘草4克,赤芍6克,木莲8克。

【治则】 滋阴降火,排脓散结。

【证候】 阴虚内热,痰瘀蕴结。

扁桃体慢性充血,表面凹凸不平(因反复化脓,致隐窝口形成瘢痕),或隐窝口有黄白色干酪样点状分泌物,挤压前弓可有干酪样物从隐窝口溢出。

【按语】 若数服未效加露蜂房;若再兼诸种出血或患处有血迹者加翻白草及茶篓内之箬叶。

【方五】 耿鉴庭凉血清气限蛾退热汤

【组成】 白薇10克,地骨皮10克,丹皮6克,知母6克,甘草5克,金莲花9克,紫草6克。

【治则】 养阴降火,清利咽喉。

【证候】 气阴不足,虚火上炎。

乳蛾频发,有时高热,但长期有断续低热,舌绛少苔,脉数,多见于儿童体虚者。

【按语】 咽干舌燥,可加玄参、麦冬;肺燥微咳者加天冬;间有鼻腔、牙龈出血者可择加生地、白茅根、仙鹤草、翻白草等;低热久久不退加鳖甲;体虚乏力可加玉竹、黄精等;若久而体弱无力,甚至关节酸痛可加秦艽、当归须;饮食欠香加谷芽、鲜稻叶、山药;心烦者可加栀子;睡眠不安加灯心、萱草叶。

【方六】 银翘散《温病条辨》合六君子汤《妇人良方》

【组成】 桑叶、连翘、桔梗、陈皮、白术各6克,菊花、金银花、太子参、茯苓各10克,马勃、甘草各3克。

【治则】 消痰降火,益气扶正。

【证候】 气阴不足,虚火上炎。

乳蛾频发,有时高热,但长期有断续低热,舌绛少苔,脉数,多见于儿童体虚者。

【按语】 病久气虚易感邪,呈本虚标实。服药标症渐去可再以扶正为主。

(八)急性咽炎

咽喉疼痛,灼热,咽部粘膜充血。中医称急喉痹。急性咽炎分为三种类型:1 急性单纯性咽炎:为咽黏膜的急性炎症,常伴发于呼吸道的急性感染。病因为病毒或细菌,在幼儿为某些急性传染病如麻疹、猩红热、流感、风疹等病的前驱症状,在成人常继发于急性鼻炎或急性扁桃体。2 急性坏死性咽炎:是一种咽组织的坏死性或坏疽性急性炎症。白血病,猩红热,麻疹,水痘,伤寒等可引起。也可原因不明,可能为营养障碍引起。3 急性水肿性咽炎:是指发生于咽部的血管舒缩性水肿,过敏反应,治疗用抗组织胺药。等,检查红肿充血,扁桃体不大。

【方一】 耿鉴庭荆防甘桔汤

【组成】 荆芥 7 克,防风 9 克,薄荷 5 克,豆豉 10 克,桔梗 6 克,甘草 4 克,枳壳 9 克,陈萝卜 12 克。

【治则】 疏风散邪,宣肺利咽。

【证候】 风邪外侵,郁闭咽关。

咽喉疼痛,身有恶寒发热,或喉核红肿,身发寒热者。

【按语】 咳嗽者,加前胡、杏仁;胸闷者,加郁金;小儿有现痧疹者,可加青皮、生山楂;小便赤少加赤茯苓;大便秘或不解加瓜蒌。

【方二】 耿鉴庭加减银翘散

【组成】 金银花 12 克,连翘 10 克,薄荷 5 克,豆豉 10 克,牛蒡子 10 克,甘草 4 克,玄参 10 克,陈萝卜 12 克,芦根 10 克。

【治则】 疏风清热,解毒利咽。

【证候】 风热袭肺,邪滞咽关。

咽干、灼热微痛、异物感,咽疼逐渐加重,吞咽不利。检查见咽粘膜微红微肿,咽后壁淋巴滤泡红肿呈颗粒状,咽侧索、悬雍垂、软腭亦可充血红肿。全身见发热重,恶寒轻,头痛,鼻塞,咳嗽,痰黄,舌红苔薄黄脉浮数。

【按语】 兼项肿者者,加马勃;咽中红甚痛剧者,加金果榄;或哕或呃者加重芦根;心烦者,可加竹叶;胸膈闷者加郁金;小便赤少加知母、赤茯苓。

【方三】 升降散《伤寒温疫条辨》合银翘散加减《温病条辨》

【组成】 僵蚕 6 克,蝉蜕 6 克,酒大黄(后人)6 克,片姜黄 1.5 克,银花 10 克,连翘 10 克,荆芥 12 克,牛蒡子 8 克,淡豆鼓 8 克,薄荷(后人)5 克,竹叶 5 克。

【治则】 宣散风热,升降气机。

【证候】 风热袭肺,邪滞咽关。

咽干、灼热微痛、异物感,咽疼逐渐加重,吞咽不利。检查见咽粘膜微红微肿,咽后壁淋巴滤泡红肿呈颗粒状,咽侧索、悬雍垂、软腭亦可充血红肿。全身见发热重,恶寒轻,头痛,鼻塞,咳嗽,痰黄,舌红苔薄黄脉浮数。

【按语】 升降散由白僵蚕、全蝉蜕、广姜黄、川大黄、黄酒、蜂蜜组成。本证为感受风热之邪，袭于咽喉，失治则有传肺之虞。故予直散风热之银翘散，然咽喉为肺这门户，气机升降之出路，合用升降散使气机升降有序，则喉痹速愈。

【方四】 王德鉴清咽宣肺汤

【组成】 薄荷9克，连翘12克，牛蒡子12克，杏仁9克，桔梗9克，甘草9克，菊花9克。

【治则】 清咽宣肺。

【证候】 风热袭肺，邪滞咽关。

咽干、灼热微痛、异物感，咽疼逐渐加重，吞咽不利。检查见咽粘膜微红微肿，咽后壁淋巴滤泡红肿呈颗粒状，咽侧索、悬雍垂、软腭亦可充血红肿。全身见发热重，恶寒轻，头痛，鼻塞，咳嗽，痰黄，舌红苔薄黄脉浮数。

【按语】 咽喉疼痛较重加金银花、蒲公英；咽痒咳嗽加前胡、百部；口干加花粉、苇茎；痰稠难咳加瓜蒌仁；声嘶加蝉衣、木蝴蝶；头痛加蔓荆子、藁本；小儿患者加天冬(或麦冬)。

【方五】 耿鉴庭藿苏枳桔汤

【组成】 藿香10克，白苏梗6克，枳壳9克，橘皮7克，桔梗6克，茯苓10克，陈萝卜12克，枇杷叶10克。

【治则】 疏风清热，解毒利咽。

【证候】 风痰邪滞。

妊妇咽痛，或喉蛾发作，兼有胸闷呕吐，发热恶寒，或因恶阻太甚，而致咽喉肿痛者。

【按语】 痰热较重加竹茹；咳嗽痰多者，加前胡；呕甚而中虚者，加稷米或粟米；兼腰痛者，防伤胎加银器30克左右入煎。

【方六】 耿鉴庭消风汤

【组成】 荆芥穗7克，青防风9克，白僵蚕6克，橘皮7克，蝉衣6克，茯苓10克，陈萝卜12克，粉甘草4克。

【治则】 消风散邪利咽。

【证候】 风邪袭表。

咽关水肿，身发寒热，由感风过敏而起，脉浮。

【按语】 恶寒者加羌活；作呕者，加藿香；无汗加浮萍。

【方七】 耿鉴庭麻黄杏苡甘桔汤

【组成】 炙麻黄4克，生苡仁12克，白桔梗6克，杏仁10克，茯苓10克，车前子10克，甘草4克。

【治则】 疏散风寒，利湿祛痰。

【证候】 外感风寒，内有伏湿。

咽关红肿，又兼水肿，内有伏湿，外感风寒，脉浮紧。

【按语】 恶寒者加羌活；作呕者，加藿香；无汗加浮萍。

【方八】 耿鉴庭鸭跖导赤散

【组成】 鸭跖草、生地各10克，淡竹叶6克，木通5克，灯心草1克，栀子、莲子芯、玄参各10克，升麻3克。

【治则】 清热利湿，解毒消肿。

【证候】 心火循经，热灼咽关。

【按语】 本方耿老主治以悬雍下垂为主症的急性咽炎，用导赤散清热淡渗，利湿消肿；栀子、莲子芯、玄参、升麻又增强清热通络，养阴利咽之力。

（九）慢性咽炎

是指以咽喉部不适、干灼疼痛、异物感、咽痒少痰、干咳及吭嗓不适等为主症的慢性疾病，中医称喉痹，为耳鼻喉科的常见病。本病多因烟酒刺激，经常发音讲话，长期受化学气体及粉尘刺激，或急性咽炎治疗不及时不彻底，其病程缠绵，易反复。检查：粘膜肿胀、或有萎缩，或有暗红色斑块状，树枝状充血。咽侧索肿大，咽后壁淋巴滤泡增生。分型：慢性单纯型、慢性肥厚型、慢性萎缩型。

【方一】 升降散《伤寒瘟疫条辨》

【组成】 僵蚕6克，蝉蜕3克，姜黄9克，大黄12克。

【治则】 清热解毒、消肿散结，活血化瘀，生津止渴。

【证候】 火热蕴结，痰瘀内生。

咽疼重，痰涎多。检查见咽粘膜红肿明显，色深红，舌红苔黄，脉洪数。

【按语】 僵蚕、蝉蜕清风热，散风痰，为咽喉科要药；姜黄活血行气，通经止痛，入脾兼治气，消肿痛；大黄苦寒下行，活血化瘀，消肿止痛。阴虚火旺加龟板、生地、桔梗、知母；久病肾阴虚加山药、山茱萸、熟地黄；咽痛明显加牛蒡子、射干；咽干加天冬、麦冬；脾虚加党参、白术、茯苓、白扁豆、砂仁、莲子；肺胃积热加金银花、连翘、牛蒡子、板兰根、玄参；肝气郁结加丹皮、栀子、柴胡、香附；寒郁痰闭加麻黄、桂枝、细辛、陈皮、半夏；风湿夹瘀加羌活、桑枝、土牛膝；夹瘀加丹参、红花、地龙。孙流泽治疗慢性咽喉炎配合应用漱咽方（自拟生马钱子1个，重楼10克、赤勺10克、黄连5克、桔梗、甘草、红花各10克、麦冬15克、冰片3克，）外漱。

【方二】 升降散《伤寒温疫条辨》合六味地黄汤加减《小儿药证直诀》

【组成】 僵蚕8克，蝉蜕8克，酒大黄（后人）3克，片姜黄3克，地黄15克，山芋肉8克，泽泻8克，茯苓8克，丹皮8克，肉桂1.5克，黄连6克，石斛12克。

【治则】 滋阴降火利咽。

【证候】 虚火喉痹。

咽干、痒、灼热、微疼，异物感及痰附感等咽部不适，空咽异物感明显，于进食无碍，喜“吭喀”，讲话不能持久，上午轻，下午重。检查见咽粘膜充血呈暗红色，咽后壁有血管扩张，淋巴滤泡增生呈颗粒状，或咽粘膜萎缩变薄、干燥、光亮，或覆有痂皮。肺阴虚者干咳少痰，声低气怯，午后颧红；肾阴虚者头晕、耳鸣、腰膝酸软、失眠盗汗等，舌红少苔脉细数。

【按语】 本证为肾阴虚，虚火上灼。故予滋阴降火，清热利咽之六味地黄丸或知柏地黄丸取效，合升清，降浊之升降散，交通心肾之交泰丸，则收事半功倍之效。

【方三】 桔梗汤加减《伤寒论》

【组成】 桔梗、甘草加玄参、麦冬。

【治则】 养阴清热，化痰活血，宣肺利咽。

【证候】 虚火喉痹。

咽干、痒、灼热、微疼、异物感及痰附感等咽部不适，空咽异物感明显，于进食无碍，喜"吭喀"，讲话不能持久，上午轻，下午重。检查见咽粘膜充血呈暗红色，咽后壁有血管扩张，淋巴滤泡增生呈颗粒状，或咽粘膜萎缩变薄、干燥、光亮，或覆有痂皮。肺阴虚者干咳少痰，声低气怯，午后颧红；肾阴虚者头晕、耳鸣、腰膝酸软、失眠盗汗等，舌红少苔脉细数。

【按语】 吴立文教授治疗慢性咽炎，重视热瘀痰虚，以阴虚为本，热瘀痰结为标，临证治疗重视养阴治本，并结合清热化痰活血，疗效显著。阴虚甚合养阴清肺汤；阴虚内热加白薇清退虚热，清肺泻热；感受外邪而有蕴热加板蓝根、拳参、牛子、清热解毒利咽；发热加金银花、连翘、蒲公英；咽部黏膜暗红加赤勺、丹皮、郁金活血化瘀兼能清热；咽后壁有滤泡加活血化瘀药的同时加僵蚕、浙贝、瓜蒌皮、夏枯草化痰散结；自感有痰加浙贝、射干。同时注意对症用药，咽痒加蝉蜕；咽干加麦冬、玄参，或花粉；声音嘶哑重时清热解毒利咽，平时养阴化瘀并加蝉蜕、白薇。

【方四】 沙参麦冬汤加减《温病条辨》

【组成】 沙参、麦冬、玄参、石斛、金银花、菊花、丹皮各15克，紫花地丁、泽泻各12克，五味子10克。

【治则】 养阴清肺，活血利咽。

【证候】 虚火喉痹。

咽干、痒、灼热、微疼，异物感及痰附感等咽部不适，空咽异物感明显，于进食无碍，喜"吭喀"，讲话不能持久，上午轻，下午重。检查见咽粘膜充血呈暗红色，咽后壁有血管扩张，淋巴滤泡增生呈颗粒状，或咽粘膜萎缩变薄、干燥、光亮，或覆有痂皮。肺阴虚者干咳少痰，声低气怯，午后颧红；肾阴虚者头晕、耳鸣、腰膝酸软、失眠盗汗等，舌红少苔脉细数。

【按语】 此方主治肺阴亏虚，虚火上炎。肺阴亏虚，津液不足，咽喉失养，故咽痛，治疗宜扶正祛邪，养阴之中加金银花、紫花地丁、泽泻、丹皮清热活血。然苦寒易戕伤正气，为虚虚之忌，故注意中病即止。

【方五】 熊辅信玄麦利咽汤

【组成】 玄参15克，麦冬15克，玉竹10克，粉丹皮10克，荆芥10克，防风10

克，僵蚕10克，桔梗10克，薄荷10克，花粉10克，黄芩10克，牛膝10克，连翘10克，甘草6克。

【治则】 养阴润肺、解毒利咽。

【证候】 虚火喉痹。

咽干、痒、灼热、微疼，异物感及痰附感等咽部不适，空咽异物感明显，于进食无碍，喜“吭喀”，讲话不能持久，上午轻，下午重。检查见咽粘膜充血呈暗红色，咽后壁有血管扩张，淋巴滤泡增生呈颗粒状，或咽粘膜萎缩变薄、干燥、光亮，或覆有痂皮。肺阴虚者干咳少痰，声低气怯，午后颧红；肾阴虚者头晕、耳鸣、腰膝酸软、失眠盗汗等，舌红少苔脉细数。

【按语】 玄参养阴清热解毒，利咽软坚，麦冬，玉竹养阴润肺，荆芥，防风、薄荷疏风散邪、桔梗能升提肺气，清利咽喉；僵蚕利咽止咳化痰，粉丹皮清热凉雪，花粉清热生津止渴、黄芩清热解毒、牛膝活血利咽喉、连翘解毒散结，甘草调和利咽。

【方六】 张赞臣养阴利咽汤

【组成】 沙参、白芍、玉竹、花粉、桔梗、射干、百合、胖大海、甘草

【治则】 滋阴润燥，清热利咽，解毒散结。

【证候】 虚火喉痹。

咽干、痒、灼热、微疼，异物感及痰附感等咽部不适，空咽异物感明显，于进食无碍，喜“吭喀”，讲话不能持久，上午轻，下午重。检查见咽粘膜充血呈暗红色，咽后壁有血管扩张，淋巴滤泡增生呈颗粒状，或咽粘膜萎缩变薄、干燥、光亮，或覆有痂皮。肺阴虚者干咳少痰，声低气怯，午后颧红；肾阴虚者头晕、耳鸣、腰膝酸软、失眠盗汗等，舌红少苔脉细数。

【按语】 中医认为“咽喉诸症均属于火”，慢性咽炎为脏腑阴虚，虚火上炎所致，故治疗当滋阴、润燥、清热、利咽。方中沙参养阴润肺，清热生津；百合味甘性平，敛阴润肺；两药共奏清肺养阴之效；佐以花粉清热生津；白芍补血养阴；玉竹平补肺胃，养阴润燥；桔梗清肺利咽；射干清热利咽，解毒散结；大海、甘草清热解毒利咽。诸药相配，合力共济。

【方七】 张炳秀清咽汤

【组成】 润玄参、玉桔梗、银花各12克，杭麦冬10克，胖大海3枚，生甘草6克。每日1剂，水煎或沸水浸泡，代茶频饮，不拘时段。

【治则】 清热解毒，养阴生津，宣肺利咽，止痛镇咳。

【证候】 虚火喉痹。

咽干、痒、灼热、微疼，异物感及痰附感等咽部不适，空咽异物感明显，于进食无碍，喜“吭喀”，讲话不能持久，上午轻，下午重。检查见咽粘膜充血呈暗红色，咽后壁有血管扩张，淋巴滤泡增生呈颗粒状，或咽粘膜萎缩变薄、干燥、光亮，或覆有痂皮。肺阴虚者干咳少痰，声低气怯，午后颧红；肾阴虚者头晕、耳鸣、腰膝酸软、失眠盗汗等，舌红少苔脉细数。

【按语】 急慢性咽炎、鼻咽炎、扁桃体炎属中医“喉痹”范畴。主症咽涩喉灼如

炙脔,亦可引发呛咳阵作(即喉源性咳嗽),声音嘶哑等,扰人不浅。同时,对于咳嗽变异性哮喘,鼻咽癌、肺癌、食管癌放射性治疗后所引起的咽喉部烧灼、疼痛,以及放射性食管炎、肺炎、咽感综合征等方面,因其在临床表现上有一定共性,故而在诊治方略上也有其相通之处。方中玄参苦寒,滋阴降火,解毒软坚,善治阴虚火旺,火热上扰之咽喉疼痛;麦冬养阴清心生津,润肺利咽;甘草伍桔梗专事咽喉疼痛兼备祛痰之功;大海开肺气,清肺热,善疗咽喉干燥疼痛,对肺热声哑颇具功效;金银花清热解毒,尤对咽喉红肿疼痛。张师临证,常以清咽汤为基本方,参合兼夹症候,随证化裁,药简效宏,而不失廉便之资。扁桃体红肿合用银翘散;喉源性咳嗽,哮喘加顾护腠理,疏风宣清兼有抗过敏作用的药黄芪、白术、防风、荆芥、蝉蜕等;鼻咽癌、肺癌、食管癌放射性治疗后以及放射性食管炎、肺炎、咽感综合征,加扶正补虚药沙参、百合、生地或黄芪、白术、茯苓、太子参、西洋参、鸡血藤、女贞子、旱莲草等。

【方八】 耿鉴庭润咽汤

【组成】 金莲花 9 克,玄参 10 克,麦冬 10 克,生地 10 克,玉竹 6 克,石斛 10 克,南沙参 10 克,甘草 4 克。

【治则】 滋阴润燥,清热利咽。

【证候】 虚火喉痹。

咽干、痒、灼热、微疼,异物感及痰附感等咽部不适,空咽异物感明显,于进食无碍,喜“吭喀”,讲话不能持久,上午轻,下午重。检查见咽粘膜充血呈暗红色,咽后壁有血管扩张,淋巴滤泡增生呈颗粒状,或咽粘膜萎缩变薄、干燥、光亮,或覆有痂皮。肺阴虚者干咳少痰,声低气怯,午后颧红;肾阴虚者头晕、耳鸣、腰膝酸软、失眠盗汗等,舌红少苔脉细数。

【按语】 咳嗽加枇杷叶、马兜铃;便秘加全瓜蒌、莱菔子;小便黄加赤茯苓、通草;咽后壁颗粒众多加金灯笼或茭白子。

【方九】 李孔定升降活血汤

【组成】 泡参 9 克,葛根 9 克,川牛膝 9 克,赤芍 9 克,枳壳 9 克,桔梗 9 克,玄参 9 克,土茯苓 9 克,木蝴蝶 9 克,甘草 9 克。

【治则】 升津气阴液,降淤血痰浊,活血化瘀。

【证候】 气阴不足,痰火瘀结。

咽干、咽疼,异物感,痰附感,吞咽不利,喜清嗓,遇刺激易恶心。检查见咽粘膜充血呈暗红色,咽后壁淋巴滤泡增生,或融合成片,咽后壁血管扩张。舌质暗红,苔粘黄,脉多滑,或偏弦偏数。

【按语】 李认为人体气机的正常升降,不但能使气血运行顺畅,而且还能使体内的代谢产物不至在某一局部停聚而发生病变。升降疗法实际亦是中医补偏救弊的具体体现,最终目的仍然是使偏盛偏衰的阴阳恢复相对的动态平衡。故用“升降活血法”为论治慢性咽部疾患的治疗法则。用泡参、葛根、桔梗、甘草之升,使津气阴液上存;辅以玄参养阴生津清热,自能使咽干、咽痒、咽中灼热缓解;川牛膝、赤芍、木蝴蝶、枳壳性沉降,辅以土茯苓、桔梗解毒利湿化痰,使淤血痰浊随气而降,不至在咽部凝结;同时,川牛膝和赤芍又有活血之功,虚火喉痹病程较长,久病必有淤,采取活血化淤当为治疗的重要一环。全方合用,升清降浊,益气养阴生律,活血化痰散结。

【方十】 耿鉴庭靖咽汤

【组成】 金莲花9克,藏青果10克,玄参10克,金银花叶12克,桔梗6克,浙贝母10克,天花粉10克,甘草4克。

【治则】 清咽化痰,活血散结。

【证候】 气阴不足,痰火瘀结。

咽干、咽疼,异物感,痰附感,吞咽不利,喜清嗓,遇刺激易恶心。检查见咽粘膜充血呈暗红色,咽后壁淋巴滤泡增生,或融合成片,咽后壁血管扩张。舌质暗红,苔粘黄,脉多滑,或偏弦偏数。

【按语】 咳嗽加枇杷叶、马兜铃;便密加全瓜蒌、莱菔子;小便黄加赤茯苓、通草;咽后壁颗粒众多加金灯笼或葵白子。

【方十一】 参苓白术散

【组成】 陈皮10克,半夏6克,茯苓15克,菖蒲、路路通、防已各10克,升麻6克,蝉蜕15克,甘草3克。

【治则】 燥湿化痰,升清开窍。

【证候】 脾虚生痰,痰犯咽喉。

咽干痒,微痛,异物感,痰附感,饮食无妨,遇劳加重,或进寒凉之剂加重,上午较重,口干而不欲多饮。检查见咽部粘膜淡红肿,或暗红色,咽后壁小血管扩张,淋巴滤泡色淡,附有白粘痰液。全身见面色萎黄,倦怠懒言,腹胀便溏,舌淡胖,边有齿印,苔白腻,脉缓弱或濡滑。

【按语】 二陈汤燥湿化痰,菖蒲、路路通、防已、蝉蜕开窍,升麻升清,用于痰浊蒙蔽耳鸣不适者。

【方十二】 四逆散《伤寒论》合二陈汤《太平惠民和剂局方》

【组成】 白术12克,柴胡6克,枳壳9克,青皮12克,茯苓20克,半夏10克,胆南腥3克,僵蚕10克,浙贝10克,生牡蛎10克,玄参12克,桔梗6克,甘草3克。

【治则】 疏肝理气,化痰解郁。

【证候】 脾虚生痰,痰犯咽喉。

咽干痒,微痛,异物感,痰附感,饮食无妨,遇劳加重,或进寒凉之剂加重,上午较重,口干而不欲多饮。检查见咽部粘膜淡红肿,或暗红色,咽后壁小血管扩张,淋巴滤泡色淡,附有白粘痰液。全身见面色萎黄,倦怠懒言,腹胀便溏,舌淡胖,边有齿印,苔白腻,脉缓弱或濡滑。

【按语】 喉痹脾虚肝郁常常兼病,即木郁土壅,湿浊上困。肝郁不疏,影响脾土,水湿凝聚,为痰为饮,上结咽喉,四逆散疏肝气,以抑木安土,二陈汤加白术培土化痰,正如景岳云"治痰当知求本则痰无不清";加胆南腥、僵蚕、浙贝、生牡蛎祛痰散结以治标。

【方十三】 耿鉴庭爽咽汤

【组成】 陈萝卜缨12克，射干9克，黄郁金10克，枳壳9克，木蝴蝶6克，枇杷叶10克，橄榄12克，金莲花9克。

【治则】 化痰解郁，清利咽喉。

【证候】 脾虚生痰，痰犯咽喉。

咽干痒，微痛，异物感，痰附感，饮食无妨，遇劳加重，或进寒凉之剂加重，上午较重，口干而不欲多饮。检查见咽部粘膜淡红肿，或暗红色，咽后壁小血管扩张，淋巴滤泡色淡，附有白粘痰液。全身见面色萎黄，倦怠懒言，腹胀便溏，舌淡胖，边有齿印，苔白腻，脉缓弱或濡滑。

【按语】 咳嗽加枇杷叶、马兜铃；便密加全瓜蒌、莱菔子；小便黄加赤茯苓、通草；咽后壁颗粒众多加金灯笼或茭白子。

【方十四】 附桂八味丸《金匮要略》

【组成】 附子3克，肉桂9克，地黄15克，山茱萸9克，山药20克，茯苓9克，泽泻15克，丹皮12克。

【治则】 温肾扶阳，引火归原。

【证候】 虚阳上越。

咽微痛，咽干不欲饮，饮则喜热汤，空咽不利，上午症状重，检查见咽粘膜微红肿，或淡白而润，或咽后壁粘膜菲薄欠润。全身见面色㿠白，或颧红如妆，畏寒倦怠，腰膝酸软，耳鸣耳聋，小便清长，大便溏薄，舌淡，苔白，脉沉细微弱。

【按语】 阳气亏损，真阴不足，虚阳浮越，或肾气虚寒，邪气直中少阴，迫其无根之火游于上。故温肾扶阳，引火归原。浮阳较甚，咽喉干痛明显者加玄参、知母以清浮火。

（十）梅尼埃病

属于中医学"眩晕"范畴。一种非炎症性内耳疾病，多发生于中青年，发病原因至今不明，可能与植物神经功能紊乱、变态反应、代谢和内分泌功能障碍等有关。主要临床表现为发作性、旋转性眩晕，伴耳鸣、耳聋、眼颤，亦可有恶心、呕吐、血压降低等。病变呈突然发作，突然消失或逐渐减轻。诊断标准：①头晕目眩，视物旋转，或急性起病，或反复发作，伴恶心呕吐、耳鸣耳聋、眼球震颤等症状；②电测听力检查有不同程度听力下降；③排除高血压、低血压、心脑血管疾患及颈椎病变等。

【方一】 六味地黄丸合补阴丸《小儿药证直诀》、《丹溪心法》

【组成】 山芋肉12克，山药15克，熟地20克，泽泻12克，丹皮12克，茯苓12克。

【治则】 滋阴潜阳降火。

【证候】 精髓少濡,虚火上炎。

眩晕屡发,耳鸣声细如蝉鸣,耳聋,伴精神萎靡,腰膝酸软,心烦失眠,多梦遗精,舌红少苔脉细数。

【按语】 肾阴虚为主酌用左归丸。

【方二】 六味地黄汤加减《小儿药证直诀》

【组成】 熟地12克,泽泻12克,茯苓12克,山芋肉12克,女贞子12克,桑葚子12克,山药12克,牛膝10克,荷叶蒂5枚

【治则】 益肾补阴,行水除痰。

【证候】 精髓少濡,虚火上炎。

眩晕屡发,耳鸣声细如蝉鸣,耳聋,伴精神萎靡,腰膝酸软,心烦失眠,多梦遗精,舌红少苔脉细数。

【按语】 目花加菊花、枸杞;腰部不利,溲少加白术,如有必要加首乌、石斛、丹皮。亦可简化使用,改服六味地黄丸、二至丸。

【方三】 真武汤《伤寒论》

【组成】 茯苓12克,白术12克,白芍15克,生姜3片,附子3克。

【治则】 温阳化饮利水。

【证候】 命门火衰,痰饮上逆。

眩晕时心下悸动,耳内胀满感,并见形寒肢冷、夜尿清频量多,或见咳嗽,痰稀白,恶心欲吐,舌质淡,苔白润,脉沉细弱。

【按语】 肾气虚为主酌用肾气丸。

【方四】 桂枝汤加减《伤寒论》

【组成】 桂枝15克,白芍10克,生姜9克,大枣5克,党参20克,黄芪20克,茯苓12克,白术12克,木香10克,砂仁12克,泽泻15克,甘草3克。

【治则】 益精心脾,养血聪耳。

【证候】 命门火衰,痰饮上逆。

眩晕时心下悸动,耳内胀满感,并见形寒肢冷、夜尿清频量多,或见咳嗽,痰稀白,恶心欲吐,舌质淡,苔白润,脉沉细弱。

【按语】 阳虚水饮乘虚上犯而致眩晕,桂枝汤通阳气,香砂六君助阳气升发,阳气一通阴霾自散。

【方五】 小半夏加茯苓汤合泽泻汤《伤寒论》

【组成】 半夏、茯苓、五味子各9克,泽泻24克,白术12克,生姜3片。

【治则】 健脾和胃,化痰平眩。

【证候】 阳气被遏,饮邪上犯。

眩晕突发,恶心呕吐较剧,头重如裹,胸闷不舒,并可见有心悸、倦怠、纳呆等,舌淡,苔白腻,脉濡滑或沉。

【按语】 五味子为姜老治疗耳眩晕的常用药，现代药理研究五味子对中枢神经有显著的兴奋作用，并能促进代谢，提高视觉、听觉等感受器管的感受。

【方六】 苓桂术甘汤合二陈汤《伤寒论》、《太平惠民和剂局方》

【组成】 桂枝9克，茯苓9克，甘草6克，白术9克，半夏9克，陈皮12克，生姜3片，大枣5枚。

【治则】 温中燥湿，涤痰降逆。

【证候】 阳气被遏，饮邪上犯。

眩晕突发，恶心呕吐较剧，头重如裹，胸闷不舒，并可见有心悸、倦怠、纳呆等，舌淡，苔白腻，脉濡滑或沉。

【按语】 脾气虚为主酌用六君子汤。

【方七】 李鲤蔓菊二陈汤合泽泻汤

【组成】 蔓荆子15克，菊花10克，半夏12克，陈皮10克，茯苓20克，白术12克，泽泻20克，甘草6克，生姜6。

【治则】 升清降浊，化痰祛湿。

【证候】 阳气被遏，饮邪上犯。

眩晕突发，恶心呕吐较剧，头重如裹，胸闷不舒，并可见有心悸、倦怠、纳呆等，舌淡，苔白腻，脉濡滑或沉。

【按语】 痰湿上扰清窍，清气不升，湿浊不降，胃气上逆而发眩晕。

【方八】 董凤增晕得宁方

【组成】 白术12克，苍术、陈皮、半夏、泽泻、茯苓、陈曲、女贞子各10克，甘草6克。

【治则】 化痰祛湿，升清降浊。

【证候】 阳气被遏，饮邪上犯。

眩晕突发，恶心呕吐较剧，头重如裹，胸闷不舒，并可见有心悸、倦怠、纳呆等，舌淡，苔白腻，脉濡滑或沉。

【按语】 白术、半夏、苍术燥湿健脾；陈皮、陈曲理气化痰；泽泻、茯苓渗湿；女贞子祛痰化浊，增强人体体液免疫功能及强心利尿，甘草调和诸药。

【方九】 半夏白术天麻汤加减《医学心悟》

【组成】 制半夏、天麻、白术、茯苓、橘皮、六曲各10克，泽泻12克，苍术4.5克，荷叶蒂5枚，生姜2片。

【治则】 和脾行水，除痰清上。

【证候】 阳气被遏，饮邪上犯。

眩晕突发，恶心呕吐较剧，头重如裹，胸闷不舒，并可见有心悸、倦怠、纳呆等，舌淡，苔白腻，脉濡滑或沉。

【按语】 尚可加麦芽；眩晕呕吐，吐后冷汗，手足发凉，生姜改干姜，或加少量人参;呕吐已止,体虚或病较久者加党参、黄芪。

【方十】 李鲤蔓菊导痰汤

【组成】 蔓荆子10克、菊花15克、半夏12克、陈皮10克、茯苓20克、枳实12克、南星10克、生姜6克。

【治则】 升清降浊,清热化痰。

【证候】 痰火上扰清窍。

眩晕突发,多有情志刺激史。耳鸣较重,头痛头胀,口苦咽干,少寐多梦,舌红苔黄脉弦数。

【按语】 痰阻经脉,火性炎上,痰火上扰清窍而发眩晕。

【方十一】 温胆汤加减《三因极一病证方论》。

【组成】 制半夏、橘皮、益元散各10克,竹茹、黄粟米、茯苓、泽泻各12克,枳实6克,荷叶蒂5枚,灯心1克。

【治则】 和胆除痰安中。

【证候】 痰火上扰清窍。

眩晕突发,多有情志刺激史。耳鸣较重,头痛头胀,口苦咽干,少寐多梦,舌红苔黄脉弦数。

【按语】 可加天麻;呕逆不止,可加代赭石;小便少加泽泻;服后仍虚烦不眠,加枣仁、知母。

【方十二】 李鲤蔓菊半夏白术天麻汤

【组成】 蔓荆子12克,菊花15克,半夏15克,白术15克,天麻15克,陈皮12克,夏枯草20克,泽泻20克,生姜6克。

【治则】 平肝熄风化痰。

【证候】 风痰上扰清窍。

眩晕突发较重,水平眼震,呕吐,耳鸣,听力减退。舌暗苔薄白脉弦滑有力。

【按语】 痰阻经脉,火性炎上,痰火上扰清窍而发眩晕。